Christopher M. Palmer

Psychische Erkrankungen neu verstehen

Christopher M. Palmer

Psychische Erkrankungen neu verstehen

Warum Stoffwechsel und Mitochondrien die Schlüsselrolle für unsere psychische Gesundheit spielen

Übersetzt aus dem Englischen von Rotraud Oechsler

VAK Verlags GmbH
Kirchzarten bei Freiburg

Titel der amerikanischen Originalausgabe:
Brain Energy: A Revolutionary Breakthrough in Understanding Mental Health – and Improving Treatment for Anxiety, Depression, OCD, PTSD, and More
ISBN 978-1-63774-158-0

Published by Arrangement with BENBELLA BOOKS, Inc.

Dieses Werk wurde vermittelt durch die Literarische Agentur Thomas Schlück GmbH, 30161 Hannover.

Bibliografische Information der Deutschen Nationalbibliothek
Die Deutsche Nationalbibliothek verzeichnet diese Publikation in der DeutschenNationalbibliografie; detaillierte bibliografische Daten sind im Internet über http://dnb.d-nb.de abrufbar.

VAK Verlags GmbH
Eschbachstraße 5
79199 Kirchzarten
Deutschland
www.vakverlag.de

2. Auflage 2024

Übersetzung: Rotraud Oechsler
Lektorat und Korrektur: Josef K. Pöllath M.A.
Layout und Satz: Atelier Lehmacher, Friedberg b. Augsburg
Umschlaggestaltung: Guter Punkt GmbH & Co. KG, München
Druck: Friedrich Pustet GmbH & Co. KG, Regensburg
Printed in Germany
ISBN 978-3-86731-274-5

Hinweis des Verlags

Dieses Buch dient der Information über Möglichkeiten der Gesundheitsvorsorge. Wer sie anwendet, tut dies in eigener Verantwortung. Autor und Verlag beabsichtigen nicht, Diagnosen zu stellen oder Therapieanleitungen zu geben. Die hier vorgestellten Informationen und Vorgehensweisen sind nicht als Ersatz für professionelle Behandlung bei ernsthaften Beschwerden zu verstehen.

Meiner Mutter gewidmet

Meine vergeblichen Versuche, Dich vor den verheerenden Auswirkungen einer psychischen Erkrankung zu bewahren, entzündeten ein Feuer in mir, das bis heute brennt. Es tut mir leid, dass ich den Weg nicht rechtzeitig fand, um Dir zu helfen. Mögest Du in Frieden ruhen.

Inhalt

Einführung

Seit mehr als 25 Jahren als Psychiater und neurowissenschaftlicher Forscher werde ich unzählige Male von Patientinnen und Patienten sowie ihren Familienmitgliedern gefragt: »Wodurch werden psychische Erkrankungen verursacht?« Zu Beginn meiner beruflichen Laufbahn gab ich immer ausführliche Antworten, die fundiert und kompetent klangen. Ich sprach über Neurotransmitter, Hormone, über die Genetik und über Stress. Ich beschrieb die Behandlungsmethoden, die wir anwendeten und machte Hoffnungen, dass es dadurch zu Besserungen käme. Nach ein paar Jahren begann ich mich jedoch wie ein Hochstapler zu fühlen. Den Menschen ging es nämlich oft gar nicht so viel besser. Die Behandlungen wirkten manchmal ein paar Monate oder sogar ein oder zwei Jahre, doch meistens kamen die Symptome wieder. Irgendwann begann ich, den Menschen die simple Wahrheit zu sagen: »Niemand weiß, wodurch psychische Erkrankungen verursacht werden.« Wir kennen zwar viele Risikofaktoren, aber niemand weiß, wie sie alle zusammenpassen. Ich versuchte immer noch Hoffnungen zu machen, indem ich den Menschen versicherte, dass uns viele verschiedene Behandlungsmethoden zur Verfügung stünden und wir eine nach der anderen ausprobieren würden, bis wir eine gefunden haben, die funktioniert. Leider fanden wir sie für viele meiner Patientinnen und Patienten nie.

All das änderte sich für mich 2016, als ich einem Patienten half abzunehmen. Tom war 33 Jahre alt und litt an einer schizoaffektiven Störung, die zwischen Schizophrenie und bipolarer Störung (bei der sich depressive mit manischen Phasen abwechseln) angesiedelt und durch beide Komponenten gekennzeichnet ist. Er hatte in den vorangegangenen 13 Jahren jeden Tag an Halluzinationen, Wahnvorstellungen und seelischen Qualen gelitten. Er wurde von seiner Krankheit gepeinigt und hatte siebzehn verschiedene Medikamente ausprobiert, doch keines hatte gewirkt. Sie stellten ihn ruhig, wodurch sich seine Angst und Unruhe verringerten, aber sie stoppten seine Halluzinationen oder Wahnvorstellungen nicht. Obendrein nahm er dadurch mehr als 45 Kilogramm zu. Er hatte lange an einem niedrigen Selbstwertgefühl gelitten, und dies wurde durch das massive Übergewicht noch verstärkt. Er war beinahe zu einem Einsiedler geworden, und unsere wöchentlichen Sitzungen gehörten zu seinen einzigen Abstechern in die Außenwelt. Zum Teil lag es daran, dass ich bereit war, ihn beim Abnehmen zu unterstützen: Ich war der Arzt, mit dem er am häufigsten zusammentraf, und er hatte kein Interesse an der Überweisung zu einem Spezialisten, den er überhaupt nicht kannte. Genauer gesagt, es war höchst ungewöhnlich für ihn, irgendetwas zur Verbesserung seiner Gesundheit zu unternehmen. Vielleicht konnte ihm das Abnehmen helfen, ein Gefühl von Kontrolle über sein Leben zu bekommen. Nachdem wir erfolglos mit mehreren Methoden experimentiert hatten, beschlossen wir, es mit der ketogenen Diät zu versuchen – einer Ernährungsweise mit wenig Kohlenhydraten, mäßiger Protein- und hoher Fettzufuhr.

Innerhalb von Wochen hatte Tom nicht nur abgenommen, sondern es ließen sich auch bemerkenswerte und dramatische Veränderungen bei seinen psychiatrischen Symptomen feststellen. Er war weniger depressiv und weniger sediert. Er begann mehr Augenkontakt zu halten, und dabei sah ich in seinen Augen eine Präsenz und einen Zündfunken, die ich nie zuvor festgestellt hatte. Erstaunlicherweise erzählte er mir nach zwei Monaten, dass seine langjährigen Halluzinationen nachlassen und er seine vielen paranoiden Verschwörungstheorien überdenken würde. Er begann zu realisieren, dass sie nicht wahr waren und wahrscheinlich nie wahr gewesen sind. Tom nahm weiter ab, verlor 68 Kilo, zog aus dem Haus seines Vaters aus und schloss ein Zertifikatsprogramm ab (was einer Art Studium entspricht). Er konnte sogar vor Publikum improvisieren, was vor der Diät für ihn unmöglich gewesen wäre.

Ich war sprachlos. In meiner ganzen beruflichen Laufbahn hatte ich so etwas noch nie gesehen. Es ist zwar möglich, dass bei manchen Menschen Angstzustände oder Depressionen durch das Abnehmen eventuell zurückgingen, doch dieser Mann hatte eine psychotische Störung, die mehr als zehn Jahre lang therapieresistent gewesen war. Meines Wissens und meiner Erfahrung nach gab es keinerlei Hinweise darauf, dass seine Symptome durch die ketogene Diät behandelt werden könnten. Dafür schien es keinen Grund zu geben.

Ich begann mich in die medizinische Literatur zu vertiefen und entdeckte, dass die ketogene Diät eine schon lange bestehende, evidenzbasierte Behandlung bei Epilepsie war. Sie kann Anfälle beenden, wenn Medikamente das nicht können. Ich erkannte schnell eine wichtige Verbindung – wir behandeln Epilepsie in der Psychiatrie ständig mit den entsprechenden Medikamenten. Wenn diese Diät auch Anfälle beendet, dann ist das vielleicht der Grund, warum sie Tom half. Aufgrund dieser zusätzlichen Informationen begann ich, die ketogene Diät bei anderen Patienten als Behandlungsmethode einzusetzen, und da das weiterhin erfolgreich war, arbeitete ich bald mit Fachleuten aus der Forschung auf der ganzen Welt zusammen, um sie weiter zu erkunden, sprach weltweit über dieses Thema und veröffentlichte Arbeiten in Fachzeitschriften, die ihre Wirksamkeit demonstrierten.

Ich begab mich auf einen Weg, weil ich verstehen wollte, wie und warum diese Diät bei meinen Patientinnen und Patienten wirkte. Außer bei Epilepsie wird die ketogene Diät auch in der Behandlung von Fettleibigkeit und Diabetes eingesetzt, und es wird sogar angestrebt, sie als Behandlung für Alzheimer in Betracht zu ziehen. Zuerst war das verwirrend und ein wenig überfordernd. Warum sollte eine einzelne Behandlungsmethode bei all diesen Störungen wirksam sein, selbst wenn es nur bei manchen Menschen der Fall wäre? Letzten Endes war es diese Frage, die mir die Tür zu etwas viel Größerem als der Recherche öffnete, mit der ich begonnen hatte. Sie zwang mich dazu, die Zusammenhänge zwischen diesen verschiedenen Störungen aufzudecken und diese Erkenntnisse in all das zu integrieren, was ich als Neurowissenschaftler und Psychiater bereits wusste. Als ich schließlich alle Stücke zusammensetzte, erkannte ich, dass ich über etwas gestolpert war, das über meine wildesten Träume hinausging. Ich hatte eine verbindende Theorie für die Ursache aller psychischen Krankheiten entwickelt. Ich nenne sie die Brain-Energy-Theorie, die Gehirnenergie.

***

Dies ist kein Buch über die ketogene Diät oder über irgendeine andere Ernährungsweise. Es befasst sich auch nicht nur mit schweren psychischen Erkrankungen; die wissenschaftlichen Erkenntnisse in diesem Buch treffen auch auf leichte Depressionen und Angstzustände zu. Tatsächlich kann es vielleicht die Art und Weise verändern, wie Sie über alle menschlichen Emotionen und Erfahrungen denken. Ich biete kein einfaches Allheilmittel für psychische Erkrankungen an; ich bin auch kein Verfechter irgendeiner Einzelbehandlungsmethode. Die unerwartete Wirksamkeit dieser besonderen Behandlung war nur der erste Hinweis, der mich auf den Weg zu einer neuen Art von Verständnis psychischer Erkrankungen führte. Das Buch will Ihnen dieses Verständnis nahebringen, Sie auf eine Reise mitnehmen, die – so hoffe ich – die Art und Weise verändert, wie Sie über psychische Krankheiten und Gesundheit denken.

Kurzer Überblick über das, was ich zu bieten habe:

- Ich beginne mit einem Überblick, wo wir jetzt auf dem Gebiet der psychischen Gesundheit stehen: in Bezug auf die Probleme und Fragen, die uns quälen und warum sie von Bedeutung sind.
- Sie werden etwas erfahren, was schockierend scheinen mag – psychische Störungen sind keine unterschiedlichen Entitäten. Dazu gehören Diagnosen wie Depressionen, Angstzustände, Posttraumatische Belastungsstörungen (PTBS), Zwangsstörungen (OCD) Aufmerksamkeitsdefizit-/Hyperaktivitätsstörungen (ADHS), Alkoholismus, Opiat-Abhängigkeit, Essstörungen, Autismus, bipolare Störung und Schizophrenie. Es gibt enorme Symptom-Überschneidungen bei verschiedenen Störungen, und bei vielen Menschen wird mehr als eine diagnostiziert. Und selbst bei Störungen mit sehr unterschiedlichen Symptomen überschneiden sich die zugrunde liegenden biologischen, psychologischen und sozialen Faktoren erheblich.

- Ich untersuche die überraschenden Zusammenhänge zwischen psychischen und manchen körperlichen Störungen wie Fettleibigkeit, Diabetes, Herzinfarkt, Schlaganfall, Schmerzerkrankung, Alzheimer und Epilepsie. Um wirklich zu verstehen, wodurch psychische Krankheiten verursacht werden, muss man auch diese Zusammenhänge verstehen.
- Das alles fügt sich zusammen und enthüllt, dass psychische Störungen Stoffwechselstörungen des Gehirns sind.
- Um zu verstehen, was das bedeutet, müssen Sie den Stoffwechsel verstehen. Er ist sehr viel komplizierter, als den meisten Menschen klar ist, doch ich gebe mein Bestes, um ihn so einfach wie möglich darzustellen. Winzige Strukturen, die sogenannten Mitochondrien, sind der Schlüssel dazu. Der Stoffwechsel und die Mitochondrien können alle Symptome von psychischen Krankheiten erklären.
- Ich bespreche die Unterschiede zwischen normalen psychischen Zuständen und psychischen Störungen. Wir alle erleben zu verschiedenen Zeiten in unserem Leben zum Beispiel Angstzustände, Depressionen und Furcht. Diese Erfahrungen sind keine Störungen – sie sind ein normaler Teil unseres Menschseins. Geschehen diese Dinge jedoch zur falschen Zeit oder in übersteigerter Weise, können sie die Grenze zwischen psychischem Zustand und psychischer Störung überschreiten. Sie werden sehen, dass alle psychischen Zustände, sogar die normalen, mit dem Stoffwechsel zu tun haben. Zum Beispiel ist »Stress« ein psychischer Zustand, der den Stoffwechsel beeinflusst – er fordert einen Tribut vom Stoffwechsel. Tritt er über einen längeren Zeitraum auf oder ist er extrem, kann er zu einer psychischen Krankheit führen. Doch das kann auch bei allem anderen der Fall sein, was sich auf Ihren Stoffwechsel auswirkt.
- Ich berichte über fünf umfangreiche Aktionsmechanismen, welche die klinischen und neurowissenschaftlichen Beobachtungen erklären können, die wir bei allen psychischen Störungen beobachten können.
- Ich zeige Ihnen, dass alle bekannten Faktoren, die zu psychischen Krankheiten beitragen, auch Dinge wie die Genetik, Entzündungen, Neurotransmitter, Hormone, Schlaf, Alkohol und Drogen,

Liebe, Herzschmerz, Bedeutung und Zweck im Leben, Trauma und Einsamkeit direkt mit den Auswirkungen auf den Stoffwechsel und die Mitochondrien verknüpft werden können. Ich werde demonstrieren, wie sich all diese Mitursachen auf den Stoffwechsel auswirken, der seinerseits die Funktion der Zellen beeinflusst und so zu den Symptomen einer psychischen Krankheit führen kann.
- Sie werden erfahren, dass alle gegenwärtigen Behandlungsmethoden für psychische Krankheiten, auch die psychologischen und sozialen, wahrscheinlich dadurch wirken, dass sie den Stoffwechsel beeinflussen.
- Dieses neue Verständnis psychischer Erkrankung führt zu neuen Behandlungsmethoden, die Hoffnung auf eine langfristige Genesung machen und nicht nur zu einer Verringerung der Symptome führen. Sie werden manchmal schwieriger als das Einnehmen einer Tablette sein, aber sie lohnen die Mühe. Mehr Forschung führt zwar zu zusätzlichen neuen Behandlungsmethoden, doch die aufregende Neuigkeit ist, dass heute bereits viele therapeutische Optionen zur Verfügung stehen.

Um es deutlich zu sagen, ich bin nicht der Erste, der nahelegt, dass es einen Zusammenhang gibt zwischen dem Stoffwechsel, den Mitochondrien und psychischen Krankheiten. Ich baue tatsächlich auf jahrzehntelanger Forschung auf. Ohne diese anderen Forscherinnen und Forscher und ihre Pionierarbeit gäbe es dieses Buch nicht. Im Folgenden werde ich viele bahnbrechenden Studien vorstellen. Doch dieses Buch fügt zum ersten Mal die Teile des Puzzles zusammen, um eine schlüssige Theorie zu zeigen. Diese Theorie integriert die bestehende biologische, psychologische und soziale Forschung und bietet einen vereinheitlichenden Rahmen, um psychische Krankheiten zu erklären und zu behandeln.

Brain Energy bietet nicht nur Antworten, die lange schwer fassbar waren, es bietet auch neue Lösungen. Ich hoffe, es wird das Leiden beenden und das Leben von Millionen von Menschen in der ganzen Welt verändern. Wenn Sie oder ein geliebter Mensch in ihrer Umgebung von einer psychischen Krankheit betroffen ist, dann könnte es auch Ihr Leben verändern.

Teil 1:
Die Punkte verbinden

1

Was wir machen, funktioniert nicht

Psychische Gesundheit heute

Nach Schätzungen der Weltgesundheitsorganisation litten 2017 fast 800 Millionen Menschen auf unserem Planeten an psychischen Störungen. Das heißt, mehr als 10 Prozent der Weltbevölkerung oder jeder zehnte Mensch. Zählt man substanzbezogene Störungen/Suchterkrankungen dazu, steigt die Anzahl auf 970 Millionen Menschen oder 13 Prozent der Weltbevölkerung. Angststörungen kamen am häufigsten vor und betrafen weltweit etwa 3,8 Prozent der Menschen, gefolgt von Depressionen, von denen 3,4 Prozent betroffen waren.[1] Das Ausmaß dieser Störungen ist in den Vereinigten Staaten größer. Bei etwa 20 Prozent oder jedem Fünften wird eine psychische oder substanzbezogene Störung diagnostiziert.

Diese Zahlen vermitteln uns eine Momentaufnahme von der Häufigkeit psychischer Störungen über einen bestimmten Einjahreszeitraum. Doch die Lebenszeitprävalenzrate liegt viel höher. In den Vereinigten Staaten weisen die Daten nun darauf hin, dass etwa 50 Prozent der Bevölkerung irgendwann in ihrem Leben die Voraussetzungen für eine psychische Erkrankung erfüllen werden.[2] Ja, die Hälfte aller Menschen.

Es ist schwierig, die Anzahl psychischer Erkrankungen zu schätzen. Die Menschen leugnen solche Probleme oft vor anderen oder gestehen sie sich sogar selbst nicht ein. Wer an einer psychischen Erkrankung leidet, wird mehr oder weniger überall auf der Welt stigmatisiert. Die Gesellschaften haben zwar wichtige Fortschritte in Bezug auf die Anerkennung von Depressionen und Angststörungen als »echte« Krankheiten gemacht, doch diese sind relativ neu und weit weg davon, allgemein zu gelten. Es gibt immer noch Menschen, die daran Erkrankte einfach als »Jammerlappen« oder »Faulpelze« betrachten. Andererseits wird Menschen mit psychotischen Störungen zwar meist zugestanden, an einer »echten« Krankheit zu leiden, doch sie werden einer anderen Art von Stigmatisierung ausgesetzt. Viele Menschen haben Angst vor ihnen oder qualifizieren sie als »verrückt« ab. Dann gibt es noch diejenigen mit substanzbezogenen Störungen bzw. Suchterkrankungen – sie werden nicht nur häufig als egozentrisch oder moralisch schwach angesehen, in manchen Ländern, wie zum Beispiel einigen im Nahen Osten, werden sie als Kriminelle eingestuft und können selbst aufgrund von Alkoholgenuss eingesperrt werden. Die Auswirkungen einer Stigmatisierung können von Beschämung bis zu völliger Diskriminierung reichen. Doch wie immer sie geartet ist, kann sie Menschen dazu bewegen, ihre Symptome zu bagatellisieren oder die Wahrheit darüber zu verschweigen. Insofern wird in Statistiken über die Häufigkeit das wahre Ausmaß dieser Erkrankungen höchstwahrscheinlich unterschätzt. Und so düster diese Statistiken auch sind, das Problem scheint schlimmer zu werden.

Eine zunehmende Epidemie

Die beste Datenlage haben wir dazu in den Vereinigten Staaten, wo die Forschung die Statistiken über die psychische Gesundheit inzwischen seit Jahrzehnten verfolgt: Die Zahlen steigen. Laut CDC (Centers for Disease Control, das heißt, den Zentren für Krankheitskontrolle und Prävention. Die Zuständigkeit entspricht etwa der des Robert-Koch-Instituts in Deutschland; Anm. d. Übers.) war 2017 in den USA die Anzahl der Erwachsenen über achtzehn Jahren, die an einer psychischen Erkrankung litten, größer als in allen bis auf drei Jahren zwischen 2008 und 2015.

Die Anzahl der Fälle von ADHS (Aufmerksamkeitsdefizit-/Hyperaktivitätsstörung) steigt bei Kindern und Heranwachsenden. Zwischen 2003 und 2012 gab es eine Erhöhung in der Altersgruppe von vier bis siebzehn Jahren um 41 Prozent. Diese spezielle Diagnose und der gemeldete Aufwärtstrend führt zu erheblichen Kontroversen. Manche behaupten, dass wir einfach besser darin werden, diese Störung zu erkennen und Kindern die Behandlung bieten, die sie brauchen, damit es ihnen gut geht. Andere behaupten, dass wir ein normales Verhalten mit Medikamenten behandeln – dass Gesellschaft und Schulen inzwischen zu viel von den Kindern erwarten und dass unsere Erwartungen in Bezug darauf, was Kinder in einem bestimmten Alter leisten können, unrealistisch sind. Wieder andere argumentieren, dass die Aufmerksamkeitsspanne der amerikanischen Bevölkerung in allen Bereichen abgenommen hat, da sie vermehrt Zeit vor Bildschirmen (Handy, Tablet, Fernsehen etc.) verbringt und dies als ADHS missverstanden wird. Zeigt die Fallzahl dieser Störung tatsächlich nach oben oder sind andere Faktoren verantwortlich für das, was wir in den Daten sehen? Wir werden Fragen wie diese an anderer Stelle in diesem Buch (→ Seite 29f.) weiter betrachten. Doch ADHS ist nicht die einzige Diagnose, die im Zunehmen begriffen ist.

Depressionen bei Kindern, Heranwachsenden und jungen Erwachsenen nehmen ebenfalls zu. Von 2006 und 2017 sind die Fälle in den USA bei Kindern zwischen zwölf und siebzehn Jahren um 68 Prozent gestiegen. Bei Menschen von achtzehn bis fünfundzwanzig Jahren waren es 49 Prozent. Bei Erwachsenen über fünfundzwanzig Jahren blieben die Depressionsfälle angeblich stabil.

Viele dieser Informationen stammen jedoch aus Umfragen, und sowohl die Fragen, die wir stellen, als auch die Art, wie wir sie stellen, spielen eine Rolle. Obwohl die Umfragen nahelegen, dass die Fälle von Depressionen bei Erwachsenen nicht steigen, unterstellen viele Berichte, dass das Burn-out-Syndrom zunimmt. In der fünften Ausgabe des diagnostischen und statistischen Handbuchs psychischer Störungen, DSM-5, wird es nicht als offizielle psychiatrische Diagnose geführt, doch die Weltgesundheitsorganisation hat es vor Kurzem in die Liste der psychischen Störungen – dem ICD-11, der elften Überarbeitung der *Internationalen statistischen Klassifikation von Krankheiten* – aufgenommen. Die Kriterien sind denen für die Depression ähnlich, konzentrieren sich aber hauptsächlich auf den Stress bei der Arbeit, die Arbeitsbelastung und das Arbeitsumfeld. Es wurde sehr viel und aus gutem Grund darüber diskutiert, ob Burn-out einfach eine arbeitsbedingte Form der Depression ist: In einer Studie, die sich mit Burn-out in der Ärzteschaft beschäftigte, wurde festgestellt, dass diejenigen, die eine leichte Form von Burnout haben, mit einer dreimal höheren Wahrscheinlichkeit die Kriterien für eine schwere Depression erfüllen. Bei denjenigen mit einem schweren Burn-out war die Wahrscheinlichkeit 46-mal so hoch[3], was nahelegt, dass der Unterschied, wenn es denn einen gibt, zwischen diesen diagnostischen Bezeichnungen gering ist. Wie die Depression geht Burn-out ebenfalls mit viel höheren Selbstmordraten einher. Da Burn-out, wie erwähnt, im DSM-5 noch keine offizielle Diagnose ist, verfolgen die US-Behörden nicht, wie häufig es dazu kommt. Eine Gallup-Umfrage stellte jedoch 2018 fest, dass 23 Prozent der Beschäftigten sich oft oder immer bei der Arbeit ausgebrannt fühlen, und weitere 44 Prozent berichteten, dass das manchmal der Fall sei.[4] Diese Zahlen sind viel höher als diejenigen für die Depression.

Die Selbstmordraten steigen quer durch die meisten Altersgruppen. Im Jahr 2016 starben allein in den USA 45.000 Menschen durch Selbstmord. Im Allgemeinen kommen auf jeden vollendeten Selbstmord ungefähr dreißig Selbstmordversuche – wodurch die Anzahl Letzterer auf weit über eine Million Menschen im Jahr steigt. Von 1999 bis 2016 hat sich die Selbstmordrate in den meisten US-Staaten erhöht, in fünfundzwanzig davon um 30 Prozent oder mehr. Eine andere Statistik über den Tod durch Verzweiflung befasst sich mit kombinierten Todesfällen durch Alkohol, Drogen und Selbstmord in den Vereinigten Staaten. Diese statistischen Zahlen haben sich zwischen 1999 und 2017 verdoppelt.

Angststörungen sind die häufigsten psychischen Erkrankungen, doch die Kriterien für ihre Diagnose entwickeln sich weiter. Dadurch wird es im Laufe der Zeit schwierig, Veränderungen zu beurteilen. Manche behaupteten, dass sich die Zahlen in den vergangenen Jahren nicht geändert haben.[5] Die jährliche Erhebung in den Haushalten bei etwa 40.000 Erwachsenen in den Vereinigten Staaten legt jedoch nahe, dass die Angststörungen steigen. Die an der Umfrage Beteiligten wurden gefragt: »Wie oft hatten Sie in den letzten dreißig Tagen das Gefühl von Nervosität?« Sie konnten für die Antwort unter fünf Alternativen wählen, die von »ständig« bis »überhaupt nicht« reichten. Von 2008 bis 2018 stieg die Anzahl der Angststörungen um 30 Prozent. In der jüngsten Gruppe, den Achtzehn- bis Fünfundzwanzigjährigen, betrug der Anstieg 84 Prozent.[6]

Manchmal werden die »üblicheren« Diagnosen wie Depressionen und Angststörungen von psychischen Störungen wie Schizophrenie getrennt betrachtet – der Begriff »schwere psychische Krankheit« wird oft von Gesundheitsfachleuten benutzt, wenn sie von Störungen sprechen, zu denen Beeinträchtigung und Arbeitsunfähigkeit wie bei psychotischen Symptomen gehören. Diese Kategorie schließt zwar manche schwere Formen von Depressionen und Angststörungen ein, bezieht sich aber hauptsächlich auf Diagnosen wie Schizophrenie, die bipolare Störung, Autismus und dergleichen. Was hat es also mit diesen Störungen auf sich? Was geschieht bei ihnen? Sie steigen auch. Zwischen 2008 und 2017 gab es in den Vereinigten Staaten bei Menschen über achtzehn Jahren eine Zunahme von schweren psychischen Störungen um 21 Prozent. Bei der jüngeren Gruppe, denjenigen zwischen achtzehn und fünfundzwanzig Jahren, verdoppelte sich die Zahl der psychischen Erkrankungen während desselben Zeitraums – in weniger als einem Jahrzehnt.[7]

Die Diagnose Autismus steigt in alarmierendem Tempo.[8] Im Jahr 2.000 war in den USA etwa eines von 150 Kindern davon betroffen, bis 2014 war es eines von 59.

Die Statistiken für die bipolare Störung sind ebenfalls besorgniserregend. Von Mitte der 1970er-Jahre bis zum Jahr 2.000 lag ihre Häufigkeit irgendwo im Bereich von 0,4 bis 1,6 Prozent. Anfang der 2.000er-Jahre war sie auf 4 bis 7 Prozent gestiegen.[9] Vor 1994 gab es diese Diagnose bei Kindern und Heranwachsenden so gut wie gar nicht, doch heute wird sie zunehmend häufiger gestellt.

Diese Statistiken sind schwer nachvollziehbar. Diagnosen wie Autismus und bipolare Störung sollten über einen solch kurzen Zeitraum nicht exponentiell ansteigen. Während Angststörungen und Depressionen situationsbedingt vorkommen können, werden diese anderen Störungen im Allgemeinen als entschieden »biologisch« betrachtet, und viele Fachleute in der Forschung glauben, dass sie zum großen Teil genetisch determiniert sind. Es ist aber eindeutig, dass es bei der menschlichen Spezies nicht zu einer Epidemie genetischer Mutationen kam.

Fachleute in der Forschung, im klinischen Bereich und die Gesellschaft bemühen sich im Großen und Ganzen zu verstehen, was von dem starken Anstieg psychischer Erkrankungen zu halten ist. Es gibt zwar, was eine Erklärung betrifft, keine Übereinstimmung, doch viele Menschen haben Theorien – und grundsätzlich können diese Theorien in zwei Kategorien eingeteilt werden.

Die erste Kategorie stützt sich auf die Überzeugung, dass die Statistiken falsch sind oder dass sie nicht das bedeuten, was wir glauben. Viele Menschen denken, es sei unmöglich, dass die Anzahl psychischer Erkrankungen so schnell steigen könnte; sie glauben, dass diese Statistiken daher kommen, dass ärztlicherseits und/oder patientenseitig »Störungen« gesehen werden, die es nicht gibt.

Hier sind drei der bekanntesten Theorien in dieser Kategorie

1 Es sind die Pharmafirmen! Sie wollen so vielen Menschen wie möglich Pillen verkaufen, und um das zu bewerkstelligen, müssen sie die Ärzteschaft und die Öffentlichkeit davon überzeugen, dass die Menschen sie brauchen. Sie geben jedes Jahr Milliarden von Dollar für Werbung aus und verschicken Muster an Ärztinnen und Ärzte, um den Namen ihres Produkts ganz groß im Gespräch zu halten. Sie machen Fernsehwerbung und fragen das Fernsehpublikum nach irgendeinem aus einer Vielfalt schwammiger Symptome wie einem »verminderten Vergnügen« (abnehmende Freude). Wenn das bei ihnen der Fall ist, dann sollen sie »in Ihrer Arztpraxis nachfragen, ob das Medikament X für Sie das richtige ist«. Eine solche Art von Werbung fördert bei Menschen die Tendenz zur Hypochondrie. Die besorgten Menschen gehen dann zu ihren Ärzten, kommen mit einer neuen Diagnose heraus und natürlich mit den Pillen für die Behandlung.

2 Es ist Faulheit! Die Menschen heute wollen sich nicht mit solchen Dingen beschäftigen. Sie wollen auch keine Beschwerden haben oder glauben, dass sie welche haben. Sie ordnen zunehmend ganz normale menschliche Emotionen oder Erfahrungen als »Symptome« ein. Sie nehmen scharenweise Therapien in Anspruch, um diese

»Symptome« zu lindern. Manchmal gehen sie sogar in eine Arztpraxis, um sich darüber zu beklagen. Menschen wollen schnelle und einfache Lösungen. Die Ärzteschaft ist überarbeitet und sehr beschäftigt, und am einfachsten ist es für sie, ein Rezept auszustellen.
3 Es ist diese neue Generation von Kindern! Zumal die Zahlen bei Kindern und jungen Erwachsenen dramatisch steigen, ist es ganz klar, dass die Schuld bei ihnen liegt – oder bei ihren Eltern. Die Eltern haben diese junge Generation verwöhnt und verdorben – und kümmern sich um jeden ihrer Wünsche. Diese Kinder und jungen Erwachsenen waren nie diszipliniert und haben auch keine große Willenskraft oder Ausdauer. Sie sind schnell frustriert und überfordert. Wenn ihre Eltern nicht mehr für Lösungen zur Verfügung stehen oder wenn irgendjemand nein sagt, dann bekommen sie eine Krise. Durch diese Nervenzusammenbrüche kommt es bei ihnen zu einer Art psychischer Störung. Oder, da sie unfähig sind, mit dem Leben in der realen Welt zurechtzukommen, suchen sie nach einer »psychischen Erkrankung«, der sie die Schuld geben können.

So attraktiv solche Theorien sein mögen, sie stimmen wahrscheinlich nicht. Wenn Sie nicht selbst an einer psychischen Erkrankung leiden oder ein Kind haben, das davon betroffen ist, oder wenn Sie täglich mit betroffenen Patientinnen und Patienten zu tun haben, ist es einfach, anzunehmen, dass diese Menschen lediglich Nörgler und Jammerlappen sind und dass ärztlicherseits, von den Betroffenen selbst und von Eltern nach schnellen Lösungen gesucht wird. Es ist leicht, ein Problem abzutun, wenn dieses Problem von einem selbst weit weg ist. Ist man jedoch mit den realen Menschen hinter diesen Statistiken konfrontiert und sieht ihr Leiden mit eigenen Augen, dann werden diese pauschalen Annahmen unhaltbar. Wenn jemand, von dem oder der Sie wissen, dass er bzw. sie ein »guter Elternteil« ist, ein siebenjähriges Kind hat, das Wutanfälle bekommt, nicht schläft, damit droht, sich selbst und andere Menschen umzubringen, dann beginnt das nach einem echten Problem auszusehen. Diese Verhaltensweisen sind nicht normal. Wenn eine Frau so schwere Panikattacken hat, dass sie das Haus nicht mehr verlässt, dann ist das nicht normal. Wenn ein Mensch so depressiv ist, dass er manchmal morgens nicht aufstehen kann, dann ist das nicht normal.

Daher akzeptiert die zweite Kategorie dieser Theorien über die Zunahme psychischer Störungen die Statistiken als wahr. Das sind die Menschen, die glauben, dass diese Krankheiten tatsächlich zunehmen.

Sie bieten unterschiedlichste Perspektiven und mögliche Erklärungen

1 Das ist eine gute Sache! Diese Statistiken sind positiv – sie spiegeln ein breiteres Verständnis von psychischen Störungen und mehr Bewusstheit darüber wider, wie sie zu identifizieren sind. In Schulen und in der Arbeitswelt gibt es viele Programme zur Erkennung von Symptomen von psychischen und substanzbezogenen Störungen. Es gibt Kampagnen vonseiten des öffentlichen Dienstes, die sich auf Selbstmordprävention konzentrieren. Prominente sprechen über ihre eigenen psychischen Probleme, und eine vermehrte Berichterstattung in den Medien ist explizit darauf ausgerichtet, das Bewusstsein zu erhöhen und die Stigmatisierung zu verringern. Die Menschen bekommen zunehmend die Hilfe, die sie brauchen, sie werden diagnostiziert und behandelt.

2 Es ist die Gesellschaft! Wir sind zunehmend abhängiger von der Technologie und den Bildschirmen. Da wir dazu sitzen und auf unsere Mobiltelefone, Computer oder Fernseher schauen, bewegen wir uns weniger und isolieren uns mehr. Wir interagieren miteinander weniger im »wirklichen« Leben, sondern über die sozialen Medien, statt dass wir Zeit miteinander verbringen oder uns am Telefon unterhalten. Menschen teilen nur das aus ihrem Leben mit, was »gut aussieht«, daher fördern die sozialen Medien unrealistische Erwartungen und Scham, keine wirkliche Bindung bzw. Verbindung. Das Leben ist auch schneller geworden. Jeder ist beschäftigt und überlastet – sogar die Kinder. Familien essen nicht mehr gemeinsam wie in früheren Zeiten (den sogenannten guten alten Zeiten). Kein Wunder, dass die Menschen sich ausgebrannt fühlen. Kein Wunder, dass so viele Menschen psychische Störungen entwickeln.

3 Es sind die Toxine, die chemischen Stoffe und die Nahrungsmittelimitate! Es ist nicht einfach das Verhalten der Gesellschaft, das sich verändert hat, es ist die materielle Welt, in der wir leben. Jeden Tag setzen wir uns Giften aus. Unsere Nahrungsmittel sind voller künstlicher Zutaten. Neue chemische Stoffe gibt es überall – auf unserem Rasen, in unserem Wasser, in den persönlichen Hygieneprodukten, die wir morgens und abends benutzen. Wir erzeugen Substanzen, denen wir in der Natur niemals begegnen würden, deren Wirkungen – insbesondere in Kombination mit so vielen anderen Stoffen – wir nicht vollumfänglich verstehen, und umgeben uns damit. Diese führen zu einem Anstieg von Krankheiten aller Art, einschließlich Krebs, Fettleibigkeit und auch psychischer Störungen, selbst wenn wir noch nicht genau wissen wie.

Es gibt noch viel mehr von diesen Theorien der »zweiten Kategorie« für den Anstieg psychischer Probleme, doch diese sind einige der am häufigsten diskutierten. Keine von diesen dreien ist an den Haaren herbeigezogen. Sie könnten zumindest bei manchen Menschen sehr wohl eine Rolle spielen, zumindest zeitweise. Wie ich in diesem Buch noch erklären werde, gilt das für manche von ihnen mit ziemlicher Sicherheit.

Doch was Punkt 1 der obigen Liste betrifft – die Statistik einfach als Ergebnis einer verbesserten Erkenntnis und Diagnose zu begründen –, ist es nachweislich nicht nur die Erkenntnis, die zunimmt. Die Umfragen, in denen die jährlichen Daten verglichen werden, beinhalten Stichproben aus der gesamten Bevölkerung, ungeachtet dessen, ob die Menschen diagnostiziert werden oder nicht. Diese Störungen nehmen tatsächlich zu.

Der vielleicht wichtigste Punkt, den es zu beachten gilt, ist, dass die Zahlen von ganz unterschiedlichen psychischen Störungen – Autismus, bipolarer Störung, Depressionen und ADHS, um nur einige zu nennen – alle zur gleichen Zeit ansteigen. Warum sollte das so sein? Wir denken, dass die bipolare Störung, ADHS und Depressionen sich sehr voneinander unterscheiden und unterschiedliche Ursachen haben, die dazu beitragen. Wenn diese Störungen genetisch bedingt sind, was ist dann mit unseren Genen geschehen? Gibt es ein Toxin, das zahlreiche Mutationen verursacht? Wenn der Auslöser der Stress unserer schnelllebigen Gesellschaft ist, warum nehmen dann alle diese Störungen zu? Würde nicht mehr Stress einfach nur zu mehr Depressionen und Angstzuständen führen? Sicher, Stress verursacht keinen Autismus und keine bipolare Störung. Oder doch? Diese Statistiken werfen mehr Fragen auf, als sie beantworten.

Um das Ganze noch schlimmer zu machen, die COVID-19-Pandemie hat noch einen zusätzlichen Tribut gefordert. Im Juni 2020 berichteten geschätzte 40 Prozent aller Erwachsenen in den USA, dass sie mit psychischen oder substanzbezogenen Problemen zu kämpfen haben. 11 Prozent der befragten Erwachsenen sagten, sie hätten in den vorangegangenen dreißig Tagen daran gedacht, sich das Leben zu nehmen.[10]

Der Preis, den wir bezahlen

Psychische Störungen bzw. Erkrankungen kommen die Gesellschaft teuer zu stehen. Der finanzielle Tribut betrug 2010 weltweit 2,5 Billionen Dollar, und es wird erwartet, dass er bis 2030 6 Billionen Dollar erreicht.[11] Diese Zahlen beinhalten die Kosten für die direkten psychiatrischen Dienste (Krankenhausaufenthalte, ärztliche und therapeutische Behandlungen) sowie die Verschreibung von Medikamenten. Doch es gibt auch andere finanzielle Kosten, die schwieriger zu bestimmen sind, zu denen der Produktivitätsverlust durch schlechter konzentrierte oder krankheitsbedingt ausfallende Beschäftigte gehört. Dieser Verlust wirkt sich auf Betriebe und Beschäftigte, Gesellschaften und die einzelnen Leidenden aus. Depressionen sind nun die Diagnose, die ganz oben auf der Liste der Krankheiten mit verheerenden Auswirkungen steht – vor allen anderen, einschließlich Herz-Kreislauf-Erkrankungen, Krebs und Infektionskrankheiten. Psychische und substanzbezogene Störungen sind die führende Ursache für »Jahre, die durch Arbeitsunfähigkeit verloren gehen« und für eine »Gesamtkrankheitslast« in den Vereinigten Staaten.[12]

Noch viel wichtiger als die finanziellen Kosten durch psychische Störungen ist der Schmerz, den sie bei den Einzelnen und ihren Familien verursachen. Es kommt zu unermesslichem Leid und unermesslicher Verzweiflung. Psychische Erkrankungen können Menschenleben ruinieren. Sie können zu sozialer Isolation führen, schulische und berufliche Pläne zum Erliegen bringen und auf herzzerreißende Weise begrenzen, was Menschen für sich selbst erwarten können. Das Leiden erstreckt sich fast immer über die Person hinaus, die von der Störung betroffen ist. Das Familienleben kann ins Chaos gestürzt werden. Scheidung ist eine häufige Folge. Menschen, die dem oder der Leidenden am nächsten stehen, können selbst psychische Störungen entwickeln, wie zum Beispiel Ängste oder eine PTBS (Posttraumatische Belastungsstörung); sie können einfach ein Burn-out erleiden und ihren leidenden Mitmenschen oder das Familienmitglied im Stich lassen, um ihre eigene Gesundheit zu bewahren. Mindestens die Hälfte der Menschen in Obdachlosenheimen leidet an psychischen oder substanzbezogenen Störungen,[13] dasselbe gilt für Gefängnisse.[14] Psychische Störungen können zu Gewalt beitragen, nicht nur in Bezug auf die Schützen, die in Schulen Massaker anrichten und es in die Schlagzeilen schaffen, sondern auch in Bezug auf die häusliche Gewalt. Psychische Störungen können zu solch extremer Hoffnungslosigkeit führen, dass Menschen sich das Leben nehmen.

Bei den meisten Menschen zeigen sich die psychischen Störungen jedoch nicht in dramatischer und leicht sichtbarer Weise. Stattdessen leiden sie in aller Stille allein. Sie schämen sich. Sie wissen nicht, was sie in Bezug auf ihre Symptome tun sollen. Oftmals wissen sie nicht einmal, dass sie eine Krankheit haben. Sie halten ihre Symptome nicht für »Symptome«. Sie glauben, ihr Leiden sei einfach ein natürlicher Teil ihrer Existenz. Eventuell nehmen sie an, dass sie schwach oder gegenüber anderen minderwertig seien. Vielleicht meinen sie auch, sie müssten einfach nur das Beste aus dem Leben machen, das ihnen geschenkt wurde. Sie erleben ihren Stress, ihre Symptome als integralen Teil ihrer selbst oder ihrer Lebenserfahrung.

Stellen Sie sich zum Beispiel eine Frau vor, die wir hier Mary nennen. Ihr Vater war Alkoholiker und verbal sowie körperlich ausfällig/

missbräuchlich. Er hatte offenbar an allem, was sie tat, etwas auszusetzen, und sie wuchs in dem Glauben auf, dass sie dumm sei und wenig lobenswerte Eigenschaften besäße. Sie sprach mit niemandem über die Wutanfälle ihres Vaters. Sie nahm an, das würde nur zu noch mehr Schwierigkeiten führen und ihn zu weiterer Bestrafung animieren. Ab der Zeit, als sie in die höhere Schule kam, war sie depressiv, isoliert und hatte wenig Hoffnung für ihre Zukunft. Das setzte sich bis ins Erwachsenenalter fort. Mary hatte Schlafstörungen, erlebte immer wieder Rückblenden, wie ihr Vater sie anschrie, und erschrak leicht bei lauten Geräuschen. Es kam ihr nicht in den Sinn, dass irgendetwas davon eine »Störung«, geschweige denn behandelbar sein könnte. Ich kenne Betroffene wie Mary, die jahrelang auf diese Weise gelitten haben, bevor sie durch irgendetwas zu einer Behandlung kamen. Und sehr viele Menschen wie Mary suchen überhaupt keine Behandlung.

Wie wäre es mit einer Behandlung?

Die Behandlung psychischer Störungen ist unerlässlich. Sie kann das Leiden verringern. Sie kann einer Arbeitsunfähigkeit vorbeugen und sie kann den Menschen ihre Träume und ihr Potenzial zurückgeben. Eine Behandlung kann Leben retten. Das tut sie tatsächlich. Viele Menschen profitieren ungemein von den heutigen Behandlungsmöglichkeiten psychischer Erkrankungen. Die Betroffenen überwinden ihre Suchtprobleme, die psychotischen Schübe werden gelindert, sie lernen mit der Angst umzugehen, erholen sich von Essstörungen – diese Erfolge sind real und bedeutsam. Unsere Behandlungsmethoden wirken. Leider schlagen sie nicht dauerhaft und bei allen an.

Schauen wir uns zuerst eine Erfolgsgeschichte an.
John war ein sechsunddreißig Jahre alter Ingenieur, verheiratet, Vater von zwei kleinen Kindern. Das Leben hatte es ziemlich gut mit ihm gemeint … bis er entdeckte, dass seine Frau fremdging. John wollte seine Ehe retten, doch seine Frau wollte ein anderes Leben und beschloss, ihn zu verlassen. John war am Boden zerstört und bekam schwere Depressionen. Er konnte nicht mehr als zwei Stunden am Stück schlafen. Er war unaufhörlich davon besessen, wie sehr sein

Leben nun ruiniert war. Er konnte sich bei der Arbeit nicht konzentrieren. Er sah seine einzige Lösung darin, seine Frau zur Rückkehr zu bewegen, doch sie war nicht daran interessiert. Er wurde von Schuldgefühlen gequält, wegen all der Dinge, bei denen er glaubte, als Ehemann, als Vater, als Mensch versagt zu haben. Das ging drei Monate lang so, und es gab keine Anzeichen einer Besserung – wenn überhaupt, kam es zu einer Verschlechterung. Schließlich ermutigte ihn seine Familie zu einer psychiatrischen Behandlung. Er bekam ein Rezept für ein Antidepressivum und Schlafmittel und begann mit einer wöchentlichen Psychotherapie.

Innerhalb weniger Tage konnte John mehr schlafen. Dadurch fühlte er sich weniger desorientiert und überfordert, doch er war immer noch verstört. Innerhalb eines Monats begann sich das Blatt zu wenden. Seine Stimmung wurde besser. Er konnte das Schlafmittel absetzen und wieder normal schlafen. Es gelang ihm, sich weniger auf qualvolle Grübeleien zu konzentrieren und mehr auf Dinge, die er unter Kontrolle hatte. Er konzentrierte sich auf Projekte in der Arbeit und rund um das Haus, und er beschloss, in eine bessere Form zu kommen. Er begann, mehr schöne Stunden mit seinen beiden Kindern zu verbringen. Er unternahm die Schritte, die er bisher vermieden hatte, um die Scheidung abzuschließen. Nach ein paar Monaten konnte er die Psychotherapie beenden. Nach einem Jahr ließ er die Antidepressiva auslaufen, und es ging ihm weiterhin gut. Er begann, sich wieder zu verabreden.

Johns Geschichte demonstriert den Erfolg der modernen Psychiatrie. Die Kombination von Medikamenten und Psychotherapie milderte seine Depressionen und die Angststörungen ab und half ihm, mit einer außerordentlich stressigen Zeit in seinem Leben zurechtzukommen. Johns Leiden war auch nicht das Einzige, was sich besserte. Eine Scheidung ist für Kinder schwierig – tatsächlich erhöht sie ihr Risiko, vor eigene psychische Herausforderungen gestellt zu werden. Ein Elternteil mit schweren Depressionen erhöht dieses Risiko zusätzlich. Die Behandlung ermöglichte es John, ein besserer, engagierterer Vater zu sein. Ihm dabei zu helfen, dass es ihm besser ging, war auch für seine Kinder hilfreich. Johns Arbeitsstelle profitierte ebenfalls davon. Selbst während seiner Depressionen war er jeden Tag in der Arbeit, konnte sich aber nicht konzentrieren und schaffte weniger. Die erfolgreiche Behandlung half ihm, ein produktiverer Arbeitnehmer zu sein.

Es gibt zahllose Geschichten wie seine, und es ist leicht zu verstehen, warum Fachleute in der Forschung und aus der Klinik, die auf dem Gebiet der psychischen Gesundheit arbeiten, sie gerne erzählen. Es ist wichtig hervorzuheben, dass Behandlungen wirken können. Es ist wichtig, Menschen dazu zu ermutigen, dass sie sich Hilfe suchen, und sie wissen zu lassen, dass ihr Leiden eine Ende haben kann. Und Fachleute auf jedem Gebiet wollen sich gerne auf ihre Erfolge konzentrieren. Sie neigen nicht dazu, das anzupreisen, was nicht funktioniert. Leider gibt es auf dem Gebiet der psychischen Gesundheit vieles, was nicht funktioniert. Nicht jeder bekommt ein positives Ergebnis wie John, bei den meisten ist das nicht der Fall.

Depressionen gehören zu den am häufigsten diagnostizierten und behandelten psychischen Störungen in den Vereinigten Staaten. Im Jahr 2020 erlebten geschätzte 21 Millionen Erwachsene mindestens eine depressive Episode; sie repräsentieren 8,4 Prozent aller Erwachsenen in den USA. Etwa 66 Prozent von ihnen bekamen irgendeine Form der Behandlung.[15]

Was also geschieht mit all diesen Menschen, die gegen Depressionen behandelt werden? Geht es ihnen besser – und ganz wichtig, bleibt es dabei, dass es ihnen besser geht – auf lange Sicht?

In einer Studie wurde versucht, das zu beantworten, indem dafür eine Gruppe von Menschen gewonnen wurde, die bei fünf verschiedenen akademischen medizinischen Zentren eine Behandlung für schwere Depressionen suchten und sich zwölf Jahre lang danach richteten.[16] Die Studie umfasste 431 Menschen, und das Forschungsteam bewertete ihre Depressionssymptome wöchentlich. Dabei wurde festgestellt, dass 90 Prozent selbst bei einer Behandlung anhaltende Symptome hatten. Über den Zeitraum von zwölf

Jahren hinweg hatten die an der Studie Beteiligten durchschnittlich 59 Prozent der Zeit Symptome einer Depression. Ihre Symptome schwankten, verschwanden manchmal und kamen dann zurück, selbst bei einer Behandlung und wenn sie täglich Medikamente nahmen. Mit anderen Worten, 90 Prozent der Menschen wurden nicht von ihren Depressionen geheilt. Entweder hatten sie weiterhin geringgradige chronische Symptome oder sie hatten zeitweise schwere Depressionsschübe. Depressionen erwiesen sich als chronische, aber schubweise auftretende Krankheit. Dieses Forschungsteam stellte fest, dass bei Menschen, die nur einen Depressionsschub hatten wie John, die Chancen für eine volle und dauerhafte Genesung größer waren. Es gab jedoch nicht viele von diesen Leuten.

Diese Studie ist kein Ausreißer, sie spiegelt wider, wovon alle, die eine Reihe von Jahren auf dem Gebiet psychischer Gesundheit gearbeitet haben, wissen, dass es so ist. Fast zwei Drittel der depressiven Patientinnen und Patienten erleben bei der ersten Behandlung, die ihnen angeboten wird, keine Remission – also, dass es ihnen durchweg besser geht, sogar für einige Zeit.[17] Wie die Statistiken nahelegen, leiden viele Menschen jahrelang weiter, obwohl sie es mit einer Behandlung nach der anderen versuchen. Es handelt sich aber auch nicht einfach um ein Versagen der Medikamente. Viele Menschen probieren zahlreiche Behandlungsweisen aus – Medikamente, Psychotherapie, Gruppentherapie, Meditation, positives Denken, Stressmanagement und mehr. Manche versuchen es sogar mit der transkraniellen Magnetstimulation (TMS) oder mit der Elektrokonvulsionstherapie (EKT, auch als *Schocktherapie* bekannt). Von Menschen, bei denen keine Behandlung sehr erfolgreich zu sein scheint, heißt es, dass sie an »therapieresistenten Depressionen« leiden, obwohl es viel mehr Menschen gibt, die eine gewisse Linderung erfahren, aber keine vollständige und nicht auf dauerhafte Weise. Die Tatsache, dass Depressionen eine Hauptursache für Arbeitsunfähigkeit auf der Welt sind, spricht klar für eine mangelnde Wirksamkeit unserer gegenwärtigen Behandlungsmethoden. Was fehlt uns? Warum schaffen wir es nicht, dass es den meisten Menschen mit Depressionen durchweg besser geht und die Besserung auch anhält?

Sie fragen sich vielleicht, wie die Aussichten bei anderen psychischen Störungen als Depressionen sind. Leider sind die Statistiken für viele andere Störungen sogar noch schlechter. Ich werde nicht die Daten für jede Krankheit durchgehen, aber solche wie die Zwangsstörung (OCD), Autismus, die bipolare Störung und Schizophrenie sind bezüglich des Behandlungserfolgs und der chronischen Natur ihrer Beschwerden zumindest genauso schlimm wie Depressionen.[18] Vielen dieser Betroffenen wird gesagt, dass sie lebenslange Störungen haben und dass sie ihre Erwartungen bezüglich dessen, was sie im Leben werden erreichen können, herunterschrauben müssen.

Verständlicherweise sind viele Betroffene von der Unwirksamkeit der psychiatrischen Behandlung frustriert. Sie hören Geschichten wie die von John und gehen davon aus, dass sie geheilt werden können wie er. Sie gelangen oft zu der Überzeugung, dass ihre behandelnden Fachleute inkompetent sind oder dass sie nicht die richtige Diagnose bekommen haben oder dass sie einfach die richtige Pille noch nicht gefunden haben. Leider liegt es meistens nicht daran, dass es ihnen nicht besser geht. Bei den meisten Menschen liegt es einfach daran, dass unsere Behandlungsmethoden nicht so gut funktionieren.

Manche Fachleute auf dem Gebiet der psychischen Gesundheit werden diese Beurteilung gar nicht gerne hören oder sie stimmen mir zu und teilen sie. Sie fürchten vielleicht, dass ein Pessimismus bezüglich der Behandlung Menschen davon abhält, Hilfe zu suchen. Das ist eine berechtigte Sorge. Es ist wichtig, dass diejenigen, die an einer psychischen Erkrankung leiden, die Unterstützung von Fachleuten suchen – manchmal kann dies ausreichen, dass jemand während einer Selbstmordkrise am Leben bleibt. Trotzdem sind die Daten, die ich vorgestellt habe, richtig; zu behaupten, dass eine psychiatrische Behandlung bei jedem (oder sogar bei den meisten) Menschen wirkt und vollkommen wirksam ist, ist jedenfalls irreführend. Eine größere Sorge ist, dass solche Behauptungen dazu dienen können, die Betroffenen weiter zu beschämen und zu stigmatisieren. Wenn Menschen gesagt wird, unsere Behandlungsmethoden seien wirksam, und es diesen Menschen dann nicht besser geht, werden manche von ihnen die Behandlung oder die Fachleute beschuldigen, andere jedoch werden sich selbst die Schuld geben. Und es sind nicht nur die Patientinnen und Patienten: Wenn wir solche Behauptungen gegenüber Familien oder Beschäftigten in einer Klinik oder der Gesellschaft im Allgemeinen aufstellen, was passiert dann, wenn es den Betroffenen nicht besser geht? Sagen wir, dass die Patientin oder der Patient an einer »therapieresistenten« Version der Störung leiden muss und deuten damit an, dass sie oder er eine schwerere Form von psychischer Erkrankung hat (was vielleicht überhaupt nicht stimmt) und tragen wir möglicherweise noch mehr zu der Stigmatisierung bei, an der sie ohnehin schon leiden? Oder behaupten wir, dass der oder die Betroffene selbst schuld ist? Strengt sich die Person bei der Therapie nicht genug an? Will die Person irgendwie krank bleiben? Leider kommen alle diese Arten von Andeutungen nur zu häufig von Beschäftigten in der Klinik, von Familienmitgliedern, Freunden und anderen. Und so sind wir wieder dort, wo wir angefangen haben, bei der Entscheidung, reinen Tisch zu machen und zu sagen, dass die Behandlungsmethoden bei den meisten Störungen bei der Mehrheit der Menschen nicht langfristig wirken. Das bringt das Risiko mit sich, vor allem diejenigen zu entmutigen, die eine Behandlung brauchen, und sie davon abzuhalten, sich behandeln zu lassen.

***

In Anbetracht dessen, was ich in diesem Kapitel umrissen habe – dass diese Störungen häufig vorkommen und immer mehr werden, dass sie eine enorme Belastung für die Gesellschaft sowohl in Bezug auf die wirtschaftliche Auswirkung als auch auf das menschliche Leiden haben und dass unsere Behandlungsmethoden sich als unangemessen für die Aufgabe erweisen, diese Last zu erleichtern –, scheint es klar zu sein, dass die psychische Erkrankung eine globale Gesundheitskrise darstellt. Wir haben Geld in die Forschung gepumpt in der Hoffnung, Licht ins Dunkel des Problems zu bringen und neue Lösungen zu entdecken. 2019 haben die National Institutes of Health, die Nationalen Gesundheitsinstitute, 3,2 Milliarden Dollar für die Erforschung psychischer Gesundheit ausgegeben. Was haben wir in Bezug auf die Forschung, die durchgeführt wurde, vorzuweisen?

Dr. Tom Insel, der ehemalige Direktor des National Institute of Mental Health (NIMH), des Nationalen Instituts für die psychische Gesundheit, hat 2017, nachdem er das NIMH verlassen hatte, Folgendes dazu gesagt:

> *Ich war dreizehn Jahre im NIMH und trieb die Neurowissenschaft und die Genetik der psychischen Störungen voran, und wenn ich darauf zurückblicke, dann wird mir klar, dass ich zwar glaube, es sei mir gelungen, dass große Mengen wirklich großartiger Arbeiten von erstklassigen Wissenschaftlerinnen und Wissenschaftlern für ziemlich viel Geld – ich glaube 20 Milliarden Dollar – veröffentlicht wurden, doch ich glaube nicht, dass wir in Bezug auf die Senkung der Selbstmordraten, des Hospitalismus und in Bezug auf die Genesung von zig Millionen Menschen mit psychischen Erkrankungen irgendetwas bewirkt haben.*[19]

Das zuzugeben, war mutig von Dr. Insel. Diejenigen, die auf diesem Gebiet arbeiten, wissen, dass das stimmt. Also noch einmal, was fehlt uns?

Tatsache ist, um wirklich Fortschritte zu machen, müssen wir die Frage: »Wodurch wird eine psychische Krankheit verursacht?« beantworten können. Und das ist uns bisher nicht gelungen.

2

Wodurch wird eine psychische Krankheit verursacht und warum spielt das eine Rolle?

Wahnsinn, Verrücktheit, Angststörungen, irrationale Ängste, unablässige Depressionen, Sucht, Selbstmord: Psychische Erkrankungen sind in jeder menschlichen Kultur, die es auf der Erde gibt, beschrieben worden und reichen von der Gegenwart bis in die Antike zurück. Wir haben zwar gesehen, dass sie auf dem Vormarsch sind, jedoch stellen sie keine neue Heimsuchung dar. Und doch verwirrt uns die Frage weiter, was die Ursache dafür ist. Die klassischen Gelehrten, Philosophen und Poeten sowie die heutigen Fachleute der Neurowissenschaften, der Ärzteschaft und der Psychologie haben sich unermüdlich mit dieser Frage auseinandergesetzt und keine endgültige Antwort gefunden.

In den letzten paar Jahrtausenden standen viele Theorien zur Debatte. Im Altertum wurden psychische Erkrankungen weitgehend für das Ergebnis übernatürlicher Kräfte gehalten. Es wurde allgemein angenommen, sie seien eine Strafe Gottes. Die Besessenheit durch Dämonen hatte ebenfalls ihre große Zeit, und Exorzismus war die Behandlung der Wahl. Solche Ansichten haben sich zwar erhalten und sind im Laufe der Geschichte immer wieder aufgetaucht, doch fast zeitgleich damit, dass man Krankheit allgemein mehr in einem natürlichen als in einem übernatürlichen Licht zu betrachten begann, zeichnete sich eine eher wissenschaftliche Einstellung ab, und die Auffassung von der psychischen Erkrankung als medizinische Störung war geboren. Der altgriechische Philosoph Hippokrates gehörte zu den Menschen, die psychische Erkrankungen ernst nahmen; er machte geltend, sie könnten einem Ungleichgewicht der vier Lebenssäfte oder *Körpersäfte* (was letztendlich als *Humoralpathologie* in der Medizin Eingang fand; Anm. d. Übers.) geschuldet sein. Ein Übermaß an einem von ihnen, der schwarzen Galle, wurde für die Ursache von Depressionen – oder Melancholie

– gehalten; tatsächlich stammt der Begriff *Melancholie* aus dem griechischen Wort für »schwarze Galle«. (Interessanterweise erfahren Körpersubstanzen – insbesondere die Fäzes, da sie mit dem Darmmikrobiom im Zusammenhang stehen – in der Theorie der psychischen Erkrankung gerade wieder ein Comeback. Mehr dazu später in diesem Buch.) Ebenso wie die Entstehung der Medizin die Art und Weise, wie Menschen über psychische Störungen dachten, verändert hat, war das natürlich auch bei der Entwicklung auf dem Gebiet der Psychologie der Fall. Sigmund Freud theoretisierte bekanntermaßen darüber, dass psychische Störungen unbewussten Wünschen oder Konflikten geschuldet seien, und er formulierte die Arbeit des Geistes in Begriffen von nicht körperlichen Entitäten oder Kräften: das Es, das Ich und das Über-Ich. Seither werden andere psychologische Theorien entwickelt. Viele davon versuchen, die psychische Erkrankung auf der Basis dessen, was wir über Verhalten und Neurowissenschaft wissen, mehr *wissenschaftlich* zu erklären. Moderne kognitive – das heißt, mit Denken, Wissen, Erinnern und Wahrnehmen in Verbindung stehende – Theorien oder Verhaltenstheorien könnten eine Angststörung zum Beispiel als Ergebnis verinnerlichter Gedankenmuster betrachten oder die Veränderung bestimmter Verhaltensweisen als einen Weg befürworten, psychische Erfahrungen zu verändern. Psychologische Theorien werden in der Behandlung heute zwar noch herangezogen, doch die meisten Fachleute in Klinik und Forschung glauben nicht, dass diese alle psychischen Störungen erklären können. Von der Mitte des 19. Jahrhunderts bis heute gab es zunehmend Nachweise, dass psychische Erkrankungen zumindest einige biologische Komponenten oder Einflüsse haben. Man nimmt an, dass chemische Ungleichgewichte, Veränderungen im Gehirn, Hormone, Entzündungen und Probleme mit dem Immunsystem eine mögliche Rolle bei der Verursachung dieser Erkrankungen spielen. Gleichwohl empfinden manche Autoritäten auf diesem Gebiet ein physisches Modell psychischer Zustände als zu »einschränkend«. Sie sagen, es reduziere die Komplexität des menschlichen Verhaltens, der Emotionen und der Erfahrungen auf die Chemie oder die Biologie, und die menschliche Erfahrung könne nicht allein durch unsere Moleküle erklärt werden.

1977 entwickelte der Internist und Psychiater Dr. George Engel ein funktionsfähiges Ursachenmodell für die psychische Erkrankung, das heute noch weithin Anwendung findet. Er nannte es das biopsychosoziale Modell.[1] Es macht geltend, dass es

1 biologische Faktoren, einschließlich der Gene und Hormone,
2 psychologische Faktoren wie die Erziehung und starre Überzeugungen sowie
3 soziale Faktoren wie Armut oder einen Mangel an Freunden gibt,

die bei jedem Menschen alle zusammenkommen müssen, damit es zu einer psychischen Erkrankung kommt.

Ein anderes populäres Modell ist das Diathese-Stress-Modell. Unter einer »Diathese« versteht man eine biologische Prädisposition, krank zu werden, etwa wie die Genetik oder ein hormonelles Ungleichgewicht. Stress kann bei diesem Modell irgendetwas im Umfeld sein, etwa dass einem die Arbeit gekündigt wird, Drogenmissbrauch oder sogar eine Infektion, was dann dazu führt, dass der bereits prädisponierte Mensch tatsächlich krank wird. Dieses Modell geht davon aus, dass die meisten Menschen, die psychische Störungen entwickeln, sie wahrscheinlich zu irgendeiner Zeit in ihrem Leben bekommen würden – sie warten nur auf den Auslöser. Beide Modelle zeigen ein Bild psychischer Erkrankung, das versucht, viele verschiedene Faktoren zu berücksichtigen, die alle zur Entwicklung einer psychischen Störung beitragen.

Wir haben in der Tat viele Faktoren identifiziert, die die Wahrscheinlichkeit erhöhen, dass Menschen verschiedene psychische Störungen entwickeln. Und wenn wir heute darüber nachdenken, wodurch eine psychische Erkrankung verursacht wird, denken wir oft in Begriffen dieser Risikofaktoren. Sie beinhalten unter anderem Dinge wie Stress, Drogen- und Alkoholkonsum, hormonelle Probleme und familiäre Belastung durch eine psychische Erkrankung. Das Problem ist, dass – obwohl wir viele solcher Risikofaktoren kennen – keiner von diesen Risikofaktoren bei jedem Menschen mit einer bestimmten Störung vorliegt und keiner für sich genommen ausreicht, um irgendeine bestimmte Störung zu verursachen.

Ein offenkundiges Beispiel ist die PTBS, die Posttraumatische Belastungsstörung. Das ist jene Störung, die bei Menschen monate- oder jahrelang nach einem traumatischen Erlebnis zu Furcht, zu gedanklichem Wiedererleben, das heißt zu sogenannten Flashbacks des Traumas, zu übermäßigen Ängsten und Gefühlen der Erstarrung führt. Laut Definition muss jeder mit einer PTBS ein traumatisches Erlebnis gehabt haben, doch nur etwa 15 Prozent der Menschen, die ein solches Trauma erlebt haben, bekommen auch eine PTBS. Selbst wenn zwei Menschen das gleiche traumatische Erlebnis hatten, kann einer eine schwere PTBS bekommen, während sie dem anderen ganz erspart bleibt. Mit anderen Worten, ein Trauma allein *verursacht* keine PTBS. Alles klar, sagen Sie vielleicht, das liegt daran, dass sie das Ergebnis einer Kombination von Risikofaktoren ist. Leider gibt es auch keine Kombination von Risikofaktoren, die *garantiert* in einer PTBS enden. Und so ist es bei fast jeder anderen psychischen Störung. Manchmal scheint es leicht zu verstehen zu sein, warum jemand eine psychische Krankheit entwickelt. Zum Beispiel könnte eine Frau, die als Kind schrecklich misshandelt bzw. missbraucht wurde, die eine Schilddrüsenstörung hat und die nach zehnjähriger Ehe gerade von ihrem Mann wegen einer anderen Frau verlassen wurde, eine klinische Depression entwickeln. Die meisten Menschen können das in ihrem Fall verstehen, denn bei ihr liegen viele Risikofaktoren vor, die zu einer klinischen Depression führen können. Es gibt jedoch andere Menschen, für die eine psychische Erkrankung wie das Blaue vom Himmel ohne irgendeinen Grund zu kommen scheint.

Die Entschlüsselung der Depression

Sehen wir uns eine der am eindeutigsten definierten und am besten verstandenen Störungen an – die schwere Depression. Jeder Mensch ist oder war schon einmal depressiv, aber nicht jeder bekommt eine schwere Depression. Menschen mit einer schweren Depression fühlen sich die meiste Zeit traurig oder deprimiert, und sie sind eventuell erschöpft, haben Konzentrationsprobleme und Schlafstörungen. Eine Depression kann dazu führen, dass sie keine Freude und kein Vergnügen mehr am Leben empfinden können und dass sie überwältigende Gefühle von Hoffnungslosigkeit und sogar Selbstmordgedanken haben. Es gibt insgesamt neun Symptome, und für die Diagnose einer schweren Depression muss jemand mindestens zwei Wochen lang mindestens fünf davon haben.

Es gibt viele eindeutig festgelegte Risikofaktoren für die Entwicklung einer schweren Depression. Dazu gehören die Genetik oder das Vorkommen von Depressionen in der Familie, Stress, der Tod eines geliebten Menschen, das Ende einer Beziehung, ein Konflikt in der Arbeit oder in der Schule und körperlicher und sexueller Missbrauch. Verschiedene hormonelle Probleme gehören auch dazu, einschließlich eines niedrigen Schilddrüsenhormonspiegels, eines hohen Kortisolspiegels und Schwankungen der weiblichen Hormone, die zum Depressionsrisiko in der Zeit nach einer Geburt oder um die Menstruation herum beitragen können. In der Tat verdoppelt allein der Umstand, eine Frau zu sein, das Depressionsrisiko im Vergleich zu einem Mann. Übermäßiger Drogen- oder Alkoholkonsum ist ein Risikofaktor, und selbst manche weniger eindeutige bzw. offenkundige verschreibungspflichtige Medikamente wie bestimmte Antibiotika oder Blutdruckmittel können das Risiko ebenfalls erhöhen. Dann gibt es soziale Probleme, wie gemobbt oder gehänselt zu werden, keine Freunde zu haben oder sich einfach die meiste Zeit einsam zu fühlen. Armut, Unterernährung und ein unsicheres Lebensumfeld erhöhen das Risiko ebenfalls. Schlafstörungen gehören in hohem Maße dazu: zu viel oder zu wenig Schlaf sind ein Depressionsrisiko. Viele körperliche Erkrankungen gehören auf die Liste der Risikofaktoren, darunter chronische Schmerzen, Diabetes, Herzerkrankungen und rheumatische Arthritis. Krebs ist ein weiterer Risikofaktor – aber nicht unbedingt so, wie Sie vielleicht denken. Bei den meisten Menschen würde eine Krebsdiagnose zu Stress führen, und man würde annehmen, dass es ganz natürlich sei, dass eine solch verheerende Diagnose jemanden depressiv macht. Bei manchen Menschen ist das auch so. Doch manche Menschen bekommen eine klinische Depression, noch bevor sie überhaupt wissen, dass sie Krebs haben.

Das tritt insbesondere bei Bauchspeicheldrüsenkrebs häufig auf – Menschen stellen fest, dass sie scheinbar grundlos depressiv sind, und ein paar Monate später wird bei ihnen Bauchspeicheldrüsenkrebs diagnostiziert. Praktisch alle neurologischen Störungen gehen mit höheren Depressionsraten einher, dazu gehören auch Schlaganfälle, multiple Sklerose, Parkinson, Alzheimer und Epilepsie. Und interessanterweise führt jede zweite psychiatrische Störung dazu, dass Menschen ein viel höheres Risiko haben, zusätzlich zu ihren bereits existierenden Störungen auch noch eine schwere Depression zu entwickeln.

Das sind eine Menge Risikofaktoren. Und sie variieren sehr stark. Nicht nur darin, welcher Art sie sind – biologisch, psychologisch und sozial –, sondern darin, wie groß die Rolle ist, die sie vermutlich spielen. Zum Beispiel ist eine Frau zu sein zwar ein Risikofaktor für eine schwere Depression, doch niemand würde sagen, dass eine Frau zu sein schwere Depressionen verursacht. Doch es gibt bestimmte Faktoren, die direkter dazu beitragen, und tatsächlich halten viele konkurrierende Theorien den einen oder anderen Faktor für die der Störung zugrunde liegende Ursache. Im Gegensatz zu denjenigen, die auf das biopsychosoziale Modell abonniert sind, glauben manche Fachleute, dass schwere Depressionen rein genetischen, rein biologischen oder rein psychologischen Ursprungs sind – der Rest der Risikofaktoren ist einfach Staffage.

Eine der bekanntesten dieser Theorien über die Einzelursachen ist die Theorie vom chemischen Ungleichgewicht der Depression – und in der Tat der psychischen Erkrankung. Diese Theorie unterstellt, dass ein Ungleichgewicht der chemischen Substanzen im Gehirn, der sogenannten Neurotransmitter, die Ursache aller psychischen Erkrankungen ist. Neurotransmitter sind chemische Substanzen, die Signale zwischen Gehirnzellen weiterleiten. Bei Depressionen ist die am weitesten verbreitete Meinung, dass der Spiegel des Neurotransmitters Serotonin zu niedrig ist. Also werden Medikamente, die den Serotoninspiegel steigern, zur Behandlung von Depressionen eingesetzt. Viele der am häufigsten verschriebenen Medikamente bei Depressionen gehören zur Klasse der sogenannten selektiven

Serotonin-Wiederaufnahme-Hemmer oder SSRI (zum Beispiel Prozac und andere). Sie helfen tatsächlich oft gegen die Symptome der Depression, was die Theorie stützt, dass ein chemisches Ungleichgewicht eventuell die Ursache ist. Andere Medikamentenklassen, die verschiedene Neurotransmittersysteme beeinflussen, können Depressionen ebenfalls bessern, also ist es vielleicht nicht nur das Serotonin – vielleicht sind es bei verschiedenen Menschen unterschiedliche Neurotransmitter. Trotzdem glauben viele Fachleute aus Psychiatrie und Forschung, dass eine Depression vom Ursprung her immer auf ein chemisches Ungleichgewicht hinausläuft.

Diese Theorie wirft viele Fragen auf

- Was verursacht das chemische Ungleichgewicht in erster Linie?
- Wenn Menschen mit diesem chemischen Ungleichgewicht geboren werden, wieso sind sie dann nicht von Geburt an depressiv?
- Warum brauchen Medikamente wie die SSRIs Wochen oder Monate bis sie wirken? Wir wissen, dass sie den Neurotransmitter-Spiegel innerhalb von Stunden verändern. Warum also wirken sie nicht sofort?
- Wenn die Depression ein festgelegtes chemisches Ungleichgewicht ist, warum schwanken die Symptome selbst über kurze Zeiträume? Anders ausgedrückt, warum haben Menschen gute und schlechte Tage, selbst wenn sie ständig Medikamente nehmen?
- Warum hören bei so vielen Menschen die Medikamente auf zu wirken? Warum würde sich das Ungleichgewicht verändern? Und wenn es sich verändert, wodurch verändert es sich?

Diese Fragen rufen dringend nach Antworten, nicht nur in Bezug auf die Diagnose »Depression«, sondern in Bezug auf alle psychiatrischen Diagnosen. Leider liefert die Theorie vom chemischen Ungleichgewicht keine Antworten.

Eine andere weithin bekannte Theorie für die Ursache schwerer Depressionen ist die Theorie von der erlernten Hilflosigkeit. Kurz gesagt bedeutet das, wenn Menschen nicht in der Lage sind, widrige

Umstände in ihrem Leben zu ändern, »lernen« sie, dass sie hilflos sind. Das kann für etwas gelten wie die Unfähigkeit, trotz zahlreicher Versuche eine romantische Beziehung zu einzugehen oder noch schlimmer, für ein misshandeltes Kind, das versucht, seinen Vater dazu zu bringen, dass er aufhört, es zu schlagen. In beiden Fällen beginnen diese Menschen sich hilflos zu fühlen und werden schlussendlich depressiv. Schließlich versuchen sie gar nicht mehr, überhaupt viel zu machen. Warum sich die Mühe machen? Manche Fachleute behaupten, dass die Ursache der Depression dieser Menschen in ihrer Psychologie liegt. Sie haben gelernt und glauben, dass sie hilflos sind. Offensichtlich ist es von größter Bedeutung, das misshandelte Kind aus dieser Umgebung herauszuholen. Doch selbst nach vielen Jahren kann dieses Kind immer noch depressiv sein. Die Behandlung beruht oft auf einer kognitiven Verhaltenstherapie, einer Art Gesprächstherapie, deren Schwerpunkt darauf liegt, Gedanken, Emotionen und Verhaltensweisen zu identifizieren und zu verändern. Diese Therapie liegt in der Überzeugung begründet, wenn Menschen klinisch depressiv sind, dann liegt das wahrscheinlich daran, dass ihre Gedanken nicht so sehr auf der Realität ihrer aktuellen Situation beruhen, sondern auf der in der Vergangenheit entwickelten hilflosen Geisteshaltung. Das Ziel ist, solche Menschen zu ermutigen, diese Gedanken infrage zu stellen und sie durch nicht so katastrophale und hoffnungslose zu ersetzen. Das verhilft ihnen dazu, dass es ihnen besser geht, dass sie Veränderungen in ihrem Leben vornehmen, durch die sie sich weniger hilflos fühlen, und dieser Kreislauf verstärkt sich selbst. Diese Behandlung wirkt, zumindest bei manchen Menschen, was wiederum die Theorie stützt, dass solche Probleme eine Ursache der Depression sein könnten.

Es gibt viele andere Theorien über spezifische Faktoren, von denen man annimmt, dass sie die Ursache einer schweren Depression sind – biologische, psychologische und soziale. Viele haben zur Entwicklung bestimmter Behandlungsweisen und Maßnahmen geführt, die in der Realität bei Menschen zumindest eine gewisse Zeit wirken. Tatsächlich werden die Theorien selbst oft von Behandlungsweisen geprägt, die mithilfe der Logik bei Depressionen wirken, und zwar selbst dann, wenn eine Behandlung nur bei manchen Menschen funktioniert, muss sie ein Problem korrigieren, das die Krankheit verursacht hat.

Zu den Medikamenten, die zur Behandlung einer schweren Depression eingesetzt werden, gehören die speziell als *Antidepressiva* bekannten, die im Allgemeinen in fünf verschiedene Klassen eingeteilt werden. Diese Klassen wirken auf verschiedene Neurotransmitter und Rezeptoren. Zu ihnen gehören solche für Serotonin, Dopamin und Noradrenalin. Antidepressiva sind jedoch nicht die einzigen Medikamente zur Behandlung einer schweren Depression. Zu anderen gehören Anxiolytika, also Angstlöser, Stimmungsstabilisatoren, Antipsychotika, Stimulanzien, Antiepileptika, Hormone, Vitamine und eine breite Palette von Ergänzungsmitteln wie Johanniskrautöl. Sie wirken alle auf sehr unterschiedliche Weise, werden jedoch allesamt routinemäßig zur Behandlung von Depressionen eingesetzt und sind immerhin bei manchen Menschen eine gewisse Zeit wirksam.

Die psychotherapeutische Behandlung von Depressionen hat viele Varianten. Manche konzentrieren sich auf Beziehungen, andere auf Gedanken und Gefühle und wieder andere auf Verhaltensweisen. Der Schwerpunkt von einigen liegt nur auf Veränderungen in der Gegenwart, bei anderen auf der Vergangenheit oder der Kindheit. Verschiedene Arten von Psychotherapie können sich sehr voneinander unterscheiden, doch es gibt zumindest gewisse Nachweise, dass sie immerhin bei manchen Menschen mit einer Depression hilfreich sein können.

Schließlich gibt es noch aggressivere Behandlungsmethoden wie die bereits in Kapitel *1 Was wir machen, funktioniert nicht* (→ Seite 21ff.) erwähnte TMS (transkranielle Magnetstimulation, bei der mit einer Spule ein Magnetfeld erzeugt und über bestimmten Arealen des Gehirns appliziert wird; eine nicht-invasive Maßnahme), die – ebenfalls im ersten Kapitel erwähnte – EKT (Elektrokonvulsionstherapie, auch als *Schocktherapie* bekannt) und sogar die Operation, bei der Teile des Gehirns durchtrennt oder Elektroden implantiert werden, um das Gehirn oder den Vagusnerv, den Hauptnerv des parasympathischen Nervensystems, zu stimulieren.

Das ist eine ganze Menge an verschiedenen Behandlungsmethoden. Es ist schwer verständlich, wie mit ihnen allen derselbe Symptomenkomplex behandelt werden kann. Allerdings wirkt nicht eine einzelne von ihnen bei allen Menschen mit Depressionen. Warum wirkt eine Behandlungsmethode allein nicht? Gibt es verschiedene Ursachen für eine schwere Depression bei verschiedenen Menschen, die unterschiedlich behandelt werden müssen? Leider gibt es, wie ich im letzten Kapitel beschrieben habe, Millionen von Menschen, die eine Behandlungsmethode nach der anderen ausprobieren, ohne auch nur eine zu finden, die wirkt.

Andererseits ist es wichtig hervorzuheben, dass nicht jeder, der eine schwere Depression bekommt, auch behandelt wird – tatsächlich ist das bei der Mehrheit der Betroffenen weltweit nicht der Fall. Doch eine schwere Depression erledigt sich oft von selbst wieder. Die Symptome können kommen und gehen, dauern manchmal ein paar Wochen oder Monate und verschwinden dann spontan von selbst. Wodurch gehen bei manchen Menschen die Symptome ohne irgendeine Behandlung weg? Warum wird bei anderen eine Depression zu einer chronischen und kräftezehrenden Krankheit? Wenn wir wirklich verstehen wollen, wodurch diese Störung verursacht wird, sollten wir in der Lage sein, diese Fragen zu beantworten.

Doch das Bild wird noch komplizierter. Zusätzlich zu den Risikofaktoren oder Theorien über die Ursache einer schweren Depression haben wir deutliche Nachweise dafür, dass im Körper Veränderungen stattfinden, die mit einer schweren Depression einhergehen, das heißt, sie werden häufiger bei Menschen mit dieser Krankheit gefunden als bei solchen, die sie nicht haben. Das sind Veränderungen, die bei Menschen beobachtet wurden, die bereits die Diagnose haben, doch sie können eventuell auch Hinweise auf die Ursache der Störung geben.

Die Entzündung ist ein ganz wichtiges Thema. Wir wissen, dass Menschen mit einer chronischen Depression im Vergleich zu denjenigen, die keine haben, gemessen an verschiedenen Biomarkern wie dem C-reaktiven Protein und den Interleukinen, im Durchschnitt einen höheren Entzündungsspiegel haben.[2] Dabei wissen wir jedoch nicht sicher, ob die Entzündung die Depression oder die Depression die Entzündung verursacht. Wenn jedoch die Entzündung die Depression verursacht, wodurch wird dann die Entzündung ausgelöst? Ist es einer oder sind es mehrere der Risikofaktoren, die wir bisher beschrieben haben? Oder ist es insgesamt etwas, das wir einfach noch nicht entdeckt haben? Üblicherweise haben viele Menschen Theorien. Manche spekulieren, dass es eine chronische Infektion oder eine Autoimmunerkrankung ist oder dass wir einem Toxin ausgesetzt sind, uns schlecht ernähren oder ein „Leaky Gut", einen durchlässigen Darm, haben usw. Doch diese Theorien sind keine Antworten. Darüber hinaus hat nicht jeder mit einer chronischen Depression einen höheren Entzündungsspiegel, jedenfalls keinen, den wir bestimmen können. Die Forschung, die höhere Entzündungsspiegel zeigt, beruht auf Vergleichen zwischen Gruppen von Menschen: Wenn wir eine Gruppe von Menschen mit und eine Gruppe ohne Depressionen betrachten, hat die Gruppe mit Depressionen mehr Entzündungen. Aber nicht jeder aus der depressiven Gruppe hat einen höheren Entzündungsspiegel als die Menschen der Gruppe, die keine Depressionen haben. In der Tat wurden in der Forschung und in der Klinik keine Parameter zur Bestimmung des Entzündungsspiegels im Körper oder Gehirn identifiziert, die Menschen mit Depressionen von denen, die keine haben, unterscheiden können.

Zusätzlich zu den Unterschieden bei Entzündungsspiegeln haben wir Unterschiede im Gehirn von Menschen mit chronischen Depressionen festgestellt. Bei manchen Menschen mit Depressionen kommt es zur Schrumpfung bzw. Atrophie bestimmter Gehirnregionen, und diese kann im Lauf der Zeit voranschreiten. Da solche Veränderungen oft bei neurodegenerativen Störungen festgestellt werden, mutmaßen manche Forscher, dass die Depression auch eine neurodegenerative Störung sein oder die frühen Stadien einer anderen neurodegenerativen Störung wie Alzheimer oder Parkinson darstellen könnte.[3] Andere mutmaßen, dass diese Veränderungen das Ergebnis der mit einer Depression einhergehenden Entzündung sein könnte. Wir wissen, dass Entzündungen, die über einen längeren

Zeitraum vorhanden sind, einen Gewebeschaden verursachen können. Wenn zum Beispiel das Knie eines Menschen durch eine Arthritis entzündet ist, wissen wir, dass das einen Dauerschaden zur Folge haben kann. Je länger die Entzündung dauert, desto weiter schreitet der Schaden voran. Vielleicht geschieht etwas Ähnliches auch im Gehirn – die Entzündung kommt zuerst und verursacht einen Schaden in diesen Gehirnregionen.

In der Forschung wurde auch eine Reihe von Unterschieden in der Funktionsweise des Gehirns von depressiven Menschen gefunden. Vergleicht man funktionelle Kernspintomographien von Menschen mit einer schweren Depression mit denen von Menschen, die keine Depression haben, scheinen die depressiven Menschen in manchen Gehirnregionen eine verringerte und in anderen eine erhöhte Aktivität zu haben, und es scheinen Unterschiede in der Art zu bestehen, wie die Gehirnregionen miteinander kommunizieren.[4] Jedoch wie bei allen diesen Veränderungen im Gehirn, die wir beschrieben haben, haben die Studien nur relative Unterschiede zwischen Gruppen gezeigt. Und noch einmal, wir wissen nicht, ob diese Veränderungen die Ursache der Depressionen oder eine Folge davon sind. Könnte ein anderer Prozess sowohl die Depressionen als auch diese Gehirnveränderungen verursachen? Wir wissen es einfach noch nicht.

Lassen Sie uns noch einen weiteren Stein ins Rollen bringen: das Darmmikrobiom. Das Verdauungssystem des Menschen enthält Billionen von Mikroorganismen, einschließlich Bakterien, Viren und Pilzen. Sie bilden Hormone, Neurotransmitter und entzündliche Moleküle, die im Darm freigesetzt und in den Blutstrom aufgenommen werden. Die Forschung legt nahe, dass diese Mikroben eine Rolle bei Fettleibigkeit, Diabetes, Herz-Kreislauf-Erkrankungen, Depressionen, Ängsten, Autismus und sogar bei Schizophrenie spielen.[5] Doch die Mikrobiomforschung ist relativ neu, und wir kennen noch keine Details darüber, welche spezifischen Mikroorganismen hilfreich und welche schädlich sein können. Oder es geht tatsächlich darum, welche dieser Organismen überhaupt vorhanden oder nicht vorhanden sind. Es könnte auch sein, dass der Schlüssel im Gleichgewicht der verschiedenen Arten von Mikroorganismen liegt.

Genauer gesagt: Obwohl einige Forschungen an Mäusen zum Beispiel Veränderungen bei depressiven Symptomen festgestellt haben, die durch Veränderungen im Darmmikrobiom vermittelt werden, wissen wir immer noch nicht, wie wir diese Information wirksam nutzen können, um Depressionen oder die meisten anderen Störungen wirksam zu behandeln.[6]

Das ist also ein Streifzug durch die schwere Depression – viele der Risikofaktoren, ein Überblick über einige Theorien darüber, wodurch die Depression verursacht wird, und die Behandlungen, die auf diese Ursachen gerichtet sind, sowie einige der Veränderungen in der Biologie und im Gehirn, die wir bei Menschen mit dieser Störung gesehen haben. In Anbetracht all dessen stellt sich die Frage, wodurch eine schwere Depression verursacht wird.

Deshalb ergibt das biopsychosoziale Modell einen Sinn – es gibt biologische Dinge, psychologische Dinge und soziale Faktoren, die vielleicht auf unterschiedliche Weise bei verschiedenen Menschen unterschiedlich zusammenkommen und zu einer schweren Depression führen können. Anders ausgedrückt, es gibt verschiedene Ursachen bei verschiedenen Menschen. Manchmal wird in der Forschung und im klinischen Bereich behauptet, dass es unterschiedliche Arten von Depressionen geben muss – vielleicht eine Art, die von sozialen Stressfaktoren und eine andere Art, die von biologischen Faktoren verursacht wird. Vielleicht gibt es Dutzende verschiedener Arten von Depressionen – alle verursacht von verschiedenen Risikofaktoren. Vielleicht sind bestimmte Faktoren für bestimmte Symptome verantwortlich, und wenn wir diese Symptome besser gebündelt hätten, könnten wir diese Arten identifizieren und mit diesen Ursachen besser umgehen. Leider scheint das nicht die Antwort zu sein. Klinik und Forschung plagen sich seit Jahrzehnten damit ab, und derselbe Symptomenkomplex kommt kategorienübergreifend immer und immer wieder vor, ungeachtet der Risikofaktoren oder der vermeintlichen Ursachen der Depression, seien sie biologisch, psychologisch, sozial oder eine Kombination davon. Dieselbe Konstellation der Symptome wurde bei zahllosen Menschen unter zahllosen unterschiedlichen Umständen gefunden. Tatsächlich sind die

Symptome einer schweren Depression in der Bibel, in historischen Texten, in der Literatur, der Dichtkunst und in Krankenakten beschrieben worden, die bis auf Hippokrates zurückgehen. Wodurch wird sie also verursacht? Es muss eine Antwort geben, eine, die alle diese Fakten über die unterschiedlichen Risikofaktoren, die Behandlungsweisen, die wirken, sowie die Veränderungen im Gehirn und im Körper, die wir immer wieder feststellen, miteinander verknüpft.

Ist es möglich, dass es verschiedene Prozesse gibt, die bei verschiedenen Menschen völlig unabhängig voneinander zum selben Symptomenkomplex führen? Das ist möglich, doch wäre es höchst unwahrscheinlich. Sie haben vielleicht schon einmal den Begriff *Ockhams Rasiermesser* gehört – das ist eine allgemeine Regel oder Richtlinie, die auch als Gesetz der Sparsamkeit bekannt ist. Man versteht im Allgemeinen darunter, dass die einfachste verbindende Erklärung mit größter Wahrscheinlichkeit richtig ist, zum Beispiel, dass alles dasselbe bedeutet, wenn ein kranker Mensch mit hohem Fieber, einem steifen Hals und Kopfschmerzen in die Praxis kommt. In diesem Fall ist es weniger wahrscheinlich, dass seine Kopfschmerzen von einer Gehirnblutung, der steife Hals von einem eingeklemmten Nerv und Fieber von einer Infektion stammen, sondern dass dieser Mensch eine Meningitis hat – eine Diagnose, die alle drei Anzeichen und Symptome erklärt. Kurz gesagt: Wenn wir mit einer Situation konfrontiert sind, wie jener, die wir für die schwere Depression umrissen haben, ist eine vereinheitlichende Theorie, die alle Nachweise auf logische und plausible Art und Weise verbinden kann, höchstwahrscheinlich richtig. Bevor wir zu einer endgültigen Antwort kommen, lohnt es sich aber zu überlegen, warum sie überhaupt wichtig ist.

Warum die Ursache wichtig ist: Die Behandlung von Symptomen gegenüber Störungen

Wenn wir bei jemandem eine Störung diagnostizieren, verlassen wir uns auf Anzeichen und Symptome. Menschen benutzen das Wort *Symptome* oft als Sammelbegriff, doch der Unterschied zwischen

Anzeichen und Symptomen ist entscheidend. Anzeichen sind objektive Hinweise auf eine Krankheit, die von jemand anderem beobachtet oder bestimmt werden können. Anzeichen können Dinge einschließen wie einen Anfall, eine Blutdruckmessung, einen Laborwert oder eine Anomalie, die in einem Gehirnscan festgestellt wurde.

Symptome sind subjektive Erfahrungen, von denen eine betroffene Person jemandem erzählen muss. Zu Symptomen können Dinge wie Stimmungen, Gedanken oder Schmerzerfahrungen oder ein Taubheitsgefühl gehören. Es gibt in der Psychiatrie sehr wenige Anzeichen. Stattdessen beruhen die meisten unserer Diagnosen auf Symptomen wie Reizbarkeit, Angstzuständen, Furcht, Depressionen, anormalen Gedanken oder Wahrnehmungen und einem beeinträchtigten Gedächtnis. Psychische Störungen können auch Dinge einschließen, die mehr *körperlich* als *psychisch* erscheinen, wie etwa Schlafstörungen, verlangsamte Bewegungen, Erschöpfung und Hyperaktivität. Manche davon können beobachtet werden. Doch in der Klinik verlässt man sich oft auf das, was von den Betroffenen darüber erzählt wird und ordnet es in die Kategorie der Symptome im Gegensatz zu den Anzeichen ein. Leider gibt es keine Labortests, Gehirnscans oder andere objektive Tests, die jede psychische Störung richtig diagnostizieren können.

Psychiatrische Diagnosen beruhen alle auf dem Konzept von Syndromen. Ein Syndrom ist eine Gruppe von Anzeichen und Symptomen, die häufig zusammen auftreten und eine bisher noch nicht bekannte Ursache haben. Ein medizinisches Beispiel, das in den 1980er-Jahren begann, war das Syndrom von ungewöhnlichen Infektionen und seltenen Krebsarten, die wir AIDS nannten – ein erworbenes Immundefizitsyndrom. Bevor wir wussten, dass es einem Virus geschuldet war, war es ein Syndrom. In der Psychiatrie ist jede Diagnose ein Syndrom. Das ist eine charakteristische Definition einer psychischen Störung. Wenn psychische Symptome durch eine medizinische oder neurologische Erkrankung verursacht werden, dann schließt das allein ihre Klassifizierung als psychiatrische Störung aus. Neurologische Erkrankungen, Krebserkrankungen,

Infektionen und Autoimmunerkrankungen können alle das Gehirn beeinflussen. Wenn Menschen mit diesen Krankheiten psychische Symptome entwickeln, bekommen sie nicht unbedingt die Diagnose einer psychischen Störung. Wenn jemand in die Praxis kommt, der an Reizbarkeit, Depressionen und Gedächtnisschwund leidet und sich bei einem weiteren Befund herausstellt, dass es die Folgen einer Infektion oder Krebserkrankung sind, wird die Diagnose entsprechend gestellt, und die betreffende Person wird von einem Facharzt außerhalb der Psychiatrie behandelt, selbst wenn sich die psychischen Symptome nicht von denen einer Person unterscheiden lassen, die »nur« eine Depression hat. Psychiatern und anderen medizinischen Spezialisten überlässt man alle anderen Patienten, und zwar diejenigen, deren genaue Krankheitsursache wir nicht kennen.

Das ist der Kern der Schwierigkeit, die wir dabei gehabt haben, Fortschritte in der psychischen Gesundheitsfürsorge zu machen. Ohne eine eindeutige Diagnose behandeln wir schließlich Symptome im Gegensatz zu Störungen.

Manche Behandlungsweisen sind darauf ausgerichtet, die einer Krankheit zugrunde liegende Ursache anzugehen. Das beste Beispiel ist eine Infektionskrankheit. Eine bakterielle Infektion kann viele Anzeichen und Symptome verursachen: Fieber, Veränderungen des Blutbilds, Schüttelfrost, Schmerzen, Husten und Erschöpfung, um nur einige zu nennen. Die definitive Behandlung der Infektion geschieht mit einem Antibiotikum, das die Bakterien aus dem Körper entfernt. Diese Art von Behandlung wird manchmal als krankheitsmodifizierende Behandlung bezeichnet. In diesem Fall wird die Krankheit durch die Behandlung geheilt. Nach einer Antibiotikakur ist die betroffene Person von der Infektion befreit. Doch es gibt eine andere Art von Behandlung, die häufig im medizinischen Bereich eingesetzt wird. Solche Behandlungen sind als symptomatische Behandlungen bekannt. Sie sind dazu gedacht, Symptome zu verringern, wodurch es den Menschen besser geht. Doch sie ändern nicht direkt den Kurs der Krankheit. Menschen mit bakteriellen Infektionen werden häufig symptomatisch mit Medikamenten, wie zum Beispiel Ben-u-ron (Paracetamol) zur Fiebersenkung, behandelt.

Symptomatische Behandlungen können das Leiden verringern und es den Menschen ermöglichen, normal zu arbeiten und zu funktionieren, doch sie richten sich nicht gegen die zugrunde liegende Ursache. Letztendlich bekämpft der Körper die Krankheit mit oder ohne Ben-u-ron selbst. Die betroffene Person bekommt eine antibiotische Behandlung, oder die Infektion schreitet fort und der Patient stirbt. Ben-u-ron macht wirklich keinen großen Unterschied in Bezug auf das Ergebnis, zu dem es führt.

Im Bereich der psychischen Gesundheit sieht die Realität so aus, dass die meisten unserer Behandlungsmethoden symptomatisch sind. Für die meisten Menschen sind psychiatrische Medikamente, EKT (Elektrokonvulsionstherapie) und TMS (Transkranielle Magnet-Stimulation) meist symptomatische Behandlungen. Es hat nicht den Anschein, dass sie sich um die der Krankheit zugrunde liegende Ursache kümmern. Bei manchen Menschen können sie die Symptome deutlich reduzieren. Bei anderen können sie für eine Remission der Krankheit sorgen, was bedeutet, dass sich alle Symptome vollkommen bessern. Es gibt Menschen wie John, der ein oder zwei Jahre lang Antidepressiva oder andere Medikamente nahm und dann glücklich ohne sie leben konnte. Heißt das, dass die Medikamente die Krankheit verändert haben? In manchen Fällen, wie in dem von John, ist das möglicherweise so. Doch angesichts der extrem hohen, fortgesetzten Häufigkeit der Symptome und Rückfälle bei den meisten Menschen mit psychischen Störungen sieht es nicht so aus, als würden unsere Behandlungen die Krankheiten selbst verändern.

Was die Psychotherapie und die sozialen Maßnahmen betrifft, so gibt es Menschen, die glauben, dass diese Behandlungen die Grundursachen beseitigen. In manchen Fällen ergibt das Sinn. Wenn zum Beispiel einer Frau, die in einer körperlich missbräuchlichen Beziehung lebt und in der Folge klinisch depressiv ist, geholfen wird, diese Beziehung zu beenden und ein neues und besseres Leben aufzubauen, dann kann das ihre Depression beenden. Viele Psychotherapeutinnen und Psychotherapeuten würden hier argumentieren, dass die Grundursache für die Depression der Frau die missbräuchliche Beziehung war. Wir wissen jedoch, dass bei ihr, weil sie die Erfahrung mit einer missbräuchlichen Beziehung gemacht und eine klinische Depression entwickelt hat, jetzt ein erhöhtes Risiko besteht, irgendwann in der Zukunft erneut eine Depression zu entwickeln, selbst wenn sie keine weitere missbräuchliche Beziehung eingeht. Angesichts dieser Tatsache scheint es, dass mehr hinter der Depression stecken könnte als »nur« der Missbrauch und dass die Grundursache durch die alleinige Behandlung dieses Faktors definitiv nicht beseitigt wurde. Was ist die Ursache dafür, dass sie weiterhin ein höheres Risiko hat, zukünftig eine Depression zu bekommen? Wenn wir wirklich verstehen, wodurch eine psychische Störung verursacht wird, sollten wir diese Frage beantworten können.

Manche Fachleute im Bereich der psychischen Gesundheit nutzen oft die zirkuläre Logik, die Beweisführung, in der das zu Beweisende bereits als Voraussetzung enthalten ist, um ihre Theorien über die Ursachen einer psychischen Erkrankung zu unterstützen. Sie behaupten beispielsweise, wenn etwas Symptome lindern kann, dann muss es von Anfang an die Ursache gewesen sein. Die Tatsache, dass die Frau im obigen Beispiel Linderung erfahren hat, nachdem sich ihre Situation verändert hatte, wird als Nachweis dafür benutzt, dass diese Situation die Grundursache ihrer klinischen Depression war. Die Tatsache, dass viele psychiatrische Medikamente helfen, die Symptome psychischer Erkrankungen zu lindern, wird als Nachweis dafür genutzt, dass die Grundursache einer psychischen Erkrankung ein chemisches Ungleichgewicht sein muss. So logisch es auch scheinen mag, es stimmt nicht immer.

Folgendes Beispiel veranschaulicht einige der Mängel dieser Argumentationslinie. Kommen wir auf eine Infektion zurück, die Fieber verursacht. Wenn wir nichts über Infektionen oder über die Ursachen von Fieber wüssten und versuchen würden, all das herauszufinden, könnten wir einen Gehirnscan bei Menschen mit Fieber machen und nach Hinweisen suchen. Und raten Sie mal, was wir sehen würden? Wir würden feststellen, dass der Hypothalamus überaktiv ist – das ist der Teil des Gehirns, der die Fieberreaktion steuert. Wenn wir bereits wüssten, dass Ben-u-ron fiebersenkend wirkt, könnten wir Scans machen, um zu erforschen, wie das Medikament das Gehirn beeinflusst. Und siehe da, wir würden feststellen, das Ben-u-ron die übermäßige Aktivität im Hypothalamus reduziert. Aufgrund dessen könnten wir den logischen Schluss ziehen, dass die Ursache des Fiebers eine Störung des Gehirns mit Beteiligung des Hypothalamus ist. Wir hätten den Nachweis, dass die Gehirnaktivität eines Menschen mit Fieber anormal ist und dass die Wirkung von Ben-u-ron diese anormale Aktivität senkt. Aber es wäre zutiefst falsch, daraus zu schließen, dass wir die Ursache des Fiebers gefunden haben. Wirklich gelungen ist uns, dass wir einen Teil des Gehirns gefunden haben, der an der Entstehung von Fieber beteiligt ist, und nachweisen konnten, dass eine fiebersenkende Behandlung diesen Teil des Gehirns auch beeinflusst. Doch Ben-u-ron behandelt keine Infektionen. Die Senkung des Fiebers durch diese Behandlung würde den Krankheitsverlauf nicht ändern. Unser Fieber und die Gehirnscans in Bezug auf Ben-u-ron identifizierten nur einen Aspekt der körperlichen Reaktion auf eine Infektion. Wir würden ein Symptom der Krankheit oder einen Teil ihres Mechanismus besser verstehen. Es ist eine nützliche Information, doch sie hilft uns überhaupt nicht, die Grundursache des Fiebers – eine Infektion – zu verstehen.

Zusammenhänge, Ursachen und gemeinsame Wege

Um die Frage nach der Ursache einer psychischen Erkrankung zu beantworten, ist es wichtig, ein wenig darüber nachzudenken, wie wir eine solche Frage stellen und welche Instrumentarien und Prinzipien wir zur Erforschung dieser Frage verwenden. Wenn Forscherinnen und Forscher in der Medizin ihre Detektivarbeit leisten, um eine Krankheitsursache zu bestimmen, untersuchen sie oft Gruppen von Menschen mit dieser und ohne diese Krankheit, um nach Zusammenhängen zu suchen. Ein Zusammenhang, eine Korrelation, ist eine Beziehung oder Verbindung zwischen zwei Dingen oder Variablen. Wenn zwei Variable korrelieren, könnte das auf eine Ursache-Wirkung-Beziehung schließen lassen, was letztendlich das ist, wonach die Forschung sucht. Es gibt viele Arten von Studien, die für die Suche nach Zusammenhängen konzipiert sind. Es könnten

Gehirnscans bei Gruppen von Menschen mit und ohne Depressionen gemacht und nach Unterschieden gesucht werden. Der Zusammenhang mit der bereits erwähnten Entzündung ist eine Korrelation, das Ergebnis der Feststellung, dass zwei Variable (Depression und Entzündung) häufiger gemeinsam aufzutreten scheinen und auf eine Beziehung schließen lassen. Eine häufige Studienart ist die epidemiologische Studie, die Variable in großen Bevölkerungsgruppen beurteilt und auf diese Weise nach Zusammenhängen sucht. Zum Beispiel könnte man das Gewicht der Menschen bestimmen, sie zehn Jahre lang begleiten und protokollieren, wie viele von ihnen über diesen Zehnjahreszeitraum einen Herzinfarkt bekommen haben. Dann würde man sich die Häufigkeit der Herzinfarkte bei verschiedenen Gruppen aufgrund ihres Anfangsgewichts anschauen, um zu sehen, ob ein Zusammenhang zwischen dem Gewicht und den Herzinfarkten besteht. Würde man feststellen, dass fettleibige Menschen mehr Herzinfarkte hatten als schlanke, würde man daraus schließen, dass ein Zusammenhang zwischen Fettleibigkeit und Herzinfarkt besteht. Beachten Sie bitte, dass ich den Begriff *Zusammenhang* benutzt habe. Allein aufgrund dieser Studie kann man nicht sagen, dass Fettleibigkeit Herzinfarkte verursacht. Das gehört zu den kniffligen Angelegenheiten in Bezug auf die Korrelationsforschung. Menschen missinterpretieren diese Ergebnisse oft und treffen Annahmen, die nicht gerechtfertigt sind.

Korrelation ist nicht gleichbedeutend mit Kausalität. Fast jeder hat das schon einmal gehört. Es bedeutet, dass eine Korrelation nicht unbedingt etwas über Ursache und Wirkung aussagt. Leider sind sich die meisten Menschen dieses Prinzips zwar bewusst, wenden es jedoch auf die Interpretation von Forschungsarbeiten nicht an. Würde die Studie, die ich in diesem Beispiel besprochen habe, heute veröffentlicht, würden die Schlagzeilen vermutlich lauten »Fettleibigkeit als Ursache von Herzinfarkten nachgewiesen«, und die falsche Interpretation von Studien wie dieser würde weiterhin aufrechterhalten werden. Das hört sich vielleicht wie Wortklauberei an. Sie mögen vielleicht denken: »Natürlich verursacht Fettleibigkeit Herzinfarkte. Worauf wollen sie hinaus?« Tatsächlich verursacht Fettleibigkeit für sich genommen keine Herzinfarkte. Fettleibigkeit ist ein großer Risikofaktor für einen Herzinfarkt, aber sie ist keine definitive Ursache. Was ist dabei der Unterschied? Nicht alle fettleibigen Menschen bekommen einen Herzinfarkt. Würde Fettleibigkeit einen Herzinfarkt verursachen, würden alle fettleibigen Menschen davon betroffen sein und wahrscheinlich oft einen Herzinfarkt bekommen. Es gibt auch viele Menschen, die einen Herzinfarkt bekommen und nicht fettleibig sind. Wenn Fettleibigkeit die Ursache von Herzinfarkt ist, warum sollte dann ein schlanker Mensch überhaupt einen Herzinfarkt bekommen? Zu einem Herzinfarkt muss eindeutig mehr gehören, als dass jemand fettleibig ist. Wodurch wird also ein Herzinfarkt verursacht? Die richtige Antwort könnte etwa nach dem Muster ausfallen wie: »Die Arterien des Herzens entwickeln Arteriosklerose (eine Verdickung oder Verhärtung) und werden irgendwann blockiert, was dazu führt, dass einige Herzmuskelfasern absterben oder aufgrund mangelnder Durchblutung geschädigt werden.« Wodurch geschieht so etwas? Hier kommt die Fettleibigkeit als Risikofaktor ins Spiel. Doch andere Risikofaktoren tragen ebenfalls zu diesem Prozess bei, etwa die Genetik, der Cholesterin- und der Fettspiegel, der Blutdruck, mangelnde sportliche Betätigung, Bewegungsmangel, Stress, schlechter Schlaf und Rauchen. Es gibt eine Kaskade von Ereignissen, und diese treten über Jahre hinweg auf. Es ist wichtig, die gesamte Kaskade der Ereignisse zu verstehen, da sie zahlreiche Gelegenheiten bietet, mit verschiedenen Behandlungen einzugreifen. Wenn wir annehmen, dass die Ursache Fettleibigkeit ist und unsere gesamte Behandlung auf diesen Risikofaktor konzentrieren, werden wir den Herzinfarkt bei vielen Menschen nicht verhindern können. Es kommt darauf an, wie wir die Ursache einer Krankheit definieren. Jeder liebt einfache Antworten. Die Art und Weise, wie ich die Ursache eines Herzinfarkts eben definiert habe, ist eine komplizierte Antwort. Wie Sie erfahren werden, ist das auch der Fall, wenn wir der Frage nachgehen: »Wodurch wird eine psychische Erkrankung verursacht?«

Korrelationen oder Zusammenhänge zwischen zwei Variablen können aus verschiedenen Gründen bestehen. Die häufigsten Interpretationen sind Ursache oder Folge: Eine Variable verursacht die andere oder ist eine Folge der anderen. Mit anderen Worten: Wenn

A und B korrelieren, könnte das infolge einer Ursache-Wirkung-Beziehung der Fall sein, wo A B verursacht oder umgekehrt. Es gibt jedoch eine andere Möglichkeit, eine, bei der manche Menschen Probleme mit dem Verständnis haben. Korrelationen können auch einen gemeinsamen Weg oder manchmal auch eine gemeinsame Ursache aufweisen.

Nehmen wir einmal an, wir wüssten noch gar nichts über das Erkältungsvirus. Alles, was wir wissen, ist, dass viele Menschen mit laufender Nase und Halsschmerzen zum Arzt gehen. Manche Menschen haben zusätzlich auch andere Symptome, etwa Kopfschmerzen, oder sie sind erschöpft. Manche haben nur das eine oder das andere Symptom – eine laufende Nase oder Halsschmerzen –, doch sehr viele Menschen haben beides. In der Forschung wird festgestellt, dass es eine Korrelation zwischen laufender Nase und Halsschmerzen gibt. Da es eine Korrelation gibt, muss es eine Beziehung geben. Aber welche? Ist es Ursache und Wirkung? Und wenn ja, was verursacht was? Viele Menschen scheinen zuerst Halsschmerzen zu haben und dann eine laufende Nase zu bekommen. Aber nicht alle. Tatsächlich ist es manchmal umgekehrt. Kommen also zuerst die Halsschmerzen und verursachen die laufende Nase? Oder ist es andersherum?

Oder sind das beides einfach Folgen einer nicht identifizierten Krankheit, die beide Symptome verursachen kann oder vielleicht sogar noch andere?

Auch wenn es sich um ein einfaches Beispiel für eine Infektion mit dem Erkältungsvirus handelt, muss das irgendwann einmal alles herausgefunden werden. Eine Quelle der Verwirrung könnten Menschen mit Allergien gewesen sein, die bei einem starken Pollenflug eine laufende Nase und Halsschmerzen bekommen. Diese Menschen würden die gleichen oder ähnliche Symptome zeigen, sie aber aufgrund einer ganz anderen Ursache – nämlich wegen Allergien statt des Erkältungsvirus – aufweisen. Forscherinnen und Forscher hätten enorm viel zu tun, um diese beiden Gruppen auseinanderzuhalten und würden auf verschiedene Arten versuchen, sie einzuordnen. Am Ende des Tages wären die betreffenden Symptome wahrscheinlich nicht unterscheidbar: Eine laufende Nase ist eine laufende Nase, ob sie durch eine Allergie oder eine Erkältung zustande kommt. Die Fachleute in der Forschung könnten aber mehr Glück haben, wenn ihnen Dingen auffallen würden, wie zum Beispiel saisonale Muster oder dass manche Menschen ihre Symptome an andere weiterzugeben scheinen (diejenigen mit dem Erkältungsvirus), andere aber nicht (die mit den Allergien). Das Suchen und Kombinieren von Mustern würde ihnen wichtige Hinweise darüber geben, wie man diese beiden Gruppen unterscheiden kann. Und schließlich würden sie sich mit der wichtigen Frage beschäftigen müssen: Gibt es für die laufende Nase und die Halsschmerzen bei den beiden unterschiedlichen Gruppen von Menschen auf die gleiche Weise einen Zusammenhang? Es sind schließlich dieselben Symptome. Warum?

Die Antwort ist, dass sie einen gemeinsamen Weg haben, nämlich die Entzündung. Sie ist ein Teil des Prozesses, durch den der Körper Gewebe heilt und/oder einen Anfall abwehrt, und sie tritt immer dann auf, wenn das Immunsystem aktiviert wird. Ob der Körper eine Abwehr gegen ein Erkältungsvirus oder ein Allergen aufbaut: Die Entzündung verursacht die laufende Nase und die Halsschmerzen. Die Entzündung ist der gemeinsame Weg oder Prozess, der die Symptome bei beiden Patientengruppen erzeugt, aber dieser Weg ist der Grundursache nachgelagert. Um zu den Grundursachen vorzudringen, muss die Forschung herausfinden, wodurch die Entzündung verursacht wird.

Eine andere Möglichkeit, die Symptome der laufenden Nase und der Halsschmerzen und ihre Ursache zu verstehen, wäre der Versuch, sie getrennt zu betrachten. Nicht jeder Menschen hat beide Symptome, und manche Menschen mit beiden Symptomen haben überwiegend das eine oder das andere. Unsere Forscherinnen und Forscher könnten die Menschen in eine Gruppe mit hauptsächlich oder nur laufender Nase und in eine andere mit hauptsächlich oder nur Halsschmerzen einteilen. Das könnte sinnvoll sein. Schließlich ist die Nase etwas anderes als der Hals. Die Behandlungen der beiden Symptome sind auch unterschiedlich. Ben-u-ron kann eventuell dazu beitragen, die Halsschmerzen zu lindern, aber bei laufender Nase würde es nicht helfen. Für die laufende Nase gibt es andere Wirkstoffe, die in entsprechenden Erkältungs- und Grippemedikamenten enthalten sind. Es gibt vielleicht auch einige Behandlungen, die bei manchen Betroffenen beide Symptome lindern, zum Beispiel ein Antihistaminikum bei den Menschen, die eine Allergie haben. Doch die Medikamente, die bei fast allen Halsschmerzen helfen, wie zum Beispiel Ben-u-ron, und solche, die bei fast jeder laufenden Nase eingesetzt werden können, würden jedoch das jeweils andere Symptom nicht beeinflussen. Der starke Unterschied bei den Behandlungen unterstützt eventuell die Einteilung der Menschen in eine Gruppe mit laufender Nase oder eine mit Halsschmerzen. Die Forschung könnte diese verschiedenen Störungen als Lauf-Nasen-Störung und Hals-Schmerz-Störung bezeichnen.

In Anbetracht der Tatsache, dass die Behandlungen für diese Störungen auch so verschieden sind, könnten die Fachleute sie im Zusammenhang mit diesen Behandlungen betrachten. Die Gruppe mit den Halsschmerzen könnte für eine Störung aufgrund eines Ben-u-ron-Mangels gehalten werden: Halsschmerzen müssen die Menschen haben, denen es an genügend Ben-u-ron im System fehlt, da die Korrektur dieses Mangels das Problem zu beheben scheint. Die andere Gruppe könnte nach dem Medikament benannt werden, das ihren Mangel daran behebt, denn die Wirksamkeit der Behandlung deutet ganz eindeutig auf ein entsprechendes Ungleichgewicht hin.

So scherzhaft das scheint, das ist jedoch genau dieselbe Logik, mit der wir schlussfolgern, dass eine Depression einem Serotonin-Mangel und eine Psychose einem Dopamin-Überschuss geschuldet ist.

Das ergibt Sinn, bis man anhand eines Beispiels wie dem Erkältungsvirus, das wir sehr gut verstehen, darüber nachdenkt. In diesem Kontext scheint es lächerlich. Und doch ist es das, was wir auf dem Gebiet der psychischen Gesundheit heute tun. Wir schauen uns die Behandlungsweisen an, die wirken, und nehmen an, dass sie uns verraten, was die Störungen verursacht. Und die Störungen selbst sind einfach ein Symptomenkomplex, den wir als Störungen bezeichnen – die diagnostischen Bezeichnungen haben in Bezug auf Ursache und Wirkung oder darauf, was im Körper oder Gehirn passiert, keine Bedeutung.

Kehren wir zu unseren hypothetischen Forscherinnen und Forschern zurück. Sie haben zwei verschiedene Störungen ausgemacht – eine laufende Nase und Halsschmerzen. Die Störungen haben unterschiedliche Symptome und werden unterschiedlich behandelt, daher fühlen sich die Fachleute mit diesem Klassifizierungssystem ziemlich sicher. Das Problem ist: Obwohl es Menschen mit nur der einen oder der anderen dieser Störungen gibt, kommt eine Komorbidität häufig vor: Mit anderen Worten, es gibt viele Menschen, die beide Störungen haben. Menschen, bei denen eine laufende Nase diagnostiziert wird, bekommen häufig auch Halsschmerzen. Doch das trifft auch umgekehrt zu. Die laufende Nase und Halsschmerzen sind ein gutes Beispiel für eine in beide Richtungen gehende Beziehung (bidirektional). Das bedeutet, wenn Sie eine der beiden Störungen haben, ist Ihr Risiko viel höher, dass Sie auch die andere bekommen. Es kommt nicht darauf an, welche zuerst auftritt. Eine bidirektionale Beziehung bedeutet oft, dass die beiden Dinge einen gemeinsamen Weg haben. Bei laufenden Nasen und Halsschmerzen ist das, wie bereits besprochen, die Entzündung. Zusätzlich zu einem gemeinsamen Weg kann eine bidirektionale Beziehung manchmal auch bedeuten, dass sie dieselbe Grundursache haben. In diesem Beispiel wissen wir bereits, dass es einen gemeinsamen Weg (die Entzündung) und verschiedene Grundursachen (unter anderem das Erkältungsvirus und Allergien) gibt.

Abgesehen von der Komorbidität könnten die Fachleute aus Forschung und Klinik angesichts der unterschiedlichen Symptome und Behandlungsweisen befürworten, dass die Störung der laufenden Nase und die Störung der Halsschmerzen separate Diagnosen bleiben. Doch sobald jemand den gemeinsamen Weg oder eine Grundursache identifiziert, durch die es zu beiden Störungen kommt, sollte sich das ändern. Warum? Zurück zu *Ockhams Rasiermesser* (→ Seite 52) – dem Sparsamkeitsprinzip. Wenn es in der Medizin eine einfachere Erklärung für etwas gibt, dann ist diese Erklärung mit größerer Wahrscheinlichkeit richtig. In diesem Fall ist die Erklärung des Erkältungsvirus (eine grundlegende Ursache), die beide Störungen verursacht, viel einfacher als die, dass Menschen sowohl Halsschmerzen (aufgrund eines Mangels an dem entsprechenden Medikament dagegen) als auch gleichzeitig eine laufende Nase (aufgrund des Ungleichgewichts des entsprechenden Medikaments, das dagegen hilft) entwickeln. Wenn man feststellt, dass Allergien (eine andere Grundursache) beide Störungen verursachen können, wäre das ein ebenso triftiger Grund, den Ansatz des medizinischen Bereichs in Bezug auf die Diagnose aufgrund dieser Symptome zu ändern. Und natürlich wäre die Feststellung eines gemeinsamen Weges (Entzündung) ganz besonders hilfreich, denn dadurch würde die Entwicklung von wirksameren Behandlungen ermöglicht und man könnte auch erklären, warum die Symptome zweier Störungen mit verschiedenen Grundursachen – einer Erkältung und Allergien – identisch sein können.

Doch dieselbe Grundursache kann bei verschiedenen Menschen auch zu verschiedenen Symptomen führen, insbesondere wenn bereits bestehende Anfälligkeiten ins Spiel kommen. Die Grippe ist ein großartiges Beispiel. Menschen, die mit diesem Virus infiziert sind, haben meist eine vorhersagbare Palette von Anzeichen und Symptomen: Fieber, Muskelschmerzen, Lethargien usw. Und obwohl sie alle dieselbe Krankheit haben, können verschiedene Menschen verschiedene Symptome in verschiedenen Graden entwickeln. Und bei Menschen mit Vorerkrankungen kann sich dieser Unterschied vergrößern. Ein gesunder Zwanzigjähriger verbringt vielleicht ein miserables Wochenende, weil er Schmerzen hat und sich fiebrig fühlt, und kann sich sehr schnell erholen. Andererseits kann ein Kind mit einem bereits bestehenden Asthma eine schwere Atemwegsentzündung entwickeln und im Krankenhaus am Beatmungsgerät landen. Bei einem gebrechlichen Achtzigjährigen könnte es zu verheerenden Auswirkungen mit Organschäden kommen und sogar zum Tod führen. Das Leiden dieser Menschen hat eine einfache Grundursache – eine Infektion mit dem Grippevirus –, doch diese Ursache hat sehr unterschiedliche Folgen.

An dieser Stelle können Sie wahrscheinlich erkennen, warum sowohl die Frage, was eine psychische Krankheit verursacht, wichtig ist als auch, warum die Antwort so anhaltend schwierig bleibt. Wir, die Menschen im Bereich der psychischen Gesundheit, arbeiten mit Syndromen, die durch Symptome und symptomatische Behandlungen definiert werden. Gerade jetzt behandeln wir Infektionen mit Ben-u-ron. Das Ziel ist, die Physiologie der psychischen Störungen zu verstehen, damit wir wirksame Behandlungsmethoden entwickeln können und diese Störungen idealerweise schon im Vorfeld verhindern.

Die Kausalität weist nach, dass eine Sache eine andere verursacht. Korrelationsstudien allein können das einfach nicht. Sie können eine Kausalität nahelegen oder zumindest Hinweise liefern. Doch zum Nachweis einer Kausalität bedarf es mehr. Ein Studientyp, der die Kausalität nachweisen kann, wird als randomisierte, kontrollierte Studie bezeichnet. Um nachzuweisen, dass zum Beispiel ein Erkältungsvirus eine laufende Nase verursachen kann, könnten Forscherinnen und Forscher eine Hälfte einer Gruppe von gesunden Menschen über deren Nase mit dem Erkältungsvirus infizieren und der anderen Hälfte der Gruppe über deren Nase ein Placebo (reines Wasser) verabreichen. Dann könnten sie über die folgenden fünf Tage die Anzahl der Menschen in jeder Gruppe festhalten, die eine laufende Nase bekommen. Wenn das Erkältungsvirus eine laufende Nase verursacht, dann sollten in der entsprechenden Gruppe sehr viel mehr Menschen eine laufende Nase haben als in der Placebo-Gruppe. Diese Studien sind durchgeführt worden, und das ist richtig.

Eine der Herausforderungen beim Nachweis der Kausalität einer schweren oder lebensbedrohlichen Störung beim Menschen ist, dass randomisierte, kontrollierte Studien unethisch sind. Somit ist es, selbst wenn wir eine plausible Theorie haben, wodurch Krebs verursacht wird, unethisch, Menschen dieser Ursache auszusetzen, um die Theorie definitiv zu erhärten. Was also kann man in Situationen wie dieser unternehmen? In der Forschung ist es manchmal gestattet, entsprechende Experimente mit Tieren durchzuführen. Auf dem Gebiet der psychischen Gesundheit kann das eine Rolle spielen, doch angesichts der Natur der psychischen Störungen gibt es dabei Grenzen. Eine andere Alternative wäre, eine wissenschaftliche Theorie darüber zu entwickeln, was im Körper oder im Gehirn von Anfang bis Ende passiert – eine Kaskade von Ereignissen, die zu einer psychischen Krankheit führt, ähnlich wie die Kaskade von Ereignissen, die wir weiter oben behandelt haben und die zu einem Herzinfarkt führt. Steht diese Theorie erst einmal fest, können sich die Fachleute mit Menschen befassen, die bereits verschiedenen Risikofaktoren ausgesetzt worden sind und Nachweise für diese Ereigniskaskade suchen, die bei ihnen auftreten. Wie Sie noch erfahren werden, hat die gesamte derartige Forschung bereits stattgefunden. Die Nachweise wurden gesammelt. Es ist nur so, dass bisher niemand alles zusammengeführt hat. Das geschieht in diesem Buch.

3

Die Suche nach einem gemeinsamen Weg

Wenn man herausfinden will, wodurch eine psychische Krankheit verursacht wird, besteht eine der Herausforderungen darin, zu definieren, was eine psychische Krankheit überhaupt ist. Wörterbücher und Nachschlagewerke unterscheiden sich in ihrem genauen Wortlaut, doch eine gute allgemeingültige Version könnte vielleicht die folgende sein: Eine psychische Krankheit umfasst Veränderungen oder Anomalien bei Emotionen, bei der Wahrnehmung, der Motivation und/oder bei Verhaltensweisen, die Stress oder Probleme in Bezug auf das Funktionieren im Leben mit sich bringen. Allerdings ist der Kontext wichtig. Zu den kniffligen Dingen bei der Definition einer psychischen Krankheit gehört, dass viele – sogar die meisten – Symptome als »normal« gelten, zumindest unter manchen Umständen.

Jeder von uns hat zum Beispiel Emotionen, sowohl angenehme als auch unangenehme. Wir haben in schwierigen oder bedrohlichen Situationen vielleicht Angst. Wir sind vielleicht niedergeschlagen, wenn wir einen schweren Verlust erleiden, etwa den Tod eines Angehörigen. Selbst für so etwas wie Paranoia kann es einen passenden Zeitpunkt und einen geeigneten Ort geben. Haben Sie schon einmal einen Gruselfilm gesehen, einen, der Ihnen wirklich Angst gemacht hat? Wenn ja, dann waren Sie danach wahrscheinlich ein wenig paranoid. Manche Menschen schauen vor dem Schlafengehen in Schränken und Kammern nach, wenn sie einen solchen Film gesehen haben. Oder sie hören Lärm draußen und haben Angst, weil sie sich vorstellen, dass es eine Szene aus dem Film sei. Das ist alles ganz normal. Irgendwann sollten diese intensiven unangenehmen Gefühle und Zustände jedoch nachlassen, und Sie sollten weiterleben können wie bisher. Daher ist es wichtig, dass jede Definition einer psychischen Krankheit gewissermaßen den Kontext, die Dauer und die Angemessenheit berücksichtigt.

Nehmen wir als Beispiel für das, was ich meine, die Schüchternheit. Dürfen Menschen schüchtern sein? Ist das normal? Die meisten Menschen würden sagen, ja. Ab wann wird die Schüchternheit zu einer Angststörung wie die Sozialphobie? Wo diese Grenze zu ziehen ist, sorgt für ziemliche Diskussionen auf diesem Gebiet. Eine der bemerkenswertesten Kontroversen betrifft die Depression, insbesondere, ob diese Symptome in manchen Situationen normal oder krankhaft sind.

Das diagnostische und statistische Handbuch psychischer Störungen (DSM) ist die »Bibel« der Psychiatrie (→ ICD-11, Seite 23). Es definiert all die unterschiedlichen Diagnosen sowie ihre diagnostischen Kriterien und liefert manche relevanten Informationen und Statistiken. Die gegenwärtige 2022 aktualisierte Version ist als *DSM-5-TR* bekannt. Im *DSM-IV* enthielten die diagnostischen Kriterien von Depressionen eine Einschränkung, die sogenannte Ausnahme in Trauerfällen.[1] Es wurde empfohlen, dass sich das klinische Fachpersonal mit der Diagnose einer Depression zurückhalten sollte, wenn jemand im Zusammenhang mit dem Verlust eines Angehörigen Depressionssymptome hatte. Natürlich konnte in Form einer Gesprächstherapie Unterstützung angeboten werden. Doch die Verschreibung von Medikamenten war nicht unbedingt angemessen. Die Ausnahme galt mit Einschränkungen – unter anderem sollte die Depression nicht länger als zwei Monate dauern und nicht zu Selbstmordgedanken oder psychotischen Symptomen führen. Aus dem DSM-5 wurde sie jedoch ganz herausgenommen. Das ermunterte die klinischen Fachleute dazu, Depressionen selbst im Zusammenhang mit belastenden Lebensereignissen wie dem Verlust eines Angehörigen zu diagnostizieren. Viele Fachleute aus Klinik und Forschung fanden, die *American Psychiatric Association*, die amerikanische psychiatrische Gesellschaft (die das DMS erstellt) sei mit der Pathologisierung von Erfahrungen wie Trauer zu weit gegangen. Andererseits beriefen sich Befürworter der Streichung dieser Ausnahme auf Forschungsarbeiten, die zeigen, dass Antidepressiva Depressionssymptome auch im Zusammenhang mit Trauer lindern können. Nach ihrem Empfinden war es unnötig hart, keine Diagnose und medikamentöse Behandlung für das Problem anzubieten.[2]

Trotz solcher Kontroversen gibt es viele Situationen, die eindeutig zu sein scheinen. Wenn jemand lähmende Halluzinationen und Wahnvorstellungen hat oder jedes Mal, wenn er das Haus verlässt, an überwältigender Furcht und Angstzuständen leidet oder wegen schwerer Depressionen wochenlang nicht aus dem Bett kommt, würden wir doch mehrheitlich zustimmen, dass das als psychische Krankheit zu bezeichnen ist. Die *ungewöhnliche* oder *unangemessene* Art oder der Grad der Symptome von Betroffenen, die Intensität ihrer Belastung und ihre Funktionsunfähigkeit weisen alle auf ein ernstes Problem hin, das die Diagnose einer Störung verdient.

Die Voraussetzung des DSM in der aktuellen und der vorherigen Version ist, dass deutliche psychische Störungen mit klaren Kriterien vorliegen, die sie voneinander unterscheidbar machen. In manchen Fällen sind diese Unterschiede offensichtlich. Schizophrenie unterscheidet sich stark von einer Angststörung. Demenz unterscheidet sich von ADHS. Diese Unterschiede sollen als Anleitung zur Behandlung und zur Vorhersage beitragen, was Menschen mit bestimmten Diagnosen zu erwarten haben (ihre Prognose), sowie den Fachleuten aus Klinik und Forschung eine effektivere Kommunikation untereinander ermöglichen usw.

Den Diagnosen wird im DSM große Bedeutung zugemessen. Sie sind für die klinische Versorgung und die Vergütung durch die Versicherungen erforderlich. Sie werden fast immer benötigt, um Forschungsmittel zu erhalten, da sich die meisten Studien zu psychischen Erkrankungen auf jeweils nur eine Störung konzentrieren. Und sie sind auch von entscheidender Bedeutung für die Entwicklung und Verbreitung von Behandlungsmethoden, denn um die Zulassung für ein Arzneimittel von der Zulassungsbehörde FDA (vergleichbar: Paul-Ehrlich-Institut) zu bekommen, müssen die Pharmafirmen große klinische Studien mit Medikamenten für bestimmte Störungen durchführen, und diese müssen einen Nutzen zeigen. Selbst Maßnahmen wie die Psychotherapie werden normalerweise in klinischen, rund um eine bestimmte Diagnose konzipierten Studien untersucht. Also dreht sich das Gebiet der psychischen Gesundheit in vielerlei Hinsicht ganz um diese diagnostischen Bezeichnungen.

Es wird jedoch von Debatten darüber zermürbt, wie verschiedene psychische Störungen zu diagnostizieren sind, insbesondere, weil es (wie wir im letzten Kapitel gezeigt haben) keine objektiven Tests gibt, um sie eindeutig zu diagnostizieren. Stattdessen arbeiten wir mit Symptomlisten und Kriterien. Wir fragen Betroffene und Familienangehörige, welche Gefühle sie haben, was sie erleben und miterleben und welche Erfahrungen sie machen. Wir untersuchen, gleichen ab und loten aus, und dann stellen wir eine Diagnose, die darauf beruht, was am besten übereinstimmt.

In manchen Situationen sind diese diagnostischen Bezeichnungen äußerst nützlich. Erinnern Sie sich an John, der eine schwere Depression entwickelte? Mithilfe seiner Diagnose konnten wir eine Behandlung für ihn finden, und sie hat funktioniert. John ging es besser, viel besser. Nach einem Jahr, in dem es ihm gut ging, konnte er mit der Behandlung aufhören und sein Befinden blieb gut. Durch die diagnostischen Kriterien war Johns Psychiater in der Lage, die Störung zu erkennen, die verschiedenen Behandlungsoptionen zu verstehen, diejenigen auszuwählen, die aller Wahrscheinlichkeit nach funktionieren würden, und die Behandlungen nach einer bestimmten Zeit wieder beenden. Leider ist das bei anderen nicht so einfach – oder so erfolgreich.

Die Ähnlichkeiten klären

Eine der Herausforderungen im Bereich der psychischen Erkrankungen besteht darin, dass keine zwei Menschen mit psychischen Störungen völlig gleich sind, selbst wenn bei ihnen dieselbe Störung diagnostiziert wurde. Dafür gibt es zwei Hauptgründe: die Heterogenität und die Komorbidität.

Die Heterogenität bezieht sich darauf, dass sich bei Menschen mit derselben diagnostizierten Störung die Symptome, die Schwere der Symptome, der Grad des Einflusses auf ihre Funktionsfähigkeit und der Krankheitsverlauf unterscheiden können. Bei keiner der Diagnosen müssen alle Kriterien vorliegen. Stattdessen ist es nur eine geringe Anzahl – bei einer schweren Depression müssen es zum

Beispiel fünf der neun Kriterien sein. Dadurch kommt es zu einer großen Schwankungsbreite. Eine Person mit einer schweren Depression kann gedrückter Stimmung sein, außergewöhnlich viel schlafen, Konzentrationsprobleme und wenig Energie haben sowie mehr als üblich essen, was zu einer Gewichtszunahme führt. Eine andere Person mit der gleichen Diagnose findet vielleicht nicht mehr als drei Stunden Schlaf, hat keinen Appetit, hat fast zehn Kilo Gewicht verloren und denkt neben ihrer deprimierten Stimmung und der geringen Energie über Selbstmord nach. Diese Betroffenen haben sehr unterschiedliche Symptome, die verschiedene Herangehensweisen an die Therapie erfordern. Der eine erwägt, sich selbst Schaden zuzufügen, der andere nicht. Der eine kann nicht schlafen, ihm könnte also eventuell eine Schlaftablette helfen, der andere schläft zu viel. Trotz dieser auffälligen Unterschiede profitieren vielleicht beide von einem Antidepressivum oder einer Psychotherapie.

Dr. Alan Schatzberg ist ein bekannter Depressionsforscher, Professor für Psychiatrie und Verhaltenswissenschaften an der Stanford University, der sich für ein Überdenken der diagnostischen Kriterien bei schweren Depressionen ausgesprochen hat.[3] Diejenigen, die auf diesem Gebiet arbeiten, sind vom mangelnden Verständnis für diese häufige Erkrankung und den anhaltend schlechten Behandlungserfolgen frustriert. Wie ich bereits erwähnte, liegt die Wahrscheinlichkeit einer vollständigen und umfassenden Remission der Symptome bei einer schweren Depression durch das erste Antidepressivum, das jemand ausprobiert, lediglich bei etwa 30 oder 40 Prozent. Dr. Schatzberg merkt an, dass einige Symptome, die bei Menschen mit einer schweren Depression häufig auftreten, nicht in den diagnostischen Kernkriterien enthalten sind. Zum Beispiel sind Angstzustände ein häufiges Symptom bei Depressionen, doch dieses gehört nicht zu den neun Kriterien im DSM. Dasselbe gilt für Reizbarkeit, von der etwa 40 bis 50 Prozent der Depressiven betroffen sind.[4] Schmerzen kommen ebenfalls häufig vor, körperliche Schmerzen haben etwa 50 Prozent der Menschen mit einer schweren Depression. Im Vergleich dazu sind es bei der Allgemeinbevölkerung nur 15 Prozent.[5] Sind unsere Behandlungsergebnisse so schlecht, weil wir übersehen oder daran scheitern, die entsprechende Behandlung anderer diagnostischer Symptome einzubeziehen?

Es ist nicht nur die Depression, die so viel Verwirrung stiftet und Debatten auslöst. Alle psychiatrischen Diagnosen sind enorm vielschichtig. Manchmal sind die Unterschiede stark und dramatisch. Manche Menschen mit einer diagnostizierten Zwangsstörung sind trotzdem in der Lage zu arbeiten und ein normales Leben zu führen, während andere durch ihre Symptome vollkommen arbeitsunfähig sind. Menschen, bei denen eine Autismus-Spektrum-Störung diagnostiziert wurde, können sich ebenfalls sehr stark voneinander unterscheiden. Es gibt milliardenschwere Geschäftsleute mit dieser Diagnose, die in ihrer Funktion absolut nicht eingeschränkt sind, während andere in einer Wohngruppe leben und nicht in der Lage sind, für sich selbst zu sorgen. Handelt es sich bei diesen Einzeldiagnosen tatsächlich um dieselben Störungen? Oder liegen sie einfach alle auf einem Spektrum, und manche Menschen haben schwerere Krankheitsformen, andere dagegen eine mildere Form? Leider enden die Vielschichtigkeiten dort nicht.

Die Komorbidität, das gleichzeitige Vorkommen von zwei oder mehr verschiedenen Erkrankungen bei einem Menschen, ist ein weiterer großer Faktor, der für Unterschiede bei Menschen mit derselben Diagnose verantwortlich ist. Etwa die Hälfte der Menschen, bei denen eine psychische Störung diagnostiziert wird, hat mehr als eine.[6] Wir haben die Komorbidität im letzten Kapitel schon gestreift: Sie erinnern sich an meine Ausführungen über die laufende Nase und die Halsschmerzen. Während manche Menschen die eine oder die andere Störung hatten, hatten viele Menschen beide. Ein ähnliches Beispiel auf dem Gebiet der psychischen Gesundheit ist das von den Depressionen und den Angstzuständen. Die Mehrzahl der Menschen mit einer schweren Depression haben auch Angstzustände, und die meisten Menschen mit einer Angststörung haben auch eine schwere Depression. Zum Beispiel erfüllten bei einer Umfrage unter mehr als neuntausend Haushalten in den Vereinigten Staaten 68 Prozent der Menschen mit einer schweren Depression irgendwann in ihrem Leben auch die Kriterien einer Angststörung, und in mehreren Studien wurde festgestellt, dass die Hälfte bis zwei Drittel der Erwachsenen mit Angststörungen auch die Kriterien einer schweren Depression erfüllen.[7] Antidepressiva werden häufig eingesetzt, um Depressionen und Angststörungen zu behandeln, obwohl Medikamente gegen Angststörungen häufig verabreicht werden, um Menschen sowohl mit Angststörungen als auch mit Depressionen zu behandeln. Wo sich also die Diagnosen oft überschneiden und die Behandlungen manchmal identisch sind, handelt es sich dabei wirklich um verschiedene Störungen? Ist es möglich, dass es sich einfach um verschiedene Symptome derselben Störung handelt? Könnten Angststörungen und Depressionen – wie die laufende Nase und die Halsschmerzen – einen gemeinsamen Weg haben?

Schließlich können sich Diagnosen mit der Zeit ändern. Symptome können kommen und gehen und zu sehr unterschiedlichen psychischen Störungen mutieren, die eine Behandlung und Diagnose weiter verkomplizieren und die Suche nach der Natur und der Ursache dieser Störungen erschweren.

Sehen wir uns ein Beispiel an

Mike ist ein dreiundvierzigjähriger Mann mit einer chronischen, behindernden psychischen Störung, die ihn arbeitsunfähig macht. Aber welche? Als Kind wurde bei ihm ADHS diagnostiziert, und er begann mit der Einnahme von Stimulanzien. Sie halfen einigermaßen, doch schulisch blieb es schwierig. Er wurde oft gemobbt und gehänselt. Er berichtete, dass er aufgrund dieser sozialen Stressfaktoren viel Angst hatte und wegen einer Sozialphobie Psychotherapie bekam. Einige klinische Fachleute brachten die Möglichkeit eines Asperger-Syndroms ins Spiel, das damals eine eigenständige Diagnose im Autismus-Spektrum war, doch offiziell stellten sie diese Diagnose nicht.

Im Jugendalter hatte er Symptome einer schweren Depression – was angesichts seiner akademischen und sozialen Stressfaktoren nicht überraschend war. Zu Beginn wurde ihm ein Antidepressivum gegeben, das ein wenig half. Innerhalb weniger Monate begannen sich bei Mike jedoch Symptome einer Manie zu zeigen, und man kam schnell zur Diagnose *bipolare Störung*. Er hatte Halluzinationen und Wahnvorstellungen und bekam Medikamente, die sowohl auf seine psychotischen als auch auf seine stimmungsbedingten Symptome abzielten. Er wurde mehrmals in ein Krankenhaus eingewiesen. Als im Laufe des nachfolgenden Jahres seine psychotischen Symptome anhielten und er therapieresistent wurde, wurde seine Diagnose in eine *schizoaffektive Störung* geändert. Ebenfalls in dieser Zeit begann Mike Zwangsvorstellungen und ein zwanghaftes Verhalten zu entwickeln und bekam auch noch die Diagnose *Zwangserkrankung*. Über die folgenden Jahre hinweg fing er zusätzlich zu seinen anhaltenden psychiatrischen Symptomen zu rauchen an und begann Partydrogen zu nehmen. Schließlich wurde er dauerhaft opioidabhängig.

Wie also lautet Mikes Diagnose? Laut DSM-5 kommen zurzeit die Diagnosen schizoaffektive Störung, Opioid-Abhängigkeit, Nikotinanhängigkeit, Zwangserkrankung und Sozialphobie infrage. Doch in der Vergangenheit hatte er auch ADHS, eine schwere Depression, eine bipolare Störung und möglicherweise sogar das Asperger-Syndrom. Man könnte eventuell dafür plädieren, dass die schwere Depression eine Fehldiagnose war – bei vielen Menschen mit einer bipolaren Störung wird eine Depression diagnostiziert, bevor eine erste manische Episode das diagnostische Bild klärt. Ebenso ließe sich über die Änderung der Diagnose von der bipolaren zur schizoaffektiven Störung diskutieren. Doch selbst wenn man eine oder zwei Diagnosen wegnimmt, bleibt noch eine lange Liste verschiedener Störungen übrig, die vermutlich verschiedene Ursachen haben und ganz sicher unterschiedlich zu behandeln sind. Doch Mike hat nur ein Gehirn. Sollen wir glauben, dass er das außergewöhnliche Pech hat, gut ein halbes Dutzend einzelner und unterschiedlicher Störungen entwickelt zu haben?

Mikes Geschichte ist zwar extrem, aber mehr als eine Diagnose zu haben ist normal, ebenso wie Änderungen der Symptome und Diagnosen. Suchtprobleme sind bei Menschen mit psychischen Störungen ebenfalls häufig. Geschichten wie die von Mike werfen ernsthafte Fragen über die Stichhaltigkeit unserer diagnostischen

Bezeichnungen auf. Wenn die im *DSM-5* aufgelisteten Diagnosen wirklich einzelne und verschiedene Störungen sind, warum haben dann so viele Menschen mehr als eine davon? Warum ändern sie sich im Laufe des Lebens? Führen manche psychiatrischen Störungen zu anderen? Wenn dem so ist, welche kommen zuerst, und was genau geschieht, sodass sie andere Störungen verursachen? Oder handelt es sich bei einigen nur um verschiedene Symptome oder Phasen desselben Grundproblems? Ist es so wie bei einer laufenden Nase und Halsschmerzen – zwei scheinbar unterschiedliche Störungen, die auf verschiedene Behandlungen reagieren, aber durch die Entzündung einen gemeinsamen Weg haben? Gibt es einen gemeinsamen Weg bei psychischen Störungen, selbst bei denjenigen, die sich scheinbar vollkommen voneinander unterscheiden?

Werfen wir einen genaueren Blick darauf

Die Forschung versucht seit Jahrzehnten herauszufinden, wodurch sich die individuellen Störungen auf einer biologischen Ebene unterscheiden. Interessanterweise hat sie darauf noch keine eindeutigen Antworten. Ich darf Ihnen sagen, dass uns die Forschung tatsächlich bis heute suggeriert, verschiedene Störungen würden sich vielleicht gar nicht so sehr voneinander unterscheiden, auch wenn die Symptome sehr unterschiedlich sein können.

Schauen wir uns drei psychotische Störungen an: die Schizophrenie, die schizoaffektive Störung und die bipolare Störung.

Das Hauptmerkmal einer Schizophrenie-Diagnose sind chronische psychotische Störungen wie Halluzinationen oder Paranoia. Die Diagnose einer bipolaren Störung wird bei Menschen gestellt, die in erster Linie Stimmungsstörungen – manische und depressive Episoden – aufweisen. Solche Menschen haben jedoch häufig auch psychotische Symptome, wenn sie in die manische Phase kommen und sogar manchmal, wenn sie depressiv werden. Doch diese Symptome verschwinden, wenn sich die Stimmungssymptomatik bessert. Die Diagnose einer schizoaffektiven Störung beinhaltet Merkmale der Schizophrenie und der bipolaren Störung, dazu gehören auch chronische psychotische Symptome und eine markante Stimmungssymptomatik. Für die meisten Menschen sind diese Störungen eindeutig »real«. Viele Fachleute trennen sie in solche wie Depressionen und Angststörungen und bezeichnen sie manchmal als die biologischen Störungen. Was wissen wir also darüber? Was unterscheidet sie voneinander?

In die Erforschung dieser Frage hat man viel Geld investiert. Die NIMH, die Nationalen Gesundheitsinstitute der USA, finanzierte eine an mehreren Standorten durchgeführte Studie mit dem Titel Bipolar Schizophrenia Network on Intermediate Phenotypes (B-SNIP). Diese Studie umfasste mehr als 2.400 Menschen mit Schizophrenie, einer schizoaffektiven oder einer bipolaren Störung und ihre Verwandten ersten Grades sowie Menschen, die keine dieser Störungen hatten (als normale Kontrollgruppe). Es wurden die wichtigsten biologischen und verhaltensbezogenen Maßnahmen geprüft und Gehirnscans, Gentests, EEGs durchgeführt, Blutwerte, Entzündungsgrade und die Leistungsfähigkeit in einer Vielzahl von Tests untersucht. Dabei wurde festgestellt, dass sich Menschen mit diesen Störungen von den gesunden Kontrollpersonen unterschieden, doch man konnte keine der diagnostischen Gruppen voneinander unterscheiden. Mit anderen Worten, es gab Anomalien bei Menschen mit diesen Störungen im Gehirn und im Körper, aber überhaupt keine signifikanten Unterschiede zwischen solchen mit einer bipolaren Störung, solchen mit einer schizoaffektiven Störung oder solchen mit einer Schizophrenie. Wenn das wirklich verschiedene Störungen sind, wie ist das dann möglich?

Einerseits sind diese Ergebnisse am Ende gar nicht so überraschend, wenn wir mehr Informationen mit einfließen lassen. Erstens, die Diagnose Schizophrenie sollte zwar keine auffällige Stimmungssymptomatik enthalten, doch es ist nun einmal so, dass eines der häufigen Merkmale einer Schizophrenie eine Symptomengruppe ist, die man als negative Symptome bezeichnet. Dazu gehören ein abgestumpfter Gesichtsausdruck, stark verminderte Sprach- und Denkfähigkeit, fehlendes Interesse am Leben (Apathie), keine Freude am Leben oder an Aktivitäten (Anhedonie), sozialer Rückzug,

Motivationsverlust und Vernachlässigung der Hygiene. Man könnte eventuell deutliche Überschneidungen mit den Symptomen der Depression feststellen. Interessanterweise werden im *DSM-5* insbesondere klinische Fachleute davor gewarnt, bei Menschen mit einer Schizophrenie eine schwere Depression zu diagnostizieren, obwohl viele dieser negativen Symptome die gleichen sind, die man bei Depressionen findet. Stattdessen werden sie dazu animiert, eine Schizophrenie-Spektrum-Störung zu diagnostizieren. Das bedeutet, auch wenn sich die Symptome überschneiden könnten, sollten wir sie nicht genauso nennen. Warum nicht? Kann diese Empfehlung wissenschaftlich unterstützt werden? In Wirklichkeit wird in den einleitenden Bemerkungen zum *DSM-5* anerkannt, dass wir von keiner psychiatrischen Diagnose wissen, welche Ursache sie hat. Wenn also Menschen die gleichen Symptome haben, wie können wir dann sagen, dass sie nicht durch den gleichen Prozess verursacht werden?

Die Behandlungsweisen dieser Störungen überschneiden sich auch – mehr als Sie sich vielleicht vorstellen können. Medikamente zur Stabilisierung der Stimmung wie Lithium und andere werden bei einer bipolaren Störung häufig eingesetzt und sind von der FDA dafür zugelassen. Allerdings bekommen etwa 34 Prozent der Menschen, bei denen eine Schizophrenie diagnostiziert wurde, ebenfalls diese Medikamente zur Stabilisierung der Stimmung verschrieben, obwohl diejenigen mit dieser Diagnose gemäß der Definition gar keine signifikante Stimmungssymptomatik haben sollten.[8] Antidepressiva werden ebenfalls häufig sowohl bei der bipolaren Störung als auch bei Schizophrenie eingesetzt. Studien zeigen, dass fast alle von einer bipolaren Störung Betroffenen zu irgendeinem Zeitpunkt ihrer Krankheit aufgrund ihrer depressiven Phasen ein Antidepressivum bekommen, und bei 40 Prozent derjenigen mit der Diagnose Schizophrenie ist das auch der Fall.[9]

Und dann sind da auch noch die Antipsychotika bzw. Neuroleptika. Diese werden bei Schizophrenie, bipolarer Störung und einer schizoaffektiven Störung eingesetzt und zur Behandlung aller Symptome dieser Störungen verschrieben, nicht nur der psychotischen. Die

FDA hat sogar viele dieser Medikamente sowohl als *Antipsychotika* als auch als *Stimmungs-Stabilisatoren* zur Behandlung der bipolaren Störung zugelassen.

Andererseits weist das alles zwar darauf hin, dass einige Überschneidungen zwischen der bipolaren Störung, der schizoaffektiven Störung und der Schizophrenie bestehen, doch es stimmt auch, dass sich die Symptome der bipolaren Störung und der Schizophrenie dramatisch unterscheiden können. Viele Menschen mit einer bipolaren Störung haben niemals psychotische Symptome. Viele kommen nie in ein Krankenhaus, und viele bewältigen ihr Leben ziemlich gut. Indessen erleben fast alle Menschen mit einer Schizophrenie schwere Funktionsbeeinträchtigungen, wobei die Mehrheit die Kriterien einer Arbeitsunfähigkeit erfüllen.[10] Das soll nicht heißen, dass es keine bestens funktionierenden Schizophrenen gibt oder dass die bipolare Störung nicht zu einer Arbeitsunfähigkeit führen kann. Tatsächlich wurde in einer Studie, die 146 Menschen mit einer bipolaren Störung über fast dreizehn Jahre hinweg begleitete, festgestellt, dass die Menschen trotz Behandlung etwa 47 Prozent der Zeit Krankheitssymptome aufwiesen.[11] Es ist schwierig, einen Arbeitsplatz zu behalten, wenn man nahezu die Hälfte der Zeit krank ist. Doch es gibt eindeutige Unterschiede dabei, wie sich diese Diagnosen zeigen. Könnte es sein, dass Menschen mit einer Schizophrenie eine schwerere Form derselben Krankheit haben oder eine, die weniger auf unsere gegenwärtigen Behandlungsweisen anspricht, während Menschen mit einer bipolaren Störung eine mildere Erkrankung und/oder Symptome haben, die besser auf unsere Behandlungen ansprechen und zu Genesungsphasen führen?

Dr. Bruce Cuthbert, der geschäftsführende Direktor der NIMH (der Nationalen Gesundheitsinstitute der USA) zur Zeit der B-SNIP-Studie, wies darauf hin, dass »ebenso wie Fieber oder eine Infektion viele verschiedene Ursachen haben können, können zahlreiche Krankheitsprozesse, die eine Psychose verursachen, über verschiedene biologische Wege zu ähnlichen Symptomen führen und die Suche nach einer besseren Versorgung erschweren«.[12] Allerdings ist es der Studie nicht gelungen, irgendwelche charakteristischen biologischen Marker zu finden, um die Diagnosen zu unterscheiden. Was Dr. Cuthbert nicht erwähnte, ist, dass wir wissen, dass Fieber selbst ein Symptom ist, mit einem eindeutig definierten biologischen Weg – einer Entzündung, die den Hypothalamus veranlasst, die Körpertemperatur zu erhöhen. Es gibt jedoch viele Dinge, die eine Entzündung auslösen können, wie etwa Infektionen oder allergische Reaktionen. Verschiedene Infektionen können über gemeinsame Übertragungswege die gleichen Symptome haben, selbst wenn die Infektionserreger (bakterielle oder virale) unterschiedlich sind. Es scheint sehr plausibel, dass die Symptome der bipolaren Störung, der schizoaffektiven Störung und der Schizophrenie auch alle einen gemeinsamen Weg haben.

Die Überschneidungen klären

Ich habe nun darauf hingewiesen, dass die bipolare Störung, die Schizophrenie und die schizoaffektive Störung möglicherweise dieselbe Krankheit sind, aber ein breites Spektrum an Symptomen aufweisen und unterschiedlich auf die zur Verfügung stehenden Behandlungen reagieren. Ich habe in diesem Kapitel bereits angedeutet, dass eine schwere Depression und Angststörungen in einem ähnlichen Zusammenhang stehen und einen gemeinsamen Weg haben könnten. Für viele Fachleute auf diesem Gebiet ist keine dieser Aussagen schwer zu verstehen oder zu glauben. Fachleute auf dem Gebiet der psychischen Gesundheit befassen sich auch seit Jahrzehnten mit diesen Differenzierungen und kennen die Überschneidungen bei diesen Störungen und ihrer Behandlung nur allzu gut. Doch die Überschneidung beschränkt sich nicht auf diese Krankheiten.

Symptome überschneiden sich bei allen Arten psychischer Diagnosen, nicht nur bei denen, von denen man erwarten würde, dass eine Verbindung zwischen ihnen besteht. Wie ich bereits erwähnt habe, können viele verschiedene Störungen, psychische wie medizinische, zu psychotischen Symptomen führen. Tatsächlich haben etwa 10 Prozent der Menschen, bei denen eine schwere Depression diagnostiziert wurde, psychotische Symptome.[13] Angstsymptome kommen bei zahlreichen Diagnosen ebenfalls häufig vor. Die gesamte Anzahl von Angststörungen in der allgemeinen Bevölkerung ist zunächst ziemlich groß – jedes Jahr erleiden etwa 19 Prozent der Menschen eine Angststörung. Sieht man sich die Häufigkeit im Laufe eines Lebens an, dann steigt die Anzahl auf 33 Prozent, und das bedeutet, dass einer von drei Menschen irgendwann in seinem Leben die Kriterien einer Angststörung erfüllt.[14] Die Zahlen sind bei Menschen mit einer Depression, einer bipolaren Störung, einer Schizophrenie und einer schizoaffektiven Störung viel höher – etwa doppelt so hoch. Manchmal rationalisieren wir diese Symptome einfach weg: »Hättest du nicht Angst, wenn du eine Schizophrenie hättest?« Wie ansprechend und intuitiv das auch klingt, es ist nicht so einfach. Es gibt eine starke bidirektionale Beziehung zwischen der Schizophrenie und den Angststörungen. Mit anderen Worten: Menschen, bei denen sich zuerst eine Angststörung manifestiert, haben ein irgendwo zwischen dem acht- und dem dreizehnfachen liegendes erhöhtes Risiko, eine Schizophrenie oder eine schizoaffektive Störung zu entwickeln.[15] Diese Steigerungen sind nicht unerheblich. Aber warum sollte das der Fall sein?

Dr. Ronald Kessler und sein Team berichteten 2005 über die Ergebnisse der US National Comorbidity Survey Replication, der Nationalen Komorbiditätsumfrage (NCS) der Vereinigten Staaten, einer Haushaltserhebung, die eine repräsentative diagnostische Befragung von mehr als neuntausend Menschen quer durch die Vereinigten Staaten einschloss.[16] Insgesamt erfüllten in den der Befragung vorausgegangenen zwölf Monaten 26 Prozent der befragten Menschen die Kriterien einer psychischen Störung. Das ist jeder Vierte der amerikanischen Bevölkerung! Von diesen Störungen waren 22 Prozent schwerwiegend, 37 Prozent mittelgradig und 40 Prozent leicht. Angststörungen kamen am häufigsten vor, einschließlich Diagnosen wie ADHS. Bemerkenswert ist, dass 55 Prozent der Menschen nur eine Diagnose hatten, 22 Prozent hatten zwei, und die Übrigen hatten drei oder mehr psychiatrische Diagnosen. Das bedeutet, dass fast die Hälfte der Menschen die Kriterien von mehr als einer Störung erfüllten.

Eine diagnostische Überschneidung ist leichter abzutun, wenn wir über Angststörungen sprechen, vielleicht deshalb, weil es sich dabei um einen psychischen Zustand handelt, den wir alle einmal erleben. Schauen wir uns also die Autismus-Spektrum-Störung an. Die meisten Menschen halten Autismus nicht für eine rein psychische Erkrankung, sondern eher für eine entwicklungsbedingte oder neurologische Störung, die früh im Leben beginnt. Trotzdem haben 70 Prozent der Menschen mit Autismus zumindest eine andere psychische Störung und fast 50 Prozent haben zwei oder mehr.[17] Es ist auch bemerkenswert, dass in den Kriterien der Autismus-Spektrum-Störung viele der Symptome einer Zwangserkrankung verankert sind.

Und was geschieht mit autistischen Menschen längerfristig? Haben sie ein höheres Risiko für zusätzliche psychische Störungen? Wieder ist die Antwort oft ein Ja. Ein auffälliges Merkmal von Autismus ist die Beeinträchtigung der sozialen Fähigkeiten. Also liegt es auf der Hand, dass die Diagnose einer sozialen Phobie folgen könnte, wenn es aufgrund von Maßnahmen zu Angst kam. In einem solchen Fall würden viele Menschen annehmen, dass die Autismus-Spektrum-Störung zuerst da war und die Sozialphobie eine verständliche Folge des Autismus war. Inzwischen ist jedoch gut dokumentiert, dass der Autismus als solcher einen Menschen einem höheren Risiko für jede Art von anderen psychischen Störungen aussetzt.[18] Das schließt stimmungsbedingte Störungen, psychotische Störungen, Essstörungen und solche durch Drogenmissbrauch ein. Wie kann das sein? Liegt es einfach daran, dass Autismus Stress verursacht? Wir wissen, dass Menschen durch Stress ein Risiko für psychische Störungen aller Art haben können, und Autismus ist zweifellos stressbehaftet. Doch wie Sie erfahren werden, ist die Erklärung viel komplexer.

Dieses Phänomen ist auch nicht auf Angststörungen oder auf die Autismus-Spektrum-Störung beschränkt. Wenn wir uns Essstörungen anschauen, tritt bei etwa einem Prozent der Bevölkerung eine Bulimie auf, bei 0,6 Prozent eine Anorexie und bei ungefähr 3 Prozent kommt es zu unkontrollierten Heißhunger- und Essanfällen (die neueste Störung in dieser Kategorie).[19] Viele Menschen halten diese eher für soziale Störungen als für biologische Gehirnstörungen. Trotzdem haben insgesamt 56 Prozent der Menschen mit einer

Anorexie, 79 Prozent der Menschen mit unkontrollierten Heißhunger- und Essanfällen und 95 Prozent der Menschen mit einer Bulimie mindestens noch eine andere psychische Störung.[20] Also auf ein Neues: Was ist zuerst da? Verursachen Essstörungen andere psychische Störungen oder verursachen andere Störungen Essstörungen? Beides ist richtig: Es besteht eine bidirektionale Beziehung zwischen Ess- und anderen psychischen Störungen. Welche anderen Störungen, wollen Sie wissen? Alle anderen. Dasselbe gilt auch für die Sucht. Hier handelt es sich auch um eine bidirektionale Beziehung. Menschen mit einer Suchtstörung haben ein höheres Risiko für eine psychische Störung, und Menschen mit psychischen Störungen haben ein viel höheres Risiko, Suchtmittel zu benutzen und zu missbrauchen. Warum ist das so?

Ich könnte so weitermachen mit einer Diagnose nach der anderen, doch das mache ich nicht. Eine wichtige Studie von 2019 verdeutlicht einen größeren Zusammenhang. In dieser Studie nutzte die Forschung ein dänisches Gesundheitsregister, um psychiatrische Diagnosen von fast sechs Millionen Menschen über siebzehn Jahre hinweg zu analysieren.[21] Dabei wurde festgestellt, dass das Vorliegen einer beliebigen psychischen Störung das Risiko der betroffenen Person, später eine weitere psychische Störung zu entwickeln, dramatisch erhöhte. Es gab eine starke bidirektionale Beziehung für alles! Selbst bei Störungen, von denen die meisten Menschen glauben, dass sie nichts miteinander zu tun haben, zum Beispiel Schizophrenie und Essstörungen, eine geistige Behinderung und Schizophrenie. Mischen und kombinieren Sie sie, wie immer Sie wollen. Die Quotenverhältnisse über die gesamte Bandbreite lagen in dieser Studie generell zwischen zwei und dreißig. Das heißt, wenn irgendeine psychische Störung diagnostiziert wurde, wurde mit einer zwei- bis dreißigmal höheren Wahrscheinlichkeit später die Diagnose einer weiteren psychischen Störung gestellt. Welcher? Irgendeiner von ihnen! Manche der sehr hohen Quotenverhältnisse liegen zwar an der Überschneidung von Symptomen zwischen verschiedenen Störungen, doch Tatsache ist, dass die Quotenverhältnisse bei allen Störungen in allen Richtungen erhöht waren.

Darüber hinaus galt diese bidirektionale Beziehung auch für psychische Störungen und sogenannte *organische psychische Störungen.* Die Verwendung der Bezeichnung *organische psychische Störung* bezieht sich auf Symptome einer psychischen Störung, von der man annimmt, dass sie durch eine Krankheit oder ein Medikament verursacht wurde. Das habe ich bereits kurz angesprochen: Wenn zum Beispiel ein krebskranker Mensch keinen Appetit mehr hat und depressiv wird, wird bei ihm oft keine schwere Depression diagnostiziert. Es wird angenommen, dass diese Symptome dem Krebs geschuldet sind und nicht einer echten psychischen Störung. Doch die Nachweise in dieser Studie zeigen nun, dass jemand, der psychische Symptome entwickelt, die einem medizinischen Problem zugeschrieben werden, mit sehr viel größerer Wahrscheinlichkeit in Zukunft tatsächlich eine psychische Störung bekommen wird – und umgekehrt. Damit stellt sich die Frage, ob es wirklich sinnvoll ist, organische psychische Störungen vom Rest zu trennen.

Alles in allem hat diese Studie mehrere wichtige Fragen aufgeworfen. Bidirektionale Beziehungen, insbesondere solche, die in beiden Richtungen besonders stark sind, legen nahe, dass es tatsächlich einen gemeinsamen Weg gibt. Die Symptome können sich zwar unterscheiden, doch vielleicht sind unsere Diagnosen weitaus ähnlicher als wir das lange gedacht haben.

Die dänische Studie war nicht die erste wissenschaftliche Arbeit, die nahelegte, dass alle psychischen Störungen einen gemeinsamen Weg haben könnten. 2012 untersuchten Dr. Benjamin Lahey und sein Team die Symptome und die Prognose von elf verschiedenen psychischen Störungen bei dreißigtausend Menschen.[22] Sie sahen sich *internalisierende* im Vergleich zu *externalisierenden* Störungen an. Internalisierende Störungen sind diejenigen, bei denen man annimmt, dass sich der Stress nach innen richtet, wie etwa Depressionen und Angststörungen. Externalisierende sind diejenigen, bei denen sich der Stress nach außen richtet, wie Substanzmissbrauch bzw. Sucht oder antisoziales Verhalten. Sie stellten bei diesen unterschiedlichen Störungen eine erhebliche Überschneidung fest und sprachen die Möglichkeit eines »allgemeinen Faktors« an, der zu allen von ihnen führt.

2018 führten Dr. Avshalom Caspi und Terrie Moffitt diese Forschung weiter, wobei sie in einem Übersichtsartikel alle psychischen Störungen einschlossen: »All for One and One for All: Mental Disorders in One Dimension«[23] *(Eine für alle und alle für eine: Psychische Störungen eindimensional.)* Sie überprüften eine erhebliche Menge an Forschungsarbeiten, auch epidemiologische Studien, Studien zu bildgebenden Verfahren des Gehirns und Studien bekannter Risikofaktoren für psychische Störungen wie die Genetik und ein Kindheitstrauma. Die Daten waren gründliche, umfassende Forschungsergebnisse bei Menschen unterschiedlichen Alters, einschließlich Kindern, Heranwachsenden und Erwachsenen und stammten aus vielen verschiedenen Teilen der Welt. Nach Prüfung all dieser Daten stellten sie eine starke Korrelation zwischen allen psychischen Störungen fest. Bei der Betrachtung der Risikofaktoren für psychische Störungen fanden sie heraus, dass nicht ein Risikofaktor das Risiko für nur eine bestimmte Störung übertrug, sondern jeder Risikofaktor für viele Störungen. Zum Beispiel befasste sich eine der von ihnen geprüften Studien mit der Genetik von psychiatrischen Störungen.[24] Die Studie beurteilte mehr als drei Millionen Geschwister in der Hoffnung, die Gene zu identifizieren, die das Risiko für Depressionen, Angststörungen, ADHS, Alkoholismus, Drogenmissbrauch, Schizophrenie und schizoaffektive Störungen erhöhen. In Anbetracht dessen, dass es sich dabei um verschiedene Störungen handelt, würde man erwarten, dass es verschiedene Gene waren. Es wurde jedoch festgestellt, dass die meisten der genetischen Variationen das Risiko für eine breite Palette von Störungen übertrug. Es gab keine spezifischen Gene für nur eine Störung. Selbst Missbrauch in der Kindheit birgt ein Risiko für die meisten psychischen Störungen, einschließlich PTBS, Depressionen, Angststörungen, Suchtstörungen, Essstörungen sowie einer bipolaren Störung und Schizophrenie.

Angesichts der unendlichen Überschneidungen bei den Zusammenhängen zwischen all diesen psychischen Störungen und all ihrer Risikofaktoren analysierten Caspi und Moffitt diese Zusammenhänge mithilfe eines komplexen mathematischen Modells in der Hoffnung, daraus schlau zu werden. Dieses Modell führte zu einer schockierenden Schlussfolgerung. Es legte nahe, dass es für alle psychischen Erkrankungen einen gemeinsamen Weg zu geben scheint. Caspi und Moffitt nannten ihn den *P-Faktor*, wobei *P* für die allgemeine Psychopathologie steht. Sie argumentierten, dass dieser Faktor offenbar die Neigung eines Menschen zur Entwicklung einer psychischen Störung, zur Ausprägung von mehr als einer Störung sowie zu einer chronischen Störung und sogar die Schwere der Symptome vorhersagen könne. Dieser P-Faktor kommt häufig bei Hunderten von verschiedenen psychiatrischen Symptomen und jeder psychiatrischen Diagnose vor. Nachfolgende Forschungsarbeiten mit verschiedenen Personengruppen und unterschiedlichen Methoden bestätigten die Existenz dieses P-Faktors.25 Diese Forschung war jedoch nicht so konzipiert, uns mitzuteilen, was dieser P-Faktor ist. Sie weist nur darauf hin, dass er existiert, dass es eine nicht identifizierte Variable gibt, die bei allen psychischen Störungen eine Rolle spielt. Unsere Aufgabe ist es, herauszufinden, was das sein könnte.

4

Könnte das alles zusammenhängen?

Was wäre, wenn ich Ihnen sagen würde, dass dieser gemeinsame Weg, nach dem wir suchen, eventuell nicht auf psychische Krankheiten beschränkt ist?

Wie wir gesehen haben, werden im medizinischen Bereich gegenwärtig psychische und andere medizinische Störungen voneinander getrennt. Sie werden als separate Kategorien betrachtet, die wenig oder gar nichts miteinander zu tun haben.

Doch es gibt viele medizinische Störungen, die häufig gleichzeitig mit psychischen Störungen auftreten und umgekehrt. Ja, da sind sie wieder, die bidirektionalen Beziehungen: Psychische Störungen haben nicht nur bidirektionale Beziehungen zueinander, viele stoffwechselbedingte und neurologische Störungen haben auch starke bidirektionale Beziehungen zu psychischen Störungen. Diese Beziehungen liefern wichtige Hinweise auf die Art des gemeinsamen Weges, der uns helfen wird, das Puzzle der psychischen Erkrankung zusammenzusetzen.

Bei der Untersuchung dieser Beziehungen konzentriere ich mich auf drei Stoffwechselstörungen (Fettleibigkeit, Diabetes und die Herz-Kreislauf-Erkrankung) sowie zwei neurologische Störungen (Alzheimer und Epilepsie). Alle diese fünf Erkrankungen gehen häufig mit psychischen Symptomen wie Depressionen, Angstzuständen, Schlafstörungen und sogar einer Psychose einher. Andererseits haben Menschen mit einer psychischen Störung ein viel größeres Risiko, diese fünf Krankheiten zu bekommen. Es ist klar, dass nicht alle Menschen, die an diesen Krankheiten leiden, eine psychische Störung haben und dass nicht alle Menschen mit einer psychischen Störung eine dieser Krankheiten bekommt.

Wenn solche Menschen auch Symptome einer psychischen Störung haben, wird über diese manchmal hinweggesehen, als wären sie normale Reaktionen auf schwere Krankheiten. Wer eine Herzinsuffizienz hat, ist oft depressiv, was aufgrund der Schwere der Krankheit als verständlich dargestellt wird. Und ob bei diesen Menschen, die auch psychische Symptome haben, eine psychische Störung diagnostiziert wird, hängt von den klinischen Fachleuten ab, in deren Ermessensspielraum es liegt, ob sie diese psychischen Symptome den organischen Krankheiten zuschreiben. Letztendlich sind die Symptome dieselben, egal, aus welchem Grund sie ihnen zugeschrieben werden. Das gilt für Depressionen, das gilt für Angststörungen und das gilt für Paranoia. Sie werden auch auf dieselbe Weise behandelt: Häufig werden Antidepressiva, Anxiolytika und Antipsychotika bei Menschen mit diesen organischen Störungen eingesetzt.

Ein genauerer Blick darauf beleuchtet die Verbindungen zwischen dem Stoffwechsel, den Stoffwechselstörungen und den Störungen des Gehirns, egal, ob sie psychisch oder neurologisch bedingt sind. Sie helfen uns, die letzten Teile des Puzzles an die richtige Stelle zu setzen.

Stoffwechselstörungen

Beginnen wir mit unseren drei Stoffwechselstörungen: Fettleibigkeit, Diabetes und Herz-Kreislauf-Erkrankung. Der Begriff *Stoffwechselstörungen* umfasst tatsächlich noch viele weitere Erkrankungen, bezieht sich jedoch am häufigsten auf Störungen, die mit dem metabolischen Syndrom einhergehen. Dieses wird diagnostiziert, wenn jemand an drei oder mehr der folgenden Zustände leidet: einem erhöhten Blutdruck, einem hohen Blutzuckerspiegel, übermäßigem Körperfett um die Taille, einem hohen Triglyceridspiegel und einem niedrigen HDL-Wert (dem sogenannten »guten Cholesterin«). Menschen mit einem metabolischen Syndrom haben ein erhöhtes Risiko, Diabetes Typ 2, Herzinfarkte und Schlaganfälle zu bekommen.

Diabetes

Der Zusammenhang zwischen Diabetes und einer psychischen Erkrankung ist seit mehr als einem Jahrhundert bekannt. Sir Henry Maudsley schrieb 1879: »Diabetes ist eine Krankheit, die sich oft in

Familien zeigt, in denen die Geisteskrankheit weit verbreitet ist.« Viele psychische Störungen gehen mit höheren Diabeteszahlen einher. Menschen mit einer Schizophrenie bekommen mit einer dreimal höheren Wahrscheinlichkeit Diabetes.[1] Bei Menschen mit einer Depression liegt diese Wahrscheinlichkeit bei 60 Prozent.[2]

Und wie sieht es umgekehrt aus? Ist bei Menschen mit Diabetes die Wahrscheinlichkeit einer psychischen Störung höher? Ja. Die Forschung hat sich überwiegend auf Depressionen und Diabetes konzentriert. Menschen, die Diabetes haben, bekommen mit einer zwei- bis dreifach höheren Wahrscheinlichkeit eine schwere Depression. Außerdem dauert eine Depression bei ihnen viermal länger als bei Menschen, die keinen Diabetes haben. Etwa einer von vier Menschen mit Diabetes hat durchaus auch eine klinisch relevante Depression.[3] Darüber hinaus scheint die Depression den Blutzuckerspiegel zu beeinflussen: Diabetiker mit einer Depression haben tendenziell einen höheren Blutzuckerspiegel als Menschen, die keine Depression haben. Es geht jedoch nicht nur um die Depression. Eine Studie mit 1,3 Millionen Jugendlichen untersuchte die Häufigkeit psychischer Erkrankungen über die nachfolgenden zehn Jahre. Jugendliche mit einem Diabetes litten mit höherer Wahrscheinlichkeit an einer stimmungsbedingten Störung, unternahmen einen Selbstmordversuch, nahmen psychiatrische Hilfe in Anspruch oder entwickelten irgendeine psychische Störung.[4]

Fettleibigkeit

Wir wissen, dass bei Menschen mit psychischen Störungen die Wahrscheinlichkeit, übergewichtig oder fettleibig zu sein, höher ist. Eine Studie untersuchte Menschen, bei denen eine Schizophrenie und eine bipolare Störung diagnostiziert worden war, über einen Zeitraum von zwanzig Jahren. Bei der Erstdiagnose waren die meisten von ihnen nicht fettleibig. Zwanzig Jahre später waren 62 Prozent der Menschen mit einer Schizophrenie und 50 Prozent mit einer bipolaren Störung fettleibig.[5] Damals lag die Fettleibigkeitsrate bei Erwachsenen im Bundesstaat New York, wo die Studie durchgeführt wurde, bei 27 Prozent. Autistische Kinder sind mit einer 40 Prozent höheren Wahrscheinlichkeit fettleibig.[6] In einer Meta-Analyse von 120 Studien wurde festgestellt, dass Menschen, die an einer schweren psychischen Erkrankung litten, mit einer dreimal höheren Wahrscheinlichkeit fettleibig waren als Menschen, die keine psychische Erkrankung hatten.[7]

Viele Menschen vermuten, dass diese Fettleibigkeit durch unsere Behandlungen verursacht wird. Es besteht zwar kein Zweifel daran, dass psychiatrische Medikamente mit einer Gewichtszunahme einhergehen. Das ist tatsächlich eine häufige Nebenwirkung von Antidepressiva und Antipsychotika. Doch mit den Behandlungen allein ist das nicht vollständig zu erklären. Zum Beispiel ging es in einer Studie um Menschen mit ADHS, die entweder medikamentös behandelt wurden oder nicht, und in den Folgejahren wurde beurteilt, wie viele von ihnen im Vergleich zu Menschen, die kein ADHS hatten, fettleibig waren. Es wurde festgestellt, dass alle Menschen mit ADHS, ob sie behandelt wurden oder nicht, mit einer höheren Wahrscheinlichkeit fettleibig wurden. Obwohl bei der Erstbehandlung von ADHS häufig ein stimulierendes Medikament gegeben wird, das den Appetit im Allgemeinen unterdrückt, war die Wahrscheinlichkeit, fettleibig zu werden, bei Menschen mit ADHS, die es bekamen, trotzdem höher als bei denjenigen, die kein ADHS hatten. Bei denjenigen, die keine Stimulanzien nahmen, war die Wahrscheinlichkeit, fettleibig zu werden, sogar noch höher.[8]

Und was ist mit den Menschen, die fettleibig sind? Entwickeln sie mit größerer Wahrscheinlichkeit eine psychische Störung? Wieder ist die Antwort ein Ja. Fettleibige Menschen entwickeln mit einer um 25 Prozent höheren Wahrscheinlichkeit eine Depression oder eine Angststörung und mit einer um 50 Prozent höheren Wahrscheinlichkeit eine bipolare Störung. Eine Studie ergab, dass die Gewichtszunahme um die Zeit der Pubertät bis zum Alter von 24 Jahren mit einer um das Vierfache erhöhten Zunahme des Depressionsrisikos einherging.[9] Es wurde festgestellt, dass eine Fettleibigkeit die Gehirnfunktion in einer Weise beeinflusst, die bekanntermaßen auch zu psychischen Störungen führt. Zum Beispiel hat man bei fettleibigen Menschen veränderte Verbindungen zwischen den

Gehirnregionen sowie Veränderungen in einer Region des Gehirns, im Hypothalamus,[10] gefunden, die bei Menschen mit psychischen Störungen häufig vorkommen.

Herz-Kreislauf-Erkrankungen

Herz-Kreislauf-Erkrankungen – insbesondere Herzinfarkte und Schlaganfälle – haben ebenfalls eine bidirektionale Beziehung zu psychischen Störungen. Werfen wir erneut einen Blick auf die Depressionen, stellen wir fest, dass 20 Prozent der Menschen mit einem Herzinfarkt, 33 Prozent der Menschen mit einer Herzinsuffizienz und 31 Prozent der Menschen mit einem Schlaganfall innerhalb eines Jahres nach dem Ereignis oder der Krankheit eine schwere Depression entwickeln.[11] Diese Häufigkeit ist drei- bis fünfmal höher als die in der gesamten Bevölkerung der USA.

Das scheint – oberflächlich betrachtet – leicht nachvollziehbar. Die meisten Menschen wären nach einem traumatischen Ereignis wie einem Herzinfarkt oder einem Schlaganfall depressiv. Wir sehen jedoch eine andere bidirektionale Beziehung, die nahelegt, dass das mehr als nur eine psychische Reaktion ist.

Wir wissen, dass Depressionen das Herz beeinflussen. Bei Menschen, die noch nie einen Herzinfarkt hatten, steigt das Risiko eines schweren Herzinfarkts um 50 bis 100 Prozent, wenn sie eine schwere Depression durchmachen.[12] Bei Menschen, die bereits einen Herzinfarkt hatten, verdoppelt eine depressive Phase das Risiko eines weiteren Herzinfarkts im nachfolgenden Jahr.

Und das gilt nicht nur für Depressionen. Menschen, bei denen eine Schizophrenie oder eine bipolare Störung diagnostiziert wurde, haben ein 53 Prozent höheres Risiko früher eine Herz-Kreislauf-Erkrankung zu erleiden.[13] Dies gilt sogar dann, wenn man Risikofaktoren wie Fettleibigkeit und Diabetes berücksichtigt. Eine über einen Zeitraum von dreizehn Jahren durchgeführte Studie mit fast einer Million Veteranen ergab, dass bei denjenigen mit einer PTBS-Diagnose, einer Posttraumatischen Belastungsstörung, die Wahrscheinlichkeit, eine transiente ischämische Attacke (TIA, vorübergehende

Symptome eines Schlaganfalls) zu erleiden, doppelt so hoch und die Wahrscheinlichkeit eines Schlaganfalls um 62 Prozent höher war.[14]

Wir wissen seit Langem, dass Menschen mit schwerwiegenden psychischen Störungen wie Schizophrenie, einer bipolaren Störung und schweren chronischen Depressionen sehr viel früher sterben. Im Durchschnitt verlieren sie zwischen dreizehn und dreißig Jahren ihrer normalen Lebenszeit.[15] Neuere Forschungen bei sieben Millionen Menschen aus einer Datenbank der dänischen Bevölkerung deuten etwas noch Alarmierenderes an.[16] Es sind nicht nur die schwerwiegenden psychischen Störungen, die zu einer verkürzten Lebenszeit führen. Alle psychischen Störungen – selbst leichte oder häufige wie Angststörungen oder ADHS – gehen mit einer verkürzten Lebenszeit einher. Im Durchschnitt verlieren Männer mit psychischen Störungen zehn Jahre und Frauen sieben Jahre ihres Lebens.

Woran sterben diese Menschen so früh? Die meisten Menschen glauben aufgrund von Selbstmord. Doch das ist nicht der Fall. Obwohl die Selbstmordrate bei psychisch Kranken definitiv höher ist, sind die frühen Todesfälle in dieser Gruppe hauptsächlich Herzinfarkten, Schlaganfällen und Diabetes – also Stoffwechselkrankheiten – geschuldet. Wir haben gerade gesehen, dass diese Krankheiten bei Menschen mit psychischen Erkrankungen viel häufiger vorkommen.

Wir wissen heute auch, dass Menschen mit chronischen psychischen Störungen vorzeitig zu altern scheinen. Wir können das anhand einer Vielzahl von Messgrößen für den Alterungsprozess feststellen. Eine solche Messgröße sind die Telomere, die Endkappen der Chromosomen. Mit zunehmendem Alter der Menschen werden sie tendenziell kürzer. Verkürzte Telomere wurden bei Menschen mit Krankheiten gefunden, bei denen man erwarten würde, dass sie mit dem Alterungsprozess einhergehen, wie etwa Fettleibigkeit, Herz-Kreislauf-Erkrankungen und Diabetes. Kürzere Telomere wurden auch bei Menschen mit Depressionen, bipolaren Störungen, PTBS und Suchterkrankungen festgestellt.[17]

Neurologische Erkrankungen

Obwohl sowohl neurologische als auch psychische Erkrankungen das Gehirn beeinflussen und zu beiden häufig psychische Symptome gehören, werden sie aufgrund eines Umstands unterschieden: Bei neurologischen Störungen gibt es zumindest einen objektiven Test oder ein pathologisches Ergebnis, der oder das zur Diagnose herangezogen werden kann. Das kann eine Anomalie im Gehirnscan oder EEG sein oder eine pathologische Entdeckung im Hirngewebe oder in der das Gehirn umgebenden Flüssigkeit. Wie Sie bereits wissen, gibt es für psychische Störungen keine objektiven Tests, die zur Diagnose genutzt werden können.

Alzheimer

Alzheimer ist die häufigste Form der Demenz, einer Gruppe neurologischer Störungen, die im Laufe der Zeit die Gehirnfunktion beeinträchtigen. Zu den häufigsten Symptomen aller Demenzformen gehören Gedächtnisstörungen, Persönlichkeitsveränderungen und ein beeinträchtigtes Urteilsvermögen. Die charakteristischen Befunde bei Alzheimer sind Plaques und neurofibrilläre Bündel, eine Anhäufung von sogenanntem Tau-Protein im Gehirn. Mit zunehmendem Alter steigt das Alzheimer-Risiko exponentiell und verdoppelt sich nach dem Alter von 65 Jahren alle fünf Jahre. Bis zum 85. Lebensjahr sind 33 Prozent aller Menschen an Alzheimer erkrankt.[18] Es gibt früh auftretende Arten von Alzheimer, die durch seltene genetische Mutationen oder das Downsyndrom (Trisomie 21) verursacht werden. Bei allen anderen ist jedoch nicht klar, wodurch Alzheimer genau ausgelöst wird. Zu einigen der bekannten Risikofaktoren gehören neben dem Alter das Vorkommen der Krankheit in der Familie, ein Schädel-Hirn-Trauma … und Stoffwechselstörungen.

Die Fettleibigkeit in der Lebensmitte, Diabetes und Herzkrankheiten erhöhen alle das Alzheimer-Risiko. Ebenso die Risikofaktoren für Stoffwechselstörungen wie Rauchen, hoher Blutdruck, ein hoher Cholesterinspiegel und mangelnde sportliche Betätigung. Interessanterweise gehört zu den genetischen Risikofaktoren eine Genvariante, APOE4, die für ein Enzym kodiert, das mit dem Fett- und Cholesterin-Stoffwechsel in Zusammenhang steht.

Dinge, die oft als *psychisch* gelten, sind ebenfalls Risikofaktoren. Depressionen zu einem früheren Zeitpunkt im Leben verdoppeln das Alzheimer-Risiko eines Menschen.[19] Eine Schizophrenie erhöht dieses Risiko ebenfalls dramatisch – eine Studie mit mehr als acht Millionen Menschen ergab, wenn jemand mit einer Schizophrenie das relativ niedrige Alter von 66 Jahren erreicht, besteht gegenüber jemandem, der nicht an Schizophrenie erkrankt ist, eine um das Zwanzigfache höhere Wahrscheinlichkeit, dass es im Laufe der Zeit zu einer Diagnose von Demenz kommt.[20] Und erinnern Sie sich an die große dänische Bevölkerungsstudie (→ Seite 82ff.), bei der bidirektionale Beziehungen zwischen all den verschiedenen psychiatrischen Störungen festgestellt wurden: Die Alzheimer'sche Krankheit wurde dort in die Kategorie der organischen psychischen Störungen eingeordnet, das Etikett, das zur Klassifizierung psychischer Symptome aufgrund von Beschwerden wie Delir oder anderen Arten von Demenz benutzt wird. In dieser Studie erhöhte jede psychiatrische Störung das Risiko einer organisch bedingten psychischen Störung – von irgendwo bei 50 Prozent bis zum Zwanzigfachen. Leider wurde Alzheimer nicht von den anderen organisch bedingten psychischen Störungen getrennt. Doch die beiden häufigsten sind Delir und Alzheimer. Die ersten Anzeichen einer Alzheimer-Erkrankung sind meist Vergesslichkeit und psychische Symptome wie Depressionen, Angststörungen und Persönlichkeitsveränderungen. Nach einer Alzheimer-Diagnose entwickeln fast alle Betroffenen psychische Symptome – in einer Studie waren es 97 Prozent.[21] Zu diesen können alle gehören, die man sich vorstellen kann: Angststörungen, Depressionen, Persönlichkeitsveränderungen, Erregungszustände, Schlafstörungen, sozialer Rückzug, was auch immer. Etwa 50 Prozent der von Alzheimer Betroffenen entwickeln psychotische Symptome wie Halluzinationen und Wahnvorstellungen.[22]

Also kann im Wesentlichen jedes psychiatrische Symptom bei Alzheimer auftreten. Und wenn das der Fall ist: Wodurch werden diese Symptome verursacht? Ist es dieselbe Ursache wie bei Menschen, die zu einem früheren Zeitpunkt in ihrem Leben psychische Symptome entwickelt haben? Eines ist sicher: Die Überschneidung von identischen Symptomen bedeutet, dass wir uns mit der Frage, wodurch psychische Erkrankungen verursacht werden, nicht wirklich beschäftigen können, ohne auch Alzheimer zu betrachten.

Epilepsie

Die Epilepsie ist eine relativ seltene Gehirnerkrankung, die auch eine bidirektionale Beziehung zu psychischen Störungen hat. Epilepsie kann in jedem Alter beginnen. Sie fängt jedoch am häufigsten in der Kindheit an und betrifft eines von 150 Kindern. Manchmal ist die Ursache eine eindeutig festgestellte Anomalie des Gehirns, wie zum Beispiel ein Schlaganfall, eine Gehirnverletzung, ein Tumor oder eine seltene genetische Mutation. Meist ist die Ursache jedoch unbekannt.

Menschen mit einer Epilepsie haben oft psychiatrische Symptome. Manchmal führen diese zur Diagnose einer psychischen Störung. In anderen Fällen wird jedoch angenommen, dass die Symptome den Anfällen selbst geschuldet sind. Es steht außer Frage, dass Anfälle ungewöhnliche Emotionen, Empfindungen oder Verhaltensweisen hervorrufen können. Menschen mit einer Epilepsie entwickeln jedoch mit größerer Wahrscheinlichkeit auch dann psychische Symptome, wenn sie keine Anfälle haben.

24 Prozent der Kinder mit einer Epilepsie sind auch intellektuell eingeschränkt, haben ADHS, oder es wurde Autismus bei ihnen diagnostiziert.[23] Angststörungen kommen bei ihnen ebenfalls häufig vor, im Vergleich zur allgemeinen Bevölkerung treten sie drei- bis sechsmal häufiger auf.[24] Eine Studie ergab, dass 55 Prozent der Menschen mit einer Epilepsie an Depressionen litt und ein Drittel aller von Epilepsie Betroffenen von mindestens einem Selbstmordversuch berichtete.[25] Interessanterweise kam es oft vor der Epilepsie-Diagnose zu den Selbstmordversuchen.[26] Andere Studien stellten eine Versechsfachung der bipolaren Störung und eine Verneunfachung der Schizophrenie fest.[27] Die Daten machen klar, dass psychiatrische Diagnosen bei Epilepsie durch die Bank außergewöhnlich häufig vorkommen.

Und wie ist es umgekehrt? Es kommt tatsächlich vor, dass Menschen mit psychischen Störungen mit größerer Wahrscheinlichkeit an Epilepsie leiden oder im Allgemeinen Anfälle erleben. Zwischen 6 und 27 Prozent etwa der autistischen Kinder bekommen Anfälle.[28] Anzeichen einer Epilepsie zeigen sich bei 16 Prozent der Kinder mit ADHS im EEG.[29] Außerdem ist die Wahrscheinlichkeit zweieinhalbmal größer, dass bei Kindern, die Anfälle haben, bereits ADHS diagnostiziert wurde.[30] Im späteren Leben erhöht die Diagnose einer schweren Depression das Risiko eines grundlosen Anfalls um das Sechsfache.[31]

Anfälle liefern uns einen wichtigen Hinweis auf unseren gemeinsamen Weg und verknüpfen die Punkte zwischen einer metabolischen, das heißt stoffwechselbedingten, einer psychischen und einer neurologischen Störung: Es gibt nicht nur eine Verbindung zwischen der Epilepsie und einer psychischen Krankheit, es gibt auch eine Verbindung zwischen der Epilepsie und Stoffwechselstörungen.

Wir wissen seit Langem, dass die Hypoglykämie (niedriger Blutzuckerspiegel) Anfälle verursachen kann. Das wird häufig bei Diabetikern – sowohl solchen mit Typ 1 als auch solchen mit Typ 2 – beobachtet. Der Blutzuckerspiegel bei Diabetikern kann entweder durch zu viele Medikamente sinken oder dadurch, dass sie nicht genug essen. Ist jedoch die Wahrscheinlichkeit bei Diabetikern höher, Anfälle zu bekommen, die nichts mit einer schweren Hypoglykämie zu tun haben? Ja. Bei Kindern mit einem Diabetes Typ 1 liegt eine dreimal höhere Wahrscheinlichkeit vor, eine Epilepsie zu bekommen[32] – und eine sechsmal höhere, wenn der Diabetes vor dem Alter von sechs Jahren beginnt.[33] Es wurde festgestellt, dass Erwachsene im Alter von 65 Jahren und älter mit Diabetes Typ 2 ein um 50 Prozent höheres Risiko haben, an Epilepsie zu erkranken.[34]

Und was ist bei Fettleibigkeit? Man könnte denken, dass das Gewicht nichts mit Epilepsie zu tun habe, und doch zeigte eine große Studie, dass bei Menschen mit extremem Unter- oder Übergewicht eine um 60 bis 70 Prozent höhere Wahrscheinlichkeit vorlag, an Epilepsie zu erkranken als normalgewichtige Menschen.[35] Dass sowohl Über- als auch Untergewicht Risikofaktoren sind, mag überraschen, doch wie ich später zeigen werde, sind beide Extreme eine Belastung für den Stoffwechsel. Zudem besteht bei Frauen, die während der Schwangerschaft (über die dadurch bedingte normale Gewichtszunahme hinaus) fettleibig sind, eine höhere Wahrscheinlichkeit, Kinder zu bekommen, die auch eine Epilepsie entwickeln, wenn die Mütter schwerer werden. Frauen mit einem BMI (Body-Mass-Index) von mehr als 40 haben ein um 82 Prozent höheres Risiko, Kinder mit einer Epilepsie zu bekommen. Das ist fast doppelt so hoch wie das Risiko in der allgemeinen Bevölkerung.[36]

Vor aller Augen versteckt

Da wären wir also, konfrontiert mit der seltsamen Tatsache, dass psychische Störungen bidirektionale Beziehungen haben, nicht nur zueinander, sondern zu diesen anscheinend sehr unterschiedlichen medizinischen Störungen auch. Sie erinnern sich, dass bidirektionale Beziehungen auf einen möglichen gemeinsamen Weg hinweisen – etwas Gemeinsames, das alle diese Störungen verursacht oder dazu beiträgt. Ist das möglich?

Viele Menschen glauben, dass sie bereits die Ursache für manche dieser Verbindungen kennen, insbesondere derjenigen zwischen metabolischen (stoffwechselbedingten) und psychischen Störungen. Wir haben über die Stigmatisierung gesprochen, der Menschen mit psychischen Störungen ausgesetzt sind, doch wenn es um Stoffwechselstörungen geht, wird oft vorschnell ein Urteil abgegeben. Es gibt Menschen, die glauben, dass diejenigen, die fettleibig sind, Diabetes oder Herzinfarkte haben, einfach nicht gut auf sich achten. Sie essen zu viel, rauchen und treiben zu wenig Sport bzw. bewegen sich zu wenig. Im Großen und Ganzen glauben viele Menschen, dass diese Zustände durch Fahrlässigkeit entstehen, dass diejenigen mit dieser Diagnose selbst schuld daran seien. In ähnlicher Weise scheint es für viele offensichtlich zu sein, dass psychische Störungen der Grund dafür sind, dass Menschen nicht gut auf sich achten. Zum Beispiel haben sie zu wenig Energie und Motivation, wenn sie Depressionen haben. Und dann sitzen sie den ganzen Tag herum, sehen fern und essen. Sie nehmen zu. Sie bewegen sich nicht. Jeder weiß, dass Stress zu ungesunden Verhaltensweisen beiträgt. Fast zwangsläufig haben Menschen mit psychischen Störungen mehr Stress als die meisten anderen, oder zumindest fühlt es sich für sie so an. Also noch einmal, Menschen mit diesen belastenden Symptomen ernähren sich schlecht und bewegen sich zu wenig. Es ist kein Wunder, dass Menschen mit psychischen Störungen mehr Stoffwechselstörungen haben. Worauf es in den Augen vieler wirklich ankommt, ist einfach: Es ist alles eine Frage der Willenskraft und Disziplin.

Hierin liegt jedoch das Dilemma. Die Anzahl all dieser Störungen ist in den letzten fünfzig Jahren in die Höhe geschossen. Fettleibigkeit, Diabetes, Herz-Kreislauf-Erkrankungen und psychische Störungen. Warum ist das so? Gab es in unserer Gesellschaft eine Epidemie der Faulheit oder der selbstzerstörerischen Verhaltensweisen in Bezug auf die Gesundheit? Sind die Menschen nicht mehr zur Selbstdisziplin fähig? Ist ihnen ihre Gesundheit einfach egal? Wenn Sie diese Fragen auch mit *Ja* beantworten, wie viele das tun würden, bleibt eine andere Frage: Warum? Wodurch wurde die *epidemische Faulheit* verursacht?

Manche würden sagen, es ist die Gesellschaft, wie wir es in Kapitel *1 Was wir machen, funktioniert nicht* (→ Seite 21ff.) kurz erwähnt haben: Dass alles schneller geht und sich daraus Ansprüche ergeben, es ist der Stress des modernen Lebens, die ständigen E-Mails, um die man sich kümmern muss, die Beiträge in den sozialen Medien, die sich stapeln und um unsere Aufmerksamkeit wetteifern, der Zwang, das Mobiltelefon zur Hand zu nehmen, ständig nachzusehen, zu suchen, zu scrollen oder zu überprüfen. Andere würden vielleicht sagen, es liegt am Nahrungsmittelangebot, den künstlichen Zutaten und den verarbeiteten Nahrungsmitteln.

Und wie sich zeigt, sind das alles wahrscheinliche Faktoren, die dazu beitragen. Aber sind sie die wirklichen Ursachen? Wie gelangen wir von jeder dieser »Ursachen« zu Faulheit, Apathie und zum Burn-out, die dazu führen, dass Menschen zu viel essen, sich nicht bewegen bzw. keinen Sport treiben und dann psychische oder metabolische Störungen bekommen? Wie funktioniert das eigentlich alles im Körper und im Gehirn? Und warum führt das nicht bei jedem, der sich diesen Kräften aussetzt, am Ende zu Diabetes und Depressionen? Und wie passen die Zusammenhänge mit neurologischen Störungen, die als körperliche Gehirnerkrankungen anerkannt sind, zu dem ganzen Gerede vom modernen Leben und den schlechten Gewohnheiten in Bezug auf die Gesundheit? Die meisten Menschen glauben zwar, dass diese psychischen und metabolischen Zusammenhänge leicht zu erklären sind, doch wenn man zu den Details der Physiologie – den Funktionen und Abläufen im Organismus – des Menschen kommt, dann werden die Dinge erheblich unklarer.

Wenn entsprechende Dienstleister mit Menschen über die Veränderung ihres gesundheitlichen Verhaltens sprechen – weniger essen, mehr Sport treiben –, dann bekommen sie oft ähnliche Antworten: »Es ist zu schwer« oder »Ich habe nicht genug Energie«. Diese Antworten stoßen fast immer auf eine starke Missbilligung. Sie werden als Entschuldigung für Faulheit oder als Zeichen, dass das Problem nicht ernst genug genommen wird, oder als Mangel an Disziplin betrachtet. Doch ist es möglich, dass Antworten wie »Es ist zu schwer« und »Ich habe nicht genug Energie« gar keine Entschuldigungen sind, sondern tatsächlich Hinweise, die uns wichtige Informationen geben? Könnten Trägheit und ein Mangel an Motivation Symptome eines Stoffwechselproblems sein? Ist es möglich, dass diese Menschen im wahrsten Sinne des Wortes nicht genug Energie haben?

Wie sich zeigt, ist das nicht einfach nur möglich, sondern es gibt jede Fülle von Nachweisen dafür, dass es so ist. Zum Stoffwechsel gehört nämlich die Energiebildung in den Zellen. Wie Sie in den folgenden Kapiteln sehen werden, hat man bei Menschen mit einer metabolischen oder psychischen Erkrankung Defizite bei der Energiebildung in den Zellen festgestellt. Diese Menschen sagen die Wahrheit. Sie haben wirklich nicht genug Energie.

> Es ist also kein Problem der Motivation. Es ist ein Stoffwechselproblem.
> Wir haben den »Elefanten« im Raum übersehen.

Rekapitulieren wir kurz

- Ich habe den gegenwärtigen Stand der Dinge auf dem Gebiet der psychischen Gesundheit beschrieben und warum das, was wir tun, nicht funktioniert.
- Ich habe die Nachweise bezüglich der Überschneidungen und Gemeinsamkeiten bei den psychischen Störungen sowie die Grenzen unserer derzeitigen Methoden, zwischen den Diagnosen zu differenzieren, untersucht. Wir haben gesehen, dass jede psychische Störung dazu führt, dass es mit größerer Wahrscheinlichkeit zu einer weiteren psychischen Störung kommt – zu jeder beliebigen. Diese bidirektionalen Beziehungen legen nahe, dass es bei allen psychischen Störungen einen gemeinsamen Weg geben könnte.
- Ich habe auch die Nachweise bidirektionaler Beziehungen zwischen den psychischen Störungen und zumindest drei metabolischen und mindestens zwei neurologischen Störungen untersucht: Fettleibigkeit, Diabetes, Herz-Kreislauf-Erkrankungen, Alzheimer und Epilepsie. Das eröffnet die Möglichkeit eines gemeinsamen Weges nicht nur für psychische Störungen, sondern für alle diese Störungen.

Das scheint bereits unvereinbar zu sein. Sie könnten aufschreien: »Aber das sind doch alles verschiedene Krankheiten!« Eine Schizophrenie ist nicht dasselbe wie eine Essstörung oder eine leichte Angststörung. Eine Herz-Kreislauf-Erkrankung, eine bipolare Störung, Epilepsie, Diabetes und Depressionen sind allesamt unterschiedlich. Sie haben unterschiedliche Symptome. Sie beeinflussen verschiedene Bereiche des Körpers. Sie treten in unterschiedlichen Altersgruppen auf. Manche von ihnen, wie z. B. ein Schlaganfall, können sehr schnell tödlich sein. Andere, wie eine leichte Depression, können lediglich ein paar Monate dauern, könnten kommen und ohne jegliche Maßnahmen wieder verschwinden.

Es ist schwer vorstellbar, dass alle diese Störungen bzw. Krankheiten einen gemeinsamen Weg haben. Wenn es einen solchen gibt, dann muss er in vielerlei unterschiedlicher Hinsicht daran beteiligt sein, wie der Körper funktioniert. Er muss alles miteinander verknüpfen, was wir bereits über diese verschiedenen Krankheiten wissen – ihre Risikofaktoren und Symptome sowie die Behandlungsweisen, die funktionieren. Das ist eine riesige Rolle, die jedem Körperprozess und jeder Körperfunktion zukommt.

Wie Sie in Teil 2 *Brain Energy, die Energie unseres Gehirns* (→ Seite 103ff.) sehen werden, füllt der Stoffwechsel diese Rolle aus.

Ja: Wir sind zu unserem gemeinsamen Nenner gelangt, dem zugrunde liegenden Faktor, mit dessen Hilfe wir unsere verworrenen Fragen zu den Ursachen und Behandlungen, Symptomen und Überschneidungen beantworten können.

Psychische Störungen – alle von ihnen – sind Stoffwechselstörungen des Gehirns.

Teil 2:

Brain Energy, die Energie unseres Gehirns

5

Psychische Störungen sind Stoffwechselstörungen

Was die Physiker Albert Einstein und Leopold Infeld 1938 beobachteten, ist von entscheidender Bedeutung:

> *Wenn man eine neue Theorie aufstellt, ist das nicht so, als würde man eine alte Scheune abreißen und an dieser Stelle einen neuen Wolkenkratzer aufbauen. Es ist vielmehr so, als würde man einen Berg besteigen, eine neue und umfassendere Sichtweise gewinnen sowie unerwartete Verbindungen zwischen seinem Ausgangspunkt und der vielseitigen Umgebung entdecken. Doch den Punkt, von dem aus man gestartet ist, gibt es immer noch, und er ist zu sehen, obwohl er kleiner zu sein und einen winzigen Teil eines besseren Überblicks zu bilden scheint, den man gewonnen hat, weil man die Hindernisse auf seinem abenteuerlichen Weg nach oben meisterte.*[1]

Damit eine neue Theorie ernst genommen wird, muss sie das übernehmen, was bereits als Wahrheit bekannt ist. Sie kann es nicht einfach ersetzen; sie muss unser vorhandenes Wissen und unsere Erfahrung zu einem breiter gefassten Verständnis zusammenführen – einem Verständnis, das unseren Blick weitet und neue Erkenntnisse bietet.

Fachleute aus dem Bereich der psychischen Gesundheit haben mehrere »Zeltlager« am Fuß von Einsteins und Infelds Berg. Manche glauben, dass psychische Krankheiten auf einer biologischen Grundlage beruhen, dass sie aus einem chemischen Ungleichgewicht entstehen. Sie verschreiben Medikamente und haben gesehen, dass sie wirken. Andere Fachleute konzentrieren sich auf psychologische und soziale Probleme. Sie haben Menschen durch eine Psychotherapie und bei sozialen Maßnahmen begleitet und gesehen, dass diese Behandlungen wirken. Sie wissen sicher, dass zumindest an manchen psychischen Störungen psychologische und soziale Probleme beteiligt sind. Behebt man diese ohne Pillen, kann dadurch das Problem zumindest bei manchen Betroffenen gelöst werden. Tatsächlich sind alle diese Sichtweisen richtig. Dass das so ist – und wie es kommt, dass es so ist –, kann man aus dem Blickwinkel unserer neuen Theorie, der Theorie der Brain Energy, der Gehirnenergie, ganz deutlich sehen. Diese Theorie beruht auf einem übergeordneten Konzept – *psychische Störungen sind eine Stoffwechselstörung des Gehirns.*

In der Welt der Medizin erlauben uns neue Theorien die Verbindungen zwischen Behandlungen und Störungen, die wir gegenwärtig nicht erklären können, besser zu verstehen. Sie helfen uns, künftige Forschungsergebnisse besser vorherzusagen. Und sie helfen uns, wirksamere Behandlungen für die Zukunft zu entwickeln. Die Theorie der Brain Energy macht all das bei psychischen Störungen. Doch ihre Auswirkung reicht über die rein psychische Gesundheit hinaus. Diese Theorie verknüpft medizinische Fachbereiche miteinander, von denen die meisten Menschen glauben, dass sie nichts miteinander zu tun haben: Psychiatrie, Neurologie, Kardiologie und Endokrinologie. Andere ebenfalls. Alle diese Fachbereiche haben auch ihre »Zeltlager« am Fuß des Berges. Manchmal arbeiten sie zusammen, und die Behandelnden sehen die Verbindungen zwischen den Fachbereichen, doch allzu oft ist das nicht der Fall. Eine betroffene Person wendet sich vielleicht an die Kardiologie und bekommt ein Medikament verschrieben, an die Endokrinologie, die für ihre Diabetes-Rezepte zuständig ist, und an die Psychiatrie, von der die Verschreibungen für die bipolare Störung kommen, wobei sich alle der damit betrauten Fachleute nie miteinander austauschen. Ich habe die Hoffnung, dass die Theorie der Brain Energy das ändert und zu einer besseren, fachübergreifenden Zusammenarbeit und einer wirksameren und umfassenderen Versorgung führt. In Anbetracht dessen, was wir bereits über die Verbindungen zwischen diesen Störungen und Krankheiten beobachtet haben, scheint diese Art des Austauschs und der Zusammenarbeit nur logisch. Vielleicht ist es schon bald möglich, sie alle mit einem integrierten Plan zu behandeln oder zu verhindern.

Um die Theorie der Brain Energy nachzuweisen oder zumindest stark zu unterstützen, werden die weiteren Kapitel folgende Dinge aufzeigen:

- Metabolische, also stoffwechselbedingte Anomalien wurden durchweg bei Menschen mit psychischen Störungen festgestellt, selbst bei solchen, die noch keine der bereits anerkannten Stoffwechselstörungen Fettleibigkeit, Diabetes oder eine Herz-Kreislauf-Erkrankung haben.
- Alle Risikofaktoren bei psychischen oder metabolischen Störungen sind im Wesentlichen gleich. Dazu gehören biologische, psychische und soziale Faktoren, die von der Ernährung, dem Rauchen, dem Drogen- und Alkoholkonsum und dem Schlaf ... bis zu den Hormonen, der Genetik und dem sogenannten Darmmikrobiom, der Darmflora, reichen. Die Liste erstreckt sich auch auf Beziehungen, auf Liebe, die Bedeutung im Leben und den Lebenssinn sowie auf das Stressniveau. Man kann jeden dieser Faktoren isolieren und feststellen, dass er nachgewiesenermaßen das Risiko für eine metabolische und eine psychische Störung erhöht.
- Jeder dieser Risikofaktoren kann direkt mit dem Stoffwechsel verbunden werden.
- Alle Symptome einer psychischen Störung können direkt mit dem Stoffwechsel oder genauer mit den Mitochondrien verbunden werden, da sie die wichtigsten Regulatoren des Stoffwechsels sind.
- Zu allen gegenwärtigen Behandlungsweisen auf dem Gebiet der psychischen Gesundheit, zu denen biologische, psychologische und soziale Maßnahmen gehören, funktionieren vermutlich dadurch, dass sie den Stoffwechsel beeinflussen.

Im Zuge der Untersuchung dieser Nachweisketten wird nicht nur klar, dass psychische Störungen tatsächlich Stoffwechselstörungen des Gehirns sind, sondern es wird auch klar, warum das wichtig ist und was es für die Behandlung bedeutet.

Der metabolische Dominoeffekt

Das Ansinnen, dass so viele verschiedene Störungen und Krankheiten von Stoffwechselproblemen herrühren, mag weit hergeholt klingen. Interessanterweise fasst die Medizinbranche zwar jetzt Fettleibigkeit, Diabetes und die Herz-Kreislauf-Erkrankung unter dem Oberbegriff *Stoffwechselstörungen* zusammen, doch das war nicht immer so. Schließlich haben sie ja alle sehr unterschiedliche Symptome und erfordern verschiedene Medikamente und Behandlungen. Es gibt noch immer verschiedene Fachgebiete, die auf diese unterschiedlichen Störungen und Krankheiten ausgerichtet sind: die Adipositas-Medizin (Fettleibigkeit), die Endokrinologie (Diabetes), die Kardiologie (Herzinfarkte) und die Neurologie (Schlaganfälle). Sie beeinträchtigen jedoch alle den gesamten Körper, und Menschen, die an einer dieser Krankheiten leiden, haben ein höheres Risiko, eine weitere zu bekommen. Nicht alle Fettleibigen haben einen Herzinfarkt oder Diabetes. Nicht alle von Diabetes Betroffenen sind fettleibig. Nicht alle Menschen, die einen Schlaganfall haben, haben auch Diabetes. Aber verschiedene Menschen haben zwar verschiedene Anzeichen und Symptome, doch sie sind alle miteinander verbunden.

Die Auswirkungen von Stoffwechselstörungen auf den Körper sind nicht auf ein erhöhtes Risiko für andere Stoffwechselstörungen wie Fettleibigkeit, Diabetes, Herzinfarkte und Schlaganfälle beschränkt. Wie ich bereits zeigen konnte, haben diese Menschen auch vermehrt Alzheimer, Epilepsie und psychische Probleme. Doch Menschen mit Stoffwechselstörungen bekommen ebenfalls mit höherer Wahrscheinlichkeit zahllose andere Krankheiten, die gewöhnlich nicht als stoffwechselbedingt betrachtet werden. Dazu gehören Probleme mit der Leber, den Nieren, den Nerven, dem Gehirn, den Hormonen, den Gelenken, dem Magen-Darm-Trakt sowie Autoimmunerkrankungen und sogar Krebs.

Die meisten Menschen glauben, dass Stoffwechselstörungen einfache Probleme sind, für die es einfache Lösungen gibt. Sie glauben die *Grundursachen* dieser Störungen zu kennen: Verhaltensweisen wie übermäßiges Essen, zu wenig sportliche Betätigung und/oder

Rauchen. Solange Menschen nicht zu viel essen oder sich zu wenig bewegen oder nicht rauchen, sind sie vom Stoffwechsel aus betrachtet völlig in Ordnung. Wie Sie sehen, ist das ganz einfach. Doch was den Stoffwechsel betrifft, ist überhaupt nichts einfach.

Sehen wir uns ein Beispiel an. Mark war ein scheinbar gesunder, schlanker und fitter 45-jähriger Mann, der Multiple Sklerose (MS), eine Autoimmunerkrankung, bekam. Ihm wurde Prednison, ein Kortikosteroid (Kortisonpräparat), verschrieben. Innerhalb von Wochen bekam er einen Blähbauch und nahm zu. Binnen eines Monats bekam er einen Prädiabetes (erhöhte Blutzuckerwerte) und musste ein Diabetes-Medikament nehmen. Leider sind Gewichtszunahme und ein hoher Blutzuckerspiegel bekannte Nebenwirkungen von Prednison.

Im Laufe der nachfolgenden sechs Monate nahm Mark achtzehn Kilo zu. Das ganze Gewicht kam nicht wie das Blaue vom Himmel. Sein Verhalten, speziell seine Ernährung und seine routinemäßige sportliche Betätigung veränderten sich dramatisch. Bis zu seiner Diagnose hatte er sich immer gut ernährt und mehrmals in der Woche intensiv trainiert. Doch Kortikosteroide wie Prednison sind als Appetitanreger bekannt, und Mark hatte auf einmal Verlangen nach Junkfood. Er aß es in Mengen, was er vorher nie gemacht hatte. Er versuchte seine Trainingsroutine beizubehalten, doch mit zunehmendem Gewicht wurde das immer schwieriger. Er schaffte es, noch ein wenig zu trainieren, aber das war nichts im Vergleich zu vorher. Marks Risikomarker für eine Herz-Kreislauf-Erkrankung verschlechterten sich, dazu gehörte auch, dass sein Blutdruck und die Fettwerte stiegen. Er steuerte nun geradewegs auf einen Herzinfarkt oder Schlaganfall zu. Ach ja, … er bekam auch Angstzustände und eine leichte Depression. Doch wer wäre in seiner Situation nicht niedergeschlagen und ängstlich? Sein Arzt riet ihm, es mit Yoga zu versuchen und eine Diät zu machen. Leider war dieser Rat überhaupt nicht hilfreich.

Was ist die Grundursache von Marks Stoffwechselstörung? Innerhalb von sechs Monaten nach Einnahmebeginn des Kortikosteroids bekam er Diabetes und Adipositas. Es ist erdrückend eindeutig, dass die Medikation schuld daran war und nicht Marks fehlende Willenskraft oder Disziplin. Seine Gelüste und der Energiemangel sind Symptome einer Stoffwechselstörung. Seine Depression und die Angststörung sind auch bekannte Nebenwirkungen seines Medikaments. In gewisser Weise hatte er Glück, dass er nicht manisch oder psychotisch wurde, was ebenfalls mögliche Nebenwirkungen sind.

Reaktionen, wie Mark sie zeigte, kommen bei Medikamenten wie Prednison ständig vor. Andere Arzneimittel können ebenfalls solche Stoffwechselprobleme verursachen, dazu gehören auch viele Neuroleptika. Doch das Wichtigste ist hier nicht, dass man diese Medikamente niemals nehmen sollte: Autoimmunerkrankungen wie die von Mark können zu dauerhaften Organschäden führen, und die Nebenwirkungen der Behandlung gelten oft als Preis, den zu zahlen sich angesichts der Schwere einer Krankheit lohnt. Der Punkt ist, dass Stoffwechselprobleme weder einfach noch durch reine Willenskraft vermeidbar sind. Die Medikation ist nur eine von sehr vielen möglichen Ursachen. Zum Beispiel hat ein Mensch, der in der Kindheit schreckliche Missbrauchserlebnisse durchgemacht hat, wahrscheinlich einen veränderten Kortisolspiegel. Kortisol ist das körpereigene Hormon, dessen Entsprechung das Medikament Prednison ist. Vielleicht ist es nicht überraschend, dass Menschen, die ein Trauma erlebt haben, mit größerer Wahrscheinlichkeit Stoffwechselstörungen … und auch psychische Störungen entwickeln. Und bei einem Stoffwechselproblem sind Symptome und Veränderungen in der Lebensweise wie bei Mark überhaupt nicht ungewöhnlich.

Was ist der Stoffwechsel?

Die meisten Menschen, die das Wort *Stoffwechsel* hören, haben das Bild vor Augen, dass der Körper Fett und Kalorien verbrennt. Nach allgemeiner Überzeugung sind Menschen mit einem *hohen Stoffwechsel* schlank und haben Probleme damit, zuzunehmen, während Menschen mit einem *niedrigen Stoffwechsel* übergewichtig sind und rasch zunehmen, selbst wenn sie nicht so viel essen. Mehr wissen die meisten Menschen nicht darüber.

Doch beim Stoffwechsel geht es um sehr viel mehr als nur darum, Kalorien zu verbrennen, obwohl das auch dazugehört. Er beeinflusst jeden Aspekt der Funktion unseres Körpers.

Um Energie bilden zu können, braucht unser Körper Nahrung, Wasser, Vitamine und Mineralstoffe sowie Sauerstoff: Wir atmen Sauerstoff ein und Kohlendioxid aus, das ein Abfallprodukt des Stoffwechsels ist. Beim Essen wird unsere Nahrung zusammen mit Vitaminen und Mineralstoffen, die hoffentlich auch enthalten sind, in Kohlenhydrate, Fette und Aminosäuren aufgespalten. All das wird ins Blut aufgenommen und durch den Körper transportiert. Kommen die Nährstoffe bei den Zellen an und gelangen in sie hinein, werden sie als Bausteine für Dinge wie Proteine oder Membranen genutzt. Manche werden vielleicht als Fett für »schlechte Zeiten« gespeichert. Doch die meisten dieser Nährstoffe werden in Adenosintriphosphat (ATP), den wichtigsten Energieträger der Zelle, umgewandelt. ATP sorgt dafür, dass die Zellmaschinerie funktioniert.

Das ist das Basiswissen über den Stoffwechsel, das im Biologieunterricht am Gymnasium gelehrt wird. Eine Definition in einem Satz könnte lauten: Der Stoffwechsel ist der Prozess, der Nahrung in Energie oder Bausteine für das Wachstum und den Erhalt von Zellen umwandelt sowie für den richtigen und wirksamen Umgang mit Abfallprodukten sorgt. Der Stoffwechsel ist die Art und Weise, wie unsere Zellen funktionieren. Unser Stoffwechsel bestimmt die Gesundheit unserer Zellen, die Art und Weise, wie Körper und Gehirn sich entwickeln und funktionieren und wie wir verschiedene Zellen zu unterschiedlichen Zeiten mit Ressourcen versorgen, um unser Überleben zu optimieren. Der Stoffwechsel ermöglicht es manchen Zellen zu wachsen und zu gedeihen und lässt andere zusammenschrumpfen und absterben, gemäß einer komplexen Kosten-Nutzen-Analyse, die gesunden und bevorzugten Zellen Priorität vor denjenigen einräumt, die vielleicht älter, schwächer oder einfach entbehrlicher sind. Da der Stoffwechsel das Ressourcen-Management-System des Körpers ist, dreht sich alles um Anpassung. Unsere Umgebung verändert sich ständig und damit unsere Situation in der Umgebung. Infolgedessen verändert sich unser Stoffwechsel ständig, um mit den Veränderungen um uns herum Schritt zu halten. Diese Anpassungen beim Stoffwechsel ermöglichen es uns, in einer optimalen Umgebung zu gedeihen oder in für den Körper belastenden Situationen, etwa einer Nahrungsknappheit, schlicht und einfach zu überleben. Doch die Verfügbarkeit von Nahrungsmitteln ist nicht die einzige Veränderung, auf die der Stoffwechsel reagiert. Zahlreiche andere Faktoren spielen eine Rolle wie psychischer Stress, die Lichteinwirkung, die Temperatur, wie viel Schlaf wir bekommen, der Hormonspiegel und die Sauerstoffmenge, die den Zellen zur Verfügung steht. Letztendlich ist der Stoffwechsel der Kampf des Körpers um das Überleben. Viele Autoritäten auf dem Gebiet der Biologie würden sagen, der Stoffwechsel definiert das Leben an sich.

Energieungleichgewichte

Der Stoffwechsel ist der Mechanismus, durch den unser Körper Energie bildet und nutzt. Und wir können Stoffwechselprobleme als Energieungleichgewichte betrachten.

Probleme mit dem Stoffwechsel führen zu Problemen mit der Funktionsweise der Zellen. Das gilt für alle Zellen im menschlichen Körper. Wenn zum Beispiel Herzzellen stoffwechselbedingt beeinträchtigt sind, ist die Pumpleistung des Herzens nicht so gut. Gehirnzellen müssen genau kontrolliert werden. Sie müssen zu den richtigen Zeiten eingeschaltet und zu den richtigen Zeiten ausgeschaltet werden. Wenn Gehirnzellen stoffwechselbedingt beeinträchtigt sind, können diese Ein- und Ausschaltprozesse gestört werden. Bei der Gehirnfunktion ist Präzision alles, und wie wir sehen werden, kann das Ergebnis dieser Beeinträchtigung das sein, was wir als Symptome einer psychischen Störung kennen.

Das Gehirn ist das komplizierteste Organ im Körper des Menschen. Man schätzt tatsächlich, dass das Gehirn eines erwachsenen Menschen etwa einhundert Milliarden Neuronen enthält. Dazu kommen noch zusätzliche zehn bis fünfzig Gliazellen pro Neuron. Die Neuronen sind Nervenzellen, und die Gliazellen werden oft als Stützgerüst für Neuronen verstanden. Zusammen befinden sich etwa eine bis fünf Billionen Zellen im menschlichen Gehirn. Eine Forschungsgruppe stellte diese Schätzung in Frage und behauptete, die Menge liege näher an sechsundachtzig Milliarden Neuronen und vierundachtzig Milliarden Gliazellen oder einer Gesamtzahl von hundertsiebzig Milliarden Zellen.[2] Wie auch immer, es sind jedenfalls jede Menge Zellen!

Wodurch wird die Funktion all dieser Zellen koordiniert? Viele Menschen würden hier die Neurotransmitter nennen, die chemischen Botenstoffe der Zelle. Wir können Neurotransmitter als *Start-* oder *Stopp*-Signale verstehen, die oft als exzitatorische, also stimulierende (Startsignal) oder hemmende (Stoppsignal) Signale kategorisiert werden. Es gibt noch andere Varianten, doch diese Unterschiede genügen vorläufig. Sie sind seit Jahrzehnten der Interessenschwerpunkt von Fachleuten aus den Neurowissenschaften und der biologischen Psychiatrie. Aber wodurch werden die Neurotransmitter kontrolliert? Wie wissen Zellen, wann sie sie freisetzen müssen? Viele würden sagen, ihre Freisetzung wird von Neurotransmittern aus anderen Zellen ausgelöst. Ich bin sicher, Sie sehen, welche Probleme diese Antwort aufwirft. Sie ist nur teilweise richtig. Es gibt jedoch, wie ich im Verlauf des Buches zeigen werde, noch zahlreiche andere Faktoren, die die Aktionen von Gehirnzellen bestimmen.

Wir haben festgestellt, dass Zellen Energie brauchen, um zu funktionieren. Diese Energie wird für alle möglichen anderen Dinge im Körper genutzt, auch für die Muskelfunktion, die Bildung und Steuerung der Hormone sowie für die Bildung und Freisetzung von Neurotransmittern. Die Bereiche des Körpers, die die meiste Energie brauchen, sind tendenziell diejenigen, die am meisten von Stoffwechselproblemen betroffen sind. Wie Sie sich vielleicht vorstellen können, stehen hier das Gehirn und das Herz ganz oben auf der Liste.

Obwohl das Gehirn nur etwa zwei Prozent der Körpermasse ausmacht, nutzt es im Ruhezustand ungefähr 20 Prozent der gesamten Energie des Körpers. Gehirnzellen sind überaus empfindlich gegenüber Störungen der Energieversorgung, und wenn es irgendwo im Körper ein Stoffwechselproblem gibt, dann weiß das Gehirn das meistens. In Anbetracht dessen, dass das Gehirn das Kontrollzentrum des Körpers ist, kontrolliert es letzten Endes unsere Wahrnehmung der Realität. Wenn es, gleichgültig wo, im Körper ein Stoffwechselproblem gibt, empfinden wir vielleicht Schmerzen, sind kurzatmig oder fühlen uns müde oder benommen. Gibt es ein Stoffwechselproblem im Gehirn selbst, können die Anzeichen und Symptome in jeder beliebigen Form auftreten. Manchmal sind sie offenkundig, wie etwa bei Verwirrung oder Halluzinationen, oder es kommt zu einer völligen Bewusstlosigkeit. Zu anderen Zeiten sind sie subtiler, wie z. B. bei einer Erschöpfung, bei Konzentrationsproblemen oder einer leichten Depression.

Manchmal sind Stoffwechselprobleme akut, das heißt, unvermittelt und dramatisch. Sie können in Form eines Herzinfarkts oder eines Schlaganfalls auftreten oder sogar den Tod bedeuten. Ein Herzinfarkt ist zum Beispiel meist einem Blutgerinnsel in einer der Arterien geschuldet, die das Herz versorgen. Manche der Herzzellen bekommen nicht mehr genügend Blut und Sauerstoff. Dadurch können sie nicht genügend Energie bilden. Wenn die Durchblutung nicht schnell wiederhergestellt wird, sterben die Herzzellen ab. Das ist eine Stoffwechselkrise im Herzen. Ein Schlaganfall ist eine akute Stoffwechselkrise im Gehirn. Die endgültige Stoffwechselkrise ist der Tod selbst, wenn die Zellen im ganzen Körper aufhören, Energie zu bilden. Viele Wege können dazu führen, dass die Energieversorgung des gesamten Körpers versagt, z. B. bei Herzinfarkten, Schlaganfällen, Vergiftungen, schweren Unfällen und Krebs. Bei allen hat das zur Folge, dass der Körper nicht mehr genug Energie bildet, und es ist dieser Mangel der Energiebildung, der den Tod herbeiführt.

Herzinfarkte, Schlaganfälle und der Tod sind alles Beispiele absoluter und akuter Energieprobleme, die zum Zelltod führen. Es gibt jedoch weniger dramatische Situationen, in denen die Energieversorgung der Zellen beeinträchtigt ist: Statt einer kompletten Stilllegung der Energiebildung ist die Energieversorgung der Zellen einfach nicht ausreichend. Und anstatt abzusterben, funktionieren die Zellen nicht ganz richtig. Manche dieser Stoffwechselprobleme können nur ein paar Minuten dauern, während andere stundenlang anhalten. Die Hypoglykämie, der niedrige Blutzuckerspiegel, ist ein gutes Beispiel. Sie tritt am häufigsten auf, wenn Menschen eine Weile nichts gegessen haben. In leichten Fällen führt sie zu einem Hungergefühl, zu Reizbarkeit, Müdigkeit oder Konzentrationsproblemen. In mittelschweren Fällen kann es zu Kopfschmerzen kommen, oder man fühlt sich niedergeschlagen. Schwere Fälle können Halluzinationen, Anfälle oder ein Koma nach sich ziehen. Schreitet sie weiter fort, kann ein absolutes Stoffwechselversagen möglich sein, das heißt, es kommt zum Tod. Bevor es jedoch so ernst wird, lösen die meisten Menschen das Problem auf naheliegende Weise: Sie essen etwas. Dadurch steigt der Blutzuckerspiegel an, und alles beginnt wieder normal zu funktionieren. Selbst wenn sie nichts essen, verfügt der Körper über Systeme, die eine schwere Hypoglykämie meistens verhindern. Jedoch für Menschen, die an Diabetes leiden und Insulin spritzen oder Medikamente zur stärkeren Senkung des Blutzuckerspiegels nehmen müssen, sind diese Konsequenzen eine reale Möglichkeit. Sie bemerken vielleicht, dass die Gehirnsymptome die obige Liste der Auswirkungen dominieren, obwohl eine Hypoglykämie im ganzen Körper auftritt.

Andere Stoffwechselprobleme sind keine akuten, sondern chronische Störungen mit lang anhaltenden Symptomen, wie zum Beispiel Diabetes. Viele Menschen verstehen unter Diabetes einen hohen Blutzuckerspiegel. Scheinbar widersinnig und interessant ist jedoch, Diabetes als einen Energiemangel oder ein Defizit der Energiebildung zu betrachten. Glukose ist die primäre Energiequelle für die Zellen. Bei Diabetes haben die Zellen Probleme, die Glukose in Energie umzuwandeln. Der Glukosespiegel im Blut kann hoch, manchmal auch sehr hoch sein. Doch die Glukose hat Schwierigkeiten damit, in die Zellen zu gelangen, wo sie genutzt werden kann. Um die Glukose aus dem Blut in die Zellen zu bringen, braucht man Insulin, ein Hormon, das von der Bauchspeicheldrüse gebildet wird. Wer von Diabetes betroffen ist, hat entweder einen Energiemangel oder eine Insulinresistenz, ein Zustand, bei dem der Körper nicht so gut auf Insulin anspricht. Wenn die Zellen nicht über genügend Glukose verfügen, können sie nicht genügend

Energie bilden. Wenn sie nicht genügend Energie haben, funktionieren sie nicht richtig.

Da die Glukose für die meisten Zellen im Körper die primäre Energiequelle ist, kann Diabetes viele verschiedene Bereiche des Körpers beeinträchtigen. Doch nicht jeder hat die gleichen Probleme. Die Symptome können bei Diabetes vielfältig sein und sich mit der Zeit verändern. Zu Beginn sind die Beeinträchtigungen meist leicht. Dazu können etwa häufiges Wasserlassen oder ein unerwarteter Gewichtsverlust gehören. Auch psychische Symptome wie Erschöpfung oder Konzentrationsprobleme können dabei auftreten. Bei fortschreitender Krankheit können verschiedene Organe beeinträchtigt werden. Manche Menschen bekommen Probleme mit den Augen, den Nerven oder mit dem Gehirn. Manche Menschen erleiden einen Herzinfarkt oder Schlaganfall. Bei anderen kommt es zu einem Nierenversagen oder ernsthaften Infektionen, die schwer zu behandeln sind.

Warum sind die Auswirkungen so unterschiedlich? Warum führt nicht jeder Diabetes zu den gleichen Symptomen, und warum versagen nicht die gleichen Bereiche des Körpers? Die Antwort ist kompliziert, und sie hat oft mit dem Stoffwechsel zu tun.

Der Stoffwechsel wird durch zahlreiche Faktoren beeinträchtigt. Er verändert sich ständig. Und er ist in verschiedenen Körperzellen zu verschiedenen Zeiten ganz unterschiedlich. Manche Zellen können normal funktionieren, während andere absterben. Bei manchen Zellen lässt die Funktionsfähigkeit infolge eines chronischen Energiemangels vielleicht allmählich nach. Beim Stoffwechsel geht es nicht um alles oder nichts. Er wird auf den unterschiedlichsten Ebenen kontrolliert. Manche der Faktoren beeinflussen ihn weitgehend, während andere speziell auf bestimmte Körperbereiche ausgerichtet sind. Manche sind für bestimmte Organe und manche für bestimmte Zellen spezifisch.

Der Stoffwechsel gleicht dem Verkehrsfluss

Stellen Sie sich den Körper einmal so vor: Er ist wie eine große Stadt mit vielen Straßen und Autobahnen. Es herrscht reger Verkehr. Jedes Auto ist wie eine menschliche Zelle. Während der Stoßzeit kann es hektisch zugehen. Wenn Sie in einem Auto sitzen, kann sich das chaotisch anfühlen. Es sind so viele Dinge zu beachten: die Ampeln, Autos, die die Spur wechseln, jemand mit dem Handy am Ohr schert in Ihre Spur ein. Wenn Sie den Verkehr jedoch von oben betrachten – sagen wir vom Dach eines Wolkenkratzers – schaut er ziemlich geordnet aus. Die Straßen sind geregelt. Die Autos und LKWs fahren dahin. Manche Autos halten an, während andere weiterfahren. Sie warten ab, bis sie an der Reihe sind und starten wieder. Auf bestimmten Straßen fahren die Autos langsam, doch dann beschleunigen sie auf den Schnellstraßen. Manche Autos wechseln die Spur, und die Autos um sie herum werden langsamer und lassen sie einscheren. Andere haben vielleicht Probleme und stecken auf einer Seite der Straße fest. Es gibt eventuell auch ein paar Verkehrsunfälle, sodass andere Autos einen Umweg machen müssen. Wenn Sie versuchen müssten, die Einzelheiten eines jeden Autos gleichzeitig in sich aufzunehmen, wären Sie damit überfordert. Es sind einfach zu viele Autos, zu viele Ampeln, zu viele andere Faktoren, die zu beachten sind. Doch wenn Sie das große Ganze betrachten, fließt der Verkehr dahin. Die Stadt funktioniert. Die Menschen gelangen an ihr Ziel. Die Stadt ist lebendig. Sie hat Energie. Sie können sie fließen sehen. So sollte man sich den Stoffwechsel im menschlichen Körper vorstellen.

Zurück zu der Frage, die ich weiter oben gestellt habe: Warum haben manche Menschen mit Diabetes unterschiedliche Symptome? Noch wichtiger für die Theorie der Brain Energy ist, wenn alle psychischen Störungen Stoffwechselstörungen sind, warum hat nicht jeder Mensch mit einer psychischen Störung die gleichen Symptome?

Krankheiten und Symptome sind wie Verkehrsstaus. Entweder der Verkehr fließt nicht optimal oder er steht ganz. Eine Autobahn könnte für die Bauchspeicheldrüse stehen, eine Zufahrtsstraße für eine bestimmte Gehirnregion, die Aufmerksamkeit und Konzentration steuert bzw. kontrolliert.

Wodurch wird ein Verkehrsstau auf einer beliebigen Straße oder einer Schnellstraße verursacht? Durch unzählige Dinge: Autounfälle, Straßenbauarbeiten, Schlaglöcher oder Ampeln, die nicht funktionieren. Die Konzeption und die Wartung der Straßen spielen eine Rolle sowie die Autos und auch diejenigen, die am Steuer sitzen. Manche Stadtteile haben häufiger Verkehrsprobleme. Das kann an einer schlechten Konzeption, an einer schlechten Wartung oder einer aggressiveren oder unvorsichtigeren Fahrweise auf diesen Straßen liegen. Diese Gebiete der Stadt mit regelmäßigen Verkehrsproblemen stellen *Symptome* oder *Krankheiten* dar, Orte, an denen der Verkehr nicht richtig funktioniert.

In Bezug auf Krankheiten und Symptome beim Menschen sprechen wir von Bereichen des Körpers oder des Gehirns, die nicht richtig funktionieren. Das ist meistens das Ergebnis eines Problems in einem von drei Bereichen, und zwar der Entwicklung, der Funktion oder der Instandhaltung der menschlichen Zellen. Zellen müssen sich richtig entwickeln, um den Anforderungen des Körpers gerecht zu werden. Die Funktion stellt sicher, dass alle Teile auf die richtige Weise und zur richtigen Zeit ihre Pflichten erfüllen. Die Instandhaltung sorgt dafür, dass alles in einem guten Zustand ist. Das ist eine Analogie zum Straßenverkehr, für den eine richtige Konzeption und Konstruktion von Straßen und Brücken (Entwicklung) nötig ist: Dass alle Autos, die Besatzung und die Ampeln richtig arbeiten (Funktion) und das ganze System regelmäßig gewartet wird, dass die Autos zur Inspektion gebracht, die Straßen repariert, die Ampeln überprüft werden usw. (Instandhaltung).

Bei den Menschen hängen diese drei Dinge – Entwicklung, Funktion und Instandhaltung der Zellen – letzten Endes nur von einem Faktor ab: dem Stoffwechsel. Gibt es Probleme mit dem Stoffwechsel, gibt es auch Probleme in einem oder mehreren dieser Bereiche. Sind die Probleme groß genug, kommt es zu *Symptomen*.

Was also beeinträchtigt den Stoffwechsel? Genau wie beim Stadtverkehr sind es viele Dinge: die Ernährung, das Licht, der Schlaf, die sportliche Betätigung, Drogen und Alkohol, die Gene, die

Hormone, der Stress, die Neurotransmitter und Entzündungen, um nur ein paar zu nennen. Jeder dieser Bereiche beeinträchtigt jedoch unterschiedliche Zellen auf unterschiedliche Weise. Je nachdem, welcher Mischung von Faktoren jemand ausgesetzt ist, werden verschiedene Zellen und Organe beeinträchtigt, was zu verschiedenen Symptomen und verschiedenen Krankheiten führt. Ebenso wie manche Straßen anfälliger für Verkehrsstaus sind, sind manche Zellen anfälliger für ein Stoffwechselversagen. Manchmal funktionieren Körperbereiche in den Zeiten normal, in denen sie nicht sehr beansprucht werden. Sie beginnen jedoch in Zeiten höherer Beanspruchung zu versagen – wie ein Zusammenbruch des Verkehrs in der Stoßzeit auf der Schnellstraße, die von Pendlern überlastet wird.

***

Wir haben festgestellt, dass der Stoffwechsel das Leben an sich definiert. Er bestimmt die Zellfunktionen, beeinflusst zahlreiche Faktoren und wird von ihnen beeinflusst. Gewissermaßen stehen psychische Störungen natürlich mit dem Stoffwechsel in Zusammenhang. Im Grunde genommen alles!

In den folgenden Kapiteln zeige ich Ihnen, dass der Stoffwechsel tatsächlich der einzige Weg ist, die Verknüpfungen bei einer psychischen Krankheit herzustellen. Er ist der kleinste gemeinsame Nenner aller psychischen Störungen, aller ihrer Risikofaktoren und sogar aller Behandlungsmethoden, die gegenwärtig eingesetzt werden. Und was vielleicht am wichtigsten ist: Obwohl der Stoffwechsel komplex ist, ist die Lösung von Stoffwechselproblemen meistens möglich, oftmals sogar durch unkomplizierte Maßnahmen.

Bevor ich mich daran mache, all das nachzuweisen, muss ich zuerst näher erläutern, was eine psychische Störung überhaupt ist. Mit dieser Frage hat sich der Fachbereich der psychischen Gesundheit lange gequält, sie dreht sich insbesondere um ein Problem, nämlich den Unterschied zwischen normalen psychischen Zuständen (insbesondere belastenden und widrigen) und einer psychischen Störung.

6

Psychische Zustände und psychische Störungen

Wie bereits in *Teil 1: Die Punkte verbinden* (→ Seite 19ff.) gezeigt, besteht eines der Probleme im Bereich der psychischen Gesundheit darin, zwischen normalen menschlichen Emotionen und psychischen Störungen zu unterscheiden, insbesondere deshalb, weil die Symptome die gleichen sein können. Wir alle werden von Zeit zu Zeit ängstlich bzw. unruhig oder leicht depressiv. Wenn wir einen schlimmen Verlust erleiden, etwa den unerwarteten Tod der Lebenspartnerin oder des Lebenspartners, können wir für eine gewisse Zeit auch schwer depressiv werden. Das sind alles normale Reaktionen. Sie sind im Gehirn fest verankert.

Wenn Menschen jedoch plötzlich zahlreichen Stressfaktoren ausgesetzt werden oder wenn diese extrem oder überwältigend sind (etwa, wenn jemand gewaltsam angegriffen wird), können diese normalen und verständlichen anfänglichen Reaktionen schnell zu dem führen, was wir als *psychische Krankheit* bezeichnen. Hierfür gibt es viele verschiedene Diagnosen. Ein Trauma oder extremer Stress kann zu Angststörungen, Depressionen, PTBS, Essstörungen, Suchtproblemen, Persönlichkeitsstörungen und sogar zu einer Psychose führen. Wie kommt es, dass Stress und Trauma all diese verschiedenen Störungen nach sich ziehen? Und wo ist die Trennlinie zwischen einer normalen Reaktion auf eine Widrigkeit und einer Störung?

Zwei Probleme machen es besonders schwer, diese Fragen zu beantworten:

- Die Symptome sind die gleichen.
- Beide psychische Zustände und Störungen können zu schlechten Ergebnissen für die Gesundheit führen.

Trotzdem ist es ungeheuer wichtig, zwischen normalen psychischen Zuständen und psychischen Störungen zu unterscheiden. Psychische Zustände sind Anpassungsreaktionen auf eine Widrigkeit. Psychische Störungen stehen für eine Funktionsstörung des Gehirns. Diese Unterscheidungen wirken sich unmittelbar auf die Behandlung aus. Menschen zu helfen, damit sie mit unangenehmen Dingen zurechtkommen, ist etwas ganz anderes, als ein Gehirn zu behandeln, das nicht richtig funktioniert.

Verstehen, was »normal« ist: Stress und Stressreaktion

Stressfaktoren sind die psychischen und sozialen Faktoren im biopsychosozialen Modell – also diejenigen, die meist für die *psychischen* Ursachen einer psychischen Krankheit gehalten werden.

Viele Fachleute in Klinik und Forschung betrachten biologische Faktoren immer noch als getrennt von den psychischen und sozialen. Zum Beispiel könnten sie eventuell glauben, dass Halluzinationen einem biologisch-chemischen Ungleichgewicht geschuldet sind. Doch jemand mit einer Schizophrenie kann auch an einem geringen Selbstwertgefühl leiden, das ein psychisches Problem ist. Sie könnten versuchen, sich um beides zu kümmern, doch sie betrachten diese Probleme als unabhängig und getrennt voneinander. Für das eine ist ein Medikament erforderlich, für das andere eine Gesprächstherapie. Ich stimme dieser zwiespältigen Sichtweise nicht zu. Ich glaube, dass biologische, psychische und soziale Faktoren alle miteinander verbunden und nicht zu trennen sind. Die Biologie beeinflusst unsere Psychologie und unsere Art, wie wir mit anderen Menschen zurechtkommen. Doch unsere Psychologie und unsere Interaktionen mit anderen beeinflussen auch unsere Biologie. Diese Verbindungen können sich auf alle psychischen und stoffwechselbedingten Symptome auswirken. Um sie offenzulegen, beginne ich mit einigen übergeordneten Betrachtungen über unsere Spezies.

Menschen sind Gruppenwesen. Wir suchen andere Menschen und binden uns an sie – Eltern, Geliebte, Kinder, einen Freundeskreis, eine Lehrerschaft und Gemeindemitglieder. Diese Bindungen bilden ein Netzwerk der Sicherheit und Unterstützung in unserem Leben. Es ist biologisch bedingt, dass wir den Kontakt zu diesen Menschen wollen und sogar brauchen. Es gibt allerdings ein Problem: Obwohl wir mit anderen Menschen leben müssen, sind sie doch eigentlich die primäre Quelle von psychischem und sozialem Stress. Die meisten Stressfaktoren drehen sich um Beziehungen, Rollenbilder, Ressourcen und Verantwortlichkeiten. Menschen können durch die Erwartungshaltung von anderen, durch finanzielle Probleme, Leistungsprobleme, Beziehungsprobleme oder den gesellschaftlichen Status gestresst sein. Für manche Menschen kommt es zu chronischen Stressfaktoren aufgrund ihres sozioökonomischen Status, durch Missbrauch, durch Vernachlässigung, aufgrund ihrer ethnischen Zugehörigkeit und Herkunft, ihrer Religion, ihrer körperlichen oder ihrer intellektuellen Fähigkeiten, ihrer geschlechtlichen Identität, ihrer sexuellen Orientierung, ihres Alters und vieler anderer Faktoren. Menschen können von anderen Menschen geschädigt oder bedroht werden. Manchmal verunsichern wir uns gegenseitig. Manchmal geben wir anderen Menschen das Gefühl, sie seien nicht gut genug. Es gibt unzählige Gründe dafür, dass Menschen anderen Menschen Stress bereiten. Und interessanterweise ist das Fehlen von anderen Menschen, die Einsamkeit, selbst ein mächtiger Stressfaktor für sich.

Alle diese Stressfaktoren führen zur Stressreaktion, zu einem komplexen Spektrum von biologischen Veränderungen im Gehirn und im Körper. Von der Stressreaktion sind Veränderungen in vier Bereichen betroffen:

1. Die Hypothalamus-Hypophysen-Nebennieren-Achse (HPA, ein Regulationsweg im zentralen Nervensystem), was dazu führt, dass Kortisol durch den Blutkreislauf strömt.
2. Die Sympathikus-Nebennierenmark-Achse (SNN, die zum sogenannten Eingeweide-Nerven-System gehört), was dazu führt, dass Adrenalin (und Noradrenalin) durch den Blutkreislauf fließt.
3. Entzündungen.

4 Veränderungen in der Genexpression, insbesondere im Hippocampus (einem Gehirnteil).[1]

Alle diese Veränderungen beeinflussen im Gegenzug den Stoffwechsel. Sie beeinträchtigen die Reaktion eines Menschen auf Widrigkeiten. Sie sind keine Störungen. Sie bereiten den Weg für eine »Kampf oder Flucht«-Reaktion. In den meisten alltäglichen Stresssituationen kämpfen oder fliehen wir jedoch nicht. Wir rühren uns nicht vom Fleck, aber wir werden ärgerlich oder ängstlich oder reizbar oder sind überfordert oder verwirrt oder erschrocken oder verletzt oder traurig. Und trotzdem kommt es im Körper und im Gehirn zu diesen grundlegenden Veränderungen.

Unterschiedliche Stresssituationen führen zu unterschiedlichen Verhaltensweisen und Emotionen. Bei manchen würden Sie am liebsten jemanden anbrüllen, etwa den Menschen am Steuer des Wagens, der Sie im Straßenverkehr schneidet und Ihnen dann ohne Grund den Mittelfinger zeigt. Andere Stressfaktoren bringen Sie vielleicht zum Grübeln und lassen Sie schlecht schlafen, wie zum Beispiel das Gefühl, auf eine wichtige Prüfung am nächsten Tag nicht vorbereitet zu sein. Bei wieder anderen möchten Sie sich vielleicht am liebsten zusammenkauern und weinen, wie zum Beispiel, wenn Sie von der Liebe Ihres Lebens fallen gelassen bzw. verlassen werden. Es sind zwar ähnliche Mechanismen beteiligt, aber eindeutige Unterschiede triggern verschiedene Gehirnregionen an und lösen verschiedene Reaktionen aus.

Obwohl diese Reaktionen normal sind, fordert die Stressreaktion einen Preis – einen Preis auf Kosten des Stoffwechsels. Der Körper nutzt Energie für diese Veränderungen, das heißt, für andere Funktionen steht weniger Energie zur Verfügung. Viele dieser Reaktionen führen zu einem Zustand höchster Alarmbereitschaft. In manchen Situationen fühlt sich die betroffene Person bedroht und wappnet sich für einen Kampf oder einen Streit mit jemandem. In anderen Situationen fühlt sie sich vielleicht getroffen, verletzlich oder machtlos und versucht, sich vor der Welt zu verstecken. In beiden Fällen werden

Stoffwechselressourcen mobilisiert. Das Herz pumpt schneller. Der Blutdruck steigt. Der Blutzuckerspiegel steigt. Hormone werden freigesetzt. Entzündungsfördernde Zytokine werden freigesetzt. Der Körper erhöht die Ressourcen und die Energie zu seiner Verteidigung.

Wenn es sich um einen leichten Stress handelt, können Menschen, die widerstandsfähig sind und deren Stoffwechsel gesund ist, damit umgehen. Es kann in wenigen Sekunden oder Minuten erledigt sein.

Wenn der Stoffwechsel des Körpers jedoch beeinträchtigt oder der Stress extrem hoch ist, kann das Menschen in den Wahnsinn treiben, und das kann rasch zu einer neuen psychischen oder metabolischen Störung führen. Bei denjenigen, die bereits Störungen haben, können sich die Symptome sogar verschlechtern. Es stimmt: Stress kann jede bekannte psychische und stoffwechselbedingte Störung verschärfen. Bei Depressiven kann sich die Depression verschlimmern. Wer ein Alkoholproblem hat, kann wieder zur Flasche greifen. Wer unter einer Schizophrenie leidet, kann Halluzinationen bekommen. Wer Alzheimer hat, kann unruhig und streitlustig werden. Wer Epilepsie hat, kann einen Anfall bekommen. Bei Menschen mit Diabetes kann der Blutzuckerspiegel in die Höhe schießen. Und bei Menschen mit einer Herz-Kreislauf-Erkrankung kann es zu Brustschmerzen oder zu einem Herzinfarkt kommen. Manche Menschen sterben – allein durch den Stress. Das ist alles bestens bekannt.

Ein eigener medizinischer Bereich hat versucht, all das zu verstehen: das Gebiet der psychosomatischen Medizin. Viele Fachleute im Gesundheitswesen haben den Zusammenhang zwischen psychischen und sozialen Faktoren beobachtet, die die körperliche Gesundheit beeinträchtigen. Wer auf diesem Gebiet tätig ist, versteht, dass alle diese Risikofaktoren in der Physiologie des Menschen eine Rolle spielen. Diese Faktoren werden oft als die sozialen Determinanten der Gesundheit bezeichnet. Viele soziale Faktoren wie Armut, Missbrauch oder das Leben in einer Gegend mit hoher Kriminalität können enorme Folgen für die Gesundheit und die Lebenserwartung haben.

Einige der überzeugendsten Daten darüber stammen aus Studien über belastende Kindheitserlebnisse (ACE, von engl. adverse childhood experiences), die zwischen 1995 und 1997 begannen und die sich mit der Anzahl belastender Erfahrungen befassten, die Kinder und Heranwachsende machen, sowie mit den langfristigen gesundheitlichen Auswirkungen auf den Körper und die Psyche. Die Themen dieser Studien, die laufend durchgeführt werden und noch nicht abgeschlossen sind, sind Stressfaktoren in den frühen Lebensjahren wie körperlicher und psychischer Missbrauch, Vernachlässigung, Drogenmissbrauch in der Familie, psychische Erkrankungen in der Familie, häusliche Gewalt sowie die Scheidung der Eltern und die Ermittlung, ob es einen Zusammenhang zwischen diesen frühen Erfahrungen und dem späteren Gesundheitszustand gibt. Eine Meta-Analyse von siebenundzwanzig solcher Studien, die sich mit dreiundzwanzig verschiedenen gesundheitlichen Zuständen bei mehr als 250.000 Menschen befasste, stellte fest, dass es diesen Zusammenhang gibt.[2] Je mehr belastende Erfahrungen ein Kind macht, desto wahrscheinlicher ist es, dass es später mit gesundheitlichen Problemen zu tun hat. Die belastenden Erfahrungen erhöhen die Wahrscheinlichkeit, dass es zu körperlicher Inaktivität, Fettleibigkeit und Diabetes kommt, um 25 bis 52 Prozent. Damit verbunden sind zwei- bis dreimal höhere Raucherquoten, eine schlechte Selbsteinschätzung der Gesundheit, Krebs sowie Herz- und Atemwegserkrankungen. Die ACEs führen zu einer um das Drei- bis Sechsfache erhöhten sexuellen Risikobereitschaft, einer schlechten psychischen Gesundheit, zu einem problematischen Umgang mit Alkohol und zu illegalem Drogenkonsum. Sie führen dazu, dass siebenmal mehr Gewalt erlebt oder angewendet wird, dass der problematische Drogenkonsum um das Zehnfache und die Selbstmordversuche um das Dreißigfache steigen. ACEs beeinflussen die Sterblichkeit eindeutig. Laut Schätzung einer Studie mit 17.000 Menschen, die sich speziell mit den Sterbedaten beschäftigte, büßen Menschen, die sechs oder mehr belastende Kindheitserfahrungen machen, im Vergleich zu Menschen ohne solche Erfahrungen, 20 Jahre ihres Lebens ein.[3]

Durch diese Studien kamen viele Menschen zu dem Schluss, dass ACEs sowohl körperliche als auch psychische Krankheiten verursachen. Manche Fachleute gehen sogar so weit zu behaupten, dass ACEs, insbesondere ein Kindheitstrauma und Missbrauch, wahrscheinlich der Weg sind, den alle psychischen Störungen gemeinsam haben. Ich möchte Sie aber daran erinnern, dass das Korrelationen sind. Sie sind kein Beweis für eine Ursache. Und was noch wichtiger ist, nicht alle Menschen mit einer schrecklichen Kindheit bekommen eine psychische Störung, und viele mit einer wunderbaren Kindheit bekommen am Ende trotzdem eine. Dennoch: Falls diese belastenden Erfahrungen bei diesen verschiedenen Störungen eine gewisse Rolle spielen, wie funktioniert das? Was passiert im Körper und im Gehirn, damit es zu all dem kommt?

Begrenzte Ressourcen

Seit Jahrzehnten werden die biologischen Auswirkungen von Stress auf das Gehirn und den Körper zum besseren Verständnis dieser Zusammenhänge erforscht, und man hofft herauszufinden, nach welchen Ursache-Wirkungs-Prinzipien es von stressbedingten Lebensereignissen zu einem schlechten gesundheitlichen Zustand kommt.

Wir wissen, dass Stoffwechselressourcen in das Kampf- oder Flucht-System umgeleitet werden, wenn der Körper gestresst ist. Dadurch bleibt weniger Energie für andere Funktionen übrig. Zellen, die bereits zu kämpfen hatten, können jetzt ganz ausfallen. Das kann zu metabolischen und psychischen Störungen führen. Stress beeinträchtigt auch die Fähigkeit des Körpers zur Selbsterhaltung. Zellen sind täglich mit organisatorischen Aufgaben beschäftigt. Sie befreien sich von geschädigten Zellteilen, verschiedenen Abfallstoffen sowie falsch gefalteten Proteinen und bilden neue, die deren Plätze einnehmen, in einem Prozess, der oft als Autophagie bezeichnet wird. *Auto* bedeutet selbst und *-phagie* bedeutet *essen, fressen*. Die wörtliche Bedeutung des Begriffs ist also »sich selbst fressen«. Unsere Zellen bauen diese alten Teile in Abfallentsorgungssystemen, den sogenannten Lysosomen, ab. Manches von diesem Material wird wiederverwertet und zur Bildung neuer Teile verwendet. Ein hoher Kortisolspiegel kann die Autophagie nachweislich hemmen und diesen Erhaltungsprozess verlangsamen oder stoppen.[4] Probleme mit der Autophagie wurden bei vielen Störungen gefunden, auch bei neurodegenerativen, solchen der neurologischen Entwicklung, bei Entzündungen, Krebs, Schizophrenie, bipolarer Störung, Autismus, Alkoholismus und schweren Depressionen.[5] Es ist bekannt, dass Störungen der Autophagie die Neuroplastizität (das heißt, die Fähigkeit des Gehirns, seinen Aufbau und seine Funktionen so zu verändern, dass es optimal auf neue äußerliche Einflüsse und Anforderungen reagieren kann) und die Erhaltung der Gehirnzellen beeinträchtigen.[6]

Zu den Problemen mit der Autophagie kommt hinzu, dass Zellen, wenn sie gestresst sind, den Bildungsprozess neuer Proteine ebenfalls verlangsamen können. Dies scheint die Ressourcen für das Abwehrsystem des Körpers zu schonen. Eine Möglichkeit, die Bildung dieser Proteine zu verzögern, ist die Abkapselung der RNA-Botenstoffe (der Anweisungen für neue Proteine) in kleinen Blasen, den sogenannten »Stressgranula«.[7] Diese wurden mit neurodegenerativen Störungen in Zusammenhang gebracht, und ein hoher Kortisolspiegel stimuliert ihre Bildung.[8]

Eine weitere Möglichkeit, wie Stress zu Problemen mit der Instandhaltung des Körpers führen kann, ist Schlafstörung. Es ist wohlbekannt, dass Stress zu Schlaflosigkeit führen kann. Schlaf ist für die körperliche und psychische Gesundheit von großer Bedeutung. In dieser Zeit setzt der Körper Prioritäten in Bezug auf die Instandhaltung der Funktionen. Wenn Menschen nicht gut schlafen, führt der Körper seine »Wartungsarbeiten« nicht durch. Hinzu kommt, dass ein Schlafmangel für sich genommen Stress bedeutet sowie zu einem höheren Kortisolspiegel führen und dieser die Probleme noch verschlimmern kann.

All der Stress führt, egal wann er auftritt, zu einem vorzeitigen Alterungsprozess. Ich habe bereits erwähnt, dass alle psychischen Störungen mit dem vorzeitigen Altern einhergehen. Aber auch Stress allein kann dafür die Ursache sein. Eine Studie versuchte, die Auswirkungen von Stress auf den Alterungsprozess quantitativ zu bestimmen.[9] Für diese Studie wurden achtundfünfzig gesunde Frauen angeworben, die noch vor der Menopause standen und entweder gesunde oder chronisch kranke Kinder hatten. Das durchschnittliche Alter der Frauen lag bei achtunddreißig Jahren, und bei ihnen waren noch keine gesundheitlichen Probleme festgestellt worden. Das Forschungsteam bewertete drei Parameter für das Altern und bat die Mütter, ihr gefühltes Stressniveau einzuschätzen. Diejenigen mit dem höchsten Stressniveau über den längsten Zeitraum zeigten Anzeichen einer beschleunigten Alterung im Vergleich zu denjenigen mit dem geringsten Stress. Im Durchschnitt alterten sie zehn Jahre schneller.

Stress spielt bei der menschlichen Gesundheit ganz eindeutig eine Rolle und fordert einen hohen Tribut vom Stoffwechsel. Er verbraucht Energie, die sonst für die richtige Zellfunktion und die Instandhaltung des Körpers genutzt werden könnte. Wenn Menschen über lange Zeit extrem gestresst sind, kann es zu einem Verschleiß des Körpers und zu Funktionsstörungen kommen, die zu verschiedenen körperlichen und psychischen Störungen oder einfach zur Alterung führen. Sind Gehirn oder Körper bereits beeinträchtigt und anfällig, kann Stress Symptome verschlimmern, da die für die Stressreaktion benötigte Energie aus diesen anfälligen Zellen abgezogen wurde.

Maßnahmen zum Stressabbau wie Achtsamkeit, Meditation oder Yoga können eine wichtige Rolle bei der Behandlung spielen. Mehr darüber erfahren Sie in *Teil 3: Ursachen und Lösungen* (→ Seite 211ff.) Sie sind jedoch keine Lösung für alle Betroffenen. Lebt ein Mensch in einem schwierigen Umfeld, ist es eventuell nicht möglich oder ratsam, die Stressreaktion abzustellen. Soldaten im Kriegseinsatz sind in Gefahr. Und obwohl sie dadurch zwar einem direkten größeren Risiko für psychische und metabolische Störungen ausgesetzt sind, werden sie durch ihre erhöhte Stressreaktion geschützt. Dasselbe gilt für Menschen, die in gefährlichen Gegenden leben. Solchen Menschen zu raten, tief durchzuatmen und achtsam zu sein, reicht als Antwort nicht aus. Wenn sie sich in Sicherheit gebracht haben, mögen diese Strategien eventuell eine Rolle spielen, doch dann ist der Schaden vielleicht schon angerichtet.

Zudem ist Stress bei einem Menschen vielleicht überhaupt nicht die Ursache der psychischen Erkrankung. In diesem Fall bringen die Techniken zum Stressabbau wahrscheinlich gar nichts.

Störungen verstehen: Eine neue Definition der psychischen Krankheit

Wie in früheren Kapiteln bereits beschrieben, ist die gegenwärtige Einstufung der psychischen Störungen mit Problemen belastet – Uneinheitlichkeit, Komorbidität (Nebenerkrankungen) und mangelnde Geltung. Keine der Diagnosen sind echte und ausgeprägte Störungen für sich.

Die Nationalen Gesundheitsinstitute (NHI) wissen das schon seit einiger Zeit und haben ein neues System für Überlegungen zu den psychischen Erkrankungen entwickelt: die *Research Domain Criteria* (RdoC), ein Projekt zur Optimierung der Klassifikation von psychischen Störungen. Es startet ganz neu und lässt unsere gegenwärtigen diagnostischen Bezeichnungen beiseite. Stattdessen konzentriert sich das System auf Funktionsbereiche: Emotion, Kognition, Motivation und Sozialverhalten. Es wird vermutet, dass es Spannweiten vom Normalen zum Anormalen in diesen Konstrukten gibt, und sie regen die Forschung dazu an, diese Konstrukte aus einem anderen Blickwinkel als dem einer diagnostischen Bezeichnung zu untersuchen. An einem Punkt forderten die Verfechter der RDoC eine vollständige Revision unserer derzeitigen psychiatrischen Diagnosekriterien. Das Umkrempeln der Psychiatrie und des Bereichs der psychischen Gesundheit ist kein leichtes Unterfangen, also bleibt es bei unseren diagnostischen Kriterien, trotz aller bekannten Mängel. Im Augenblick bleibt die RDoC auf den Bereich der Forschung beschränkt. Für unsere Zwecke nutze ich dieses Modell jedoch, um die psychische Krankheit im Kontext der Theorie von der Gehirnenergie zu definieren.

Dafür lassen wir die diagnostischen Bezeichnungen des *DSM-5* beiseite und konzentrieren uns stattdessen auf Symptome. Das heißt nicht, dass manche Diagnosen nicht sinnvoll sind – viele sind es.

Unsere gegenwärtigen diagnostischen Bezeichnungen beschreiben einfach einige der häufigeren Möglichkeiten, auf welche Weise das Gehirn nicht richtig funktioniert. Schließlich funktioniert das Gehirn auf vorhersehbare Weise, und wir können diese häufigen Darstellungen zu unserem Vorteil nutzen.

Das menschliche Gehirn ist wie eine Maschine – eine äußerst hochentwickelte und komplizierte Maschine, aber eben doch eine Maschine. Es besteht aus vielen Teilen, die alle für verschiedene Aufgaben konzipiert sind. Manche sind ziemlich einfach, wie zum Beispiel die Bewegung unserer Muskeln oder die Wahrnehmung dessen, was wir fühlen oder sehen. Andere Gehirnfunktionen sind komplizierter, etwa hochentwickelte Computer-Algorithmen, die in bestimmten Situationen ausgelöst werden. So oder so können alle diese Gehirnfunktionen damit verknüpft sein, uns zu helfen, damit wir überleben, uns an unsere Umgebung anpassen oder uns fortpflanzen.

In Anbetracht der Tatsache, dass das Gehirn aus Milliarden, wenn nicht Billionen von Zellen besteht und jede einzelne Zelle selbst eine komplizierte Maschine ist, stehen wir vor einem potenziell überwältigenden Problem: Bei so vielen Zellen gibt es wohl immer fast unendliche Möglichkeiten, dass alle diese *Teile* nicht richtig funktionieren könnten. Wohl oder übel hat sich der Bereich der psychischen Gesundheit darauf konzentriert, und die Forschung versucht, Schritt für Schritt zu verstehen, wie die Maschine funktioniert. Die Vorstellung, etwas so Kompliziertes wie das menschliche Gehirn vollkommen zu vermessen, ist eine überwältigende Aufgabe, und damit zu rechnen, dass diese Arbeit einmal beendet ist, hat unseren Fortschritten, eine psychische Krankheit besser zu verstehen und zu behandeln, unter Umständen Grenzen gesetzt.

Doch es muss gar nicht so kompliziert sein. Es zeigt sich, dass alle Symptome einer psychischen Erkrankung tatsächlich mit den normalen psychischen Zuständen oder Gehirnfunktionen übereinstimmen, aber schiefgelaufen sind: Sie sind da, wenn sie nicht da sein sollten, sie sind nicht da, wenn sie da sein sollten oder sie sind mehr oder weniger aktiv oder gleich bleibend, als es angemessen wäre. Zu diesen Gehirnfunktionen gehören solche, die mit Emotionen, der geistigen Leistungsfähigkeit, dem Verhalten und der Motivation zu tun haben. Wie ich noch ausführen werde, können sogar manche bizarr anmutende Symptome einer psychischen Erkrankung, etwa Wahnvorstellungen und Halluzinationen, an normale Gehirnfunktionen gebunden sein. Obwohl wir diese Funktionsweisen nicht genau kennen, wissen wir, dass es sie gibt. Das ist hier für unsere Zwecke ausreichend.

Fangen wir also mit einer einfachen Definition an: Eine psychische Erkrankung liegt dann vor, wenn das Gehirn nicht richtig funktioniert. Normale Gehirnfunktionen sind entweder überaktiv oder zu wenig aktiv oder bleiben aus. Ein einfaches Beispiel ist eine Panikattacke ohne eindeutigen Grund. Das Panik-System ist angesichts einer Gefahr nützlich. Es bringt uns in Bewegung. Wird das System ohne eindeutigen Grund ausgelöst, ist es funktionsgestört und schlecht angepasst. Manchmal kann das Gegenteil passieren, dass sich Gehirnfunktionen im richtigen Moment nicht aktivieren lassen. Denken Sie an die Beeinträchtigung des Gedächtnisses bei einem dementen Menschen oder einen Mangel an Sozialkompetenz bei jemandem mit Autismus.

Wenn es um Symptome einer psychischen Erkrankung geht, würden viele Menschen sagen, dass diese unmöglich mit den normalen Gehirnfunktionen übereinstimmen können. Es kann den Anschein haben, als mache das Gehirn irgendwie besondere und höchst unwahrscheinliche Dinge ohne eindeutigen Grund. Ich sehe das anders. Es ist wie bei den Teilen jeder Maschine, entweder funktionieren die Teile des Gehirns oder sie funktionieren nicht. Wenn diese Teile ihre normale Funktion ausüben, aber zur falschen Zeit eingeschaltet werden, kann es zu eigenartig scheinenden Symptomen kommen. Dasselbe gilt, wenn die normalen Gehirnfunktionen nicht aktiviert werden oder wenn zwei davon, die nichts miteinander zu tun haben, irrtümlich gleichzeitig auftreten.

Ein einfaches Beispiel: Drei Autos

Lassen Sie mich eine Analogie verwenden, um zu erklären, wie ich glaube, dass Menschen mit einer psychischen Erkrankung sich von solchen unterscheiden, die *normale* Stressreaktionen zeigen, obwohl ihre Symptome gleich sein und in beiden Fällen negativ für die Gesundheit ausgehen können. Ich beschreibe drei Autos. Fabrikat und Modell sind bei allen gleich, also sollten sie theoretisch die gleiche Lebensdauer haben und gleich »gesund« sein. Jedes von ihnen steht für einen Menschen.

Auto A ist in Kalifornien beheimatet, wo der Himmel blau ist und die Straßen in einem großartigen Zustand sind. Die Person, der es gehört, fährt nicht viel – vielleicht zweimal in der Woche. Auto A steht in einer Garage und wird regelmäßig gewartet. Auto A hat es gut.

Auto B ist in den Bergen von New Hampshire zu Hause, wo die Winter streng sein können und die Nebenstraßen Schlaglöcher haben. Die Person, der dieses Auto gehört, fährt täglich und hat keine Garage. Im Winter bekommt Auto B Winterreifen und manchmal sogar Schneeketten. Bei Schneesturm nutzt Auto B seine Scheinwerfer, Scheibenwischer, Blinker, Winterreifen und Schneeketten sowie seinen Allrad-Antrieb. Die Bremsen werden oft betätigt, damit die Person am Steuer nicht die Kontrolle verliert. Im Vergleich zu Auto A hat Auto B in diesen Situationen eine sehr geringe Fahrleistung. Auto B hat angesichts des strengen Winters und der schwierigen Straßenverhältnisse auch mehr Wartungsprobleme. Auto B hat mehr »Gesundheitsprobleme« und eine kürzere Lebensdauer als Auto A.

Auto A und Auto B sind ganz »normal« – sie entsprechen angesichts der Umweltbedingungen, in denen sie sich befinden, den Erwartungen, die an sie gestellt werden. Keines hat eine Störung. Auto B hat mehr »gesundheitliche« Probleme und eine kürzere Lebensdauer, doch angesichts der Widrigkeiten, mit denen es zu tun hat, ist das normal. Seine Anpassungen wie Winterreifen und Schneeketten, der Allradantrieb und das häufige Bremsen sind wie Stressreaktionen: Depressionen, Angstzustände, Furcht, Ärger. Sie helfen Auto B, in seiner schwierigen Umgebung zurechtzukommen und dienen äußerst nützlichen Zwecken. Ohne sie wäre Auto B viel schlechter dran.

Jetzt komme ich zum dritten Auto. Auto C ist in Indiana zu Hause, wo das Wetter weniger rau ist als in New Hampshire und die Straßen in einem ordentlichen Zustand sind. Es wird an fünf Tagen in der Woche gefahren, manchmal bei gutem Wetter, manchmal bei schlechtem. Es schaltet seine Scheinwerfer und Warnblinker sogar bei sonnigem Wetter ein. Die Scheibenwischerblätter sind sehr dünn, weil sie so oft wischen. Schließlich verkratzen sie die Windschutzscheibe. Manchmal nutzt Auto C seinen Allradantrieb und fährt auf der Autobahn mit nur 40 km/h, obwohl es sonnig ist und alle anderen Autos mit 100 km/h fahren. Auto C fährt nachts ohne Licht, obwohl die Scheinwerfer angeschaltet sein müssten. Auto C hat eine Störung, die mit einer psychischen Krankheit vergleichbar ist. Es verfügt zwar über genau die gleichen Merkmale und Anpassungsstrategien wie die Autos A und B, doch es nutzt manche von ihnen zur falschen Zeit und unter den falschen Umständen. Inzwischen nutzt es andere nicht mehr, die es nutzen sollte. Auto C braucht schließlich eine erhebliche Wartung. Es wird auch in Verkehrsunfälle verwickelt. Die Störung bei Auto C beeinträchtigt seine »Gesundheit« und Sicherheit ernsthaft und wirkt sich auf die anderen Autos auf der Straße aus. Auto C stirbt einen frühen Tod. Also … die Autos A und B sind »normal«, und Auto C hat eine Störung.

Menschen, die mit einer Widrigkeit zu kämpfen haben wie Auto B, brauchen oft Hilfe, selbst wenn ihr Gehirn richtig funktioniert. Sie reagieren auf ihre widrigen Lebenserfahrungen auf *normale*, vorhersagbare und anpassungsfähige Weise. Um ihnen zu helfen, müssen wir ihre Umgebung verändern oder ihnen helfen, auf harte Bedingungen optimal zu reagieren. Größtenteils handelt es sich dabei um soziale Faktoren, wie etwa Krieg, Armut, unsichere Nahrungsversorgung, Missbrauch, systemischen Rassismus, Homophobie, Frauenfeindlichkeit, sexuelle Belästigung, Antisemitismus und viele andere »Wirbelstürme«. Die Gesellschaft so zu verändern, dass es diese Wirbelstürme nicht mehr gibt, ist der ideale Weg, mit diesen Problemen umzugehen. In der Zwischenzeit kann es auch sinnvoll sein, den Menschen zu helfen, damit sie bestmöglich damit umgehen können.

Das Gehirn von Menschen mit einer psychischen Störung arbeitet nicht richtig. Es macht Dinge zur falschen Zeit mit der falschen Intensität, oder es ist unfähig, Dinge zu tun, die es tun sollte wie im Fall von Auto C. Sie müssen gar nicht genau wissen, wie diese Dinge funktionieren, damit Sie entscheiden können, ob ein Problem vorliegt oder nicht, ebenso wenig, wie Sie das Innenleben eines Autos und die Funktion seiner Scheibenwischer genau verstehen müssen, um zu wissen, ob es ein Problem gibt oder nicht. Ich nehme an, Sie glauben, das Problem bei Auto C liege nicht am Auto selbst, sondern an dem Menschen, der es fährt. Damit haben Sie tatsächlich recht. Darauf komme ich noch zurück.

Es ist wichtig, darauf hinzuweisen, dass langer oder extremer Stress auch zu einer Störung führen kann. Zu irgendeinem Zeitpunkt könnte Auto B leicht Wartungsprobleme bekommen, die dazu führen, dass Anpassungsstrategien nicht mehr funktionieren. Vielleicht fallen die Scheinwerfer aus, oder die Scheibenwischer sind inzwischen so dünn, dass sie nicht mehr wirksam arbeiten (zu wenig aktive Funktionen). Oder die Blinklichter lassen sich nicht mehr abschalten (überaktive Funktion). Dann hätte Auto B auch eine Störung.

Ein menschliches Beispiel: Schmerzen

Ich versuche Ihnen nun zu zeigen, dass das im menschlichen Körper tatsächlich geschieht, und zwar anhand eines einfachen und unkomplizierten Beispiels: den Schmerzen. Da Schmerzen von Nervenzellen und Bereichen im Gehirn gesteuert werden, sind sie ein perfektes Beispiel für die meisten psychischen Symptome, die ich behandle.

Schmerzen sind für Menschen eine normale, gesunde Erfahrung, auch wenn sie ziemlich unangenehm sind. Sie retten uns das Leben. Sie schützen uns davor, uns selbst zu verletzen. Schmerzen werden von Schmerzrezeptoren gesteuert, einem Nerv, der zum Rückenmark verläuft, einem weiteren Nerv, der zum Gehirn hinauf verläuft und dann zu den Bereichen des Gehirns, die die Schmerzen wahrnehmen und verarbeiten. Die Funktion oder Funktionsstörung dieser Nerven- und Gehirnregionen stellt einen einfachen Rahmen dar, der uns hilft, psychische Störungen besser zu verstehen.

Allgemein gesagt, die Störungen des Schmerzsystems können in drei Kategorien zusammengefasst werden, die auf der Funktion der Zellen im Schmerzsystem beruhen: überaktiv, zu wenig aktiv oder ausbleibend.

1 Eine **Überaktivität** des Schmerzsystem besteht, wenn Menschen Schmerzen häufiger und intensiver erleben, als es sein sollte. In der Klinik und in der Forschung wird das oft als Hyperexzitabilität, als Übererregbarkeit des Schmerzsystems beschrieben. Eine zum Beispiel von Diabetes betroffene Person kann eine Neuropathie entwickeln, und die Nervenzellen oder die Gehirnregionen, die für die Schmerzverarbeitung zuständig sind, können feuern, wenn sie es nicht tun sollten, oder die Schmerzen nicht abschalten, wenn sie es tun sollten. Dabei kommt es zu Schmerzen, auch wenn gar nichts Schmerzhaftes geschieht. Das kann bei manchen Menschen zu einem chronischen und belastenden Schmerzzustand führen.

2 Eine **Unteraktivität** kann auftreten, wenn Menschen weniger Schmerzsignale spüren als sie sollten, was auch bei denjenigen passieren kann, die Diabetes haben. Zusätzlich zur Übererregbarkeit kann eine diabetische Neuropathie auch zu einem verminderten Empfinden führen, insbesondere in den Füßen. Die Nerven arbeiten nicht richtig, und dadurch kommt es zu einer Unteraktivität des Schmerzsystems. Wir wissen, dass die Nerven trotzdem vorhanden und lebendig sind, denn manchmal spüren Menschen doch etwas.

3 Das **Ausbleiben** von Schmerzen kann bei längerem und schwerem Diabetes auftreten, aber auch bei anderen Zuständen wie Rückenmarksverletzungen oder Schlaganfällen. Menschen spüren dann absolut nichts, denn die Zellen sind abgestorben oder schwer verletzt und funktionieren nicht mehr.

Diese drei beschriebenen Szenarien sind alles Störungen. Das Schmerzsystem funktioniert nicht richtig.

In manchen Fällen kann es schwierig sein, eine Grenze zwischen normalen Schmerzen und einer Schmerzstörung zu ziehen. Ein Beispiel ist ein Bandscheibenvorfall im unteren Rücken, der Schmerzen verursacht. Wenn es zum ersten Mal zu einem Bandscheibenvorfall kommt, handelt es sich nicht um eine Störung. Das Schmerzsystem verhält sich erwartungsgemäß. Doch wenn die Schmerzen über längere Zeit anhalten, selbst nach einer Operation und zahlreichen Medikamenten, dann bezeichnen wir sie irgendwann als Schmerzstörung. Was macht sie zu einer Störung? Die Nerven können durch den Druck des Bandscheibenvorfalls verletzt und dadurch übererregbar werden. Sie können zu oft oder zu intensiv Schmerzsignale senden. Zu unterscheiden, wann genau die Schmerzen von einer normalen Reaktion in eine Störung übergehen, ist auf Basis der gegenwärtigen diagnostischen Tests schwer, wenn nicht unmöglich. In manchen Fällen ist nicht klar, ob das noch normal oder schon eine Störung ist. Wenn die Schmerzen jedoch chronisch und stark werden sowie grundlos auftreten, sprechen wir von einer Störung.

Ungeachtet dessen, ob Schmerzen eine normale Reaktion auf eine Verletzung oder eine Schmerzstörung sind, ist eine Schmerzbehandlung immer richtig. Wir wissen zum Beispiel alle, dass es nach einer Operation zu Schmerzen kommt. Das ist normal und erwartbar. Dennoch behandeln wir sie, um das Leiden zu lindern.

Dass man zwischen normal und anormal unterscheidet, ist wichtig. Die medizinische Schmerzbehandlung erfordert gute klinische Fähigkeiten. Man muss die vielen Gründe verstehen, die jemandem Schmerzen bereiten können. Bevor man zu der Annahme kommt, dass eine Schmerzstörung vorliegt, muss beurteilt werden, welche Ursachen bei den Betroffenen vorliegen. Wenn jemand mit Fußschmerzen kommt, könnten diese an einer Verstauchung, einem Muskelkrampf, einem gebrochenen Knochen oder daran liegen, dass die betroffene Person in eine Glasscherbe getreten ist. Jede Ursache erfordert eine ganz unterschiedliche Behandlung. Behandelt man die Schmerzen, als wären sie einer Schmerzstörung geschuldet, könnte das vielleicht zu einer gewissen Linderung führen, doch das Problem wird dadurch nicht gelöst. Tatsächlich könnte es sich verschlimmern. Wenn es jedoch keine offensichtlichen Ursachen für Fußschmerzen gibt, könnte die Diagnose Schmerzstörung gestellt werden. Genauso detailliert muss eine Beurteilung von Ursache und Wirkung erfolgen, wenn man eine psychische Störung in Erwägung zieht. Noch einmal: Es ist ein Unterschied, ob man Menschen hilft, mit einer Widrigkeit umzugehen, oder ob man eine Funktionsstörung des Gehirns behandelt.

Zurück zur Definition einer psychischen Erkrankung

Hier ist unsere neue, vereinfachte Definition einer psychischen Erkrankung: Eine psychische Erkrankung liegt vor, wenn das Gehirn nicht richtig funktioniert. Jetzt erweitern wir diese Definition etwas:

Eine psychische Erkrankung liegt vor, wenn das Gehirn über einen bestimmten Zeitraum nicht richtig funktioniert und dadurch psychische Symptome verursacht werden, die zu Leiden oder einer Funktionsbeeinträchtigung führen.

Zwar ist diese Definition ziemlich kurz und bündig, es kommt aber auf jeden Teil an, und keiner kann aus dem Kontext gerissen werden. Diese Definition umfasst vier notwendige Komponenten:

1. Das Gehirn funktioniert nicht richtig.
2. Dies führt zu psychischen Symptomen.
3. Diese Funktionsstörung tritt über einen bestimmten Zeitraum auf.
4. Die Symptome verursachen Leiden oder eine Funktionsbeeinträchtigung.

Obwohl dies einfache Konzepte zu sein scheinen, können sie ganz schnell kompliziert werden.

Die erste Komponente dieser Definition – das Gehirn funktioniert nicht richtig – klingt einfach. Doch auf der Basis der gegenwärtigen Technologien ist sie tatsächlich schwer zu bestimmen und zu beurteilen, ebenso wie Schmerzen. Wir haben viele Tests, mit denen die Gesundheit und die Funktion des Gehirns untersucht werden können, etwa EEGs und bildgebende Verfahren. Doch keiner davon ist empfindlich und spezifisch genug, um eine psychische Störung korrekt zu definieren. Die mikroskopische Beurteilung der Funktion von Gehirnregionen ist schwierig. Wie also wissen wir in der Praxis, ob das Gehirn richtig funktioniert?

Das führt uns zur zweiten Komponente der Definition – es kommt zu psychischen Symptomen. Symptome sind der beste Hinweis auf eine anormale Gehirnfunktion. Was jedoch die Symptome einer psychischen Erkrankung angeht, so ist das wie bei den Schmerzen: Die meisten können unter den richtigen Umständen normale, gesunde Gehirnfunktionen sein. Selbst so etwas wie Halluzinationen können bei den meisten Menschen unter den richtigen Umständen auftreten. Wie bereits erwähnt, haben wir alle Halluzinationen, wenn wir träumen. Wir sehen und hören Dinge, die nicht da sind. Wenn es zur falschen Zeit dazu kommt oder wenn Symptome zur richtigen Zeit nicht aktiviert werden, könnte es sich um eine Störung handeln. Wir können die Symptome in die drei Grundkategorien einordnen, die ich schon für den Schmerz herangezogen habe: Überaktivität, Unteraktivität und die fehlende Funktion.

Die dritte Komponente – diese Funktionsstörung tritt über einen bestimmten Zeitraum auf – untermauert, dass die Dauer der Symptome eine Rolle spielt. Bei uns allen funktioniert das Gehirn auch einmal nicht perfekt, zumindest für eine gewisse Zeit, was dazu führt, sie als Symptome zu bezeichnen. Die meisten von uns haben gelegentlich Erinnerungslücken. Manchmal glauben wir, dass wir ein Geräusch hören, aber niemand sonst hört es. Manchmal »stehen wir mit dem falschen Fuß auf« und fühlen uns ohne eindeutigen Grund deprimiert. Es sind Beispiele dafür, dass das Gehirn nicht richtig arbeitet. Dabei handelt es sich nicht um psychische Krankheiten, aber um häufige Vorkommnisse, zu denen es aus einer Reihe von

Umständen kommen kann – weil wir schlecht geschlafen haben, uns in einer außerordentlich stressigen Situation befinden, Alkohol oder Drogen konsumieren oder einfach nur einen schlechten Tag haben. Das sind meist nur kurzfristige Erfahrungen, die auch mit dem Stoffwechsel zu tun haben, wobei Gehirn und Körper schnell wieder in Ordnung kommen. Bei psychischen Erkrankungen muss es sich um anhaltende Probleme der Gehirnfunktion handeln, die zu Symptomen führen. Die Dauer der Symptome gehört gegenwärtig zu unserem Diagnoseprozess in der psychischen Gesundheit, doch die Zeitdauer variiert je nach Diagnose.

Damit kommen wir zur vierten Komponente unserer Definition: Die Symptome verursachen Leiden oder eine Beeinträchtigung der Funktion. Bei uns allen verändern sich im Laufe des Lebens Emotionen, Kognition, Motivation und Verhalten. Wir lernen. Wir wachsen. Wir lernen neue Menschen kennen und nehmen Veränderungen vor. Wir machen herausfordernde Erfahrungen. Wie erleiden Verluste und Rückschläge. Diese Schwankungen allein sind keine psychische Krankheit. Erst wenn jemand durch diese Veränderungen auf ungewöhnliche Weise belastet ist oder dadurch in seinem Leben nicht mehr funktionieren kann, ziehen wir die Möglichkeit einer psychischen Erkrankung in Betracht. Dieser Teil der Definition ist fraglos heikel, und die Diskussionen über das Problem des Leidens und der Beeinträchtigung der Funktion sind schwierig. Zwei Probleme sind dabei besonders wichtig:

1 Die Menschen haben das Recht, außergewöhnlich zu sein, kreativ zu sein, Veränderungen in ihrem Leben vorzunehmen und gegen den Strom der Mainstream-Kultur zu schwimmen. Anders zu sein ist keine psychische Krankheit. Doch wenn andere Menschen diese außergewöhnliche Art zurückweisen, dann verursacht das vielleicht Leiden. Zum Beispiel durchlaufen viele Teenager eine rebellische Phase. Das ist oft ganz normal und gehört zum Erwachsenwerden und zum Loslösungsprozess von den Eltern dazu. Das allein ist meist keine psychische Krankheit. Viele Menschen machen eine Diät und überprüfen häufig ihr Gewicht. Sie machen

sich immer mehr Gedanken darüber, was sie essen und wie sie aussehen sollten. Das ist nicht automatisch eine Essstörung. Zu beiden Situationen gehören Veränderungen der Emotionen, der Kognition und des Verhaltens, doch ungewöhnlicher Stress und eine Funktionsunfähigkeit gehören nicht dazu.

2 Manchen Menschen mit einer psychischen Krankheit mangelt es an Einsicht. Es ist ihnen nicht klar, dass ihre Symptome irgendwie anormal sind. Sie erkennen nicht, wie ihre Symptome ihr Verhalten und ihre Funktionsfähigkeit beeinträchtigen. Sie haben Probleme damit zu verstehen, warum andere Menschen diese Veränderungen als ungewöhnlich wahrnehmen. Sie behaupten vielleicht, dass sie völlig normal seien. Wenn ihre Symptome jedoch ihre Fähigkeit, in der Gesellschaft zurechtzukommen, stark beeinträchtigen, dann muss eine psychische Krankheit in Betracht gezogen werden. Menschen mit Halluzinationen und Wahnvorstellungen fehlt häufig die Krankheitseinsicht. Paranoide Menschen sagen zum Beispiel, dass sie wirklich verfolgt werden, dass das nicht psychisch, sondern real sei. Menschen mit einer Essstörung sprechen manchmal davon, wie glücklich sie darüber seien, so stark abzunehmen und besser auszusehen. Sie betrachten alle Veränderungen der Verhaltensweise wie etwa, dass sie sich weniger mit der Schule oder Freunden befassen, als notwendiges Opfer, um abzunehmen und gut auszusehen. Sie ignorieren vielleicht die ernsthaften Gesundheitsprobleme, die allen anderen Menschen auffallen. Die einen wie die anderen behaupten, die Veränderungen ihrer Emotionen, der Kognition, der Motivation und der Verhaltensweise seien normal und bei jedem Menschen in ihrer Situation erwartbar. Sie leugnen oft, dass eine Funktionsbeeinträchtigung vorliegt. Sind das also psychische Störungen? Ja. Sie verursachen deutlichen Stress und/oder eine Funktionsbeeinträchtigung – dazu gehören auch gesundheitliche Probleme –, selbst wenn die betroffene Person das nicht sieht oder sich eingesteht.

Diese differenzierten, facettenreichen Zwangslagen machen es manchmal schwer, wenn nicht gar unmöglich, zu unterscheiden, ob jemand anders ist und in einer gnadenlosen und starren Gesellschaft lebt oder ob eine psychische Krankheit vorliegt. Im Bereich der psychischen Gesundheit hat sich die Haltung gegenüber solchen Problemen im Laufe der Jahre verändert. So wurde in früherer Zeit Homosexualität als Krankheit bezeichnet und diese Entscheidung später revidiert.

Symptome der psychischen Krankheit

Da wir nun bei einer neuen Definition der psychischen Krankheit angekommen sind und diese offengelegt haben, möchte ich das gleich in die Tat umsetzen und drei allgemeine Szenarien schildern, durch die es zu Symptomen einer psychischen Krankheit kommen kann. Sie orientieren sich an dem Modell, das ich schon beim Thema Störungen im Schmerzsystem (→ Seite 136) umrissen habe: Gehirnfunktionen, die überaktiv, zu wenig aktiv oder nicht vorhanden sind.

Überaktive Gehirnfunktionen

Eine Überaktivität oder Hyperexzitabilität der Gehirnzellen und Netzwerke ist bei vielen psychischen Störungen dokumentiert worden. Wenn wir uns über dieses Phänomen Gedanken machen, suchen wir nach Symptomen oder Gehirnfunktionen, die häufiger oder intensiver als es der Fall sein sollte oder zum zum falschen Zeitpunkt auftreten.

Furcht und Angststörungen können eine Folge der Überaktivität der Amygdala sein – einer der Gehirnregionen, die an der Angstreaktion beteiligt ist. Diese Neuronen feuern vielleicht außer der Reihe oder hören nicht auf zu feuern, wodurch Angstsymptome zur falschen Zeit oder eine übertriebene Angstreaktion verursacht werden.

Zwangsvorstellungen und Zwänge können von übererregbaren Zellen und Netzwerken im Gehirn herrühren, die mit Körperpflege- und Kontrollverhalten einhergehen. Normalerweise pflegen wir uns und kontrollieren Dinge. Eine Zwangsstörung tritt dann auf, wenn diese Systeme überaktiv werden.

Psychotische Symptome wie Halluzinationen und Wahnvorstellungen kommen bei vielen psychischen und neurologischen Störungen vor. Sie treten auch bei vielen Menschen auf, bei denen nie irgendeine Störung diagnostiziert wird. In welchen Zellen und Regionen genau psychotische Symptome verursacht werden, ist gegenwärtig nicht bekannt, trotz jahrzehntelanger einschlägiger, intensiver Forschung.

Dennoch gibt es ein paar Möglichkeiten, über die wir uns in Bezug darauf, was im Gehirn geschehen könnte, Gedanken machen können.

Die einfachste Art, psychotische Symptome zu verstehen, ist die Überaktivität der Gehirnzellen, die die Wahrnehmungen verarbeiten. Sind zum Beispiel die Gehirnzellen und die Netzwerke des Gehirns, die ein Geräusch wahrnehmen, das es nicht gibt, überaktiv, handelt es sich um eine akustische Halluzination. Neurochirurgen können bei Menschen durch die Stimulierung von Gehirnregionen mit einer Elektrode eine Halluzination auslösen. Überaktive Zellen machen im Wesentlichen dasselbe.

Das Problem könnte nicht an den Neuronen liegen, die ein Geräusch wahrnehmen, sondern an anderen Neuronen, die sie steuern und verlangsamen. Es gibt eine Gruppe, sogenannte *kortikale Interneuronen*, das heißt Schalt- oder Zwischenneuronen. Diese Neuronen sind als hemmend bekannt, da sie Gamma-Aminobuttersäure, kurz GABA, ausschütten, einen Neurotransmitter, der die Aktivität in ihren Zielzellen verlangsamt. Anomalien in der Funktion dieser Neuronen wurden bei vielen Störungen gefunden, auch bei Schizophrenie, Alzheimer, Epilepsie und Autismus. Wenn es nicht zu einer Hemmung kommt, was ja ihre Aufgabe ist, würde das zu einer Überaktivität der Neuronen führen.

Eine andere Möglichkeit ist, dass die psychotischen Symptome mit dem Schlafsystem im Gehirn zusammenhängen. Wie ich mehrfach erwähnt habe, haben wir alle täglich Halluzinationen und Wahnvorstellungen – im Schlaf. Im Traum hören und sehen wir Dinge, die nicht da sind. Wir können wilde und verrückte Dinge glauben.

Viele Menschen haben Albträume, in denen sie gejagt oder verfolgt werden. Wenn dies im Schlaf auftritt, dann handelt es sich nur um schlechte Träume, nicht um psychische Störungen. Es ist möglich, dass dieselben Gehirnzellen und Netzwerke, die für diese nächtlichen Erfahrungen verantwortlich sind, überaktiv sind und bei Menschen mit einer psychischen Störung irrtümlich tagsüber feuern.

Bei manchen Wahnvorstellungen, die skurril erscheinen können, wie das nach dem französischen Psychiater Joseph Capgras benannte *Capgras-Syndrom*, bei dem die Betroffenen glauben, dass ihre Angehörigen durch Doppelgänger ersetzt wurden, wissen wir tatsächlich, dass manche der speziellen Netzwerke des Gehirns an diesem Prozess beteiligt sind.[10] Die Gehirnareale scheinen überaktiv und/oder unteraktiv zu sein.

Dass Halluzinationen nicht so selten sind, wie die meisten Menschen denken würden, ist eine wichtige Beobachtung. Laut Forschung halluzinieren 12 bis 17 Prozent der Kinder zwischen neun und zwölf Jahren und 5,8 Prozent der Erwachsenen tagsüber.[11] Zusätzlich erleben 37 Prozent der Erwachsenen Halluzinationen beim Einschlafen, sogenannte hypnagoge Halluzinationen oder Wachträume.[12] Bei den meisten dieser Menschen werden keine psychischen Störungen diagnostiziert.

Unteraktive Gehirnfunktionen

Bei vielen psychischen Störungen wurden unteraktive Gehirnzellen und Netzwerke des Gehirns dokumentiert. Dieses Konzept erklärt zumindest manche der Symptome, die wir sehen können. Ich unterscheide zwischen einer Unterfunktion und einer fehlenden Funktion, denn eine unteraktive Funktion bedeutet, dass die Zellen noch aktiv, also lebendig sind und zumindest einige Zeit funktionieren können. Das ist wichtig, denn es bedeutet, dass Symptome kommen und gehen. Manchmal können Dinge normal erscheinen, manchmal kann die betroffene Person Symptome haben. Im Folgenden einige Beispiele.

- Bei Menschen mit ADHS kann es zu einer Aktivitätsminderung der noradrenergen, das heißt, auf Noradrenalin reagierenden Neuronen im Locus coeruleus, dem blauen Kern, einer winzigen Zellstruktur im Hirnstamm, kommen. Diese Neuronen sind daran beteiligt, dass Menschen sich konzentrieren, planen und bei einer Aufgabe bleiben können. Daher führt eine Aktivitätsminderung zu ADHS-Symptomen.
- Kognitive Probleme wie eine Beeinträchtigung des Gedächtnisses können durch eine Funktionsminderung der an der Speicherung und dem Abruf von Erinnerung beteiligten Neuronen bedingt sein. Diese liegen bei Alzheimer ganz eindeutig vor, aber auch bei den meisten chronischen Störungen. Auch wenn das nicht zu ihren diagnostischen Kriterien gehört, haben Menschen mit chronischen psychischen Störungen oft kognitive Beeinträchtigungen.
- Zumindest zu einem Aspekt der Depression kann eine Verringerung der Aktivität eines Gehirnsystems gehören, das als Ruhezustandsnetzwerk bezeichnet wird.[13] (Es handelt sich dabei um eine Gruppe von Hirnregionen, die aktiviert werden, wenn der Mensch ruht und keinerlei Aufgaben nachgeht.) Das führt zu einer Verlangsamung oder Desorganisation der normalen Gehirnfunktion.
- Emotionsregulation ist ein Begriff, der zur Beschreibung von Symptomen bei vielen verschiedenen Störungen benutzt wird, dazu gehören Störungen der Stimmung sowie Persönlichkeits- und Angststörungen. Es gibt Gehirnsysteme, die dazu konzipiert sind, uns bei der Kontrolle unserer emotionalen Reaktionen zu unterstützen und unsere Stimmung zu steuern. Bei manchen Menschen scheinen diese Gehirnreaktionen unteraktiv zu sein, was zu Symptomen wie einer instabilen Laune oder zu Wutausbrüchen führt.

Das Fehlen spezifischer Gehirnfunktionen

Zu manchen psychischen Störungen gehören ständige Veränderungen in den Zellen und Verbindungen des Gehirns. Dafür gibt es zwei Hauptursachen: Entwicklungsprobleme und Zelltod, das heißt, das Absterben von Zellen. Diese Probleme gehen oft mit Störungen der neurologischen Entwicklung bzw. neurodegenerativen Störungen einher. Zum Absterben von Zellen kann es zum Beispiel durch einen

Schlaganfall oder eine Gehirnverletzung kommen, die sich von neurodegenerativen Störungen unterscheiden. Jedoch können diese auch zu psychischen Symptomen führen.

Es gibt viele Störungen der neurologischen Entwicklung. Autismus ist ein Beispiel dafür. Neuronen und/oder Verbindungen zwischen den Neuronen scheinen zu fehlen oder zumindest unterschiedlich zu sein.

Neurodegenerative Störungen wie Alzheimer gehen mit einem Schrumpfen des Gehirns und dem Absterben von Neuronen einher. Abgestorbene Neuronen sind meist nicht wieder regenerierbar.

In beiden Fällen sind Zellen oder Verbindungen, die vorhanden sein sollten, nicht vorhanden, daher kann das Gehirn diese Funktionen nicht ausüben. Symptome aufgrund dieser ständigen Veränderungen sind immer vorhanden. Es ist nicht so, dass sie kommen und gehen. Die bei Autismus beobachteten sozialen Mängel werden behoben. Zumindest manche der bei Alzheimer beobachteten kognitiven Mängel werden ebenfalls behoben. Sie ändern sich nicht jeden Tag. Jedoch gehen sowohl Autismus als auch Alzheimer mit ständigen psychischen Symptomen einher, die kommen und gehen, wie zum Beispiel Angstzustände, eine Psychose und Stimmungsschwankungen, um nur einige zu nennen.

***

Diese drei beschriebenen Szenarien können für alle Symptome von psychischen Störungen verantwortlich sein. Es gibt jedoch zwei weitere Situationen, die einer Erwähnung wert sind, da sie auf den ersten Blick vielleicht nicht genau in diese Kategorien zu passen scheinen, nämlich die vielfältigen Anpassungen des Gehirns und die Verhaltensstörungen.

Die vielfältigen Anpassungen des Gehirns

Das Gehirn zeigt manchmal komplizierte Reaktionen auf Situationen, zu denen zahlreiche Symptome gehören, wobei manche davon die Aktivierung und andere die Inaktivierung einiger Gehirnfunktionen darstellen. Ich behandle die Reaktionen auf Depressionen, Hypomanie (ein durch eine ungewöhnlich gute oder gereizte Stimmung gekennzeichneter anhaltender Zustand) und auf ein Trauma. Sie alle können normal oder anpassungsfähig sein, wenn sie zu den richtigen Zeiten unter den richtigen Umständen auftreten. Sie ähneln der Aktivierung des sympathischen und parasympathischen Nervensystems, zu dem ein kompliziertes Spektrum von Gehirn- und Körperfunktionen gehört, von denen manche eingeschaltet und andere ausgeschaltet werden.

Die Depression ist eine normale Reaktion auf viele Stressfaktoren, widrige Umstände und Verluste. Fast jeder Mensch war zumindest schon einmal depressiv. In der Regel dauert sie nicht zwei oder mehr Wochen lang an, doch sie ist eine normale Reaktion des Gehirns. Obwohl häufig Veränderungen der Stimmung, der Energie, des Appetits und des Schlafs dazugehören, können diese Veränderungen bei verschiedenen Menschen sehr unterschiedlich sein. Manche Menschen scheinen zu viel, andere zu wenig Appetit zu haben und essen infolgedessen zu viel bzw. zu wenig. Gleichermaßen können manche Menschen zu viel und andere nicht genug schlafen. Fasst man eine Depression unter bestimmten Symptomen zusammen, dann scheinen manche, die die überaktive oder unteraktive Gehirnregion repräsentieren, am wirksamsten und am besten dafür geeignet zu sein, um sie zu verstehen, obwohl oft viele Symptome dazugehören.

Die Hypomanie ist in vielerlei Hinsicht das Gegenteil der Depression: Menschen können sich großartig oder euphorisch fühlen, mehr Energie haben, produktiver sein und sogar weniger Schlaf brauchen. Das kann auch normal sein. Tritt die Hypomanie isoliert auf, ist sie laut *DSM-5* keine diagnostizierbare Störung. Die meisten Menschen haben das eine oder andere Mal in ihrem Leben schon einmal Symptome einer Hypomanie gehabt. Dazu kommt es häufig, wenn man sich verliebt, aber auch, wenn man von einem Projekt oder einer Leistung begeistert ist oder ein spirituelles Erwachen erlebt hat. Auch hier gilt: Es dauert vielleicht nicht fünf oder mehr Tage, aber es kann vorkommen, was darauf hindeutet, dass diese Gehirnfunktionen in unserem Gehirn fest verankert sind.

Die Reaktion auf ein Trauma ist ebenfalls normal. Zu diesen Symptomen gehören Nachhallerinnerungen, sogenannte Flashbacks und Albträume, Vermeidungssituationen, die die betroffene Person an das Ereignis, die nativen Auswirkungen auf die Stimmung und das Denken (ähnlich der Depression) erinnern sowie Schlafprobleme, Nervosität, eine übermäßige Wachsamkeit und andere Symptome. Eine Forschungsgruppe befasste sich mit Frauen, kurz nachdem sie vergewaltigt wurden, und stellte fest, dass 94 Prozent von ihnen in den ersten Wochen solche Symptome hatten.[14] Daher können alle diese Reaktionen *normal* sein.

Diese vielfältigen Anpassungen des Gehirns werden zu Störungen, wenn sie überaktiv sind. Sie können zur falschen Zeit aktiviert werden, zu lange dauern und zu übermäßigen oder übertriebenen Symptomen führen. In machen Fällen können sie ohne eindeutigen Grund aus dem Nichts aktiviert werden – eine hyperexzitative Aktivierung des Systems. In anderen Fällen können sie aus einem eindeutigen Grund aktiviert werden und werden jedoch nach einem angemessenen Zeitraum nicht mehr inaktiviert. Sie bleiben in der »Ein«-Position stecken, wenn sie abgeschaltet werden sollten. Das ähnelt übererregbaren Schmerzzellen bei vielen Schmerzstörungen. Manchmal können sie aus keinem eindeutigen Grund anfangen zu feuern, ein anderes Mal kann die leichteste Verletzung oder auch nur eine falsche Bewegung Schmerzen auslösen.

Verhaltensstörungen

Manche Störungen werden als primär verhaltensbedingt betrachtet – insbesondere der Konsum von Suchtmitteln und Essstörungen. Auch diese verdienen besondere Aufmerksamkeit. Erinnern Sie sich bitte daran, dass sie eine starke bidirektionale Beziehung zu allen psychischen Störungen haben. Im Gegensatz zu psychischen Störungen, die allgemein als überaktive, unteraktive oder fehlende Funktionen bezeichnet werden können, handelt es sich hier um Verhaltensweisen …, die Menschen absichtlich *wählen*. Was haben diese Verhaltensweisen mit einer Funktionsstörung des Gehirns zu tun?

Man kann sie auf drei verschiedene Weisen betrachten:
Die erste ist, dass Essen und der Konsum von Suchtmitteln Verhaltensweisen sind, die vom Gehirn gesteuert werden. Es gibt eindeutige Bahnen, die das Verlangen, den Appetit, die Motivation, die Selbstkontrolle, die Impulsivität und die Suche nach Neuem steuern. Wenn also diese Areale des Gehirns überaktiv oder unteraktiv sind, können sie manche Menschen in solche Verhaltensweisen treiben, und es kann zu Problemen führen.

Die zweite Möglichkeit ist, dass Menschen Symptome anderer psychischer Störungen haben (aufgrund von überaktiven oder unteraktiven Gehirnregionen) und Alkohol trinken oder Drogen nehmen oder ihr Essverhalten ändern, um mit diesen Symptomen zurechtzukommen. Das wird häufig als Selbstmedikationshypothese bezeichnet.

Die dritte Möglichkeit ist, dass manche Menschen ganz in Ordnung und »normal« sind und auf einmal mit diesen Verhaltensweisen beginnen. Manche können allein aufgrund von Gruppenzwang mit Drogen oder Alkohol anfangen. Ein Mensch kann allein aufgrund von Gruppenzwang mit einer Diät beginnen. Ich werde später noch darauf zurückkommen, dass alle diese Verhaltensweisen erhebliche Auswirkungen auf den Stoffwechsel und das Gehirn haben können. Sie können zu Stoffwechselanomalien führen und diese wiederum zur Überaktivität und Unteraktivität spezifischer Gehirnfunktionen, die Menschen in einem Teufelskreis gefangen halten können und die wir als Essstörung oder Suchtstörung bezeichnen.

Ein komplexes Puzzle

Es gehört zu den Herausforderungen bei der Feststellung, was eine psychische Krankheit verursacht, dass die Erkenntnisse, die ich erwähnt habe – etwa eine verringerte Netzwerkaktivität im Standardmodus, die zu Depressionen führt – nicht bei allen Menschen mit der gleichen Störung einheitlich sind, sogar nicht einmal bei ein und derselben Person zu unterschiedlichen Zeiten. Anders als in Fällen von Entwicklungsanomalien oder beim Absterben von Zellen kommen und gehen die Symptome, und so kann es auch bei den neurowissenschaftlichen Befunden sein. Deshalb gibt es bisher noch keine diagnostischen Tests. Diese Entwicklungsanomalien sind auch bei bestimmten Störungen nicht einheitlich. Sie können bei verschiedenen Menschen eine Vielzahl von Zellarten und Gehirnregionen beeinträchtigen, selbst wenn bei diesen Menschen dieselbe Diagnose gestellt wurde. Wenn wir die Veränderungen des Gehirns betrachten sowie die Art und Weise wie das Gehirn bei einer psychischen Störung funktioniert, haben wir es durchweg mit Heterogenität bzw. Vielfältigkeit und uneinheitlichen Befunden zu tun.

Da gibt es eine Menge zu berücksichtigen. Es ist kein Wunder, dass das Puzzle der psychischen Krankheit so schwer zu lösen war.

- Wodurch werden verschiedene Teile des Gehirns überaktiv oder unteraktiv und führen zu Symptomen einer psychischen Krankheit?

- Wie kommt es, dass die Symptome kommen und gehen?

- Was genau verursacht diese Entwicklungsanomalien oder Bereiche, in denen Zellen schrumpfen und absterben?

- Warum sind sie bei verschiedenen Menschen unterschiedlich?

Mit allen diesen Fragen muss sich jede Theorie befassen, die versucht, allen psychischen Störungen Rechnung zu tragen. Ich zeige Ihnen mit Begeisterung, dass die Theorie der Brain Energy dazu in der Lage ist. Und all das, weil es einen gemeinsamen Weg gibt.

7

Die großartigen Mitochondrien

Nun komme ich wieder auf den Stoffwechsel zurück, um die Puzzleteile weiter zusammenzusetzen. Erinnern Sie sich bitte an die Analogie mit dem Verkehr im Abschnitt *Der Stoffwechsel gleicht dem Verkehrsfluss* (→ Seite 117ff.), wo jedes Auto eine menschliche Zelle darstellte. Ich beschrieb den Stoffwechsel als sehr kompliziert. Er verändert sich ständig und kann in unterschiedlichen Zellen zu unterschiedlichen Zeiten unterschiedlich sein. Man muss fairerweise sagen, dass der Stoffwechsel nicht wirklich ein gemeinsamer Weg ist. Es sind eher Hunderte von verschiedenen Stoffwechselwegen.

- Aber wodurch wird der Stoffwechsel geregelt?
- Woher wissen Nahrung und Sauerstoff, welchen Weg sie nehmen müssen?
- Was verändert den Grundumsatz in verschiedenen Zellen?
- Wodurch werden manche Zellen verlangsamt, während andere beschleunigt werden?
- Was treibt dieses komplizierte Netzwerk des menschlichen Körpers an?

Manche würden sagen, das Gehirn. Das Gehirn spielt zwar eine entscheidende Rolle im Stoffwechsel, doch es kann ihn nicht in all den verschiedenen Körperzellen zu den richtigen Zeiten steuern. Wie beim Straßenverkehr muss es einen gewissen Grad an Kontrolle für jedes Autos geben oder, auf den menschlichen Körper bezogen, für jede Zelle. Zellen bekommen Input von anderen Zellen, wie sie sich zu verhalten haben. Zellen, die sich in unmittelbarer Nähe befinden, haben auch Signale für das Verhalten von Nachbarzellen (denken Sie an die Bremslichter bei einem Auto). Doch manche Signale werden über den ganzen Körper verbreitet. Sie können ihren Ursprung eventuell in einer Gehirnzelle oder einer Leberzelle haben, doch dann legen sie weite Strecken zurück, um Zellen im ganzen Körper zu beeinflussen. All diese Prozesse führen zu einem koordinierten Stoffwechsel, genauso wie auch der Straßenverkehr auf vielen Ebenen koordiniert wird.

Viele Dinge sorgen dafür, dass der Verkehr fließt: die verschiedenen Arten von Straßen und Autobahnen, die verschiedenen Geschwindigkeitsbegrenzungen auf verschiedenen Straßen, die Stoppschilder und Ampeln. Sie alle sind für die Organisation und den Verkehrsfluss wichtig. Doch letzten Endes ist die wahre und hauptsächliche Kraft, die den Verkehrsfluss steuert, die Autofahrerin und der Autofahrer selbst. Sie kennen die Regeln und befolgen sie. Es liegt an ihnen, dass die Autos fahren. Es liegt an ihnen, dass die Autos anhalten. Sie benutzen Blinker. Sie achten auf Probleme. Sie umfahren die Probleme. Sie steuern die Autos zu den jeweiligen Zielen. Und auch wenn sie nicht wissen, was mit all den anderen Autos auf all den anderen Straßen oder Autobahnen passiert, funktioniert alles.

Haben die Zellen des Menschen »Fahrer«, die für ihr Verhalten sorgen? Es stellt sich heraus, dass das so ist. Die »Fahrer« der menschlichen Zellen und des Stoffwechsels werden Mitochondrien genannt. Und sie sind der gemeinsame Weg zu psychischen und metabolischen bzw. stoffwechselbedingten Störungen.

***

Aus Ihrem Biologieunterricht wissen Sie wahrscheinlich noch, dass die Mitochondrien die *Kraftwerke der Zelle* sind. Die Mitochondrien bilden Energie für die Zellen, indem sie Nahrung und Sauerstoff in ATP umwandeln. Ihre Rolle in der Energiebildung ist zwar fraglos von Bedeutung, doch die Mitochondrien sind noch viel mehr als Kraftwerke. Ohne sie gäbe es das Leben nicht wie wir es kennen.

In seinem 2005 erschienenen Buch »Power, Sex, Suicide: Mitochondria and the Meaning of Live« (Macht, Sex, Selbstmord: Die

Mitochondrien und die Bedeutung des Lebens) vermittelt Dr. Nick Lane eine umfassende und fesselnde Geschichte der Mitochondrien und ihrer Rolle in der Evolution des Menschen.[1] Auch wenn der Titel eine schnelle Lektüre im Stil der Popkultur nahelegen könnte, legt Lane eine genaue wissenschaftliche Geschichte der Mitochondrien und ihrer Rolle in der Gesundheit des Menschen und des Lebens an sich vor.

Mitochondriale Ursprünge

Vor langer Zeit war das erste Mitochondrium (Plural: Mitochondrien) einmal ein Bakterium. Laut Schätzungen aus der Wissenschaft entwickelten sich irgendwann vor einer bis vier Milliarden Jahren die Mitochondrien aus einem unabhängigen lebenden Organismus. Eine 1998 in der Zeitschrift *Nature* veröffentlichte Arbeit behauptet, dass viele ihrer Gene die gleichen sind wie die des heutigen Bakteriums Rickettsia prowazeckii, das Typhus verursacht.[2] Vor Milliarden von Jahren umfloss ein anderer einzelliger Organismus, ein Archaeon, auch Urbakterium genannt, dieses ursprüngliche Mitochondrium. Anstatt dass dieses danach starb, wie es meistens der Fall ist, blieben beide am Leben. Man nimmt an, dass dieser neue Organismus sich zur ersten eukaryotischen Zelle (einer Zelle mit einem Zellkern) entwickelte. Das darin befindliche Bakterium begann, sich auf die Energiebildung zu konzentrieren, und der äußere Organismus konnte sich um die Nahrungsbeschaffung kümmern. Täuschen Sie sich nicht – das ist wichtig. Das ist keine belanglose Tatsache.

Bevor es also einen Zellkern mit menschlicher DNA und andere Organellen (Bereiche einer Zelle, die eine bestimmte Funktion erfüllen) gab, gab es ein Mitochondrium – ein einzelnes Mitochondrium und eine einzelne Wirtszelle. Gemeinsam waren sie entschlossen zu überleben. Genau genommen, nicht nur zu überleben, sondern zu gedeihen. Wie alle Lebensformen wollten sie gewinnen. Und sie gewannen in der Tat.

Im Laufe der Zeit ermöglichte diese symbiotische Regelung ein vielzelliges Leben – im Grunde genommen das Leben, das wir heute mit unseren Augen sehen können. In allen Eukaryoten haben sich diese internen Bakterien zu Mitochondrien entwickelt. In Pflanzen und Algen (ebenfalls Eukaryoten) haben sich manche auch zu dem entwickelt, was wir heute als Chloroplasten bezeichnen. Obwohl Mitochondrien und Chloroplasten unterschiedliche Namen haben, sehen sie ähnlich aus und funktionieren ähnlich, und man nimmt an, dass sie von demselben Bakterium von vor vielen Milliarden Jahren abstammen. Außerdem glaubt man, dass dieser Zusammenschluss nur einmal stattfand und dass alle heute existierenden Pflanzen, Tiere, Algen und Pilze von eben diesem Organismus abstammen. Für diejenigen, die an Gott glauben, könnte es beruhigend sein, dass diese Vorstellung eines einzelnen Ereignisses der Beginn des Lebens war, wie wir es kennen. Für diejenigen, die nicht an Gott glauben, war es nur eines von jenen ungewöhnlichen und unwahrscheinlichen Ereignissen, die die Evolution für viele Millionen von Jahren, die noch kommen werden, geprägt haben. Ungeachtet dessen, was Sie glauben, es war ein wichtiges Ereignis in der Geschichte des Lebens.

In der Evolution ist es wichtig, der Erste zu sein. Wenn sich zum Beispiel Gene über verschiedene Organismen hinweg überschneiden, nimmt man meist an, dass sie wichtiger sind als die typischen, artspezifischen Gene. Man vermutet, dass die typischen Gene sich in der Evolutionsgeschichte früher entwickelt haben als die gemeinsamen. Was es schon so lange gibt, wird für lebensnotwendiger gehalten. Dafür gibt es mindestens zwei Gründe. Der erste ist, dass die Evolution dazu tendiert, Unnötiges oder was in Bezug auf das Überleben oder die Fortpflanzung keinen Vorteil bietet, loszuwerden. Wenn sich Organismen so entwickeln, dass ein Merkmal nicht mehr benötigt wird, werden sie nicht mehr ausgewählt und verschwinden oft irgendwann. Der zweite ist, dass sich neue Gene und Merkmale mit den bereits vorhandenen entwickeln und sich an sie anpassen müssen. Mitochondrien kamen zuerst in eukaryotischen Zellen vor. Anfangs war da nur ein einzelnes Bakterium und eine einzelne Außenzelle. Mit der Zeit entwickelten sich der Zellkern und andere Organellen. So wichtig diese anderen Organellen auch waren, die Mitochondrien waren zuerst da. Sie beeinflussten wahrscheinlich die Entwicklung dieser anderen Zellteile und wurden unentbehrlich. Tatsächlich funktionieren diese ohne die Mitochondrien nicht richtig.

Die modernen Mitochondrien

Die Mitochondrien können sich nicht mehr außerhalb einer eukaryotischen Zelle vervielfältigen. Beim Menschen haben sie den größten Teil ihrer DNA auf den Zellkern übertragen, in dem die menschliche DNA beheimatet ist. Jetzt sind etwa 1.500 mitochondriale Gene in die menschliche DNA integriert. Sie kreieren Proteine, die entweder für die Bildung oder den Erhalt der Mitochondrien gebraucht werden, und diese Proteine werden an alle Mitochondrien in der Zelle weitergegeben. Die Mitochondrien haben jedoch nicht ihre gesamte DNA aufgegeben. Jedes Mitochondrium besitzt oft noch siebenunddreißig Gene. Einzelne Mitochondrien können diese DNA selbst nutzen und sich so einen gewissen Grad an Unabhängigkeit voneinander und von den Zellen, die sie beherbergen, erhalten. Das ist in der Biologie äußerst ungewöhnlich, und über den Sinn wird diskutiert. Der Punkt ist jedoch der: Die Mitochondrien und die menschlichen Zellen sind jetzt hundertprozentig voneinander abhängig. Sie können ohneeinander nicht überleben.

Die Mitochondrien sind winzig. In jeder menschlichen Zelle befinden sich durchschnittlich etwa drei- bis vierhundert.[3] Das bedeutet, dass es im menschlichen Körper etwa zehn Millionen Milliarden Mitochondrien gibt. Obwohl sie so winzig sind, machen sie etwa 10 Prozent unseres Körpergewichts aus. In stoffwechselbedingt anspruchsvollen Zellen – wie den Gehirnzellen – kann eine einzelne Zelle Tausende von Mitochondrien enthalten, die mehr als 40 Prozent des Zellvolumens ausmachen.

Mitochondrien sind geschäftig. Zwar können kleine Mengen ATP in einem als Glykolyse bezeichneten Prozess ohne Mitochondrien gebildet werden, doch den Löwenanteil an ATP bilden sie selbst, insbesondere für die Gehirnzellen. Beim durchschnittlichen menschlichen Erwachsenen bilden sie etwa 9-mal 1020 ATP-Moleküle

(900 Trillionen) pro Sekunde.[4] Eine Forschungsgruppe sah sich Gehirnzellen mit speziellen bildgebenden Verfahren an und stellte fest, dass ein einzelnes Neuron im menschlichen Gehirn etwa 4,7 Milliarden ATP-Moleküle pro Sekunde nutzt.[5] Das ist eine ganze Menge!

Mitochondrien bewegen sich. Das ist eine ziemlich neue Entdeckung, die auf einer neuen Technik für das Studium lebender Zellen beruht.[6] Eine abgestorbene Zelle bewegt sich nicht unter dem Mikroskop, daher ist es leicht zu verstehen, warum die Mitochondrien von der Forschung für unbeweglich gehalten wurden. Andere Organellen sind es normalerweise nicht. Die Entdeckung, dass sich Mitochondrien tatsächlich in lebenden Zellen bewegen, war äußert unerwartet. (Wenn Sie das einmal sehen möchten, finden Sie im Artikel *PloS Biology*, einer wissenschaftlichen Zeitschrift, die in den USA erscheint, in den Anmerkungen ein Video von sich bewegenden Mitochondrien.[7]) Im Internet gibt es noch viele andere Videos. Die Zelle verfügt über ein Netzwerk von Mikrotubuli und Filamenten das oft als Zytoskelett bezeichnet und von den Mitochondrien zur Bewegung genutzt wird. Daran sind viele Mechanismen beteiligt, die den Rahmen dieses Buches sprengen würden. Doch der springende Punkt ist einfach: Manche Mitochondrien bewegen sich umher.[8] Es sieht jedoch so aus, als bewegten sich nicht alle; manche bleiben an Ort und Stelle.

Warum bewegen sie sich? Ein Grund dafür ist, dass sie sich an die Orte in den Zellen zu begeben scheinen, wo sich etwas tut und wo Energie gebraucht wird. Energie muss in der richtigen Menge an der richtigen Stelle zur richtigen Zeit gebildet werden und durchläuft einen unvorstellbar schnellen Recyclingprozess, an dem Mitochondrien beteiligt sind. Diejenigen, die sich nicht umherbewegen, bleiben offenbar an Orten, wo sich immer etwas tut – entweder in der Nähe der »Fabriken«, in denen Proteine (Ribosomen) gebildet werden oder in den Synapsen, wo es viel Aktivität gibt, was ein sehr wichtiges, für die Funktionsweise des Gehirns relevantes Faktum ist. Die Fachleute aus der Forschung, die sich die Gehirnzellen unter dem Mikroskop ansehen, wissen seit Jahrzehnten, wie sie feststellen können, wo sich die Synapsen befinden: Sie suchen nach den Mitochondrien.

Mitochondrien sind schnelle Wiederverwerter. ATP (Adenosintriphosphat) ist die »Energiewährung« der menschlichen Zellen. Wird es als Energie eingesetzt, wird eine Phosphatgruppe entfernt, wodurch ATP zu Adenosindiphosphat, kurz ADP wird. Dieses ADP kann nicht mehr viel Energie liefern, doch wenn wieder eine Phosphatgruppe daran angelagert wird, ist es so gut wie neu. Das ist Sache der Mitochondrien. Sie verwandeln ADP wieder in ATP, indem sie eine Phosphatgruppe anhängen und es dann in das Zytoplasma der Zelle bringen, wo es gebraucht wird. Sie produzieren ATP und recyceln dabei gleichzeitig ADP. Ist ein bestimmter Teil der Zelle sehr aktiv, findet man dort Mitochondrien. Sie müssen ATP liefern, aber sie müssen auch das ganze ADP aufnehmen und es recyceln. Sie können sich Mitochondrien wie kleine Staubsauger vorstellen, die in der Zelle unterwegs sind, ADP aufnehmen und ATP ausstoßen.

Erinnern Sie sich daran, dass ich erwähnt habe, es gebe Milliarden von ATP-Molekülen, die in jeder Sekunde in nur einer Gehirnzelle genutzt werden? Also, ohne ein Mitochondrium oder zwei (gut …, vielleicht noch ein paar mehr) an der richtigen Stelle zur richtigen Zeit, um all das ATP zu liefern und all das ADP zu recyceln, staut sich alles schnell an, wird langsamer oder stoppt ganz.

Die sich bewegenden Mitochondrien haben jedoch noch wichtigere Aufgaben als sicherzustellen, dass an der richtigen Stelle zur richtigen Zeit genügend Energie zur Verfügung steht. Es geht auch um mitochondriale Interaktionen mit anderen Organellen sowie miteinander. Diese Interaktionen sind für fast alle Zellfunktionen und sogar für die Genexpression von entscheidender Bedeutung.

Um die Rolle der Mitochondrien zu veranschaulichen, muss ich zuerst einen Überblick über einige grundlegende Informationen zur Funktionsweise von Nervenzellen geben. Obwohl die Funktion jeder Zelle und erst recht der Gehirnzellen kompliziert ist, gibt es ein paar grundlegende Dinge, die direkt von Mitochondrien gesteuert werden. Durch ein besseres Verständnis kann man den Stoffwechsel und die Mitochondrien besser mit verschiedenen Funktionen der

Gehirnzellen in Verbindung bringen. Im nächsten Kapitel werde ich erklären, wie all die Symptome einer psychischen Krankheit direkt mit den Mitochondrien und dem Stoffwechsel in Zusammenhang stehen.

Nervenzellen haben ein Ruhemembranpotenzial. Im Wesentlichen bedeutet das, dass das Zellinnere im Vergleich zum Zelläußeren negativ geladen ist. Diese Ladung ist für die Funktion der Zelle von entscheidender Bedeutung. Sie entsteht durch Ionenpumpen, die Natrium, Kalium, Kalzium und andere Ionen in die oder aus der Zelle oder innerhalb der Zelle zwischen den Zellkompartimenten pumpen. Diese Pumpen brauchen Energie.

In den Zellen arbeiten die Ionenpumpen auf Hochtouren, damit sie darauf vorbereitet sind zu feuern. Wird die Zelle angetriggert, löst sie eine Kaskade von Ereignissen aus, die dazu führen, dass die Zelle ihre Aufgabe erfüllt, ob es das Freisetzen eines Neurotransmitters oder eines Hormons ist oder ob sie etwas anderes macht. Das ist wie das Aufstellen einer Reihe von Dominosteinen. Es kostet Zeit und Arbeit, doch man kann sie alle leicht umstoßen, wenn man einfach einen Stein anstößt. Und wenn sie alle umfallen, müssen sie wieder aufgestellt werden. Für all das liefern die Mitochondrien fast die ganze benötigte Energie.

Welche Aufgaben haben Mitochondrien noch?

Der Kalziumspiegel spielt für die Zellfunktion eine wichtige Rolle. Ein hoher Kalziumspiegel im Zytoplasma kann alle möglichen Dinge auslösen. In vielerlei Hinsicht ist Kalzium ein An- und Aus-Schalter. Bei einem hohen Spiegel ist die Zelle an. Bei einem niedrigen Spiegel geht sie aus. Die Mitochondrien sind direkt an der Kalziumsteuerung beteiligt. Wenn sie an der ordnungsgemäßen Funktion gehindert werden, ist die Kalziumsteuerung gestört – und der wichtige Aus-Schalter kann es auch sein.[9] Daher sind die Mitochondrien für das Ein- und Ausschalten der Zellen wichtig. Sie liefern die Energie für die Ionenpumpen und sie steuern den Kalziumspiegel, der als wesentliches Ein- und Aus-Signal funktioniert.

Energie und Mitochondrien werden sowohl für das Ein- als auch für das Ausschalten der Zellen benötigt. Das mag paradox erscheinen, aber es ergibt mehr Sinn, wenn Sie sich den Aus-Schalter wie eine elektronische Bremse bei einem Auto vorstellen, die Energie braucht, um zu funktionieren. Ohne genug Energie, um die Bremse zur richtigen Zeit vollständig und schnell zu betätigen, kann das Auto unkontrollierbar werden und den Verkehrsfluss erheblich stören. Es ist wichtig, diese zwiespältigen Folgen einer metabolischen bzw. stoffwechselbedingten und einer mitochondrialen Störung zu verstehen. Manche Zellen bleiben bei einem Energiemangel zu lange eingeschaltet, während andere Zellen nicht funktionieren. Ich werde noch darauf zurückkommen.

Es ist enorm wichtig, dass Zellen ein- und ausgeschaltet werden. Wenn wir diese Funktion verstehen, hilft uns das, die meisten Symptome einer psychischen Krankheit zu erklären. Mitochondrien tun jedoch tatsächlich viel mehr als das. Ihre Rolle für die menschliche Gesundheit ist ein topaktueller, dynamischer Forschungsbereich, der sich beinahe auf jedes Gebiet der Medizin erstreckt.

Lassen Sie uns noch einige der anderen Funktionen der Mitochondrien umreißen, die wichtig für ihren Zusammenhang mit der psychischen Gesundheit sind.

Die Mitochondrien unterstützen die Steuerung des Stoffwechsels umfassend

2001 wurde zum ersten Mal berichtet, dass ein Humanin genanntes Peptid umfassende Auswirkungen auf den Stoffwechsel und die Gesundheit hat.[10] Es scheint, dass dieses Peptid sowohl in der mitochondrialen als auch in der nuklearen DNA beheimatet ist. Zum ersten Mal wurde es in der Alzheimer-Forschung entdeckt. Seit seiner Entdeckung wurden zwei weitere Peptide, nämlich MOTS-c und SHLP1-6, gefunden und zu einer neuen Molekülklasse den von Mitochondrien abgeleiteten Peptiden hinzugefügt. Die Gene für diese Peptide liegen auf der mitochondrialen DNA, und diese Peptide werden von Mitochondrien gebildet. Sie sind jetzt von großem Interesse für die Forschung. Sie wirken sich nachweislich positiv auf

Krankheiten wie Alzheimer, Schlaganfälle, Diabetes, Herzinfarkte und bestimmte Krebsarten aus. Sie haben auch breitgefächerte Wirkungen auf den Stoffwechsel, das Überleben von Zellen und Entzündungen.[11] Die Existenz dieser Peptide weist darauf hin, dass Mitochondrien in der Lage sind, über diese Peptid-Signale miteinander zu kommunizieren, um den Stoffwechsel im Körper zu steuern.

Mitochondrien unterstützen die Bildung und Steuerung von Neurotransmittern

Neurotransmitter standen auf dem Gebiet der psychischen Gesundheit von jeher im Mittelpunkt. Es zeigt sich, dass die Mitochondrien eine entscheidende Rolle bei deren Bildung, Sekretion und Gesamtsteuerung spielen.

Neuronen sind oft auf die Bildung eines bestimmten Neurotransmitters spezialisiert. Manche bilden Serotonin, andere Dopamin. Der Bildungsprozess eines Neurotransmitters erfordert Energie und Grundbausteine. Mitochondrien liefern beides. Sie spielen eine unmittelbare Rolle bei der Bildung von Acetylcholin, Glutamat, Noradrenalin, Dopamin, GABA (Gamma-Aminobuttersäure) und Serotonin.[12] Nach ihrer Bildung werden Neurotransmitter bis zu ihrer Verwendung in Vesikeln, kleinen Blasen, gespeichert. Mit Neurotransmittern gefüllt, wandern sie das Axon (Fortsatz der Nervenzelle) hinunter, um an den endgültigen Ort ihrer Freisetzung zu gelangen. Das kostet Energie. Das Signal zur Freisetzung von Neurotransmittern hängt, wie ich bereits beschrieben habe, vom Ruhemembranpotenzial und vom Kalziumspiegel ab. Sobald dieses Signal kommt, kostet die jeweilige Freisetzung von Neurotransmittern ebenfalls Energie. Es ist faszinierend, dass die Mitochondrien nach ihrer Freisetzung an einen Ort der Zellmembran wandern, um eine neue Charge von Neurotransmittern freizusetzen.[13] Sind diese freigesetzt, entfalten sie ihre Wirkung auf das Zielgewebe, sei es eine andere Nerven-, eine Muskel- oder eine Drüsenzelle. Nachdem sie von den Rezeptoren auf der Zielzelle freigesetzt wurden, werden sie zurück in die Axonterminale, den Endbereich eines Axons, gesogen (ein Prozess, der als Wiederaufnahme bezeichnet wird) und, Sie haben es schon erraten, das kostet Energie. Dann werden sie für die nächste Runde wieder in die Vesikel zurückgebracht – was noch mehr Energieaufwand bedeutet.

Mitochondrien sind normalerweise an den Synapsen in großer Menge vorhanden. Wenn sie daran gehindert werden, zu den Synapsen zu gelangen, werden keine Neurotransmitter freigesetzt, auch nicht, wenn ATP vorhanden ist.[14] Wenn die Mitochondrien nicht richtig funktionieren, können die Neurotransmitter aus dem Gleichgewicht geraten. In Anbetracht dessen, dass Neurotransmitter eine wichtige gegenseitige Kommunikationsmöglichkeit für Nervenzellen sind, kann ein Ungleichgewicht die normalen Gehirnfunktionen stören.

Die Rolle der Mitochondrien bei der Steuerung der Neurotransmitter geht weit über ihre bloße Beteiligung an der Synthese, Freisetzung und Wiederaufnahme hinaus. Mitochondrien haben tatsächlich Rezeptoren für manche Neurotransmitter, was auf eine Feedback-Schleife zwischen Neurotransmittern und Mitochondrien hinweist. Sie enthalten auch einige der Enzyme, die am Abbau von Neurotransmittern beteiligt sind, wie etwa die Monoaminooxidase. Sie sind an der Steuerung und Freisetzung von GABA beteiligt, und sie speichern tatsächlich selbst GABA.[15] Schließlich steuern mehrere Neurotransmitter nachweislich die Funktion, die Bildung und das Wachstum von Mitochondrien. Neurotransmitter sind ganz eindeutig sehr viel mehr als nur Botenstoffe zwischen den Zellen, die sich auf die Stimmung auswirken. Sie sind wesentliche Regulatoren des Stoffwechsels und der Mitochondrien selbst. Darauf komme ich später noch zurück.

Mitochondrien unterstützen die Funktionssteuerung des Immunsystems

Mitochondrien spielen auch eine wesentliche Rolle in der Funktion des Immunsystems.[16] Dazu gehört die Abwehr von Viren und Bakterien, schließt jedoch auch niederschwellige Entzündungen ein, etwas, was zu einem gewissen Grad bei den meisten stoffwechselbedingten und psychischen Störungen festgestellt wurde. Mitochondrien unterstützen die Art und Weise, wie Immunzellen mit Immunrezeptoren zusammenarbeiten. Wenn Zellen stark gestresst sind, setzen sie häufig Bestandteile von Mitochondrien frei, die als Gefahrensignal für den übrigen Körper dienen, was eine chronische niederschwellige Entzündung aktiviert.[17]

Eine Studie befasste sich mit einem bestimmten Typ von Immunzellen, den Makrophagen, um festzustellen, wie diese Zellen die komplizierten Reparaturprozesse bei der Wundheilung koordinieren. Die Zellen haben während der unterschiedlichen Heilungsphasen verschiedenartige Aufgaben. Bis zu dieser Studie war nicht bekannt, woher die Zellen wissen, wann und wie sie zwischen den Phasen wechseln müssen. Die Forschung ergab, dass die Mitochondrien diese Prozesse speziell steuerten.[18]

Mitochondrien unterstützen die Steuerung von Stressreaktionen

Wir wissen jetzt, dass die Mitochondrien die Steuerung und Koordination der Stressreaktion im menschlichen Körper unterstützen. Das schließt sowohl physische als auch psychische Stressfaktoren ein. Zu den physischen gehören etwa Hunger, eine Infektion oder ein Sauerstoffmangel. Zu den psychischen Stressfaktoren gehören alle Bedrohungen oder Herausforderungen, denen wir ausgesetzt sind (wie im vorherigen Kapitel beschrieben).

Wenn Zellen physisch gestresst sind, leiten sie einen Prozess ein, die sogenannte integrierte Stressreaktion. Dies ist eine koordinierte Aktion der Zelle, sich anzupassen und durch Stoffwechselveränderungen eine Genexpression und andere Anpassungsmaßnahmen unter widrigen Umständen zu überleben. Viele Forschungszweige zeigen, dass der mitochondriale Stress selbst zur integrierten Stressreaktion führt.[19] Wenn die Zelle nicht mit dem Stress umgehen kann, dann löst sie entweder ihren eigenen Tod, die sogenannte Apoptose, aus oder sie kommt in einen »zombieartigen« Zustand, die sogenannte Seneszenz (Vergreisung), die mit Alterung und vielen Gesundheitsproblemen wie Krebs in Verbindung gebracht wurde.

Bis vor Kurzem war nicht bekannt, wie die verschiedenen Aspekte der psychischen Stressreaktion im Körper und im Gehirn koordiniert werden. Es zeigt sich, dass die Mitochondrien hierbei eine entscheidende Rolle spielen. Eine großartige Studie von Dr. Martin Picard und seinem Team veranschaulicht das, und der Titel sagt alles: »Mitochondrial functions modulate neuroendocrine, metabolic, inflammatory, and transcriptional responses to acute psychological stress.«[20] (Mitochondriale Funktionen passen neuroendokrine, stoffwechselbedingte, entzündungsfördernde und transkriptionelle Reaktionen an akuten psychischen Stress an.) In der Studie wurden Mäuse untersucht und deren Mitochondrien genetisch manipuliert, um festzustellen, welche Auswirkungen das auf die Stressreaktion hat. Es wurden nur vier verschiedene Gene manipuliert – zwei befanden sich in den Mitochondrien selbst und zwei im Zellkern, die ausschließlich für in Mitochondrien genutzte Proteine kodieren. Jede genetische Manipulation führte zu verschiedenen Problemen mit der Mitochondrienfunktion. Sie stellten jedoch sogar aufgrund von nur vier Manipulationen fest, dass alle Faktoren der Stressreaktion betroffen waren. Dazu gehören Veränderungen des Kortisolspiegels, des sympathischen Nervensystems, des Adrenalinspiegels, der Entzündung, der Stoffwechselmarker und der Genexpression im Hippocampus. Die Schlussfolgerung war, dass die Mitochondrien direkt an der Steuerung aller dieser Stressreaktionen beteiligt waren, und wenn sie nicht richtig funktionieren, werden diese Stressreaktionen verändert.

Mitochondrien sind an der Bildung, Freisetzung und Reaktion von Hormonen beteiligt

Mitochondrien sind Schlüsselregulatoren von Hormonen. Hormonbildende Zellen brauchen mehr Energie als die meisten anderen Zellen. Sie synthetisieren sie, speichern sie und setzen sie frei, wie ich das für die Neurotransmitter beschrieben habe. Dafür ist eine Menge ATP nötig, und es zu liefern ist die Aufgabe der Mitochondrien.

Für manche Hormone sind die Mitochondrien sogar noch wichtiger – dazu gehören so bekannte wie Kortisol, Östrogen und Testosteron. Nur die Mitochondrien verfügen über die Enzyme, die gebraucht werden, damit es zur Bildung dieser Hormone kommt. Keine Mitochondrien – keine Hormonbildung. Aber das ist noch nicht alles. Mitochondrien in anderen Zellen haben manchmal Rezeptoren für diese Hormone. Daher kann die Bildung dieser Hormone in manchen Fällen in den Mitochondrien einer Zellart beginnen und mit Mitochondrien in einer anderen Zellart enden.

Mitochondrien bilden reaktive Sauerstoffspezies (ROS) und helfen bei ihrer Entsorgung

Mitochondrien verbrauchen Energie – entweder Kohlenhydrate, Fette oder Protein. Dabei kann es manchmal zu Abfallprodukten kommen. Wenn Mitochondrien Energie verbrauchen, fließen Elektronen entlang der Elektronentransportkette. Sie sind eine Energiequelle, die meist zur Bildung von ATP oder Wärme genutzt wird. Manchmal entziehen sich diese Elektronen jedoch dem üblichen System. Dann bilden sie die sogenannten reaktiven Sauerstoffspezies (ROS, von engl. reactive oxygen species)[21], die vereinfachend auch als »Sauerstoffradikale« bezeichnet werden. Dazu gehören Radikale wie das Hyperoxid-Anion (O_2), Wasserstoffperoxid (H_2O_2), das Hydroxyl-Radikal (OH) und organische Peroxide. Irgendwann glaubten die Fachleute aus der Forschung, dass dies einfach Abfallprodukte seien. Heute wissen wir, dass geringe Mengen von ihnen tatsächlich als nützlicher Signalprozess im Inneren der Zellen dienen. Zum Beispiel wurde in einer 2016 in der Zeitschrift *Nature* veröffentlichten Arbeit festgestellt, dass die reaktiven Sauerstoffspezies die hauptsächlichen Regulatoren der Wärmebildung und des Energieverbrauchs sind – eine umfassende Beurteilung des Grundumsatzes wird dadurch möglich.[22] In großen Mengen sind sie jedoch toxisch und führen zu Entzündungen.[23] Vielleicht haben Sie die Bezeichnung oxidativer Stress schon einmal gehört – genau das ist es! Reaktive Sauerstoffspezies schädigen nachweislich Mitochondrien und Zellen. Sie werden mit dem Alterungsprozess und vielen Krankheiten in Zusammenhang gebracht. In Anbetracht dessen, dass sie direkt in den Mitochondrien gebildet werden und hochreaktiv sind, schädigen sie diese zuerst. Die mitochondriale DNA ist schutzlos, daher führen reaktive Sauerstoffspezies nachweislich zu Mutationen der mitochondrialen DNA. Sie können auch der mitochondrialen Maschinerie selbst Schaden zufügen. Wenn sie aus den Mitochondrien entweichen, können sie viele verschiedene Zellbestandteile schädigen.

Zusätzlich haben die Mitochondrien in Bezug auf die reaktiven Sauerstoffspezies die Funktion einer Art von »Hausmeister«. Sie bilden sie nicht nur, sie entsorgen auch einige von ihnen über ein ausgeklügeltes System anderer Faktoren, die zur Entgiftung der reaktiven Sauerstoffspezies dienen.[24] Die Zellen haben auch andere antioxidative Systeme, doch die Mitochondrien spielen eine wichtige Rolle. Wenn dieses Entgiftungssystem scheitert, können sich die ROS-Abfallprodukte anhäufen und Schaden anrichten. Das kann zur zellulären Funktionsstörung führen, besser bekannt als Alterung, Zelltod und Krankheit.

Mitochondrien können ihre Gestalt verändern

Mitochondrien können je nach den verschiedenen Umweltfaktoren ihre Form entsprechend verändern. Manchmal sind sie lang und dünn. Zu anderen Zeiten sind sie kurz und dick. Zusätzlich dazu, dass sie ihre Form verändern, interagieren sie massiv miteinander. Sie können miteinander verschmelzen und nur ein Mitochondrium bilden – dieser Prozess wird Fusion genannt. Sie können sich teilen und zwei Mitochondrien bilden – dieser Prozess wird Fission oder Spaltung genannt. Diese Formveränderungen sind für die Zellfunktion sehr wichtig. Zwei Artikel, die 2013 in der Zeitschrift *Cell* veröffentlicht wurden, zeigen, dass der Fusionsprozess von Mitochondrien sich erheblich auf die Fettspeicherung, das Essverhalten und die Fettleibigkeit auswirkt.[25] Die Formveränderung der Mitochondrien und ihre Fusion scheinen Signale zu erzeugen, die den ganzen menschlichen Körper beeinflussen. Werden die Mitochondrien daran gehindert, entstehen Stoffwechselprobleme, nicht nur in den betroffenen Zellen, sondern manchmal im ganzen Körper.

Die Mitochondrien spielen eine Hauptrolle bei der Genexpression

Die DNA des Zellkerns ist der Sitz des menschlichen Genoms. Es ist im Zellkern enthalten. In der Forschung wurde einmal angenommen, dass die Gene den gesamten menschlichen Körper steuern. Man vermutete, dass der Zellkern das Kontrollzentrum der Zelle sei. Wir wissen heute, dass es nicht immer um die Gene selbst geht, sondern eher darum, wodurch sich bestimmte Gene ein- oder ausschalten. Das ist das Gebiet der Epigenetik.

Die Mitochondrien sind Hauptregulatoren in der Epigenetik. Sie senden auf verschiedene Weise Signale an die DNA im Zellkern. Das wird manchmal als retrograde Reaktion bezeichnet.

Es ist schon lange bekannt, dass das Verhältnis von ATP zu ADP, die Menge der reaktiven Sauerstoffspezies und der Kalziumspiegel alle auf die Genexpression Einfluss nehmen können. Wie Sie jetzt wissen, stehen sie alle direkt mit der mitochondrialen Funktion in Zusammenhang. Da diese Faktoren jedoch auch Marker für die allgemeine Gesundheit und die Funktion der Zelle sind, hat niemand allzu viel darüber nachgedacht. Sicher wurden sie nicht für eine Möglichkeit gehalten, durch die die Mitochondrien die Genexpression in den Zellkern direkt steuern können.

2002 wurde entdeckt, dass für den Transport eines wichtigen epigenetischen Faktors, das Protein Histon H1, Mitochondrien gebraucht werden.[26] Dieses Protein unterstützt die Steuerung der Genexpression und wird aus dem Zytoplasma zum Zellkern transportiert, wofür ATP erforderlich ist. Die Forschung entdeckte jedoch, dass ATP allein nicht ausreicht. Die Mitochondrien müssen vorhanden sein, damit dieser Transfer stattfinden kann. Ohne Mitochondrien gibt es keinen Transfer.

2013 wurde entdeckt, dass die mitochondrialen reaktiven Sauerstoffspezies ein Enzym, die Histon-Demethylase Rph1p, das die epigenetische Genexpression im Zellkern steuert, direkt inaktivieren.[27] Es wurde festgestellt, dass dieser Prozess eine Rolle bei der Verlängerung der Lebensdauer von Hefe spielt, und man nimmt an, dass er bei Menschen möglicherweise auch eine Rolle spielt.

2018 veranschaulichten zwei zusätzliche Studien eine Rolle der Mitochondrien bei der Genexpression sogar noch deutlicher. Die erste war ein Bericht der Molekularbiologin Maria Dafne Cardamone und ihres Teams, die nachwiesen, dass das Protein GPS2 von Mitochondrien als Reaktion auf Stoffwechselstress freigesetzt wird.[28] Stoffwechselstress hat viele verschiedene Ursachen, doch Hunger ist ein ganz eindeutiges Beispiel. Nach der Freisetzung durch die Mitochondrien tritt GPS2 in den Zellkern ein und steuert eine Anzahl von Genen, die mit der mitochondrialen Biogenese und mit Stoffwechselstress in Zusammenhang stehen.

Eine andere Forschungsgruppe, Dr. Kyung Hwa Kim und sein Team, fand ein anderes mitochondriales Protein, MOTS-c, für das die mitochondriale DNA kodiert und das eine Rolle bei der Genexpression spielt.[29] Das hatte niemand erwartet. Bis vor zwanzig Jahren hatte jeder angenommen, dass es bei der mitochondrialen DNA nur um die für die ATP-Bildung benötigte Maschinerie ging. MOTS-c wird auch als Reaktion auf Stoffwechselstress gebildet. Danach wandert es in den Zellkern und bindet sich an die dort befindliche DNA. Infolgedessen kommt es zur Steuerung einer breiten Palette von Genen – solchen, die mit Stressreaktionen, dem Stoffwechsel und antioxidativen Wirkungen zu tun haben.

Schließlich und äußerst spektakulär manipulierten Dr. Martin Picard und sein Team die Anzahl der Mitochondrien experimentell durch Mutationen in Zellen und stellten fest, dass mehr epigenetische Probleme und Veränderungen auftraten, wenn sie die Anzahl der funktionsgestörten Mitochondrien erhöhten.[30] Das wirkte sich auf fast alle Gene aus, die in den Zellen exprimiert (herausgedrückt) wurden. In Situation, in denen fast alle Mitochondrien funktionsgestört waren, starben die Zellen letztendlich ab. Diese Studie liefert den Nachweis, dass Mitochondrien nicht nur an der Expression von Genen beteiligt sind, die mit dem Energiestoffwechsel in Zusammenhang stehen, sondern möglicherweise an der Expression aller Gene.

Mitochondrien können sich vermehren

Unter den richtigen Bedingungen bilden die Zellen mehr Mitochondrien – ein Prozess, der mitochondriale Biogenese genannt wird. Manche Zellen verfügen schließlich über eine ganze Menge Mitochondrien. Diese Zellen können mehr Energie bilden und mit höherer Leistung arbeiten. Es wird allgemein angenommen, dass die Zelle umso gesünder ist, je mehr Mitochondrien sie hat. Wir wissen, dass die Anzahl der Mitochondrien mit zunehmendem Alter sinkt. Wir wissen auch, dass die Anzahl der Mitochondrien bei vielen Krankheiten sinkt. Menschen, die als die fittesten von uns gelten – Top-Sportler –, haben mehr Mitochondrien als die meisten Menschen, und ihre Mitochondrien scheinen gesünder zu sein.

Mitochondrien sind an Zellwachstum und Differenzierung beteiligt

Zellwachstum und Differenzierung sind ein komplizierter Prozess, in dessen Verlauf eine unspezifische Stammzelle zu einer spezialisierten Zelle wird. Differenzierung bedeutet, dass sich die Zellen voneinander unterscheiden und bestimmte Rollen übernehmen. Manche werden zu Herzzellen, andere zu Gehirnzellen. Im Gehirn übernehmen verschiedene Zellen unterschiedliche Rollen. Gehirnzellen verändern sich im Laufe des Lebens. Manche bilden neue Synapsen, manche befreien sich von unnötigen Teilen. Manche wachsen und dehnen sich bei Bedarf aus. Das ist die Neuroplastizität.

Zu diesem Prozess des Wachstums und der Differenzierung gehört die Aktivierung bestimmter Gene in den richtigen Zellen zu den richtigen Zeiten. Dazu gehören auch viele Signalwege. Und letztlich gehört die Bildung von Grundbausteinen für neue Zellen und neue Zellteile im Einklang mit dem Energiebedarf dazu.

Es ist seit Langem bekannt, dass Mitochondrien für das Zellwachstum und die Zelldifferenzierung von Bedeutung sind. In der Forschung wurde überwiegend davon ausgegangen, dass das einfach mit ihrer Funktion als Kraftpaket zu tun habe, da Zellfunktion und Zelldifferenzierung Energie brauchen. Die neuere Forschung deutet jedoch stark auf eine aktivere Rolle hin. Die Steuerung des Kalziumspiegels und andere Signalwege sind für diesen Prozess wichtig.[31] Ihre Fusion miteinander scheint Signale zur Aktivierung von Genen im Zellkern zu senden. Wenn die Mitochondrien an der Fusion miteinander gehindert werden, können sich die Zellen nicht richtig entwickeln.[32] Andere Forschungsarbeiten haben gezeigt, dass Wachstum und Reifung von Mitochondrien für die ordnungsgemäße Zelldifferenzierung wesentlich sind.[33] Andere Forschungsarbeiten haben eine direkte und entscheidende Rolle der Mitochondrien bei der Entwicklung der Gehirnzellen ergeben.[34] Fazit ist, dass

Zellen sich nicht normal entwickeln, wenn die Mitochondrien nicht ordnungsgemäß funktionieren.

Mitochondrien unterstützen den Erhalt bereits existierender Zellen

Im vorherigen Kapitel habe ich die Autophagie und die Instandhaltung der Zellen behandelt. Es zeigt sich, dass die Mitochondrien auch an diesem Prozess direkt beteiligt sind. Sie erzeugen viele der Signale, etwa die reaktiven Sauerstoffspezies und andere metabolische Faktoren, die eine Schlüsselrolle bei der Autophagie spielen. Sie interagieren auch mit anderen Teilen der Zelle wie den Lysosomen, die an dem Prozess beteiligt sind. Die Instandhaltung der Zelle erfordert Energie, die Bildung von Grundbausteinen ebenfalls, und es ist die Aufgabe der Mitochondrien, beides zur Verfügung zu stellen.

Die Mitochondrien scheinen sich in einem komplizierten Feedback-Zyklus mit der Autophagie zu befinden, da solche, die funktionsgestört sind, durch einen Prozess, die sogenannte Mitophagie (eine Form der Autophagozytose), entfernt und durch gesunde ersetzt werden können. Mitochondrien können Nutznießer der Autophagie sein, doch sie spielen auch eine Rolle bei einer umfassenderen Stimulierung der Autophagie für die gesamte Zelle.[35]

Mitochondrien entfernen alte und schadhafte Zellen

Täglich sterben Zellen ab. Es gibt zwei gut bekannte Arten des Zelltodes – die Nekrose und die Apoptose. Wenn eine Zelle plötzlich getötet wird, etwa eine Herzzelle während eines Herzinfarkts, dann handelt es sich um eine Nekrose. Eine Nekrose ist schlimm. Zu einer Apoptose kommt es, wenn Zellen alt oder geschädigt werden. Die Apoptose ist ein vorgesehener Prozess, der oft als programmierter Zelltod bezeichnet wird. Das Signal, abzusterben, kommt tatsächlich von der Zelle selbst. Im Großen und Ganzen wird die Apoptose als außerordentlich positiv für die menschliche Gesundheit und das Überleben betrachtet. Dadurch können alte Zellen durch neue ersetzt werden. Geschädigte Zellen, die zu Krebszellen werden könnten, werden beseitigt. Täglich sterben etwa zehn Milliarden Zellen im Körper des Menschen und werden durch neue ersetzt.[36]

Es wurde einmal angenommen, dass Gene im Zellkern die Apoptose steuern. Heute wissen wir, dass das nicht stimmt. Es sind die Mitochondrien. Wenn sie einem hohen Stresspegel ausgesetzt sind und große Mengen reaktiver Sauerstoffspezies ansammeln, kommt es zum Abbau. In diesem Fall setzen sie ein Protein frei, das Cytochrom c, das dann sogenannte »Tötungs-Enzyme« – die Caspasen – aktiviert. Diese Enzyme bauen alles in der Zelle ab, bis sie stirbt. Viele der Zellteile werden recycelt.

Autophagie und Apoptose sind ein wenig verwandt, aber es sind verschiedene Prozesse. Bei der Autophagie geht es meist um die Reparatur und das Ersetzen von Teilen innerhalb der Zelle, doch die Zelle bleibt meist am Leben. Die Apoptose ist der Tod einer gesamten Zelle. Trotzdem sind beide Prozesse für die Gesundheit und die Lebensdauer notwendig, und die Mitochondrien spielen eine Rolle bei beiden.

Es gibt sogar noch mehr Arten des Zelltodes, die den Rahmen dieses Buches sprengen würden. Trotzdem konnten sie alle durch eine einzige Überprüfung mit den Funktionen der Mitochondrien in Verbindung gebracht werden.[37]

Alles zusammenfügen

Veränderung ist schwer. Modelle, Praktiken und Rahmenkonzepte sind schwer zu verändern. Aber was ist, wenn alle unsere Vorstellungen von der Zellsteuerung falsch gewesen sind?

Kehren wir zu unserer Analogie mit den Fahrzeugen zurück, dort habe ich ausgeführt, dass jede Zelle ein Auto in dichtem Verkehr einer großen Stadt ist. Schauen wir in dieses Auto hinein, gibt es dort viele Dinge, die für seine Bewegung zuständig sind – die gesamten Mitochondrien. Vielleicht wäre es einfacher, an dieser Stelle zu einer anderen Metapher zu wechseln und uns das Innere jeder Zelle als Fabrik vorzustellen. Die Fabrik erhält Lieferungen wie Glukose, Aminosäuren sowie Sauerstoff, und sie übt eine Funktion aus. Manche bilden Neurotransmitter, andere Hormone. Manche sind

Muskelzellen und für die Bewegung des Körpers zuständig. Die Mitochondrien sind die Arbeiter in diesen Fabriken (Mitochondrien als Arbeiter ist eine Analogie, die Nick Lane in seinem Buch auch verwendete).[38] Es gibt viele verschiedene Rollen und Aufgaben für sie. Manche Mitochondrien unterstützen die Bildung und Freisetzung von Hormonen oder Neurotransmittern. Andere dienen als eine Art »Hausmeister« und helfen dabei, reaktive Sauerstoffspezies und anderen Abfall aufzuräumen. Manche helfen bei der Kommunikation mit dem Zellkern, indem sie Signale zum Ein- oder Ausschalten von Genen senden. Sie sind die Regulatoren von Kalzium, der reaktiven Sauerstoffspezies und anderer wichtiger Signale in Zellen. Sie arbeiten zusammen und kommunizieren miteinander. Sie verschmelzen miteinander, bewegen sich in den Zellen und kommunizieren mit anderen Mitochondrien in anderen Zellen durch Hormone, wie zum Beispiel Kortisol, und durch andere Mechanismen, wie zum Beispiel von mitochondrial abstammenden Peptiden. Und natürlich liefern sie die meiste Energie – oder ATP –, damit die Fabrik funktioniert. Wenn die Arbeiter in einer Zelle nicht gut arbeiten, beeinträchtigen sie nicht nur die Arbeitskraft der betreffenden Zelle, sie können auch die Arbeit in anderen Zellen beeinträchtigen.

Im Laufe der vergangenen zwanzig Jahre waren viele neue Nachweise über die Rolle der Mitochondrien in der Zelle schockierend und wurden so nicht erwartet. Nahezu niemand dachte, dass Mitochondrien die Steuerung der Gene im Zellkern kontrollieren könnten – sowohl täglich als auch während des Zellwachstums und der Differenzierung. Ihre Interaktion mit und die Regulierung von anderen Organellen wie dem endoplasmatischen Retikulum und den Lysosomen waren auch überraschend. Sie wurden meist für relativ unbedeutende und sehr kleine ATP-Fabriken gehalten. Sie wurden manchmal als »kleine Batterien« beschrieben. Viele Fachleute in der Forschung sehen sie noch immer so.

Jahrhundertelang hat die Forschung versucht, herauszufinden, wie Zellen funktionieren. Bis vor Kurzem haben sich alle hauptsächlich auf die großen Zellteile konzentriert und die winzig kleinen Mitochondrien weitgehend ignoriert. Viele halten den Zellkern mit seinem begehrten menschlichen Genom immer noch für das Kontrollzentrum. Andere denken, dass es nur um die äußere Zellmembran und die verschiedenen Rezeptoren gehe, die dort integriert sind. Verschiedene Neurotransmitter oder Hormone veranlassen die Zellen dazu, Dinge auszuführen. Was ist, wenn an beiden Interpretationen etwas Wahres ist, aber die wirkliche Geschichte sich um die Mitochondrien – die Arbeiter – dreht? Ist es angesichts all der Rollen, die die Mitochondrien bei so vielen verschiedenen Aspekten der Zellfunktion spielen, möglich, dass sie die wahre Antwort sind, wenn man verstehen will, wie die Zelle funktioniert? Was ist, wenn all die verschiedenen Organellen in einer Zelle nur große Maschinen oder Speicherorte sind, die von den Mitochondrien für die Ausübung der verschiedenen Aufgaben in einer Zelle genutzt werden? Könnte der Zellkern einfach ein großes Speicherzentrum für die DNA, also Bauanleitungen, sein, die genutzt werden, wenn sie von den Mitochondrien angefordert werden? Könnten die anderen Organellen große Maschinen sein, solche, die Proteine (Ribosomen) bilden, oder Maschinen zur Abfallbeseitigung (Lysosomen), die von den Mitochondrien für diese verschiedenen Zwecke genutzt werden? Immerhin sind die Mitochondrien die einzigen Organellen, die sich in der Zelle umherbewegen, die miteinander und mit allen anderen Organellen interagieren. Die Mitochondrien waren zuerst in der Zelle. Sie waren das erste Organell. Sie waren auch einmal ein unabhängiger, lebender Organismus. In vielerlei Hinsicht können die Nachweise das nicht ausschließen.

Um es deutlich zu sagen, ich unterstelle nicht, dass Mitochondrien ein Gehirn haben und in Bezug auf alle diese Funktionen unabhängige Entscheidungen treffen. Statt dessen lege ich nahe, dass sie alle wie kleine Roboter arbeiten und tun, wofür sie programmiert sind. Sie sind langfristige, treue Diener der menschlichen Zellen. Wie so viele Diener und Arbeiter, die überhaupt nicht geschätzt werden, verdienen sie vielleicht ein wenig mehr Respekt und Anerkennung für alles, was sie tun.

Ob Ihnen diese Analogie gefällt oder nicht, selbst wenn Sie die Mitochondrien weiterhin lieber für nichts weiter als kleine Batterien halten, ist eines vollkommen klar und unumstritten: Wenn die Mitochondrien nicht funktionieren, gibt es weder den menschlichen Körper noch das Gehirn.

8

Ein Ungleichgewicht in der Energie des Gehirns

Im letzten Kapitel habe ich die Mitochondrien dargestellt und gezeigt, wie großartig sie sind. Ihre Funktion beeinflusst jede Zelle des menschlichen Körpers. Ihre Beteiligung an allen Bereichen der Zellfunktion, an den Neurotransmittern, Hormonen, Entzündungen, an der Steuerung der Genexpression, der Entwicklung sowie der Instandhaltung und Gesundheit der Zellen führt zu weitreichenden Auswirkungen im ganzen Körper und im Gehirn. Sie steuern die Zellen und den Stoffwechsel. Sie sind die Arbeitskräfte des menschlichen Körpers.

Die Frage aber bleibt: Haben wir einen Nachweis, dass Stoffwechselprobleme mit psychischen Störungen zusammenhängen? Und wie?

Ja! Es gibt eine Fülle von Nachweisen über Verbindungen zwischen Stoffwechselproblemen und psychischen Störungen.

Wie ich in Kapitel 5 *Psychische Störungen sind Stoffwechselstörungen* (→ Seite 105ff.) beschrieben habe, ist in ärztlichen und wissenschaftlichen Kreisen seit mehr als einem Jahrhundert bekannt, dass es eine Verbindung zwischen psychischen und metabolischen Störungen wie Diabetes zu geben scheint. Ein direkter Nachweis metabolischer Anomalien bei Menschen mit psychischen Störungen, selbst solchen, die noch nicht an Fettleibigkeit, Diabetes oder einer Herz-Kreislauf-Erkrankung leiden, reicht mindestens bis in die 1950er-Jahre zurück. Zu den in Stoffwechselmarkern festgestellten Anomalien gehören Unterschiede in den Werten von ATP-Mengen, Redox-Marker (das Gleichgewicht zwischen Oxidantien wie den reaktiven Sauerstoffspezies und Antioxidantien), Hormone, Neurotransmitter und Laktat (ein Marker für oxidativen Stress). In den 1980ern entdeckte man, dass die venöse Zufuhr von Laktat bei einem Menschen mit einer Panikstörung oft unmittelbar zu einer Panikattacke führte.[1] Wie bereits besprochen, scheint eine Regulationsstörung von Kortisol zumindest bei manchen Menschen auch eine Rolle zu spielen, und dabei handelt es sich um ein Stoffwechselhormon.

Studien mit bildgebenden Verfahren haben eine überwältigende Menge an Nachweisen für Unterschiede im Stoffwechsel von Menschen mit psychischen Störungen erbracht. Die funktionelle Magnetresonanztomographie (fMRT) und die Nahinfrarotspektroskopie (NIRS) können lokale Veränderungen in der zerebralen Durchblutung im Zusammenhang mit neuronaler Aktivität, einem indirekten Marker des Stoffwechsels und der Gehirnaktivität, bestimmen. Die Positronenemissionstomographie (PET), die sogenannten BOLD-Bildgeber (die Abhängigkeit des [Bild-]Signals vom Sauerstoffgehalt in den roten Blutkörperchen; der Name BOLD ist ein Akronym von engl. **b**lood-**o**xygen-**l**evel-**d**ependent) und die Einzelphotonen-Emissionscomputertomographie (SPECT) messen einige Parameter des Stoffwechsels: Glukose, Sauerstoff oder eine radioaktive Substanz, die einem Menschen zu Forschungszwecken in die Vene gespritzt wird. Alle diese bildgebenden Studienverfahren erfassen den Stoffwechsel im Gehirn, denn der Stoffwechsel ist ein Marker für die Gehirnaktivität. Aktive Nervenzellen verbrauchen mehr Energie, ruhende weniger.

Diese Studien haben uns eine Fülle von Daten geliefert, die die Unterschiede im Gehirn von Menschen mit einer psychischen Störung im Vergleich zu gesunden Kontrollgruppen veranschaulichen. Manche Gehirnregionen sind überaktiv, andere unteraktiv. In letzter Zeit hat sich die Forschung den Studien der funktionalen zerebralen Konnektivität zugewandt, die sich mit den Interaktionen von zwei oder mehr Gehirnregionen befassen, und versucht zu bestimmen, welche dieser Regionen zur Durchführung spezifischer Aufgaben miteinander kommunizieren. Doch trotz aller Forschung ging es um Heterogenität bzw. Verschiedenartigkeit und widersprüchliche Befunde. Wenn Sie mir nicht glauben, die *American Psychiatric Association* (die Amerikanische Psychiatrische Gesellschaft) veröffentlichte 2018 ein »Grundlagendokument zum Neuroimaging«, das heißt zum computergestützten Bildgebungsverfahren zur Untersuchung der Struktur und Funktion des Nervensystems mit folgender Schlussfolgerung: »Es gibt derzeit keine Biomarker im Gehirnscan, die für eine diagnostische Kategorie in der Psychiatrie von klinischem Nutzen sind.«[2]

Die Fachleute in der Forschung, die diese bildgebende Arbeit in Bezug auf das Gehirn machen, wissen jedoch seit Jahrzehnten, dass es im Gehirn von Menschen mit psychischen Störungen Unterschiede im Stoffwechsel gibt. Auf den ersten Blick denken sie vielleicht, dass die Theorie der Gehirnenergie (der *Brain Energy*) nichts Neues bietet. »Offensichtlich hängen psychische Störungen mit dem Stoffwechsel zusammen! Wir wissen das schon die ganze Zeit! Der Stoffwechsel ist alles in der Biologie. Was ist hier neu?«

Ich hoffe, sie erkennen, dass hier etwas neu ist. Und zwar nicht nur neu, sondern revolutionär. Während sich diese Forscher auf der Suche danach, wodurch manche Gehirnregionen über- und andere unteraktiv sind, in der überwältigenden Komplexität des Stoffwechsels und der Funktionsweise des Gehirns verloren haben, haben sie dabei das Gesamtbild des Stoffwechsels nicht erkannt. Vor allem aber haben sie die Rolle der Mitochondrien bei all dem nicht erfasst. Wenn wir einen Schritt zurücktreten und uns das Gesamtbild ansehen (auch wenn es sich auf mikroskopischer Ebene abspielt), können wir neue Möglichkeiten finden, um zu verstehen, was mit dem Stoffwechsel und der psychischen Gesundheit geschieht, und neue Wege erkennen, um uns mit diesen Problemen zu befassen.

Mitochondriale Funktionsstörungen und psychische Gesundheit

Doch haben wir Nachweise, dass die Mitochondrien bei Menschen mit psychischen Störungen nicht richtig funktionieren?

Ja! Wir haben jetzt eine Menge Nachweise.

Im Laufe der letzten Jahrzehnte ist klar geworden, dass die Mitochondrien eine viel größere Rolle in der Gesundheit des Menschen spielen, als man sich je vorgestellt hat. Wenn sie nicht richtig funktionieren, funktioniert der menschliche Körper nicht richtig. Der Begriff mitochondriale Funktionsstörung wird am häufigsten verwendet, um eine Beeinträchtigung der Mitochondrienfunktion zu beschreiben. Die Krankheiten, die damit in Verbindung gebracht wurden, sind breit gefächert, und die Liste umfasst nahezu alle psychiatrischen Störungen. Dazu gehören auch die metabolischen und neurologischen Störungen, die ich dargestellt habe: Fettleibigkeit, Diabetes, Herz-Kreislauf-Erkrankungen, Alzheimer und Epilepsie. Tatsächlich gehören noch viel mehr Störungen dazu, unter ihnen viele Krebsarten und Parkinson. Ich kann sie nicht alle im Detail behandeln. Jedoch trifft der Rahmen, den ich schaffe, auch auf sie zu.

Zu den spezifischen psychiatrischen Störungen, bei denen eine mitochondriale Funktionsstörung festgestellt wurde, gehören die folgenden: Schizophrenie, schizoaffektive Störung, bipolare Störung, schwere Depressionen, Autismus, Angststörungen, Zwangsstörungen, Posttraumatische Belastungsstörung, Aufmerksamkeitsdefizit bzw. Hyperaktivitätsstörung, Anorexia nervosa, Alkoholkonsumstörung (der sogenannte Alkoholismus), Marihuana-Abhängigkeit, Opioid-Abhängigkeit und die Borderline-Störung. Demenz und Delir, die oft für neurologische Erkrankungen gehalten werden, gehören auch dazu.

Diese Liste enthält nicht jede psychiatrische Diagnose aus dem *DSM-5*. Das liegt jedoch nicht unbedingt daran, dass es bei den anderen Diagnosen keine mitochondriale Funktionsstörung gibt. Zu den anderen Diagnosen ist einfach noch nicht geforscht worden. Trotzdem ist diese Liste umfassend genug, um die Aussage zu treffen, dass in einer breiten Palette von Diagnosen, die so ziemlich jedes in der Psychiatrie auftretende Symptom enthält, eine mitochondriale Funktionsstörung festgestellt wurde.

Wenn es alle diese Nachweise schon eine ganze Weile gibt, warum hat nicht irgendjemand anders längst darauf hingewiesen, dass die mitochondriale Störung der gemeinsame Weg bei metabolischen oder psychischen Störungen ist?

Nun, das war der Fall! Den meisten Menschen, die dieses Buch lesen, mag das vielleicht wie eine neue Information erscheinen. Dieses ist jedoch nicht das erste Buch, in dem die Bedeutung der Mitochondrien für die menschliche Gesundheit betont wird.

Dr. Raymond Pearl veröffentlichte 1928 ein Buch über die »Lebensratentheorie« (Rate of Living Theory), in dem er ausführte, dass Lebensdauer und altersbedingte Krankheiten, zu denen die meisten Stoffwechselerkrankungen gehören, auf die Stoffwechselrate zurückzuführen sind. Dr. Denham Harman brachte 1954 die Theorie der freien Radikale als Theorie des Alterns ein, die sich auf die ROS (reaktive Sauerstoffspezies) als Ursache altersbedingter Krankheiten konzentrierte. 1972 entwickelte er diese Theorie weiter und schlug die mitochondriale Theorie des Alterns vor, die die zentrale Rolle der Mitochondrien bei der Bildung der ROS anerkannte. In den letzten Jahren explodierte die Forschung über die Mitochondrien und ihre Verbindung mit Fettleibigkeit, Diabetes, Herz-Kreislauf-Erkrankungen und der Alterung selbst. Es wurden Zehntausende von Forschungsartikeln in der medizinischen Literatur veröffentlicht.

In der psychiatrischen Literatur gibt es zahlreiche Artikel von angesehenen Wissenschaftlern, die die Rolle der Mitochondrien bei psychischen Störungen hervorheben. 2021 präsentierte eine medizinische Literaturrecherche mehr als vierhundert Artikel im Zusammenhang mit Schizophrenie und der bipolaren Störung, mehr als dreitausend im Zusammenhang mit Depressionen, mehr als viertausend im Zusammenhang mit Alzheimer und mehr als elftausend im Zusammenhang mit Alkoholkonsum. Manche dieser bahnbrechenden Forschungen fanden ganz in der Nähe meines Zuhauses statt und wurden von angesehenen und international anerkannten Kollegen wie den Professoren Bruce Cohen und Dost Öngür am MacLean-Krankenhaus und der medizinischen Fakultät der Universität von Harvard durchgeführt, wo ich mehr als zwanzig Jahre gearbeitet habe.

Dr. Douglas Wallace, der Gründer des Fachbereichs der mitochondrialen Genetik, veröffentlichte 2017 einen Artikel in *JAMA*

Psychiatry, einer der führenden psychiatrischen Fachzeitschriften, und behauptete kühn (so wie ich in diesem Buch), dass alle psychiatrischen Störungen das Ergebnis einer Funktionsstörung der Mitochondrien seien.[3] Als Genetiker konzentrierte sich Wallace auf die Gene der Mitochondrien. Aufgrund der ROS und weil ihre DNA nicht geschützt wird, mutieren sie oft. Wallace argumentierte, das Gehirn sei das Organ, das am meisten von einem Problem mit der Energieproduktion durch die Mitochondrien betroffen sein werde und dass verschiedene Teile des Gehirns zuerst ausfallen könnten – wahrscheinlich, weil sie empfindlicher gegenüber einem Energiemangel seien als andere. Das ergibt Sinn, wenn man bedenkt, dass die meisten Maschinen »ein schwächstes Glied« haben. Beim Gehirn ist das wahrscheinlich auch so. Ein geringer Energiemangel könnte also schon zu ADHS oder Depressionen führen und ein größerer Energiemangel andere Störungen zur Folge haben, wie etwa eine Schizophrenie.

Die Gegendarstellung kam schnell. Dr. Tamas Kozicz und andere hielten dagegen, dass Menschen zwar »einfache« Erklärungen mögen, dass sich aber psychiatrische Störungen nicht für eine solche einfache Erklärung eignen.[4] Sie räumten ein, dass eine »suboptimale Mitochondrienfunktion« tatsächlich eine Rolle bei den meisten psychiatrischen Störungen spiele. Die Konzentration auf die mitochondriale Energiebildung allein würde jedoch die verschiedenartigen Symptome nicht begründen, die wir bei den Milliarden von Menschen mit psychischen Störungen sehen. Zudem könnten damit nicht einmal die verschiedenartigen Symptome begründet werden, die wir bei Menschen mit seltenen genetisch bedingten mitochondrialen Krankheiten feststellen. Selbst Menschen mit der gleichen mitochondrialen genetischen Mutation könnten unterschiedliche Symptome haben. Sie argumentierten, dass psychische Störungen viel zu komplex und von Mensch zu Mensch verschieden seien, als dass man sie mit einem einzelnen Faktor erklären könne.

Was diese Forscher zu berücksichtigen vergaßen, sind die vielen anderen Rollen, die Mitochondrien außer der Energiebildung in den Zellen spielen. Sie erkannten auch nicht, wie viele verschiedene

Faktoren die Funktion und die Gesundheit von Mitochondrien beeinträchtigen. Wenn Mitochondrien nicht richtig funktionieren, funktioniert das Gehirn nicht richtig. Wenn der Gehirnstoffwechsel nicht richtig gesteuert wird, arbeitet das Gehirn nicht richtig. Symptome können höchst unterschiedlich sein, doch es ist eine mitochondriale Funktionsstörung erforderlich, sie reicht aus, um alle Symptome einer psychischen Krankheit zu erklären.

Definition dieser Grundursache

Wie ich gerade im letzten Kapitel gezeigt habe, haben die Mitochondrien eine Menge Aufgaben. Zu definieren, was eine Funktionsstörung bedeutet, ist schwierig und war eine Herausforderung für die Wissenschaft. In unterschiedlichen Forschungsstudien können damit ganz unterschiedliche Dinge gemeint sein.

Dasselbe gilt auch für Autos. Was bedeutet es, wenn ein Auto »funktionsgestört« ist? Es könnte bedeuten, dass der Motor auf der Autobahn stottert. Es könnte bedeuten, dass ein Reifen platt ist und das Auto auf der Straße nicht mehr so leicht vorankommt. Es könnte bedeuten, dass die Scheinwerfer und die Blinklichter nicht funktionieren. Das alles sind bei einem Auto unterschiedliche Probleme. Und sie alle haben unterschiedliche Ursachen. Doch es gibt einen wichtigen Punkt: Egal, was bei dem Auto nicht in Ordnung ist, wenn es mit einem dieser Probleme auf der Autobahn ist, beeinträchtigt es die anderen Autos dort. Die Wahrscheinlichkeit ist größer, dass es den Verkehr behindert oder einen Unfall verursacht. Der Verkehr kann auch völlig zum Erliegen kommen. Die Autobahn könnte wegen eines einzigen Autos »aufhören zu funktionieren«. Tatsächlich ist die überwältigende Mehrheit der Autounfälle allerdings nicht auf die Autos selbst, sondern auf die Autofahrerinnen und Autofahrer zurückzuführen. Auch sie können »funktionsgestört« sein. Sie können mit dem Handy telefonieren. Sie können am Steuer einschlafen. Sie können betrunken sein. Sie können unter Drogen stehen. Sie können als Verkehrsrowdys unterwegs sein. Egal, aus welchem Grund und ob es am Auto oder an dem Menschen liegt, der am Steuer sitzt, beide sind unberechenbar und beeinträchtigen den Verkehr in ähnlicher Weise.

Bei der mitochondrialen Funktionsstörung ist es genauso. Sie kann viele verschiedene Ursachen haben und zu verschiedenen Problemen für die Mitochondrien und für die Zellen führen, in denen sie sich befinden.[5] Die Bestimmung der Mitochondrienfunktion ist schwierig. Wissen Sie noch, wie klein sie sind? Es befinden sich meistens Hunderte und manchmal Tausende davon in einer Zelle. Und die Zellen selbst sind auch schon sehr klein.

Die mitochondriale Funktionsstörung kann von Problemen mit den Mitochondrien selbst herrühren. Dazu können genetische Mutationen oder eine zu geringe Zahl von Mitochondrien in der Zelle gehören. Wie erwähnt, haben sie ihre eigene DNA. Sie wird nicht in gleicher Weise geschützt wie das Genom des Menschen, daher ist sie anfällig für Mutationen. Die Mitochondrien bilden ROS, und wenn sie zu viel davon bilden, können diese die mitochondriale DNA oder andere Teile schädigen. Geschädigte Mitochondrien sollen eigentlich entfernt und recycelt werden und neue ihren Platz einnehmen. Kommt es nicht dazu, können sie in der Zelle als »Arbeitskräfte« fehlen. Es ist allgemein bekannt, dass die Anzahl der Mitochondrien in unseren Zellen mit zunehmendem Alter abnimmt, wodurch die Stoffwechselkapazität der Zellen sinkt.

Wenn es zu einem Mangel an »Arbeitskräften« kommt, sei es altersbedingt oder durch funktionsgestörte Mitochondrien, sinkt die Produktivität. Da die Mitochondrienzahl weiter sinkt, stirbt die Zelle meist ab. Das führt zur Schrumpfung von Organen und Geweben. Das Absterben der Zellen schwächt die Organe und macht sie stressanfälliger. Das Gehirn schrumpft, die Menschen verlieren Muskelmasse, und das Herz ist nicht mehr so stark. Dieses Phänomen wird auch bei Menschen mit einer chronischen psychischen Störung beobachtet. Wie bereits erwähnt, wurde bei Menschen mit jedweder Art von psychischen Störungen ein beschleunigter Alterungsprozess festgestellt.

Es gibt noch eine wichtigere Ursache für die mitochondriale Beeinträchtigung, die ich als mitochondriale Regulationsstörung bezeichne. Viele der Faktoren, die die Funktion der Mitochondrien beeinträchtigen, kommen von außerhalb der Zelle. Dazu gehören Neurotransmitter, Hormone, Peptide, Entzündungssignale und sogar so etwas wie Alkohol. Alkohol beeinträchtigt die Mitochondrienfunktion. Ich bezeichne das als Regulationsstörung im Gegensatz zur Funktionsstörung, denn in manchen Fällen haben die Mitochondrien wunderbar funktioniert, aber ihre Umgebung wurde schnell unwirtlich, was zu Beeinträchtigungen führte – ähnlich wie bei Menschen, die ihr Bestes geben, wenn sie sehr gestresst sind.

Es ist ungeheuer wichtig festzulegen, auf welche Funktionen der Mitochondrien man sich konzentrieren sollte, und das variiert in verschiedenen Studien. Manche dieser Studien werden gemacht, während sich die Mitochondrien noch in lebenden Zellen befinden (in vivo), und andere mit solchen, die in einer Petri-Schale liegen (in vitro).[6]

Viele Forscher haben sich auf die ATP-Bildung konzentriert. Sie können die Menge von ATP im Verhältnis zu ADP im Zytoplasma (der Zelle) bestimmen und Annahmen darüber treffen, wie gut die Mitochondrien funktionieren. Die Folgerungen dieser Forschung sind einfach: ATP liefert Energie für die Arbeit der Zelle. Bei verringerten Mengen arbeitet die Zelle nicht so gut. Auch das Verhätlnis von ATP zu ADP ist ein wichtiges Signal innerhalb der Zellen. Dieses Verhältnis beeinflusst zahlreiche Aspekte der Zellfunktion, auch die Genexpression. Bei einer breiten Palette von Störungen, unter anderem bei Schizophrenie, der bipolaren Störung, schweren Depressionen, Alkoholismus, PTBS (Posttraumatische Belastungsstörung), Autismus, Zwangsstörungen, Alzheimer, Epilepsie, Herz-Kreislauf-Erkrankungen, Diabetes Typ 2 und Fettleibigkeit wurden verringerte Mengen von ATP festgestellt. Auch wenn die meisten Menschen Fettleibigkeit für einen Energieüberschuss halten, leiden viele Zellen in Körper und Gehirn von fettleibigen Menschen in Wirklichkeit aufgrund einer mitochondrialen Funktionsstörung unter ATP-Mangel.[7]

Andere Forscherinnen und Forscher haben sich auf den oxidativen Stress konzentriert. Sie erinnern sich: Mit diesem Begriff wird die Bildung der ROS (der reaktiven Sauerstoffspezies) beschrieben. Sie erinnern sich ferner, dass die Mitochondrien ROS bilden, aber sie tragen auch dazu bei, sie durch Antioxidantien zu entgiften. Wenn die Mitochondrien nicht richtig funktionieren, kommt es zur ROS-Bildung, wodurch die Zellen allgemein geschädigt werden können, aber öfter werden die Mitochondrien selbst geschädigt, was zu einem Teufelskreis beim Feedback führt. Zahlreiche Studien haben im Grunde genommen bei allen metabolischen, neurologischen und psychischen Störungen, die ich behandelt habe, einen höheren oxidativen Stress festgestellt. Das wurde mit Zellschäden und einem beschleunigten Alterungsprozess in Verbindung gebracht. Es gibt hinsichtlich der Rolle der Mitochondrien für Gesundheit und Krankheit bisher drei Forschungslücken:

1 **Die Konzentration auf nur eine Funktion.** Die meisten Studien haben sich auf nur eine Funktion oder einen Bereich der Mitochondrien konzentriert. Sie berücksichtigen oft alle ihre verschiedenen Funktionen nicht. Manche können normal sein, während andere anormal sind. Außerdem können manche Funktionen andere Funktionen beeinträchtigen. Zum Beispiel wird in Studien, die sich mit der ATP-Bildung der Mitochondrien beschäftigt haben, diese oft als deren hauptsächliche und manchmal einzige Aufgabe betrachtet. Alle negativen Auswirkungen, die in den untersuchten Zellen festgestellt werden, werden dieser beeinträchtigten ATP-Bildung zugeschrieben. In Wirklichkeit können die Mitochondrien, die nicht genügend ATP bilden, auch Schwierigkeiten haben, miteinander zu fusionieren, oder es entweichen große Mengen ROS, oder sie könnten Probleme mit dem Kalziumspiegel in der Zelle haben. Diese Funktionen sind vielleicht wichtiger für die Zelldefizite, die von den Forscherinnen und Forschern beobachtet werden, selbst wenn sie gar nicht bestimmt wurden. In manchen Fällen könnte die ATP-Bildung normal sein, während diese anderen Funktionen anormal sind, und in der Forschung könnte man zu dem Schluss kommen, dass die Mitochondrien einwandfrei funktionieren, wenn das de facto nicht der Fall ist.

2 **Unterschiede zwischen den Zellen.** Die Mitochondrien werden von zahlreichen Faktoren innerhalb und außerhalb der Zelle

beeinflusst. Nicht in allen Zellen von Körper und Gehirn sind sie in gleicher Menge vorhanden und gleichermaßen gesund. Manche Zellen haben vollkommen gesunde Mitochondrien im Überfluss, in anderen Zellen können sie geschädigt und in ungenügender Menge vorhanden sein. In der Forschung müssen ganz bestimmte Zellen untersucht werden, damit festgestellt werden kann, ob deren Mitochondrien bei einer Krankheit eine Rolle spielen. Die Untersuchung einer gesunden Immunzelle kann keine Informationen darüber liefern, was in einer funktionsgestörten Gehirnzelle vor sich geht.

3 **Die Rolle der Feedback-Schleifen.** Die Frage, was zuerst da war, die Henne oder das Ei, hat viele Forscher in die Irre geführt. Verursacht eine mitochondriale Funktionsstörung eine Krankheit? Oder verursacht eine Krankheit eine mitochondriale Funktionsstörung? Sind die Mitochondrien einfach unschuldige Zuschauer und die Opfer eines anderen destruktiven Prozesses?

Wenn man über Ursachen und Folgen nachdenkt, können die Dinge für Verwirrung sorgen. Es gibt viele Ursachen für eine mitochondriale Funktionsstörung. Es gibt auch viele Folgen. Dazu komme ich noch. Verwirrend ist jedoch, dass Ursachen zu Folgen, aber auch Folgen zu Ursachen führen können. Wenn wir ein solches Muster sehen, müssen wir uns Gedanken über Feedback-Schleifen machen. Geht es um den Stoffwechsel und um Mitochondrien, wird fast alles durch eine Feedback-Schleife geregelt.

Ein Beispiel bietet die Alzheimer-Forschung. Wir wissen, dass sich das anormale Protein Beta-Amyloid im Gehirn von Alzheimer-Kranken ansammelt. Dieses Protein war das Hauptziel der Forschung. Wir wissen, je mehr Beta-Amyloid vorhanden ist, desto wahrscheinlicher ist es, dass jemand Alzheimer bekommt. Wir wissen auch, dass es toxisch für die Mitochondrien ist und eine mitochondriale Funktionsstörung verursacht.[8] Viele Forscherinnen und Forscher haben es dabei bewenden lassen. Sie glauben, die Nachweise reichen dafür aus, dass die Mitochondrien unschuldige Unbeteiligte in diesem destruktiven Prozess sind. Wodurch sammelt sich Beta-Amyloid an? Sie wissen es nicht. Sie suchen immer noch nach dieser Ursache. Was sie jedoch übersehen haben, ist, dass die mitochondriale Funktionsstörung sehr wohl die Ursache für die Ansammlung von Beta-Amyloid sein könnte. Wir haben Nachweise dafür, dass die mitochondriale Funktionsstörung bereits beginnt, bevor es zu einer Ansammlung von Beta-Amyloid kommt.[9] Es besteht die Möglichkeit, dass es sich hier um eine positive Feedback-Schleife handelt. Die mitochondriale Funktionsstörung verursacht ein Instandhaltungsproblem in den Zellen. Dies führt zur Anhäufung von Beta-Amyloid (ein Protein, das entsorgt und recycelt werden sollte). Und diese Anhäufung verschlimmert die Funktionsstörung noch. Diese Feedback-Schleife führt zu einer Abwärtsspirale, die wir als Alzheimer bezeichnen.

Zum Glück wurde die Forschung in Bezug auf die Mitochondrienfunktion in den letzten zwanzig Jahren erheblich ausgeweitet – all die verschiedenen im letzten Kapitel erwähnten Aufgaben sind das Ergebnis verschiedener Studien, die die vielfältigen Funktionen der Mitochondrien untersuchen.

Die mitochondriale Funktions- oder Regulationsstörung verknüpft alles auf schlüssige Weise, was wir bereits über psychische und metabolische Störungen wissen. Die Mitochondrien sind der gemeinsame Weg. Für die Wissenschaft und alle, die puristische Ansätze bevorzugen, wäre die metabolische und mitochondriale Theorie der psychischen Krankheit die bessere Bezeichnung, da damit auch die zahlreichen Aufgaben der Mitochondrien und die Möglichkeit ihrer Beeinflussung durch alles, was den Stoffwechsel beeinträchtigt, eingeschlossen sind. (Dazu komme ich in Teil 3: *Ursachen und Lösungen*, → Seite 211ff.) Da jedoch die Regulationsstörung der Energie offenbar tatsächlich für die Mehrzahl der Symptome psychischer Krankheiten verantwortlich ist, ist die kurze und eingängige Formulierung »Theorie der Brain Energy« für mich in Ordnung.

So führt eine Funktionsstörung der Mitochondrien zu einer psychischen Erkrankung

Ich zeige Ihnen nun, wie eine mitochondriale Funktionsstörung zu den Veränderungen und Symptomen im Gehirn führen kann, die wir bei psychischen Erkrankungen feststellen. Die Mitochondrien beeinflussen die Entwicklung des Gehirns, die Expression verschiedener Gene, die Bildung und Zerstörung von Synapsen und die Gehirnaktivität. Sie beeinflussen strukturelle und funktionelle Probleme. Sie verknüpfen so vieles miteinander, was wir bereits wissen, und machen es zu einem gemeinsamen Weg. Gehen wir die Wissenschaft ein Stück weit durch.

Denken Sie bitte daran, dass ich zum Verständnis der heutigen Neurowissenschaft über psychische Krankheiten erklären muss, warum manche Bereiche des Gehirns überaktiv und andere unteraktiv sein könnten, was zu Symptomen führt. Ich suche auch nach Gründen, warum sich Zellen anormal entwickeln können und warum manche schließlich schrumpfen und absterben, wodurch Gehirnfunktionen dauerhaft ausfallen. Diese konkreten Mechanismen helfen uns, die Symptome psychischer Krankheiten zu verstehen. Sie decken sich mit dem Rahmen, den ich in Kapitel *6 Psychische Zustände und psychische Störungen* (→ Seite 120ff.) skizziert habe.

Vielleicht erinnern Sie sich auch noch an Kapitel *5 Psychische Störungen sind Stoffwechselstörungen* (→ Seite 105ff.), wo ich geschrieben habe, dass Krankheiten beim Menschen meist auf einem Problem in einem von drei Bereichen beruhen, nämlich der Entwicklung, der Funktion oder der Instandhaltung der Zellen.

Wie sich zeigt, spielen die Mitochondrien bei allen davon eine Rolle. Ich gehe jetzt mit Ihnen Schritt für Schritt fünf umfangreiche Folgen einer mitochondrialen Funktions- und Regulationsstörung durch, die all das betreffen können: eine verminderte Instandhaltung der Zellen, überaktive Gehirnfunktionen, unteraktive Gehirnfunktionen, Entwicklungsprobleme sowie Zellschrumpfung und Zelltod.

Verminderte Instandhaltung der Zellen

Zu den besonderen Dingen bei lebenden Zellen im Gegensatz zu nicht lebenden Maschinen wie Autos gehört, dass sie zu ihrer eigenen Instandhaltung Energie und den Stoffwechsel brauchen. Zellteile müssen ständig und dauerhaft repariert und immer wieder ersetzt werden. Dafür werden Energie und Stoffwechselbausteine benötigt.

Nach Schätzung einer Studie geht etwa ein Drittel der ATP-Bildung des Gehirns in die Instandhaltung der Zellen bzw. die »Haushalts«-Funktionen.[10] Die Rolle, die Stress, Kortisol und die Mitochondrien selbst im Prozess der für die Instandhaltung lebenswichtigen Autophagie spielen, habe ich bereits beschrieben. Aber wie meistens, steckt noch mehr dahinter.

Die Mitochondrien interagieren mit anderen Organellen, um die routinemäßigen Erhaltungsfunktionen zu erleichtern, zum Beispiel mit den Lysosomen. Werden diese Interaktionen in Experimenten verhindert, sammeln sich in den Lysosomen Abfallprodukte an.[11] Sie interagieren auch mit dem endoplasmatischen Retikulum (ER, einer Zellstruktur), das zahlreiche Aufgaben hat, darunter auch die Proteinfaltung. Viele neurodegenerative Störungen gehen mit falsch gefalteten Proteinen im ER einher. Wenn sich solche Proteine ansammeln, versucht ein Prozess, die sogenannte ungefaltete Protein-Antwort (UPR, von engl. unfolded protein response), den Schaden einzudämmen. Eine Forschungsgruppe stellte fest, dass es auf der Außenmembran der Mitochondrien ein Mikroprotein namens PIGBOS gibt, das bei der UPR eine Schlüsselrolle spielt. Wurde dieses Protein beseitigt, starben die Zellen mit einer viel größeren Wahrscheinlichkeit ab.[12] Das weist stark darauf hin, dass die Mitochondrien auch bei diesem Prozess eine Schlüsselrolle spielen. Das sind nur einige der Möglichkeiten, wie eine mitochondriale Funktionsstörung Probleme hinsichtlich der Zellerhaltung verursachen kann, die zu allen bei Menschen mit einer psychischen Erkrankung vorkommenden Erhaltungs-Instandhaltungs-Problemen und strukturellen Problemen führen können.

In manchen Fällen kann es durch strukturelle Zelldefekte zu einer positiven Feedback-Schleife kommen, die den Stoffwechsel beeinträchtigt und die Arbeit der Zellen erschwert. Ein spezielles Beispiel ist Myelin, ein äußerer Schutzüberzug für Nervenzellen, der durch Stützzellen, die sogenannten Oligodendrozyten gebildet wird. Das Myelin macht es für die Nervenzellen einfacher, Signale zu senden. Gibt es Schäden in der Myelinschicht eines Neurons, braucht es mehr Energie, um zu funktionieren. Ein Extrembeispiel ist die Multiple

Sklerose, bei der das Myelin durch einen Autoimmunprozess zerstört wird. Die mitochondriale Funktionsstörung ist mit Problemen der Bildung und Erhaltung von Myelin in Zusammenhang gebracht worden. In Übereinstimmung mit der Theorie der Gehirnenergie wurden Myelinschäden im Gehirn von Menschen mit Schizophrenie, schweren Depressionen, einer bipolaren Störung, Alkoholismus, Epilepsie, Alzheimer, Diabetes und sogar Fettleibigkeit festgestellt.[13]

Rückstände in der Zelle, ein weiteres strukturelles Schadens- und Erhaltungsproblem, kann das Umherwandern der Mitochondrien beeinträchtigen. Zum Beispiel wird Alzheimer zusätzlich zu dem früher beschriebenen Beta-Amyloid mit der Anhäufung eines Proteins namens Tau in Verbindung gebracht. Wissenschaftliche Kreise, die sich die Auswirkungen des Tau-Proteins auf die Mitochondrien angesehen haben, stellten fest, dass es die Fähigkeit der Mitochondrien, sich in einer Zelle zu bewegen, stark eingeschränkt hat.[14] Deren Wege wurden durch all die Rückstände blockiert, und die Tau-Proteine beeinträchtigten das Zellskelett, das die Mitochondrien zur Bewegung nutzen. Werden die Mitochondrien daran gehindert, sich in einer Zelle zu bewegen, hat die Zelle Schwierigkeiten, richtig zu arbeiten und kann schrumpfen und/oder absterben.

Überaktive Gehirnfunktionen

Erinnern Sie sich an die Darstellung der Überaktivität oder Übererregbarkeit in Kapitel 6 *Psychische Zustände und psychische Störungen* (→ Seite 120ff.)? Das kann durch eine mitochondriale Funktions- oder Regulationsstörung verursacht werden! Noch einmal: Es handelt sich hier wahrscheinlich um eine äußerst paradoxe Sache in Bezug auf die Funktionsstörung der Mitochondrien. Wenn die Mitochondrien nicht richtig funktionieren, können manchmal Teile des Gehirns tatsächlich überaktiv statt unteraktiv werden, selbst wenn sie vielleicht nicht über genügend ATP verfügen.

Tatsächlich kommt die Übererregbarkeit von Zellen ziemlich häufig vor. Es gibt viele Krankheiten, die eine Spiegelung übererregbarer Zellen sind. Eine Arrhythmie (Herzrhythmusstörung) kann infolge übererregbarer Herzzellen auftreten. Ein Muskelkrampf ist das

Ergebnis einer übererregbaren Muskelzelle. Chronische Schmerzen sind die Folge einer übererregbaren Nervenzelle. Das sind alles Beispiele von Zellen, die feuern, wenn sie nicht feuern sollten oder nicht aufhören, wenn sie aufhören sollten. Eine mitochondriale Funktionsstörung kann zu Überaktivität und/oder Übererregbarkeit führen. Das kann zumindest auf drei verschiedene Arten geschehen:

1. Erinnern Sie sich bitte daran, dass die Mitochondrien an den Ionenpumpen und der Regulierung von Kalzium beteiligt sind, die beide benötigt werden, um Zellen »abzuschalten«. Funktionieren Mitochondrien nicht richtig, dauern diese Prozesse länger, und die Zellen können übererregbar werden.
2. Manchmal kann die Überaktivität oder Übererregbarkeit einer Funktionsstörung in den Zellen geschuldet sein, die andere Zellen verlangsamen sollen, wie zum Beispiel die GABA-Zellen. Funktionieren GABA-Zellen nicht richtig, dann werden die Zellen, die sie hemmen sollen, entfesselt und übererregbar. Erinnern Sie sich an Kapitel 6 (→ Seite 129f.), dort sind die kortikalen Interneurone ein solches Beispiel, und deren Funktionsstörung ist bei vielen psychischen und neurologischen Störungen festgestellt worden.
3. Ich habe dargestellt, wie Instandhaltungsprobleme die Struktur von Zellen verändern können, etwa solche Probleme wie mit Myelin oder Beta-Amyloid. Sie können eine Übererregbarkeit verursachen. Zum Beispiel können Ionen durch einen Myelinmangel in eine Zelle einsickern und dafür sorgen, dass sie feuert, wenn sie es nicht tun sollte.

Eine Forschungsgruppe veranschaulichte auf direkte Weise die Übererregbarkeit durch eine mitochondriale Funktion, indem sie bei Mäusen ein Protein, nämlich Sirtuin 3, entfernte, das bekanntermaßen für die Gesundheit der Mitochondrien unerlässlich ist. Natürlich kam es bei den Mäusen zu einer Funktionsstörung der Mitochondrien, zu Übererregbarkeit und Anfällen, und sie starben früh.[15] Eine andere Forschungsgruppe verwandelte Stammzellen von Menschen mit einer bipolaren Störung und gesunden

Kontrollpersonen in Neuronen und stellte fest, dass die Nervenzellen der Menschen mit bipolarer Störung mitochondriale Anomalien zeigten und übererregbar waren.[16] Interessanterweise wurde diese Übererregbarkeit durch Lithium verringert.

Die Übererregbarkeit von Nervenzellen wurde bei vielen psychischen und metabolischen Störungen festgestellt. Sie verursacht Anfälle und kann im Gehirn von Menschen mit einer Epilepsie gemessen werden. Eine Übererregbarkeit wurde auch im Gehirn von Menschen mit einem Delir, PTBS, mit Schizophrenie, einer bipolaren Störung, Autismus, einer Zwangsstörung und Alzheimer festgestellt. Sie wurde auch bei gesunden Nagetieren bestimmt, die lediglich chronischem Stress ausgesetzt waren.[17] Die Bestimmung der Übererregbarkeit kann schwierig sein, doch wir brauchen sie im Grunde gar nicht zu bestimmen. Menschen können es meist sagen, wenn sie auftritt, denn dann geschieht etwas in ihrem Körper oder im Gehirn, das nicht geschehen sollte. Wird eine Schmerzzelle übererregt, kommt es zu Schmerzen. Werden die Angstbahnen im Gehirn übererregt, kommt es zu Angst. Die Übererregbarkeit einer Gehirnregion, die beim Menschen Emotionen, Wahrnehmungen, eine Erkenntnis oder ein Verhalten hervorruft, führt zu eben dieser Erfahrung.

Unteraktive Gehirnfunktionen

Eine Funktions- oder Regulationsstörung der Mitochondrien kann die Zellfunktionen verlangsamen oder verringern. Zellen brauchen Energie für ihre Funktion. Die Mitochondrien liefern sie. Sie sind auch die Ein- und Ausschalter für die Zellen. Sie steuern den Kalziumspiegel und andere Signale. Gehirnzellen brauchen Energie, um Neurotransmitter und Hormone zu bilden und freizusetzen und um richtig zu funktionieren. Schon eine verminderte Zellfunktion erklärt viele der bei Menschen mit einer psychischen Störung veränderten Neurotransmitter- und Hormonspiegel. Zudem sind die Mitochondrien an der Bildung mancher der Hormone wie Kortisol, Östrogen und Testosteron direkt beteiligt. Bei einer Funktions- oder einer Regulationsstörung sind also diese Hormonspiegel vielleicht auch fehlreguliert.

Entwicklungsprobleme

Von der Zeit im Mutterleib an bis in das frühe Erwachsenenalter wächst das menschliche Gehirn schnell und bildet Verbindungen zwischen den Nervenzellen und anderen Gehirnzellen. Diese Verbindungen sind absolut lebenswichtig. Sie sind der Grundstein oder die »Verdrahtung« für das Leben. Es gibt Entwicklungsfenster – Zeiten, zu denen die Verdrahtung des Gehirns eindeutig stattfinden muss. Findet die Entwicklung nicht normal statt, kann sich dieses Fenster schließen, und das Gehirn hat nie mehr die Chance, *normal* zu sein. Die Mitochondrien sind für alle diese Aufgaben von enormer Bedeutung. Wie bereits besprochen, spielen sie eine erhebliche Rolle beim Zellwachstum, bei der Differenzierung und bei der Bildung von Synapsen. Sind die Mitochondrien funktionsgestört oder fehlreguliert, entwickelt sich das Gehirn nicht normal. Es ist wichtig, das in Bezug auf Störungen der Nervenentwicklung im Kopf zu behalten, die in der Säuglingszeit oder dem Kindesalter beginnen, wie zum Beispiel Autismus. Selbst am Ende des Lebens verändert sich unser Gehirn auf vorhersehbare Weise. Zellwachstum und Differenzierung sowie die Neuroplastizität, die Veränderung und Anpassungsfähigkeit von Nervenzellen, sind das ganze Leben lang wichtig. Wenn die Mitochondrien nicht richtig funktionieren, können hier überall Probleme auftreten. Wenn Zellen oder Verbindungen zwischen Zellen fehlen, kann dies dazu führen, dass Gehirnfunktionen dauerhaft fehlen. Diese Symptome können nicht kommen und gehen, denn die Zellen und Verbindungen, die für diese Funktionen gebraucht werden, sind einfach nicht vorhanden.

Zellschrumpfung und Zelltod

Die mitochrondriale Funktionsstörung kann zu Atrophie, Schrumpfung der Zelle, führen. Wenn die Anzahl der Mitochondrien sinkt oder ihre Gesundheit schlechter wird, gerät die Zelle unter Stress. Sie erinnern sich daran, dass sich die Mitochondrien über die Zelle verteilen. Manche wandern immer umher, auf der Suche nach Arbeit, die zu erledigen ist. Sind weniger von ihnen vorhanden, können sie nicht mehr die ganze Zelle am Laufen halten. In manchen Fällen gehen die Mitochondrien nicht mehr an die Peripherie der Zelle, etwa zu den Endknöpfchen des Axons, dem Fortsatz der Nerven oder den

Dendriten, den astartigen Fortsätzen der Zelle. In einem solchen Fall sterben diese Zellteile ab, und es kommt zu Entzündungsherden. Die Mikroglia, die Immunzellen des Gehirns, absorbieren manche dieser abgestorbenen Zellteile.[18] Da immer mehr Mitochondrien beeinträchtigt werden, schrumpfen immer mehr Teile der Zelle. Geht der Prozess weiter, stirbt die Zelle ab.

Es ist umfassend dokumentiert, dass das Gehirn von Menschen, die an einer chronischen psychischen Störung leiden, mit der Zeit Anzeichen einer Zellschrumpfung zeigt. Wie Sie bereits wissen, altern diese Menschen vorzeitig. Bei verschiedenen Menschen sind verschiedene Gehirnregionen betroffen. Manche Bereiche, etwa der Hippocampus, werden häufiger beeinflusst, doch selbst bei Menschen mit der gleichen Diagnose, zum Beispiel Schizophrenie, kann es zahlreiche Unterschiede in den betroffenen Gehirnregionen geben.[19] Das führt zurück zur Heterogenität. Die Funktions- und Regulationsstörung der Mitochondrien erklärt diese Heterogenität. In Anbetracht dessen, dass zahlreiche Faktoren die Mitochondrienfunktion beeinflussen (was ich in Teil 3: *Ursachen und Lösungen,* → Seite 211ff.) behandeln werde), beeinflussen sie auch verschiedene Bereiche des Gehirns. Je nachdem, welche Mischung von Risikofaktoren oder Ursachen bei den Menschen vorliegen, wird ihr Gehirn unterschiedlich davon tangiert. Wie bereits erwähnt, spielen Zeitpunkt und Entwicklung auch eine Rolle. Menschen, die im Alter von vierzehn Jahren betroffen werden, unterscheiden sich in Bezug auf das Gehirn von Menschen, die bis zum Alter von neununddreißig Jahren gar nicht beeinflusst werden.

***

Fügen wir das jetzt alles mithilfe unserer Auto-Analogie zusammen. Ein Auto besteht aus vielen Teilen – einem Treibstofftank, Treibstoff, der in den Tank gefüllt wird (Benzin bzw. Diesel), einem Motor, einer Batterie für die elektrische Energie, einem Steuerungssystem und einem Bremssystem zum Anhalten. Probleme können in verschiedenen Teilen auftreten, und das kann verschiedene Symptome zur Folge haben. In manchen Fällen kann das Auto stottern oder langsamer fahren (unteraktive Funktion), wenn Wasser in den Tank gerät oder eine Zündkerze kaputt gegangen ist. Wenn die Batterie zu versagen beginnt, könnte es sein, dass die Scheinwerfer schwächer werden oder die Scheibenwischer langsamer oder das Radio nicht funktioniert oder das Auto überhaupt nicht anspringt (alles unteraktive Funktionen). Das alles sind ganz unterschiedliche Symptome, aber sie haben alle mit Energie zu tun – und sie haben meist nur eine Ursache. Jetzt tun wir einmal so, als sei das Auto eine lebende Zelle. Plötzlich braucht es Energie, um zu funktionieren und um sich selbst zu erhalten. Ohne genügend Energie beginnen die Reifen Luft zu verlieren, die Räder werden wacklig, die Türen werden rostig und bekommen Löcher (Instandhaltungsproblem). Der Motor und die Batterie werden alt. Die Batteriesäure läuft aus (ROS, reaktive Sauerstoffspezies). Das Öl ist eine Weile nicht gewechselt worden, und Teile des Motors nehmen Schaden. Durch diesen Mangel an Instandhaltung wird der Motor noch schlechter (eine positive Feedback-Schleife). Irgendwann wird dieses Auto eine Gefahr für die anderen Autos und den Verkehrsfluss auf der Straße. Die Bremsen arbeiten nicht mehr (Übererregung durch einen kaputten Ausschaltmechanismus). Schließlich kann es einen Unfall verursachen und für eine Straßensperrung sorgen. Das Auto kann zum Schrottplatz abgeschleppt und recycelt werden (Apoptose, also Zelltod). Wenn jemand versucht, wieder damit zu fahren, dann ist es weiterhin eine Gefahr für den Verkehr und den Verkehrsfluss (metabolische und psychische Störung).

Die Umsetzung der Theorie von der Gehirnenergie

Sehen wir uns nun einmal die Theorie der Gehirnenergie im Einsatz an. Ich führe Sie Schritt für Schritt durch einige der Nachweise, die sich auf drei verschiedene psychische Störungen konzentrieren und wie wir begrifflich erfassen können, was geschieht, damit es von den Mitochondrien und dem Stoffwechsel her zu Symptomen kommt.

Schwere Depressionen

Wir wissen aus vielen Studien, dass die Mitochondrien bei Menschen mit einer chronischen Depression nicht richtig funktionieren.[20] Zum Beispiel haben mehrere Beweisketten ergeben, dass Menschen mit einer Depression nicht nur in den Gehirnzellen, sondern auch in den Muskelzellen und in zirkulierenden Immunzellen einen niedrigeren ATP-Spiegel haben. Eine verminderte ATP-Bildung wurde auch in Tiermodellen über die Depression festgestellt. In Autopsiestudien am Gehirngewebe von Menschen mit einer chronischen Depression wurden bestimmte Anomalien in den Mitochondrienproteinen gefunden, die eindeutig auf eine mitochondriale Funktionsstörung hinweisen.[21] Und wie bereits erwähnt, ist der oxidative Stress bei Menschen mit einer Depression erhöht.

Eine weitere Beweiskette schließt die Biomarker für Depressionen im Blut ein. Viele Forscherinnen und Forscher haben Tausenden von Menschen mit einer Depression Blutproben entnommen und sie auf Anomalien oder Unterschiede im Vergleich mit gesunden Kontrollgruppen untersucht. Es sind zahlreiche Biomarker identifiziert worden. Eine Metaanalyse von sechsundvierzig solcher Studien versuchte diesen Unterschied zu verstehen, um zu sehen, ob es einen gemeinsamen Weg oder ein Motiv geben könnte. Das war der Fall. Die Biomarker bezogen sich hauptsächlich auf die Aminosäuren und den Fettstoffwechsel, die beide mit der Mitochondrienfunktion in Zusammenhang stehen.[22]

Ein bestimmter Biomarker von großem Interesse ist Acetyl-L-Carnitin (ALCAR oder ALC). Diese Substanz wird in den Mitochondrien gebildet und ist für die Energiebildung wichtig. Sie ist für die Funktion des Hippocampus, einer Gehirnregion, die oft an Depressionen beteiligt ist, von entscheidender Bedeutung. Ein Forschungsteam untersuchte den ALCAR-Spiegel bei depressiven und nicht depressiven Menschen und stellte fest, dass er bei depressiven Menschen im Durchschnitt niedriger war.[23] Ein niedrigerer ALCAR-Spiegel ermöglichte außerdem eine Prognose über den Schweregrad von Depressionen, über die Chronizität der Krankheit, die Behandlungsresistenz und sogar über eine frühere emotionale Vernachlässigung.

Eine nachfolgende Studie an 460 Patientinnen und Patienten mit Depressionen ergab, dass sich der ALCAR-Spiegel durch eine erfolgreiche Behandlung mit Antidepressiva besserte und dass es dadurch möglich wurde, vorherzusagen, bei wem es zu einer vollständigen Remission kommen würde.[24] Dieses Forschungsteam kam zu dem Schluss, dass »neue, auf die Mitochondrien ausgerichtete Strategien erforscht werden sollten, um die Behandlung der schweren depressiven Störung zu verbessern«.

Der vielleicht direkteste und verblüffendste Nachweis für die Rolle der Mitochondrien bei Depressionen stammt aus einer sehr guten Studie mit Ratten.[25] Fachleute identifizierten Ratten mit einem hohen Angstpegel und depressionsähnlichem Verhalten und untersuchten eine bestimmte Gehirnregion, den Nucleus accumbens, um zu sehen, ob es Unterschiede in der Funktion der Mitochondrien gibt und wie sich die Zellen entwickelten. Sie fanden beides. Die ängstlichen bzw. depressiven Ratten hatten weniger Mitochondrien pro Zelle und zeigten Unterschiede in der Art, wie ihre Mitochondrien Sauerstoff nutzten, um Energie in ATP umzuwandeln sowie in der Interaktion der Mitochondrien mit einer anderen Zellstruktur, dem endoplasmatischen Retikulum (ER). Die Nervenzellen selbst sahen auch unterschiedlich aus. Bei der weiteren Verfolgung der Spur stellten sie fest, dass die Mitochondrien dieser Ratten den niedrigsten Mitofusin-2-Spiegel (MFN2) hatten. Dabei handelt es sich um ein Protein auf der Mitochondrienmembran, das für die Fähigkeit der Mitochondrien, miteinander und mit dem ER zu fusionieren, wichtig ist. Und hier kommt der verblüffende Teil. Sie injizierten dann den depressiven Ratten einen viralen Vektor, der den MFN2-Spiegel erheblich erhöhte. Das veränderte alles. Die Mitochondrien begannen normal zu funktionieren, das Aussehen der Nervenzellen normalisierte sich, und das depressionsartige Verhalten hörte auf. Das deutet stark auf eine ursächliche Rolle der Mitochondrien bei Depressionen und Angststörungen hin … zumindest bei Ratten.

Manche der Depressionssymptome fallen genau unter die Kategorie der unteraktiven Funktionen oder des reduzierten Stoffwechsels. Veränderungen des Schlafverhaltens, der Energie, der Motivation und der Konzentration stehen wahrscheinlich alle mit einer verringerten Funktion der Gehirnzellen in Zusammenhang. Die Erschöpfung breitet sich mit Sicherheit auf die Muskeln im ganzen Körper aus, vorausgesetzt, dass dort auch eine Funktionsstörung der Mitochondrien festgestellt wurde. In manchen Fällen beschreiben Menschen eine »bleierne Lähmung«, eine Situation, in der sie das Gefühl haben, ihre Arme und Beine seien aus Blei, und es sei schwierig, sie auch nur zu bewegen. Die mitochrondriale Funktionsstörung in ihren Muskeln könnte das vielleicht erklären. Wenn die Muskeln nicht genügend Energie haben, ist es schwierig, sie zu bewegen. Die Katatonie ist eine extreme Form des Stoffwechselversagens. Menschen können durch ihre Krankheit wie gelähmt wirken und große Schwierigkeiten haben, sich zu bewegen oder zu sprechen.

Die bipolare Störung

Der direkte Nachweis metabolischer Anomalien bei einer bipolaren Störung (und Schizophrenie) geht auf das Jahr 1956 zurück, als die Forschung Auffälligkeiten im Laktatstoffwechsel von Patientinnen und Patienten feststellte.[26] Es gibt viele Studien, in denen eine mitochondriale Funktionsstörung bei einer bipolarer Störung dokumentiert ist, wobei die Befunde denen von Menschen mit einer Depression ähnlich sind. Eine wichtige Frage ist jedoch: Was unterscheidet die Depression von der Manie? Jeder, der schon einmal Menschen gesehen hat, die unter beiden Zuständen leiden, weiß, dass es einen großen Unterschied gibt.

2018 veröffentlichten Forscher einen Übersichtsartikel, »A Model of the Mitochondrial Basis of Bipolar Disorder« *(Modell der mitochondrialen Grundlage einer bipolaren Störung)*, in dem sie unterbreiteten, dass depressive Zustände Energiemangelzustände zu sein scheinen, wohingegen man annimmt, dass an manischen Zuständen eine erhöhte Energiebildung im Gehirn beteiligt ist.[27] Sie zitierten mehrere Studien, die zeigen, dass manische Zustände mit einer erhöhten Glukose- und Laktatnutzung im Gehirn einhergehen, was beides auf eine vermehrte Bildung von mitochondrialer Energie hindeutet. Außerdem wurde festgestellt, dass zwei Neurotransmitter, Glutamat und Dopamin, bei manischen Zuständen erhöht sind, was auf eine verstärkte Aktivität dieser Nervenzellen hinweist. Also scheinen manische Zustände zu den wenigen besonderen Situationen zu gehören, bei denen die Mitochondrien zumindest in einigen Gehirnzellen mehr Energie bilden als normalerweise. Auch wenn es überraschend ist, ist das trotzdem noch eine mitochondriale Funktions- oder Regulationsstörung. Die Mitochondrien sollen sich zu den richtigen Zeiten verlangsamen, etwa in der Nacht, um Schlaf zu ermöglichen. Verschiedene Gehirnzellen sollten zu bestimmten Zeiten ruhen – wie der Verkehr in einer Großstadt. Bei manischen Zuständen sind die Mitochondrien in Bezug auf ihre Energiebildung hyperaktiv, und das bringt die Zellen »zum Laufen«, wenn es nicht der Fall sein sollte. Zu den richtigen Zeiten tun sie nicht, was sie tun sollen oder werden langsamer. Viele Bereiche des Gehirns scheinen überaktiv zu sein.

Mehrere zusätzliche Beweisketten unterstützen dieses Modell.[28] Bei Menschen mit einer bipolaren Störung wurde ein Kalziumspiegel gefunden, der höher als normal ist, insbesondere, wenn sie in der manischen Phase sind – was mit dem von mir skizzierten Mechanismus der Übererregbarkeit übereinstimmt. Tatsächlich hat die Wissenschaft bei solchen Menschen Veränderungen der neuronalen Erregbarkeit festgestellt. Für jeden, der Menschen mit Depressionen oder einer Manie schon einmal erlebt hat, ist das absolut schlüssig. Menschen mit einer Manie haben eindeutig zu viel Energie, Menschen mit Depressionen eindeutig zu wenig. Faszinierend ist, dass dies auf der Zellebene festgestellt wurde. Klingt bei Menschen mit einer bipolaren Störung die manische Phase ab, haben sie weiterhin eine mitochondriale Funktionsstörung, doch sie führt zu einer insgesamt zu geringen Energiebildung. Eine Forschungsgruppe hat vor Kurzem einen mitochondrialen Biomarker im Blut gefunden, der eine erhebliche Verringerung der Mitochondrienzahl sowohl im manischen als auch im depressiven Zustand zeigte, der sich aber normalisierte, wenn es diesen Menschen gut ging.[29] Das legt nahe, dass entweder die mitochondriale Biogenese oder die Mitophagie während der Krankheitszustände im gesamten Körper und nicht nur im Gehirn gestört sein könnte.

Während der manischen Phasen ist eine der größten Gefahren von zu viel Energie die Wirkung auf übererregbare Zellen. Das sind die Zellen, die beschädigte Mitochondrien, zu wenige Mitochondrien oder strukturelle Schäden aufgrund von Erhaltungsproblemen haben. Der kurze Energieschub während einer manischen Phase reicht nicht aus, um die schon lange bestehenden Probleme im Zusammenhang mit der Funktionsstörung der Mitochondrien zu korrigieren. Es ist nicht genügend Energie oder Zeit vorhanden, um die Zellen zu reparieren, aber genug, um schwere Probleme wie psychotische Symptome, Angststörungen und Unruhe zu verursachen. Wir können ganz einfach darüber nachdenken, wenn wir wieder zu unserer Auto-Analogie zurückzukehren. Wenn ein Auto in schlechtem Zustand ist, dessen Reifen aufgrund schlechter Wartung zu wenig Luft haben und falsch ausgerichtet sind, dann ist es tatsächlich gefährlich, bei einem solchen Auto plötzlich mehr Gas zu geben. Es ist nicht in der Lage, mit mehr Energie oder einer höheren Geschwindigkeit umzugehen. Die Wahrscheinlichkeit ist größer, dass es zu einem Unfall kommt und es zu brennen anfängt. Das passiert, wenn Sie einer übererregbaren Zelle zu viel Energie zuführen.

Die Posttraumatische Belastungsstörung

Die PTBS kann als übererregbares Reaktionssystem auf ein Trauma verstanden werden. Dieses System ist eine normale Reaktion auf lebensbedrohliche Ereignisse, springt aber an, wenn es nicht anspringen sollte, oder schaltet nicht ab, wenn es abschalten sollte. Bei manchen Menschen scheint dieses System eine niedrigere Aktionsschwelle zu entwickeln. Zum Beispiel haben viele Menschen mit einer Trauma-Vergangenheit eindeutig identifizierte Auslöser, die ihre Symptome in Gang setzen. Das können Orte, Menschen, Gerüche, Worte oder sogar Gedanken sein.

Zwei Gehirnregionen werden häufig beeinflusst, die Amygdala (Mandelkern) und der mediale präfrontale Kortex (mPFC). Die Amygdala löst die Angstreaktion aus und ist bei einer PTBS nachweislich übererregbar. Der mPFC ist eine Gehirnregion, die die Amygdala hemmt. Dadurch kann er eine Panikattacke stoppen, sobald jemand verstanden hat, dass es nicht nötig ist, panisch zu reagieren. Diese Region ist bei Menschen mit einer PTBS nachweislich unteraktiv, was bedeutet, dass diese Menschen Probleme damit haben, eine Panikreaktion zu stoppen. Die mitochondriale Funktionsstörung wurde durch mehrere Beweisketten bei Menschen mit PTBS demonstriert, auch durch Autopsie-Studien, die Anomalien in der mitochondrialen Genexpression, eine Verringerung der Gesamtmitochondrienzahl, einen erhöhten Pegel von oxidativem Stress und einen verminderten ATP-Spiegel zeigen.[30]

Ein verbindendes Beispiel

Aber können alle psychischen Störungen wirklich auf dem Stoffwechsel und einer mitochondrialen Funktionsstörung beruhen?

Manche Menschen tun sich vielleicht immer noch schwer mit dieser neuen Art, psychische Störungen begrifflich zu erfassen, da es übertrieben erscheinen mag, alle Störungen zusammen unter dem Begriff »Stoffwechsel und mitochondriale Dysfunktion« zusammenzufassen. Um dieses Problem in Angriff zu nehmen, sollten wir uns Situationen anschauen können, bei denen wir wissen, dass die mitochondriale Funktion abrupt beeinträchtigt wird und bei denen wir im Grunde genommen sehen, wie alle psychiatrischen Symptome entstehen. Es zeigt sich, dass es dafür ein eindeutiges Beispiel gibt – das Delir, die akute Wesensveränderung.

Das Delir ist ein schwerwiegender Zustand, der als akute psychische Störung definiert ist. Die Bezeichnung »akut« bedeutet, dass er schnell eintritt. Mit dem Begriff »psychische Störung« kann jedes psychiatrische Symptom gemeint sein: Verwirrung, Desorientierung, Ablenkbarkeit, Fixierung auf bestimmte Themen, Halluzinationen, Wahnvorstellungen, Stimmungsschwankungen, Angststörungen, Unruhe, Rückzug, dramatische Veränderungen im Schlafverhalten und Persönlichkeitsveränderungen. Jedes einzelne Symptom einer beliebigen psychiatrischen Störung kann bei einem Delir auftreten. Selbst Veränderungen im Essverhalten und der Wahrnehmung des Körperbildes, die eine Essstörung imitieren, sind bei einem Delir beobachtet worden.

Wodurch wird also ein Delir verursacht? Die gegenwärtige Standardantwort lautet: Niemand weiß sicher, wie das alles funktioniert. Aber wir wissen, dass es passieren kann, wenn Menschen ernsthaft krank sind. Fast alle medizinischen Störungen können ein Delir verursachen. Dazu gehören Infektionen, Krebs, Autoimmunstörungen, Herzinfarkte und Schlaganfälle. Je schwerwiegender sie sind, desto wahrscheinlicher ist es, dass sie ein Delir verursachen. Bei Menschen, die auf die Intensivstation kommen, ist die Wahrscheinlichkeit eines Delirs viel größer. Je nach Studie bekommen 35 bis 80 Prozent der Schwerkranken diese Diagnose.[31]

Auch Medikamente können dazu führen. Menschen, die neue Medikamente einnehmen, können Reaktionen zeigen, die ein Delirium verursachen können. Das Absetzen von Medikamenten oder Substanzen, auch toxischen, etwa bei starkem Alkoholkonsum, kann ein Delir verursachen. Das Alkoholentzugssyndrom oder Alkoholdelir hat einen besonderen Namen: Delirium tremens. Es kann sehr ernst und lebensbedrohlich sein. Ältere Menschen sind besonders anfällig für ein Delir. Menschen, die bereits eine Demenz haben, etwa Alzheimer, sind noch stärker gefährdet. Im Grunde genommen gibt es unzählige Ursachen für ein Delir. Wie ich an anderer Stelle noch zeigen werde, beeinträchtigen sie alle die Funktion der Mitochondrien.

Wie wird ein Delir diagnostiziert? Zu Beginn der Symptome eines Delirs ist die Ursache manchmal offensichtlich. In manchen Fällen können die anfänglichen Symptome als normale Reaktion auf ein medizinisches Problem betrachtet werden. Viele Menschen, die einen Herzinfarkt haben, haben Angst. Es ist schwer vorstellbar, dass man in einer lebensbedrohlichen Situation keine Angst hat. Oft werden diesen Menschen psychiatrische Medikamente wie Benzodiazepine verschrieben, um ihre Angst zu mindern. In dieser frühen Phase wird meist kein Delir oder eine psychische Störung diagnostiziert, trotzdem werden psychiatrische Medikamente verschrieben. Die Angst wird oft als eine normale, verständliche Reaktion betrachtet. Sind diese Angstsymptome jedoch der Beginn eines Delirs, werden sie meist dramatischer. Es können Panikattacken und schwere Angstzustände auftreten. Daraus können schnell Verwirrung, Desorientierung und Halluzinationen werden. Das kommt häufig bei gebrechlichen älteren Menschen mit einem Herzinfarkt vor. Obwohl diese Symptome die gleichen sein können wie bei einer Demenz oder Schizophrenie, werden diese Diagnosen ärztlicherseits nicht gestellt, sondern ein Delir diagnostiziert.

Doch was halten die medizinischen Fachleute von dieser Differenzierung? Die meisten wissen, dass das Gehirn unter dem Stress eines Herzinfarkts einfach nicht richtig funktioniert. Sie schreiben sämtliche neuen psychiatrischen Symptome dem Herzinfarkt zu. Alles ist möglich. Besessenheit bzw. Manie, Zwänge, Verwirrung, Depression, Erregtheit. Alles! Sie werfen alle Symptome unter der Diagnose Delir in einen Topf. Menschen mit einem Delir haben nicht alle Symptome jeder psychischen Störung. Sie haben vielleicht nur einige wenige. Manche entwickeln Symptome einer Zwangsstörung. Andere wirken eher depressiv und zurückgezogen. Wieder andere wirken manisch und erregt. Das spielt auch keine Rolle. Jede Kombination von Symptomen ist irrelevant. Sie sind alle auf das Delir zurückzuführen.

Ein Delir kann manchmal schleichend auftreten. Bei älteren Menschen ist eine seiner häufigsten Ursachen eine Harnwegsinfektion, kurz HWI. Sie kann schwerer zu erkennen und zu diagnostizieren sein. Oft wissen solche Menschen gar nicht, dass sie eine haben. Die ersten Anzeichen eines Problems zeigt das Gehirn, nicht die Blase. Bei älteren Menschen, denen es ein paar Wochen zuvor ansonsten gut ging, kommt es auf einmal zu einer Verwirrung und zu Gedächtnisproblemen. Familienmitglieder oder medizinische Fachleute machen sich Sorgen wegen Alzheimer. Die Symptome sehen genauso aus. Diese Menschen können oft verwirrt sein. Sie könnten sich mit dem Auto verfahren. Sie können Schwierigkeiten haben, sich die Namen von Menschen zu merken, die sie täglich sehen. Eine fachärztliche Abklärung bringt das Problem eventuell ans Licht – eine HWI. Durch die Behandlung können alle Symptome wieder verschwinden. Obwohl eine Blaseninfektion die Ursache war, gingen die Symptome vom Gehirn aus. Warum? Weil das Gehirn das Organ ist, das am empfindlichsten auf einen Energiemangel oder eine Funktionsstörung der Mitochondrien reagiert. Hier haben wir das schwächste Glied. Es zeigt fast immer zumindest einige unterschwellige Anzeichen zuerst.

Wie kommt es, dass diese verschiedenen Krankheitsbilder zur Entwicklung von praktisch jedem psychiatrischen Symptom führen? Fachleute vermuten Neurotransmitter, Stressreaktionen und Entzündungen.[32] All das stimmt. Doch wie passen sie alle genau zusammen und wie führen sie zu psychiatrischen Symptomen? Hier hat die Ärzteschaft keine einheitliche Theorie. Aber die Theorie der Gehirnenergie bietet eine.

Ich bin nicht der Erste, der darauf hinweist, dass das Delir ein Stoffwechselproblem ist. George Engel, der Entwickler des biopsychosozialen Modells hat 1959 vorgebracht, dass das Delir auf einen gestörten Energiestoffwechsel des Gehirns oder eine »zerebrale metabolische Insuffizienz« zurückzuführen ist.[33] In vielen Forschungskreisen wurde diese Hypothese seither weiter vertieft.[34] Zum Beispiel wurde durch Studien mithilfe der Positronen-Emissions-Tomografie (PET) aufgedeckt, dass der Glukosestoffwechsel im Gehirn von Menschen mit einem Delir verringert ist.[35] Von vielen schweren Krankheitsbildern ist bekannt, dass sie den Stoffwechsel und die Funktion der Mitochondrien direkt beeinflussen. Doch angesichts der Tatsache, dass die Ärzteschaft die psychischen Symptome nicht erklären konnte, war nicht klar, ob oder wie diese metabolischen und mitochondrialen Anomalien eine Rolle bei der Verursachung der psychischen Symptome spielen könnten.

Wie wird ein Delir behandelt? Das hängt von der oder den zugrunde liegenden Ursachen und den spezifischen Symptomen ab. Sobald man weiß, durch welche Krankheit das Delir verursacht wird, werden die entsprechenden Standardbehandlungen durchgeführt. Das kann ein Antibiotikum für den Harnwegsinfekt sein, oder es werden die Standardmaßnahmen bei einem Herzinfarkt ergriffen. Und was ist mit den psychischen Symptomen? Auch wenn die Symptome unter die Bezeichnung Delir fallen, machen wir uns alle Möglichkeiten in der Psychiatrie zunutze, um sie unter Kontrolle zu bringen.

Häufig werden sedierende Medikamente eingesetzt: Antipsychotika, Stimmungsstabilisierer (auch als Phasenprophylaktika bezeichnet), Antidepressiva, Anxiolytika (angstlösende Arzneimittel) und Schlafmittel. Zeigen sich die Symptome eines Delirs als extreme Depressionen und als Energiemangel, werden manchmal Stimulanzien angewendet. Wir verwenden Medikamente zur Linderung der Symptome, aber in Wirklichkeit warten wir, bis die zugrunde liegende Krankheit vollständig behandelt ist. Die Symptome des Delirs verschwinden meist, sobald die Krankheit geheilt ist. Es ist ein Fall einer vorübergehenden mitochondrialen Funktionsstörung.

Spielt das Delir wirklich eine Rolle? Sobald man die primäre Krankheit festgestellt hat, zum Beispiel einen Herzinfarkt, ist es dann wirklich wichtig, ob die betreffende Person psychische Symptome hat oder nicht? Viele Menschen glauben, das sei nicht wichtig. Sie nehmen die psychischen Symptome nicht besonders ernst und betrachten sie als lästige Probleme, die eine gute Versorgung nur erschweren. Zum Beispiel werden in der Kardiologie psychische Symptome im Rahmen eines Herzinfarkts manchmal ignoriert. Dort ist für einige das Problem schlicht und einfach, dass es sich um einen Herzinfarkt handelt. Ob die betroffene Person Angst hat oder nicht, spielt nicht wirklich eine Rolle. Selbst wenn jemand halluziniert, denkt man eventuell, dass das auch keine Rolle spielt. Das ist ein Problem, mit dem sich die hinzugezogene Psychiatrie beschäftigen muss. Das hat nichts mit dem Herzen zu tun und fällt nicht in das Ressort der Kardiologie. Leider ist diese Sichtweise allzu häufig und kurzsichtig. Die enorme Menge an Forschungsarbeit, die zeigt, dass das Delir eben doch eine Rolle spielt, wird einfach ignoriert. Manchmal macht das den Unterschied zwischen Leben und Tod aus.

Wenn die Theorie der Gehirnenergie stimmt, sollten Menschen mit einem Delir eine umfassendere oder schwerere mitochondriale Funktionsstörung haben als Menschen ohne Delir. Die psychischen Symptome sind ein Warnzeichen für uns. Wenn das stimmt, dann sollte eine umfassendere und schwerere mitochondriale Funktionsstörung vieles bedeuten. Sie sollte darauf hinweisen, dass Menschen mit einem Delir mit größerer Wahrscheinlichkeit eine psychische

Störung, eine Demenz oder einen Anfall bekommen. Es sollte auch bedeuten, dass sie mit größerer Wahrscheinlichkeit sterben. Ist irgendetwas davon richtig? Es zeigt sich, dass alles richtig ist.

Psychische Probleme wie Angststörungen, Depressionen und PTBS kommen nach einer deliranten Episode häufig vor. Vermehrtes Auftreten von Demenz und kognitiver Beeinträchtigung sind bei Menschen mit einem Delir im Vergleich zu Menschen mit den gleichen Erkrankungen, aber ohne Delir, durchweg drei, zwölf und achtzehn Monate nach der Entlassung aus dem Krankenhaus dokumentiert worden.[36] Tatsächlich führt ein Delir bei älteren Menschen zu einem um das Achtfache erhöhten Risiko einer nachfolgenden Demenz. Übererregbare Gehirnzellen sind ebenfalls gut dokumentiert, wobei Anfälle die extreme Folge sind. Bei einer Studie mit deliranten Menschen hatten 84 Prozent ein anormales Elektroenzephalogramm (EEG), wobei 15 Prozent eine eindeutige Anfallsaktivität zeigten.[37] Menschen mit einem Delir sterben mit höherer Wahrscheinlichkeit früh. Bei solchen Menschen ist die Wahrscheinlichkeit, während eines Krankenhausaufenthaltes zu sterben, doppelt so hoch wie bei Menschen ohne Delir.[38] Nach der Entlassung aus dem Krankenhaus liegt die Sterblichkeit von Menschen mit einem Delir nach einem Jahr bei 35 bis 40 Prozent, das ist viel höher als die von Menschen ohne Delir.[39]

Aber wie sollen wir das verstehen? Das Delir zeigt uns, dass eine mitochondriale Funktionsstörung im Gehirn vorliegt. Manchmal kann sie reversibel sein, und die betroffene Person erholt sich wieder vollständig. Aber das ist nicht immer so. Diese Daten weisen darauf hin, dass eine mitochondriale Funktionsstörung bestehen bleiben oder fortschreiten kann. Mitochondrien in den Zellen können geschädigt werden, die Zellen büßen an Arbeitskraft ein. Damit werden sie anfälliger für eine fortlaufende Funktionsstörung. Manche Zellen können tatsächlich auch von selbst sterben und werden nicht ersetzt. All das führt zu einer Verringerung der Reservekapazität in verschiedenen Gehirnregionen. All das kann zu psychischen Störungen, Alzheimer oder Anfällen führen.

Und was ist mit den Menschen, die zum Beispiel während eines Aufenthalts auf der Intensivstation Zeichen einer subtileren psychischen Störung, sagen wir einer Depression, zeigen? Ist die Depression auch auf eine mitochondriale Funktionsstörung zurückzuführen, sollten wir darauf gefasst sein, dass sie mit einer höheren Sterblichkeitsrate oder mit mehr Anfällen einhergeht. Stimmt das? Ja, das stimmt. Sie erinnern sich an die Forschung, die ich behandelt habe, aus der hervorgeht, dass depressive Menschen nach einem Herzinfarkt im Laufe des nachfolgenden Jahres mit einer doppelt so hohen Wahrscheinlichkeit einen zweiten erleiden. Und ältere Menschen mit Depressionen haben mit einer sechsmal höheren Wahrscheinlichkeit einen Anfall. Ähnliche Forschungen sind an Patientinnen und Patienten mit einer breiten Palette von Krankheiten durchgeführt worden. Nach einem Aufenthalt auf der Intensivstation starben Menschen, die eine Depression hatten, mit einer um 47 Prozent höheren Wahrscheinlichkeit in den beiden Jahren nach ihrer Entlassung als diejenigen, die keine Depression hatten.[40] Diese und andere Forschungsarbeiten weisen darauf hin, dass alle psychischen Symptome, ob sie offiziell als Delir diagnostiziert wurden oder nicht, mit einer höheren Anzahl an vorzeitigen Todesfällen einhergehen. Psychische Symptome sind wahrscheinlich so etwas wie der Kanarienvogel im Kohlebergwerk: Kippte der Vogel dort von der Stange, bedeutete das für die Bergleute Alarmstufe Rot. Psychische Symptome sind manchmal der erste Hinweis auf ein metabolisches und ein mitochondriales Versagen.

Was ist mit Menschen, die lange anhaltende psychische Störungen haben? Wenn ihre Störungen wirklich auf eine mitochondriale Funktionsstörung zurückzuführen sind, sollte sie das anfälliger für die Entwicklung eines Delirs machen, wenn dieses tatsächlich auf einer mitochondrialen Dysfunktion beruht. Stimmt das? Ja, das stimmt. Erinnern Sie sich an die dänische Bevölkerungsstudie mit mehr als sieben Millionen Menschen?[41] Diese Studie ergab, dass Menschen mit einer psychischen Störung – alle – mit einer größeren Wahrscheinlichkeit »organische« psychische Störungen bekamen, zu denen die Diagnosen Delir und Demenz gehören. Alles in allem war die Wahrscheinlichkeit, diese Störungen zu entwickeln, je nach Diagnose, zwei- bis zwanzigmal höher. Chronische psychische

Krankheiten sind wie ein Warnlicht in einem Auto. Sie geben uns einen Einblick in die Stoffwechselgesundheit eines Menschen. Sie sagen uns, dass das Gehirn aufgrund einer Funktionsstörung des Stoffwechsels oder der Mitochondrien nicht richtig funktioniert. Wenn wir das ignorieren, korrigiert es sich manchmal selbst. Wenn sie aber fortschreitet und wir die Augen davor verschließen, folgen meist Symptome und andere Krankheiten nach.

Wenn Sie das Beispiel des Delirs nicht überzeugt hat, schafft es vielleicht dieses: der Sterbeprozess. In manchen medizinischen Fakultäten wird den Studierenden das Mantra des Sterbeprozesses beigebracht – *Anfälle, Koma, Tod*. Diese Abfolge von Ereignissen tritt bei sterbenden Menschen häufig auf. Was dabei ausgelassen wird, ist das Delir, das nahezu überall vorkommt. Menschen halluzinieren häufig, sind desorientiert, haben Stimmungssymptome oder bekommen manche der anderen psychischen Symptome. Ihr Gehirn versagt, weil die Mitochondrien in ihren Gehirnzellen versagen. Der Sterbeprozess geht zweifelsfrei mit einem Versagen der Mitochondrien einher. Diese kurze Abfolge von Ereignissen – Delir, Anfälle, Koma und Tod – markiert alle Folgen der mitochondrialen Funktionsstörung, die ich dargestellt habe. Sie markiert das Paradoxon der reduzierten Zellfunktion und der übererregbaren Zellen im Rahmen eines raschen Versagens der Mitochondrien, an dessen Ende der Tod steht.

Die Frage der Sprache und unser Weg zur Behandlung

Die Theorie der Gehirnenergie legt nahe, dass alle psychischen Störungen einen gemeinsamen mitochondrialen Weg haben. Wenn die Mitochondrien nicht richtig funktionieren, funktioniert auch das Gehirn nicht richtig. Wenn das stimmt, in welchem Maße spielen dann unsere diagnostischen Bezeichnungen eine Rolle? Was sollten wir als psychische Störungen bezeichnen?

Unsere diagnostischen Bezeichnungen werden wahrscheinlich noch eine Weile bestehen bleiben. Eine Änderung ist schwierig und erfordert Zeit. Außerdem liefern unsere gegenwärtigen Diagnosen manche nützlichen Informationen. Sie beschreiben Symptomenkonstellationen, die von den Menschen gezeigt werden. Symptome spielen eine Rolle. Sie erfordern unterschiedliche Behandlungen, zumindest unterschiedliche symptomatische Behandlungen.

Angesichts der diskutierten Überschneidungen zwischen den Diagnosen und der Tatsache, dass Menschen mit genau der gleichen Diagnose unterschiedliche Symptome haben können, gibt es jedoch eindeutig noch Raum für Verbesserungen. Die mitochondriale Funktions- oder Regulationsstörung liefert bei verschiedenen Menschen eine Erklärung für eine unbegrenzte Anzahl von Symptomen. Wir haben festgestellt, dass Menschen unterschiedliche Symptome haben, je nachdem, welche Gehirnzellen und Netzwerke des Gehirns beteiligt sind und welche Faktoren die Funktion der Mitochondrien beeinträchtigen. Das begründet, dass eine Veränderung der Art und Weise, wie wir über psychische Störungen denken, gerechtfertigt ist.

Ein einfaches Modell wäre, alle psychischen Störungen als Delir zu bezeichnen. Vielleicht trennen wir es in ein kurzes, vorübergehendes Delir und in ein chronisches Delir. Die kurze Art ist innerhalb von zwei bis drei Monaten vorüber, die chronische Art dauert länger. Diese Bezeichnung würde alle in den Kliniken damit Befassten daran erinnern, dass sie weiter nach der oder den Ursachen der metabolischen Funktionsstörung des Gehirns suchen müssen, anstatt einfach symptomatisch zu behandeln. Dies würde weitgehend den bereits vorhandenen, gegenwärtigen Behandlungsprogrammen bei einem Delir folgen, doch es würde diese auf alle Menschen ausweiten, die gegenwärtig als *psychisch krank* bezeichnet werden.

Da manche die Verwendung des Begriffs *Delir* für alle psychischen Störungen ablehnen werden, könnten wir alternativ alle psychischen Störungen als *metabolische Funktionsstörung des Gehirns* bezeichnen und die verschiedenen Symptome, die Menschen haben, noch zusätzlich spezifizieren. Zum Beispiel könnte jemand mit markanten Angstsymptomen die Diagnose »metabolische Funktionsstörung des Gehirns mit Angstsymptomen« bekommen. Bei einem Menschen mit einer Schizophrenie könnte man die Diagnose »metabolische Funktionsstörung des Gehirns mit psychotischen, depressiven und kognitiven Symptomen« stellen. In allen Fällen würde es bei der primären Diagnose »metabolische Funktionsstörung des Gehirns« bleiben, doch die Symptome würden sich ändern, da die Behandlungen anschlagen oder weil die Krankheit fortschreitet oder nachlässt. Anstelle mehrerer Diagnosen, wie das jetzt häufig der Fall ist, hätten die Menschen eine Störung: die metabolische Funktionsstörung des Gehirns, mit ihren verschiedenen Symptomen.

Die Theorie der Gehirnenergie in aller Kürze

Nachfolgend eine kurze Zusammenfassung der Theorie der Gehirnenergie:

Psychische Störungen sind Stoffwechselstörungen des Gehirns. Die meisten Menschen glauben zwar, dass es beim Stoffwechsel nur um das Verbrennen von Kalorien geht, doch es geht um viel mehr. Der Stoffwechsel beeinflusst die Struktur und die Funktion aller Zellen im menschlichen Körper. Zu den vielen Dingen, die den Stoffwechsel regulieren, gehören zum Beispiel die Epigenetik, Hormone, Neurotransmitter und Entzündungen. Die Mitochondrien sind der Hauptregulator des Stoffwechsels, und sie spielen eine Rolle bei den eben aufgezählten Faktoren. Wenn die Mitochondrien nicht richtig funktionieren, funktionieren zumindest manche der Zellen in ihrem Körper oder im Gehirn nicht richtig.

Symptome einer psychischen Krankheit können als überaktive, unteraktive oder nicht vorhandene Funktionen des Gehirns betrachtet werden. Mitochondriale Funktions- oder Regulationsstörungen können alle diese Symptome über fünf verschiedene Mechanismen verursachen:

1 Durch die Überaktivität der Zelle
2 Durch die Unteraktivität der Zelle
3 Manche Zellen können sich anormal entwickeln (was dazu führt, dass manche Gehirnfunktionen nicht vorhanden sind)

4 Zellen können schrumpfen und absterben (was ebenfalls dazu führt, dass manche Gehirnfunktionen nicht vorhanden sind)
5 Zellen können Probleme damit haben, sich selbst zu erhalten bzw. instand zu setzen (was zu einer Überaktivität, einer Unteraktivität oder einer nicht vorhandenen Zellfunktion führen kann).

Wenn zum Beispiel die Zellen, die die Angst steuern, überaktiv sind, haben Sie Angstsymptome. Wenn die Zellen, die für das Erinnerungsvermögen zuständig sind, unteraktiv sind, haben Sie eine Gedächtnisschwäche. Wenn im frühen Alter Stoffwechselprobleme auftreten, kann die Entwicklung des Gehirns anormal verlaufen, was bei Autismus der Fall sein kann. Wenn Stoffwechselprobleme über lange Zeiträume auftreten, können Zellen schrumpfen oder absterben, was bei den meisten chronisch psychischen Störungen und bei Alzheimer vorkommt. Und schließlich können Probleme mit der Instandsetzung bzw. Erhaltung dazu führen, dass Zellen in einem Zustand des Verfalls bleiben und zu allen diesen anderen Problemen beitragen können.

Nun werden Sie sich wahrscheinlich fragen, wodurch eine metabolische und eine mitochondriale Funktions- oder Regulationsstörung verursacht werden. Die Antwort ist: durch viele Dinge. Die gute Nachricht ist, dass Ihnen viele davon wahrscheinlich schon vertraut sind. Sie werden im Zentrum des nächsten und letzten Abschnitts dieses Buches behandelt. Die spannende Nachricht ist, dass man die meisten von ihnen identifizieren und in Angriff nehmen kann.

Teil 3:

Ursachen und Lösungen

9

Wodurch wird das Problem verursacht und was können wir tun?

Es ist an der Zeit, die bekannten Risikofaktoren und Theorien über die Ursachen psychischer Erkrankungen unter dem neuen Blickwinkel der Hirnenergie, des Stoffwechsels und der Mitochondrien zu betrachten. Wenn alle psychischen Störungen Stoffwechselstörungen und die Mitochondrien wirklich der gemeinsame Weg sind, dann müssen alle bekannten Risikofaktoren für psychische Krankheiten einen direkten Bezug zum Stoffwechsel und zu den Mitochondrien haben, und sie müssen irgendwie zusammenpassen. Wir müssen einen Nachweis von Ursache und Wirkung sehen. Von den Dingen, die ich im Folgenden durchgehe, sind die meisten bekannte und unbestreitbare Risikofaktoren. Trotzdem ist bisher niemand in der Lage gewesen, einen Zusammenhang zwischen ihnen herzustellen. In den folgenden Kapiteln werde ich jeden einzelnen von ihnen mit dem Stoffwechsel und den Mitochondrien verbinden und das Bindeglied nachweisen, das im Bereich der psychischen Gesundheit seit Langem fehlt.

Der Begriff Risikofaktor ist angebracht, wenn das Verhältnis zwischen Ursache und Wirkung unbekannt ist. Durch die Theorie der Gehirnenergie ändert sich das. Daher benutze ich ab jetzt den Begriff *Mitursachen* anstelle von *Risikofaktoren*. Bei den meisten Menschen gibt es mehrere Mitursachen, die zusammenkommen und zu einer Krankheit führen; es ist meist nicht nur eine einzige Grundursache.

Eine kurze Anmerkung zur Terminologie: In diesem Abschnitt beziehe ich mich manchmal auf den Stoffwechsel und manchmal spreche ich von den Mitochondrien. Sie sind eng miteinander verbunden, doch sie sind nicht dasselbe. Kommen wir noch einmal auf unsere Analogie mit dem Verkehr zurück, das könnte helfen, sich den Unterschied besser vorzustellen: Der Stoffwechsel ist der Verkehrsfluss, und die Mitochondrien sind die Menschen am Steuer und was alles in einem Auto sonst noch vonnöten ist. Wie bereits besprochen, sind diejenigen, die am Steuer sitzen, hauptsächlich für den Verkehrsfluss verantwortlich, doch sie sind nicht der einzige Faktor. Der Verkehr wird auch durch die Umgebung, das Wetter und unvorhergesehene Hindernisse beeinflusst. Dazu gehören das Fahren bei Tageslicht und in der Nacht, Regen, Schnee oder Hagel, Straßenbauarbeiten und andere Faktoren, die außerhalb des Einflussbereiches derer liegen, die fahren, auf die sie aber auch reagieren müssen. Die Mitochondrien sind also immer am Stoffwechsel beteiligt, aber metabolische Probleme oder Herausforderungen beruhen nicht immer darauf, dass sie eine *Funktionsstörung* haben. Manchmal verhalten sie sich, wie es situationsbedingt geboten ist, doch die Umgebung stellt sie vor metabolische Herausforderungen. Um es an einem einfachen Beispiel zu zeigen: Eine Frau hat vielleicht einen gesunden Stoffwechsel, doch wenn sie ein Halluzinogen nimmt, könnte sie sofort anfangen zu halluzinieren. Die Droge bringt ihren Stoffwechsel und die Mitochondrien durcheinander, und es kommt zu Symptomen. Doch es wäre unfair zu sagen, die Mitochondrien seien »funktionsgestört«. Sie geben unter den gegebenen Umständen einfach ihr Bestes, genau wie die Menschen am Steuer es wohl bei einem Hagelsturm tun würden.

Viele der Mitursachen, die ich besprechen werde, verlangsamen die Mitochondrien und ihre Funktion einfach. Manche sind jedoch regelrechte Angriffe. Manche können die Mitochondrien in den Zellen zerstören. Manche können ihre Fähigkeit, Energie zu bilden, beeinträchtigen. Manche können ihre Fähigkeit beeinträchtigen, andere Funktionen auszuüben, zum Beispiel miteinander zu fusionieren oder Signale an die DNA zu senden. Manche dieser Ursachen können zwar vielleicht geringfügig sein und anfangs unbeachtet ablaufen, doch wenn es zu zusätzlichen Angriffen kommt, können diese dazu führen, dass die Mitochondrien so stark beeinträchtigt werden, dass sie psychische Symptome entwickeln. Andere können entscheidende und katastrophale Angriffe auf die Mitochondrien sein, die unmittelbar zu schweren psychischen Symptomen führen, wie zum Beispiel Stoffe, die Gifte für die Mitochondrien sind. Diese schwerwiegenden Angriffe beeinträchtigen oft mehr als nur das Gehirn (sie können beispielsweise alle Körperzellen betreffen), und manchmal kann es zu lebensbedrohlichen Situationen kommen.

Manche der Mitursachen stimulieren die Mitochondrien und steigern deren Energiebildung, zumindest kurzfristig. Das kann manchmal von Vorteil sein. Symptome einer verringerten Zellfunktion, wie etwa eine Erschöpfung, können gebessert werden. In anderen Fällen kann es jedoch aufgrund von zu viel Energie zu Problemen kommen. Das kann etwas so Einfaches sein, wie beispielsweise dass man nachts nicht schlafen kann, wenn man Kaffee getrunken hat. Koffein stimuliert die Mitochondrien. Doch erinnern Sie sich an die übererregbaren Zellen? Wenn sie zu viel Energie bekommen, kann das zu Problemen führen wie Angstzustände, eine Psychose oder ein Anfall. So unterschiedlich diese Symptome sind, Sie werden überrascht sein, dass sie manchmal alle von einem einzigen Faktor ausgelöst werden können. Verschreibungspflichtige Stimulanzien wie Ritalin stimulieren die Mitochondrien. Sie können bei manchen Menschen zu einer entsprechenden Linderung der Symptome führen. Bei anderen Menschen können sie jedoch auch Angstzustände, eine Psychose oder einen Anfall verursachen. Bei der Überprüfung der verschiedenen Mitursachen gilt es drei wichtige Thematiken zu beachten:

1 Alle beeinflussen den Stoffwechsel und die Mitochondrien.

2 Alle gehen mit einer großen Vielfalt von Symptomen einer psychischen Störung einher. Keine einzige von ihnen ist für eine Störung oder ein Symptom spezifisch. Das deckt sich mit der Beobachtung, dass alle psychischen Störungen einen gemeinsamen Weg haben, die Mitochondrien.

3 Alle gehen auch mit metabolischen und neurologischen Störungen einher: Fettleibigkeit, Diabetes, Herz-Kreislauf-Erkrankungen, Alzheimer und Epilepsie. Sie werden außerdem vielen anderen Diagnosen zugeordnet. Doch ich konzentriere mich auf diese fünf. Die Faktoren, die ich behandeln werde, können auch Verschlimmerungen dieser *physischen Störungen* auslösen. Das stützt die Beobachtung, dass psychische Störungen sowie diese medizinischen und neurologischen Störungen einen gemeinsamen Weg haben.

Ich werde hier nicht jeden Faktor ausführlich wissenschaftlich darlegen. Jeder wird durch eine enorme Menge an Wissenschaft gestützt. Mein Ziel ist es, einen umfassenden Überblick darüber zu geben, wie alle diese Mitursachen mit dem Stoffwechsel, den Mitochondrien und der psychischen Gesundheit in Zusammenhang stehen.

An den Anfang stelle ich die biologischen Faktoren und ans Ende die psychologischen und sozialen Faktoren. Das soll nicht heißen, dass die biologischen Faktoren wichtiger sind. In vielen Fällen sind sie es nicht. Wenn man die biologischen Faktoren zuerst bespricht, werden damit optimale Voraussetzungen für das Verständnis geschaffen, wie die psychologischen und sozialen Faktoren den Stoffwechsel und die Mitochondrien beeinflussen bzw. beeinträchtigen.

Warum unterschiedliche Menschen verschiedene Symptome und Störungen haben ...

... und warum es zwischen ihnen Verbindungen gibt

Mit diesem Problem habe ich mich in Teil 2: *Brain Energy, die Energie unseres Gehirns* (→ Seite 103ff.) zu beschäftigen begonnen, doch es lohnt sich, noch einmal auf zwei Fragen zurückzukommen, während wir uns die spezifischen Mitursachen und Behandlungen ansehen.

Erstens: Warum gibt es so viele unterschiedliche Symptome, wenn alle psychischen Störungen auf einer Funktions- oder Regulationsstörung der Mitochondrien beruhen? Warum kommt es dazu, dass funktionsgestörte Mitochondrien und der daraus folgende Stoffwechseltribut bei einem Menschen zum Beispiel zu Depressionen und bei einem anderen zu einer Zwangsstörung führt? Darauf gibt es zwei hauptsächliche Antworten:

1 **Unterschiede bei den bereits bestehenden Schwachstellen.** Alle Menschen sind unterschiedlich. Auch identische, eineiige Zwillinge. Selbst wenn der genetische Code bei zwei Menschen gleich ist, sind sie trotzdem unterschiedlich. Am Ende des

Tages sind wir alle das Ergebnis unserer biologischen Blaupause (Genetik) und unserer früheren Erfahrungen und Umweltbelastungen. Natur und Nähren. Dazu gehören die psychischen und sozialen Erfahrungen, die wir gemacht haben, aber auch die Umweltbelastungen für den Stoffwechsel. Diese beginnen mit der Empfängnis. Unser Körper reagiert ständig auf die Umwelt und deren Zugang zu Nährstoffen, Sauerstoff, Hormonen, Temperatur, Licht und so vielen anderen Faktoren. Sie alle beeinflussen unseren Stoffwechsel und die Mitochondrien. Doch bestimmte Faktoren beeinflussen manche Zellen und andere nicht. Im Laufe der Zeit kommt es zur Entwicklung von Teilen des Gehirns und des Körpers, die stark und widerstandsfähig sind, aber auch von solchen, die schwächer und anfälliger sind zu scheitern. Durch das metabolische Scheitern bestimmter Zellen oder Netzwerke des Gehirns werden psychische Symptome verursacht. Also haben diese anfälligen Bereiche Einfluss darauf, welche Symptome sich zuerst entwickeln. Im Wesentlichen ist unser Stoffwechsel nur so stark wie sein schwächstes Glied.

Sie können ihn sich vorstellen wie die Muskeln in ihrem Körper. Manche Muskeln sind stärker als andere. Wenn Sie etwas sehr Schweres heben müssen – ein großer Stressfaktor –, macht der schwächste Muskel zuerst schlapp. Das kann bei verschiedenen Menschen unterschiedlich sein. Wenn drei Menschen nacheinander denselben schweren Gegenstand heben, könnte einer sich dabei ein Handgelenk verstauchen, ein anderer sich einen Beinmuskel zerren und ein dritter sich den Rücken verrenken. Derselbe Stressfaktor, jedoch verschiedene Symptome. Das erfordert eine jeweils unterschiedliche Behandlung aufgrund unterschiedlicher Schwachstellen.

2 **Unterschiede beim Input.** Zellen und die darin befindlichen Mitochondrien werden durch vielfältigen Input beeinflusst, der sich zu unterschiedlichen Zeiten auf unterschiedliche Körperpartien und das Gehirn auswirkt. In den folgenden Kapiteln werde ich die Mitursachen, die die Mitochondrien auf die eine oder andere Weise beeinflussen, behandeln. Die meisten von ihnen sind bekannte Risikofaktoren für psychische Krankheiten. Manche von ihnen wirken sich auf alle Zellen von Körper und Gehirn aus. Die meisten jedoch

nicht. Viele dieser Faktoren tangieren nur manche Zellen, andere aber nicht. In verschiedenen Situationen oder für verschiedene Aufgaben brauchen verschiedene Körperpartien oder Gehirnregionen unterschiedliche Energiemengen. Würde die Energie im ganzen Körper und im Gehirn gleichmäßig verteilt werden, wäre das nicht nur eine Energieverschwendung für die Zellen, die sie nicht brauchen. Dadurch würde auch den Zellen wertvolle Energie vorenthalten, die sie tatsächlich benötigen. Das bedeutet, das manche dieser Mitursachen einige Gehirnregionen beeinflussen, andere aber nicht. Dies kann zu unterschiedlichen Symptomen führen.

Diese Antworten führen uns direkt zu einer zweiten Frage

Wenn es eindeutige Unterschiede bei den individuellen Schwachstellen und anderen Faktoren gibt, die zu Unterschieden bei der Funktionsstörung führen, wie hängen alle psychischen und metabolischen Störungen zusammen? Warum sollten metabolische Probleme in einer Zellart etwas mit der Funktion anderer Zellarten zu tun haben?

Um das zu beantworten, gehen wir wieder zu unserer Analogie für den Stoffwechsel zurück, dem Verkehr in einer Stadt. Es liegt an vielen Faktoren, ob der Stadtverkehr reibungslos fließt oder nicht. Dasselbe gilt auch für den Stoffwechsel. Und gleichzeitig ist alles miteinander verbunden.

Ein Verkehrsproblem kann in einem kleinen Stadtbereich beginnen: Ein einziger Autounfall blockiert eine belebte Straße. In gleicher Weise kann ein Stoffwechselproblem in einer Gruppe von Zellen beginnen, das Symptome verursacht, die mit der Aufgabe dieser Zellen zu tun haben. Das Problem kann beginnen und aufgrund bereits vorhandener Schwachstellen und/oder durch unterschiedlichen Input, wie bereits beschrieben, nur auf diese Zelle beschränkt sein.

Bleibt das Problem jedoch bestehen, können sich die Symptome verbreiten. Bezogen auf den Stadtverkehr: Wenn die Unfallstelle nicht schnell geräumt wird, breitet sich ein Stau aus und beeinträchtigt den Verkehr in anderen Stadtteilen. Wenn Verkehrsprobleme durch eine schlechte Straßeninstandhaltung verursacht werden, kann das zu langfristigen Problemen führen. Das gilt auch für den Stoffwechsel. Ein Problem in einem Bereich des Körpers breitet sich mit der Zeit aus. Warum? Weil der Stoffwechsel stark vernetzt ist. Er ist auf Feedback-Schleifen im ganzen Körper angewiesen. Wenn also ein Bereich nicht gut funktioniert, kann der restliche Körper davon beeinträchtigt werden. Wird das Problem nicht in Ordnung gebracht, wird es allmählich seinen Tribut fordern und sich ausbreiten – manchmal über Jahre und Jahrzehnte.

Behandlungsweisen und Erfolgsgeschichten

Für jede Mitursache einer psychischen Krankheit werde ich einige Strategien beschreiben, mit deren Hilfe die Probleme, wenn möglich, behoben werden können. Manche von ihnen sind Standard. Es gibt die Behandlungen bereits. (Noch einmal, eine neue Theorie ersetzt nicht, was bereits nachweislich funktioniert.) Manche sind neue Behandlungen, die Sie wahrscheinlich vorher nicht in Betracht gezogen haben. Generell gilt, dass sie unter die folgenden großen Kategorien fallen:

1. Behandlungen, die beseitigen oder verringern, was zu einer Fehlsteuerung der Mitochondrien oder des Stoffwechsels führt, etwa eine schlechte Ernährung, Schlafstörungen, Alkohol oder Drogenkonsum, manche Medikamente oder psychische bzw. soziale Stressfaktoren.
2. Behandlungen, die Stoffwechselungleichgewichte korrigieren, etwa Störungen bei Neurotransmittern oder Hormonen.
3. Behandlungen, die den Stoffwechsel verbessern. Ich teile diese Strategien in drei Kategorien ein:
   - Mitochondriale Biogenese: Es gibt Möglichkeiten, die Anzahl der Mitochondrien in Ihren Zellen zu erhöhen. Mehr Arbeitskräfte verbessern die Kapazität des Stoffwechsels.
   - Mitophagie: Alte, schadhafte Mitochondrien zu entfernen und sie durch neue, gesunde zu ersetzen, kann auch eine Rolle spielen. Die Verjüngung der Arbeitskräfte verbessert den Stoffwechsel.

- Autophagie: Die Reparatur struktureller Schäden, die in Ihren Zellen aufgrund langjähriger Stoffwechselprobleme aufgetreten sind, kann für eine langfristige Ausheilung von wesentlicher Bedeutung sein.

In Kapitel 20 *Alles zusammenfügen: Die Entwicklung Ihres Behandlungsplans für den Stoffwechsel* (→ Seite 354ff.) bekommen Sie einen übergeordneten Ansatz und Basisstrategien, die Sie bei der Entwicklung eines umfassenden Behandlungsplans nutzen können. Bitte warten Sie mit der Durchführung von Behandlungen, die ich hier beschreibe, bis Sie das Buch ganz gelesen haben. Sie müssen all die verschiedenen Mitursachen und Behandlungsansätze verstehen, bevor Sie entscheiden, welche für Sie die richtigen sind.

Zwischendurch erzähle ich Ihnen auch wahre Geschichten von Menschen, die ihre psychische Gesundheit mithilfe von metabolischen Maßnahmen verbessert haben. Die Namen wurden verändert, um ihre Privatsphäre zu schützen, aber die Geschichten stimmen.

10

Mitursache: Genetik und Epigenetik

Psychische Störungen liegen in der Familie. Das ist seit Jahrhunderten bekannt und gilt heute aufgrund enormer Forschungsarbeit als feststehende Tatsache. Aus dieser Beobachtung haben viele Menschen den Schluss gezogen, dass die grundlegende Ursache der psychischen Krankheit zumindest bei manchen Menschen in den Genen liegen muss. Wenn eine Krankheit familiär gehäuft vorkommt, wird weitgehend angenommen, dass sie genetisch bedingt sei, da Informationen auf genetischem Weg von den Eltern an die Kinder weitergegeben würden. Wir wissen heute, dass es so einfach nicht ist.

Genetik

Von 1990 bis 2003 lief eines der größten wissenschaftlichen Projekte unserer Zeit, das Humangenomprojekt (HPG, engl. Human Genome Project), das von einer internationalen Forschungsgemeinschaft gegründet wurde. Forschungsteams begannen alle Gene des Menschen – drei Milliarden Basenpaare der DNA – zu sequenzieren und zu kartieren. Die ganze Welt war begeistert und voller Hoffnung über die Möglichkeit, dadurch allen Arten von Krankheiten, insbesondere denjenigen, von denen man annahm oder wusste, dass sie erblich bedingt sind, ein Ende zu setzen. In der Psychiatrie stellten wir uns vor, dass wir mit einem vollständigen genetischen Bauplan die für jede psychiatrische Störung verantwortlichen Gene identifizieren könnten, dass wir feststellen würden, für welches Protein sie kodieren, dass wir Medikamente gegen die entsprechenden Probleme entwickeln und möglicherweise sogar Wege zu ihrer Heilung finden würden.

Seit Abschluss des Humangenomprojekts hat die Forschung etwa 1.800 Gene entdeckt, die für diverse Krankheiten verantwortlich sind, und mehr als 2.000 Gentests entwickelt, mit deren Hilfe das

Risiko des Einzelnen für bestimmte Krankheiten bestimmt werden kann. Manche Erkrankte können getestet werden, damit festgestellt werden kann, ob sie Medikamente zu langsam oder zu schnell verstoffwechseln. Die Mühe hat sich in vielerlei Hinsicht gelohnt. Aber leider nicht in der Psychiatrie.

Die Suche nach den Genen, die psychische Krankheiten verursachen, hat zum größten Teil nichts gebracht. Das lag nicht daran, dass nicht genug versucht wurde. Das Genom des Menschen wurde durchsucht, man hat sich die Gene für Neurotransmitter angesehen, die Enzyme, die sie bilden, und ihre Rezeptoren. Die offenkundigen Ziele – die chemischen Substanzen gemäß der Theorie des chemischen Ungleichgewichts – waren Serotonin, Dopamin und andere. Leider sind zwischen diesen Genen und einer psychischen Krankheit keine sinnvollen Verbindungen festgestellt worden.

Danach beschlossen Forschungsteams, das gesamte Genom über genomweite Assoziationsstudien (GWAS, engl. genome-wide association study) nach Genen zu durchsuchen, die mit psychischen Krankheiten in Zusammenhang stehen könnten. Sie blieben unvoreingenommen und sahen sich jedes Gen an, selbst diejenigen, die augenscheinlich nicht mit dem Gehirn oder der Psychiatrie zusammenhingen, um die Gene zu finden, die psychische Krankheiten verursachen. Nach diesen umfangreichen Recherchen wurden Unmengen von Genen identifiziert, die mit psychiatrischen Störungen in Zusammenhang stehen könnten, aber man fand fast keine, die für einen erheblichen Teil der Menschen mit diesen Störungen ein gehöriges Risiko darstellen. Man fand einige sehr seltene Gene, die mit hohen Risiken verbunden sind, doch für die meisten Menschen mit einer psychischen Störung sind bestimmte Gene kein großes Risiko. Darüber hinaus ist die überwiegende Menge der gefundenen Gene nachweislich nicht spezifisch für individuelle Störungen. Stattdessen sind sie ein Risiko für viele verschiedene psychiatrische, metabolische und neurologische Störungen. Zum Beispiel bringen manche Risikogene für eine Psychose das Risiko für eine Schizophrenie, eine bipolare Störung, Autismus, eine Entwicklungsverzögerung, eine geistige Behinderung und Epilepsie mit sich.[1] Also stellt ein Gen ein

Risiko für viele Störungen dar. In Bezug auf schwere Depressionen gibt es Diskussionen, wobei manche Studien darauf hinweisen, dass es Gene gibt, bei denen die Risiken sehr gering sind (auf ein paar von ihnen komme ich später noch zurück), aber andere Studien weisen darauf hin, dass nicht einmal ein Gen gefunden worden sei, das ein erhebliches Risiko darstellt, obwohl man sich mehr als 1,2 Millionen genetische Varianten in der menschlichen DNA angesehen hat.[2]

Die Enttäuschung darüber, dass man keine genetischen Antworten auf diese erblichen Störungen findet, beschränkt sich nicht auf die Psychiatrie. Sie bezieht sich auch auf die metabolischen Störungen Fettleibigkeit, Diabetes und Herz-Kreislauf-Erkrankungen. Auch sie kommen häufig in Familien vor – oft in denselben Familien, in denen psychische Störungen vorliegen. Und dafür gibt es ebenfalls keine einfachen Antworten in der menschlichen DNA.

Selbst wenn Tausende von Genen äußerst geringe Risiken darstellen, wie können wir das im Zusammenhang mit der Theorie der Gehirnenergie verstehen? Wenn die Mitochondrien und der Stoffwechsel für alle psychischen Störungen verantwortlich sind, was haben dann Gene überhaupt mit einer psychischen Krankheit zu tun?

Zunächst stehen viele dieser Risikogene direkt mit den Mitochondrien und dem Stoffwechsel in Zusammenhang. Zum Beispiel stellt ein Gen mit dem Namen DISC1 ein Risiko für Schizophrenie, eine bipolare Störung, Depressionen und Autismus dar. Die Forschung befasst sich weiterhin mit all den Rollen, die dieses Protein in der Zellfunktion spielt, doch es wurde in den Mitochondrien gefunden und beeinflusst nachweislich die mitochondriale Bewegung, die Fusion von Mitochondrien und den Kontakt mit anderen Teilen bzw. Bereichen der Zelle. Das wiederum beeinträchtigt die Entwicklung der Neuronen und die Plastizität.[3] Eines der stärksten Risikogene für Stimmungsschwankungen, CACNA1C, spielt eine wichtige Rolle bei oxidativem Stress und der Integrität und Funktion der Mitochondrien.[4]

Ein weiteres Beispiel ist das APOE-Gen, es erhöht das Alzheimer-Risiko. Dieses Gen kodiert für ein Protein, das Apolipoprotein E, das mit dem Fett- und Cholesterin-Transport und dem Stoffwechsel zusammenhängt. Dieses Gen gibt es in drei Formen: APOE2, APOE3 und APOE4. Etwa 25 Prozent der Menschen haben eine Kopie von APOE4 und 2 bis 3 Prozent haben zwei Kopien. Bei denjenigen mit einer Kopie ist die Wahrscheinlichkeit, Alzheimer zu bekommen, um das Drei- bis Vierfache höher, und bei denjenigen mit zwei Kopien beträgt sie etwa das Neun- bis Fünfzehnfache.[5] Dieses Gen beeinflusst zugunsten der Theorie der Gehirnenergie den Stoffwechsel und die Mitochondrien sehr stark. Menschen in den Zwanzigern, die das APOE4-Gen haben, zeigen mit größerer Wahrscheinlichkeit bereits Anzeichen eines gestörten Glukosestoffwechsels im Gehirn, und diese Störung verschlimmert sich mit der Zeit.[6]

Das Apolipoprotein E scheint direkte Auswirkungen auf die Mitochondrien zu haben. Die Forschung sah sich Menschen mit verschiedenen APOE-Typen an und erfasste Proteine, welche die mitochondriale Biogenese, die Dynamik (ihre Fusion mit anderen und miteinander) und den oxidativen Stress beeinflussen.[7] Diejenigen mit dem APOE4-Allel hatten einen niedrigeren Spiegel dieser wichtigen mitochondrialen Proteine, und er korrelierte direkt mit den Symptomen von Alzheimer. (Ein Allel ist eine Genvariante an einer bestimmten Stelle auf einem Chromosom. Anm. d. Übers.) Eine andere Studie betrachtete die Astrozyten, wichtige unterstützende Zellen im Gehirn, und stellte fest, dass APOE4 die Autophagie, die Mitochondrienfunktion und die Mitophagie beeinträchtigt.[8] Die gute Nachricht dabei ist, dass durch die Verabreichung eines Medikaments, das die Autophagie stimuliert, manche dieser Anomalien rückgängig gemacht werden konnten.

Erhöht APOE4 also das Risiko für alle metabolischen und psychischen Störungen? Es erhöht tatsächlich das Risiko für eine Herz-Kreislauf-Erkrankung, für einige andere psychische Störungen sowie Epilepsie, aber paradoxerweise scheint es das Risiko für Fettleibigkeit und Diabetes Typ 2 zu senken.[9] Hier kommt die Komplexität des Stoffwechsels ins Spiel. Apolipoprotein E wird nicht in allen Zellen des menschlichen Körp ers gleichermaßen gefunden. Im Gehirn kommt es hauptsächlich in den Astrozyten und in der Mikroglia vor.

Diese Zellen haben spezifische Funktionen. Es scheint, dass APOE4 zu einem sehr langsamen und allmählichen Nachlassen von deren Funktion führt und diese Zellen in engerer Beziehung mit den kognitiven Symptomen als mit anderen Symptomen stehen. Also sind diese »Teile« des Gehirns diejenigen, die sich abnutzen und mit der Zeit versagen, was zu bestimmten Symptomen führt. Beginnen sie jedoch völlig zu versagen, dann kommt es aufgrund der Verflechtungen dieser Gehirnregionen zu den anderen psychischen Symptomen von Alzheimer. Das ist also, wie bereits besprochen, ein Beispiel für eine bereits vorhandene Schwachstelle (eines Risikogens) und unterschiedliche Inputs zu verschiedenen Zellen, die beide bei der Entstehung einiger Symptome eine Rolle spielen und bei anderen nicht. Trotzdem schließt diese Forschungsrichtung den Stoffwechsel und Mitochondrien als den gemeinsamen Weg zu Alzheimer immer noch direkt ein.

Die Genetik der Mitochondrien ist auch deshalb kompliziert, weil die Mitochondrien durch Gene im Zellkern und in den Mitochondrien selbst beeinflusst werden. Die Gene in den Mitochondrien sind sehr viel anfälliger für Mutationen. Genetische Mutationen in Mitochondrien sind direkt mit zahlreichen Aspekten der Gehirnfunktion in Zusammenhang gebracht worden, auch mit dem Verhalten, der Kognition, der Nahrungsmittelaufnahme und der Stressreaktion.[10] Leider hat man sich die mitochondrialen Gene nicht umfassend in großen Populationsstudien angesehen, weil in der Forschung überwiegend angenommen wurde, dass sie keine so große Rolle spielen.

Selbst Gene, die mit anderen Proteinen zusammenhängen und andere Funktionen in der Zelle erfüllen, beeinflussen den Stoffwechsel. Gene sind die Baupläne für die verschiedenen Proteine, aus denen der Körper besteht. Genau wie die verschiedenen Teile eines Autos und alle Varianten dieser Teile in verschiedenen Marken und Modellen, von denen manche zuverlässiger und kraftstoffsparender sind als andere. Manche sind an widrige Umstände angepasst und kurzlebiger, während andere auf Kraftstoffersparnis und eine lange Lebensdauer ausgerichtet sind. Übertragen auf die menschlichen

Gene bedeutet das, je nachdem, welche Gene Sie erben, können sie die Funktion Ihrer Zellen, Ihren Stoffwechsel und Ihre Gesamtgesundheit beeinflussen. Sie können auch in unterschiedlichen Graden metabolisch störanfällig sein. Im Stoffwechsel gibt es immer ein *schwächstes Glied*. Bei unterschiedlichen Teilen einer Zelle sind einige anfälliger für Störungen als andere.

Angesichts dessen ist es alles andere als sicher, dass bei der Mehrheit der Menschen mit einer psychischen Krankheit die Lösung ihres Problems nicht in den Genen selbst zu finden ist. Wenn die Gene nicht die vollständige Erklärung dafür liefern, warum psychische Störungen familiär gehäuft auftreten, was könnte es dann sein?

Epigenetik

Die Epigenetik, die wir in Teil 2: *Brain Energy, die Energie unseres Gehirns* (→ Seite 103ff.) kurz gestreift haben, ist das Gebiet, das sich damit beschäftigt, warum sich Gene ein- und ausschalten. Die meisten von uns haben ähnliche Gene. Wir haben im Wesentlichen die gleichen Baupläne dafür, wie der Körper funktionieren sollte. Ja, es gibt offenkundige Unterschiede wie die Größe, die Haut- und die Haarfarbe. Sie sind den Unterschieden in unseren Genen geschuldet. Aber die meisten unserer Gene sind im Wesentlichen gleich. Der Körper funktioniert bei den meisten Menschen auf die gleiche Weise. Was jedoch eindeutig unterschiedlich ist, ist die Expression aller dieser Gene (also der Prozess, durch den die in einem Gen kodierte Information in eine Funktion umgewandelt wird).

Hautzellen, Gehirnzellen und Leberzellen haben alle die gleiche DNA. Die Epigenetik ist jedoch dafür verantwortlich, dass sich die verschiedenen Zellen im menschlichen Körper voneinander unterscheiden. Diese unterschiedlichen Zellen exprimieren unterschiedliche Gene.

Im Laufe des Tages werden die Gene in den Zellen ein- oder ausgeschaltet. Aufgrund der Umgebungsbedingungen und der Bedürfnisse des Körpers ändert sich das ständig. Mit anderen Worten: Der Körper passt sich ständig an. Manchmal muss er ein Hormon bilden, also werden die entsprechenden Gene eingeschaltet. Manchmal muss er eine Zelle reparieren, also werden diese Gene eingeschaltet. Ist das erledigt, werden die Gene wieder ausgeschaltet. Zellen verschwenden keine Ressourcen.

Es gibt Veränderungen in der Genexpression, die offenbar länger anhalten als diese ständig schwankenden Veränderungen. Manche von ihnen gehen mit Merkmalen von Menschen einher. Manche Menschen haben große Muskeln, andere sind schlank, andere wiederum sind fettleibig. Die Genexpression ist bei diesen Menschen über längere Zeiträume unterschiedlich, auch wenn sie alle ähnliche zugrunde liegende Gene haben. Es gibt bestimmte Muster der Genexpression, die mit verschiedenen körperlichen und psychischen Merkmalen in Zusammenhang gebracht worden sind. Diese langfristigen epigenetischen Veränderungen sind eine Möglichkeit für den Körper, eine Stoffwechselstrategie zu entwickeln und diese beizubehalten. Die Epigenetik erinnert sich daran, was der Körper durchgemacht hat.

Der Körper hat viele Möglichkeiten, die Genexpression zu steuern. Eine davon ist, die DNA selbst durch Anlagerung von Methylgruppen an spezifische Orte auf der DNA zu verändern. Diese Methylgruppen nehmen dann Einfluss darauf, welche Gene ein- oder ausgeschaltet werden. Die Methylgruppen können nach Bedarf hinzugefügt oder entfernt werden, doch zumindest an manchen Orten scheinen sie mit der Zeit stabiler zu werden. Eine andere Möglichkeit des Körpers, die Genexpression zu beeinflussen, geschieht über Histone. Das sind Proteine, um die sich die DNA herumwickelt. Sie nehmen ebenfalls Einfluss darauf, welche Gene ein- oder ausgeschaltet werden. Zusätzlich zur Methylierung und den Histonen gibt es viele andere Faktoren, die an der Epigenetik beteiligt sind. Jedes Jahr werden immer mehr entdeckt. Dazu gehören Faktoren wie die MikroRNAs, Hormone, Neuropeptide und andere. Dieses Gebiet verwirrt und überfordert schnell, da es so viele Faktoren gibt, die an der epigenetischen Steuerung der DNA beteiligt sind.

Wenn Sie aber mit etwas Abstand aus einem größeren Blickwinkel darauf schauen, verwirren die Dinge nicht mehr so sehr. Wodurch wird die Epigenetik beeinflusst? Was löst all diese verschiedenen Faktoren aus, die die Genexpression verändern? Fast alle drehen sich um den Stoffwechsel und die Mitochondrien. Zu den Faktoren, von denen angenommen wird, dass sie die Epigenetik beeinflussen, gehören Ernährung, sportliche Betätigung bzw. Bewegung, Drogen und Alkoholgenuss, Lichteinwirkung und Schlaf – all das steht in Zusammenhang mit dem Stoffwechsel und den Mitochondrien (wie Sie bald erfahren werden). Ein spezifisches Beispiel ist, dass es bei Rauchern im Vergleich zu Nichtrauchern tendenziell weniger Methylierung an der DNA des Aryl-Hydrocarbon-Rezeptor-Gens (AhR) gibt.[11] Wenn sie jedoch aufhören zu rauchen, ist diese Veränderung der Methylierung umkehrbar.

Im Endeffekt ist es wichtig, sich die Epigenetik als metabolischen Bauplan für Zellen vorzustellen. Die Epigenetik spiegelt einfach die Genmuster wider, die es den Zellen ermöglichen, das Beste zu geben, um zu überleben und ihrer Umgebung gerecht zu werden. Wenn sie jedoch in einem falsch angepassten Muster feststecken oder wenn die richtigen Signale nicht gesendet werden, kann es zu Problemen kommen.

Denken Sie daran, dass die Mitochondrien Regulatoren der Epigenetik sind. Sie beeinflussen die Genexpression über die ROS (die reaktiven Sauerstoffspezies), den Glukosespiegel und die Aminosäuren sowie den ATP-Spiegel. Denken Sie auch daran, dass die Mitochondrien im Grunde genommen die Expression aller Gene einer Zelle zu steuern scheinen. Ich habe bereits eine Studie erwähnt, in der festgestellt wurde, dass mit steigender Anzahl der schadhaften Mitochondrien in einer Zelle auch die Menge der Anomalien der Genexpression steigt. Es zeigt sich, dass epigenetische Faktoren erblich sind. Dafür gibt es unterschiedliche Möglichkeiten. Ich stellte ein paar davon vor.

Das Milieu in der Gebärmutter

Ein sich in der Gebärmutter entwickelnder Fötus ist von Stoffwechselsignalen umgeben. Nahrung, Sauerstoff, Vitamine und

Mineralstoffe spielen offensichtlich eine lebenswichtige Rolle. Die Hormone der Mutter, die Neuropeptide, Alkohol- und Drogenkonsum, die Einnahme von verschreibungspflichtigen Medikamenten und viele andere Faktoren spielen jedoch ebenfalls eine Rolle.

Ein Beispiel dafür, dass die Epigenetik eine eindeutige Rolle bei der Weitergabe von metabolischen und psychischen Störungen spielt, ist der bekannte *Holländische Hungerwinter* zwischen 1944 und 1945 aufgrund der deutschen Besatzung der Niederlande. Die Forschung untersuchte die Babys, die während dieser Hungersnot gezeugt oder ausgetragen wurden, und verglich sie mit der allgemeinen Bevölkerung und sogar mit ihren eigenen Geschwistern, die geboren wurden, als die Mütter sich normal ernähren konnten. Bei den Babys, die während der Hungerzeit geboren wurden, bestand einer höhere Wahrscheinlichkeit, später in ihrem Leben eine metabolische und eine psychische Störung zu entwickeln. Diese und andere Studien führten zur sogenannten *Thrifty Phenotype Hypothesis*, der *Hypothese vom sparsamen Phänotyp*, die besagt, dass Babys, die im Mutterleib nicht entsprechend ernährt wurden, mit größerer Wahrscheinlichkeit im späteren Leben fettleibig werden sowie Diabetes und Herz-Kreislauf-Krankheiten entwickeln. Leider wird bei dieser Hypothese die Tatsache übersehen oder ignoriert, dass diese Babys auch mit größerer Wahrscheinlichkeit psychische Störungen bekommen. Man hat festgestellt, dass sie ein doppelt so hohes Risiko für Schizophrenie und eine dissoziale Persönlichkeitsstörung hatten sowie vermehrt von Depressionen, einer bipolaren Störung und Suchterkrankungen betroffen waren.[12] Die Forschung hat sich mit der Bauchspeicheldrüse beschäftigt, um die erhöhten Zahlen von Diabetes zu verstehen, mit dem Herzen, um die vermehrten Herz-Kreislauf-Erkrankungen nachvollziehen zu können, und mit dem Gehirn, um die psychiatrischen und neurologischen Störungen zu begreifen, doch sie haben die Verbindung zwischen ihnen allen mit dem Stoffwechsel nicht erkannt.

Die frühen Lebensjahre

Manche der Faktoren, die die Epigenetik, den Stoffwechsel und die Mitochondrien steuern, werden nach der Geburt durch

Verhaltensweisen und frühe Lebenserfahrungen auf das Baby übertragen. Viele Studien befassten sich mit dem Verhalten von Bezugspersonen der Kinder in den frühen Lebensjahren und ihrem Einfluss auf die gesundheitlichen Langzeitergebnisse. Sie decken sich typischerweise mit den Studien über belastende Kindheitserfahrungen, die ich bereits beschrieben habe. Vernachlässigung und Entbehrung durch Bezugspersonen haben lebenslang tiefgreifende Auswirkungen auf Kinder. Dazu gehören auch metabolische und psychische Störungen. Epigenetische Mechanismen spielen hierbei eine Rolle.

Ein konkretes Beispiel, das bis auf die metabolische Ebene hinunter reicht, ist die Weitergabe eines Stoffwechselfaktors in der Muttermilch von Müttern an die Kinder. Eine solche Substanz ist das Nicotinamid-Adenin-Dinukleotid, kurz NAD. Es ist ein enorm wichtiges Koenzym, das aus Vitamin B3 (Niacin) abgeleitet werden oder das der Körper mithilfe der Aminosäure Tryptophan aus Protein selbst bilden kann. Es ist für die Mitochondrien zur Energiebildung von wesentlicher Bedeutung, aber es spielt auch bei der Erhaltung der DNA und bei der Epigenetik eine Rolle. Ein niedriger Enzymspiegel kann die Mitochondrienfunktion nachweislich beeinträchtigen sowie epigenetische Veränderungen verursachen, und er wurde mit dem Alterungsprozess und vielen Krankheiten in Zusammenhang gebracht.[13] Eine Forschungsgruppe untersuchte Mäuse und die langfristige Entwicklung ihrer Jungen; dazu wurden Mäusemütter, die gerade Junge bekommen hatten, mit NAD supplementiert bzw. nicht supplementiert.[14] Die Mütter, die zusätzlich NAD bekamen, verloren nach der Geburt mehr Gewicht, ein schöner Stoffwechselvorteil. Doch ihre Jungen profitierten wirklich davon! Bei den Mäusejungen war der Blutzuckerspiegel besser eingestellt, sie hatten eine bessere körperliche Leistungsfähigkeit und zeigten viele Veränderungen im Gehirn, inklusive weniger Angst, ein besseres Gedächtnis, verringerte Anzeichen von »erlernter Hilflosigkeit« (ein Marker für Depressionen) und bildeten sogar mehr Gehirnzellen bis ins Erwachsenenalter. Es ist eindeutig, dass diese früh in ihrem Leben verabreichten metabolischen bzw. mitochondrialen Koenzyme sich lebenslang auf das Gehirn und psychische Symptome auswirkten. Bei Müttern ist der Spiegel dieses Koenzyms, das sie auf ihren Nachwuchs übertragen, natürlicherweise unterschiedlich.

Die generationenübergreifende Weitergabe eines Traumas

Das am häufigsten untersuchte Phänomen, wie sich die Epigenetik auf die psychische Gesundheit auswirkt, ist die generationenübergreifende Weitergabe eines Traumas. Dr. Rahel Yehuda, eine führende Autorität auf diesem Gebiet, schilderte Jahrzehnte der Forschung in einem umfassenden Übersichtsartikel: *Intergenerational Transmission of Trauma Effects: Putative Role of Epigenetic Mechanisms.*[15] (Die generationenübergreifende Weitergabe von Auswirkungen eines Traumas: Die potenzielle Rolle epigenetischer Mechanismen). Dieses Gebiet reicht bis 1966 zurück, als eine aufmerksame Psychiaterin, Dr. Vivian Rakoff, bemerkte, dass Kinder von Holocaust-Überlebenden manchmal schwerere Formen einer psychischen Erkrankung zu haben schienen als ihre Eltern, obwohl die Eltern – und nicht die Kinder – im Konzentrationslager waren. Sie behauptete, dass diese Dinge irgendwie zusammenhingen. Das wurde damals von vielen nicht geglaubt. Diejenigen, die es glaubten, vermuteten, dass die Eltern ihren Kindern auf irgendeine Weise vermittelten, Angst zu haben, ängstlich oder depressiv zu sein und dass die Ursache darin zu suchen sein müsse. Es muss eine psychologische oder soziale Ursache sein. Zahlreiche Studien folgten und identifizierten ein Muster des elterlichen Traumas und des schlechten psychischen Gesundheitszustands ihrer Kinder – und sogar ihrer Enkelkinder. Doch trotzdem nahm nahezu jeder an, dass das mit der Erziehung zu tun habe. Die Eltern müssen ihren Kindern beibringen, Stress und Angst vor der Welt zu haben.

Diese Annahme wurde 1980 zum ersten Mal infrage gestellt, als die Forschung entdeckte, dass es Unterschiede gab, wie Menschen auf Kortisol reagieren. Menschen, die einem Trauma ausgesetzt waren – und ihre Kinder – reagieren unterschiedlich sensibel auf Glukokortikosteroide. Insbesondere der Kontakt mit großen Kortisolmengen im Mutterleib scheint Kinder zu »programmieren«, was zu einem höheren Risiko für psychische und metabolische Störungen im späteren Leben führt. Mit dem Umbruch in der Genetik und der

Epigenetik kam die Entdeckung, dass es bei vielen dieser Menschen Unterschiede in den Methylierungsmustern des Glukokortikoid-Rezeptors und anderer Regionen der DNA (Promoter-Regionen) gibt, die mit dem System der Stressreaktion einhergehen. In jüngster Zeit wurde entdeckt, dass eventuell sogar Väter ihre traumatischen Erfahrungen über epigenetische Mechanismen im Sperma weitergeben könnten, wie etwa mikro-RNA-Moleküle (miRNA), von denen man weiß, dass sie die Genexpression verändern. Studien haben nun ergeben, dass sich im Sperma von Mäusen und von Männern miRNA befinden, die an die Nachkommen weitergegeben werden. Mengen von spezifischer miRNA (449 und 34, Bezeichnung für eine bestimmte Form der Zellteilung, die für die Organentwicklung entscheidend ist) werden nachweislich von Stresspegeln beeinflusst, die bis zu frühen Kindheitserfahrungen der Väter zurückreichen.[16] Bei Mäusen, die früh in ihrem Leben stressigen Ereignissen ausgesetzt werden, sind diese Mengen in den Spermazellen dramatisch reduziert, und im Sperma ihrer männlichen Nachkommen sind diese Mengen ebenso niedrig, was die generationenübergreifende Weitergabe von Stress demonstriert. In Studien mit Menschen bekamen Männer den Fragebogen über belastende Kindheitserlebnisse, und es stellte sich heraus, dass diejenigen mit den meisten belastenden Lebensereignissen die geringste Menge an genau dieser miRNA hatten, und zwar bis zum Dreihundertfachen weniger.

Der Zeitpunkt des Stresses scheint wichtig zu sein und kann die Gehirnfunktion auf unterschiedliche Weise beeinflussen.[17] Wenn Föten dem Stress der Mutter ausgesetzt sind, führt das zu mehr Lernbehinderung, Depressionen und Angstzuständen im späteren Leben. Wird ein Kind in den ersten Lebensjahren von seiner Mutter getrennt, kann das lebenslang zu einem höheren Kortisolspiegel führen, während schwerer Missbrauch einen geringeren Kortisolspiegel nach sich ziehen kann. Auch wenn es paradox ist: Beide Zustände fordern einen metabolischen Tribut und können direkt mit den Mitochondrien verknüpft werden, zumal die Mitochondrien die Kortisolbildung auslösen. Diese Forschungsrichtung dauert bis heute, doch was sie ganz eindeutig demonstriert, ist, dass die Epigenetik eine erhebliche Rolle bei der Weitergabe psychischer

Störungen von den Eltern an die Kinder und sogar die Enkelkinder spielt.

Was uns Genetik und Epigenetik über die Ursachen und über die Behandlung sagen können

Auch wenn manche Menschen enttäuscht waren, dass wir keine spezifischen Gene finden konnten, die mit psychischen Störungen zu tun haben, glaube ich, dass es schließlich doch eine gute Sache ist (keine spezifischen Gene für psychische Störungen gefunden zu haben). Wir wissen jetzt, dass es meist keine anormalen Gene gibt, die eine psychische Krankheit verursachen können. Die Wahrscheinlichkeit ist größer, dass die Weitergabe einer psychischen Krankheit von den Eltern an die Kinder über epigenetische Mechanismen erfolgt. Der hoffnungsvolle Aspekt dieser Erkenntnis besteht darin, dass die meisten dieser epigenetischen Mechanismen nachweislich reversibel sind.

Die Auswirkungen von Stress im Mutterleib, die Mengen an mikro-RNA und an NAD sind veränderlich, manchmal allein durch Maßnahmen, die nur die Lebensweise betreffen. Der andere hoffnungsvolle Aspekt ist, dass Menschen in der Regel nicht mit »schlechten Genen« geboren werden, die es ihnen unmöglich machen, gesund zu sein.

Denken Sie an meine Analogie mit den drei Autos – A, B und C. Bei allen drei war es dieselbe Marke und dasselbe Modell, und daher hatten sie alle denselben Bauplan (die gleichen Gene). Aber sie unterschieden sich sehr stark voneinander. Die beiden hauptsächlichen Ursachen für die Unterschiede der Autos bezüglich ihrer Funktionsfähigkeit, Instandhaltung und Lebensdauer lagen erstens an der Umgebung und zweitens daran, dass eine ungeeignete Person am Steuer saß, die zur falschen Zeit Anpassungsstrategien anwandte oder nicht anwandte, wenn sie angebracht gewesen wären. Auf den Menschen übertragen heißt das, dass die hauptsächlichen Ursachen einer psychischen Krankheit meist nicht in unseren Genen liegt, sondern in unserer Umgebung oder in den Mitochondrien, die unsere Zellen steuern. Also werden Sie sich wahrscheinlich fragen, was zu einer Funktionsstörung der Mitochondrien führt. Viele dieser Faktoren werde ich auf den folgenden Seiten des Buches noch behandeln.

Selbst für die Menschen mit dem Allel des APOE4-Gens, das die Funktion der Mitochondrien im Laufe der Zeit beeinträchtigt, gibt es Hoffnung. Nicht jeder, der dieses Gen hat, bekommt Alzheimer. Ich habe die Studie erwähnt, die ergab, dass eine zunehmende Autophagie dieses Problem verringern kann. In den folgenden Kapiteln stelle ich mehrere Behandlungweisen vor, auch manche, die speziell zu einer verbesserten Autophagie führen. Doch im Augenblick genügt es, wenn Sie verstehen, dass psychische Krankheiten, selbst solche wie die bipolare Störung und die Schizophrenie, wahrscheinlich nicht von dauerhaften und unveränderlichen genetischen Defekten verursacht werden. Stoffwechselprobleme sind reversibel.

11

Mitursache: Chemische Ungleichgewichte, Neurotransmitter und Medikamente

Ich komme nun auf die Theorie des chemischen Ungleichgewichts zurück. Die Theorie der Gehirnenergie stellt die Beobachtungen nicht in Frage, dass Ungleichgewichte der Neurotransmitter eine Rolle bei psychischen Störungen spielen, ebenso wenig wie die klinischen Versuche, die gezeigt haben, dass sich die Symptome bessern, wenn Medikamente eingesetzt werden, die auf Neurotransmitter Einfluss nehmen. Und es ist sicher nicht meine Absicht, die realen Erfahrungen vieler Menschen in Frage zu stellen, denen mit psychiatrischen Medikamenten geholfen wurde oder die dadurch sogar gerettet wurden. All das entspricht den Tatsachen, und dafür gibt es eine Vielzahl von Nachweisen. Wie ich jedoch schon betont habe, lässt die Theorie des chemischen Ungleichgewichts viele Fragen offen, und sie kann das Leben von viel zu vielen Menschen nicht wieder normalisieren.

Die Theorie der Gehirnenergie bietet neue Wege, um die Ungleichgewichte von Neurotransmittern und die Wirkungen von Medikamenten zu verstehen. Die Mitochondrien und der Stoffwechsel erklären die Unteraktivität und die Überaktivität bestimmter Gehirnzellen, die zu diesen Ungleichgewichten führen, sowie das Problem von zu viel oder zu wenig Neurotransmitter-Aktivität. Die Neurotransmitter erzeugen jedoch weiter ihre eigenen Wirkungen in den Zielzellen, die zur Stimulierung oder Hemmung der Mitochondrien in diesen Zellen führen. Das wird schnell zu so etwas wie einem Dominoeffekt, bei dem die metabolische Störung in einer Gruppe von Zellen zu Problemen in anderen Zellen führt.

Viele Menschen halten Neurotransmitter für einfache Entitäten mit einfachen Funktionen. Serotonin sorgt dafür, dass wir uns gut fühlen. Dopamin fördert die Psychose und die Sucht. Noradrenalin hilft uns dabei, uns zu konzentrieren. Obwohl an diesen Aussagen etwas Wahres dran ist, sind diese undifferenzierten Ansichten über Neurotransmitter und die mit ihnen einhergehenden Störungen fast grotesk. Das Gehirn, die Neurotransmitter und psychische Störungen sind alle viel komplizierter.

Neurotransmitter sind nicht einfach Ein-aus-Signale zwischen den Zellen. Die Forschung der vergangenen zehn Jahre hat unsere Sichtweise über ihre Rolle im Stoffwechsel und bei der Funktion der Mitochondrien enorm erweitert. Neurotransmitter und Mitochondrien befinden sich in einer Feedback-Schleife miteinander. Die Mitochondrien beeinflussen das Gleichgewicht der Neurotransmitter, und die Neurotransmitter beeinflussen das Gleichgewicht der Mitochondrien und ihre Funktion.

Wie in Kapitel 7 *Die großartigen Mitochondrien* (→ Seite 150) erwähnt, spielen die Mitochondrien eine Schlüsselrolle bei der Bildung vieler Neurotransmitter, dazu gehören auch Acetylcholin, Glutamat, Noradrenalin, Dopamin, GABA und Serotonin. Die Mitochondrien haben direkt auf ihren Membranen auch Rezeptoren für einige wichtige Neurotransmitter, etwa für Benzodiazepin und GABA. Diese Rezeptoren sind nicht auf allen Mitochondrien in allen Zellen vorhanden, aber sie wurden zumindest in manchen Zelltypen festgestellt. Die Mitochondrien haben auch ein wichtiges Enzym, das man in der Regel in psychiatrischen Kreisen kennt: die Monoaminooxidase. Dieses Enzym ist am Abbau und der Steuerung einiger sehr wichtiger Neurotransmitter beteiligt, wie etwa Dopamin, Adrenalin und Noradrenalin. Alle diese Neurotransmitter wirken sich direkt auf die Funktion der Mitochondrien aus, und die Mitochondrien wirken sich ihrerseits direkt auf das Gleichgewicht dieser Neurotransmitter aus.

Serotonin, ein Neurotransmitter, der bei Depressionen und Angststörungen bestens bekannt ist, spielt eine sehr bedeutende und komplexe Rolle im Stoffwechsel und bei der Mitochondrienfunktion.[1] Es ist ein einfacher und stark konservierter Neurotransmitter (ein Gen, das für eine sehr grundlegende Funktion des Organismus kodiert, ändert sich in der Evolution wenig, weil für eine gegebene Mutation die Wahrscheinlichkeit sehr groß ist, dass der Organismus nicht lebensfähig ist. Man sagt, die Gensequenz wird konserviert. Konservierter, das heißt geschützter Neurotransmitter), der bei allen Menschen, Tieren, Würmern, Insekten, Pilzen und Pflanzen vorkommt. Er steuert nachweislich weitgehend den Appetit, die Funktionen des Verdauungstrakts und den Stoffwechsel der Nährstoffe. Etwa 90 Prozent des Serotonins befinden sich beim Menschen tatsächlich im Verdauungstrakt, nicht im Gehirn. Neuere Forschungen haben seine direkte Rolle bei der Steuerung der Bildung und Funktion der Mitochondrien in den Hirnnervenzellen gezeigt. Es steigert deren ATP-Bildung und senkt den oxidativen Stress.[2] Also erhöht Serotonin nicht nur unmittelbar die Mitochondrienfunktion, sondern führt zur mitochondrialen Biogenese – das ist eine der Möglichkeiten, wie der Stoffwechsel verbessert werden kann. Außer der eindeutigen und direkten Verbindung steckt sogar noch mehr dahinter. Serotonin wird in Melatonin umgewandelt, ein wichtiges Hormon für die Schlafregulation, das auch eine einflussreiche Rolle im Stoffwechsel spielt. Und Serotonin ist das Produkt eines wichtigen Stoffwechselweges, des Kynurenin-Stoffwechselweges, der mit darüber bestimmt, was mit der Aminosäure Tryptophan geschieht. Wenn Menschen ein Protein zu sich nehmen, das Tryptophan enthält, gibt es für dieses viele Möglichkeiten. Zwei wichtige sind, dass es in Serotonin oder Kynurenin umgewandelt wird. Kynurenin führt schließlich zu einem höheren Spiegel des äußerst wichtigen NAD (Nicotinamid-Adenin-Dinukleotid), über das ich bereits berichtet habe. NAD hat einen tiefgreifenden Einfluss auf die Gesundheit und die Funktion der Mitochondrien, denn es ist für die Energiebildung und die Handhabung der Elektronen unerlässlich. Probleme mit dem Stoffwechselweg von Kynurenin wurden bei vielen psychiatrischen und neurologischen Störungen, einschließlich Depressionen, Schizophrenie, Angststörungen, dem Tourette-Syndrom (Tic-Störung), Demenz und anderen festgestellt. Offensichtlich haben die Medikamente, die den Serotonin-Spiegel beeinflussen, über alle diese Mechanismen einen direkten Einfluss auf den Stoffwechsel und die

Mitochondrien. Das erklärt wahrscheinlich, warum und wie sie bei Störungen wie Depressionen und Ängsten wirken.

GABA, die Gamma-Aminobuttersäure, ist auch ein wichtiger Neurotransmitter mit einer breiten Palette an Funktionen. Am bekanntesten ist er für seine Rolle bei Angststörungen, denn die Medikamente, die die GABA-Aktivität steigern, etwa Valium, Rivotril und Tafil, haben eine beruhigende, angstlösende Wirkung. Anomalien bei der GABA-Neurotransmission wurden jedoch auch bei anderen Störungen einschließlich Schizophrenie und Autismus gefunden. Die Mitochondrien beeinflussen die GABA-Aktivität direkt und steuern sie manchmal. Eine Forschungsgruppe stellte fest, dass der Spiegel der mitochondrialen ROS (der reaktiven Sauerstoffspezies) bestimmt, wie stark die GABA-Aktivität ist.[3]

Es ist faszinierend, dass eine andere Forschungsgruppe eine direktere Verbindung zwischen GABA, den Mitochondrien und psychischen Symptomen zeigte. Diese Studie wurde an Fliegen (Fruchtfliegen) durchgeführt, und es handelte sich um einen bekannten, aber seltenen genetischen Defekt, der mit Autismus und Schizophrenie in Zusammenhang steht. Dieses Forschungsteam zeigte, dass die Mitochondrien in ihrem Innern tatsächlich GABA absondern und dabei seine Freisetzung direkt steuern. Wurde dieser Prozess durch den Gendefekt verhindert, waren soziale Defizite die Folge. Korrigierte das Team den GABA-Spiegel oder die Mitochondrienfunktion, wurden damit die sozialen Defizite ebenfalls korrigiert. Diese Forschungsgruppe verknüpfte einen bekannten, aber seltenen genetischen Defekt direkt mit der Mitochondrienfunktion, mit GABA und den Symptomen des sozialen Defizits.[4]

GABA beeinflusst nicht nur die psychischen Funktionen, sondern spielt auch bei Stoffwechselstörungen wie Fettleibigkeit eine Rolle. Eine Forschungsgruppe stellte fest, dass GABA eine wichtige Rolle beim braunen Adipositas-Gewebe spielt, einem speziellen Typ von Fettgewebe, das sich bildet, wenn man friert, und das auch für den gesamten Körperstoffwechsel wichtig ist. Probleme mit der GABA-Signalübertragung in dieser Art von Fett führt zu einer

Kalzium-Überlastung in den Mitochondrien und zu Stoffwechselanomalien, die oft bei fettleibigen Menschen festgestellt werden.[5] So veranschaulichen diese wenigen Beispiele, wie Mitochondrien die GABA-Aktivität steuern sowie die GABA-Aktivität ihrerseits die Mitochondrien-Funktion beeinflussen kann und eine Feedback-Schleife bildet.

Ein letztes Beispiel ist Dopamin. Es wird von Nervenzellen freigesetzt, bindet an Rezeptoren, wird dann meist wieder vom freisetzenden Neuron aufgenommen, und der Prozess beginnt von vorn. Doch etwas davon gelangt in die Zelle, und damit muss umgegangen werden … Sie haben es schon erraten: von den Mitochondrien. Sie haben das Enzym, die Monoaminooxidase, die es abbaut. Dieser Prozess stimuliert die Mitochondrien unmittelbar zur Bildung von mehr ATP.[6] Aber da steckt noch mehr dahinter. Eine neuere Entdeckung zeigte, dass Dopamin direkt an der Steuerung von Glukose und des Stoffwechsels beteiligt ist.[7] Der Dopamin-D2-Rezeptor ist in der Psychiatrie weitgehend bekannt, denn fast alle Antipsychotika beeinflussen diesen spezifischen Rezeptor. Wir wissen jetzt, dass Dopamin-D2-Rezeptoren nicht nur im Gehirn lokalisiert sind, sondern auch in der Bauchspeicheldrüse vorkommen und eine wichtige Rolle bei der Freisetzung von Insulin und Glukagon spielen. Es ist schon lange bekannt, dass Antipsychotika das Gewicht, den Diabetes und den Stoffwechsel beeinflussen können. Hinsichtlich der Erklärung, warum das so ist, ist die Wissenschaft gerade dabei aufzuholen. Faszinierender ist jedoch die Möglichkeit, dass diese Auswirkungen auf Insulin eine direkte Rolle bei der antipsychotischen Wirkung spielen könnten. Das hat vielleicht gar nichts mit den Dopamin-D2-Rezeptoren im Gehirn zu tun. Mehr über Insulin und warum das möglich sein könnte, erfahren Sie im nächsten Kapitel. Diese wenigen Beispiele veranschaulichen einige der Verbindungen zwischen Neurotransmittern, Mitochondrien und dem Stoffwechsel.

Antipsychotika, Stoffwechsel und Mitochondrien

Medikamente, die den Spiegel von Serotonin, GABA oder Dopamin erhöhen oder senken, haben über die Mechanismen, die ich bereits geschildert habe, ganz eindeutig Einfluss auf die Mitochondrien und den Stoffwechsel. Dazu gehören viele Klassen von Antidepressiva, Anxiolytika und Antipsychotika.

Ein Beispiel, das wir alle kennen, ist Valium, das Angstzustände reduzieren kann. Eine Studie untersuchte direkt den Einfluss von Valium auf Angstzustände und soziales Dominanzverhalten bei Ratten, um seine genaue Wirkungsweise zu bestimmen.[8] In der Forschung war bereits bekannt, dass eine verminderte Mitochondrienfunktion in einem Bereich des Gehirns, dem sogenannten Nucleus accumbens (Nac), soziales Angstverhalten verursacht, also sollte festgestellt werden, ob Valium diesen Bereich in irgendeiner Weise beeinflussen kann. Man fand heraus, dass Valium durch die Aktivierung eines anderen Bereichs im Gehirn, des sogenannten ventralen tegmentalen Areals (VTA), wirkt und das Dopamin zum Nucleus accumbens (Nac) schickt. Dieses Dopamin erhöht die Mitochondrienfunktion im Nac, wodurch es zu einem höheren ATP-Spiegel kommt und dass dies zu weniger Angst und einer verbesserten sozialen Dominanz führt. Als das Forschungsteam die Dopaminwirkungen blockierte, ging der therapeutische Effekt verloren. Aber jetzt kommt der Knackpunkt: Wenn die mitochondriale Atmungskette im Nac blockiert wurde, ging der therapeutische Effekt ebenfalls verloren, obwohl diese Zellen immer noch das gesteigerte Dopamin bekamen. Diese Forschungsgruppe kam zu dem Schluss, dass ihre Ergebnisse »die Mitochondrienfunktion als potenzielles Ziel bei angstbedingten und sozialen Funktionsstörungen hervorheben«.[9]

Verschiedene Medikamente beeinflussen die Mitochondrien auf äußerst unterschiedliche Weise. Ein Übersichtsartikel, *Effect of Neuropsychiatric Medications on Mitochondrial Function: For Better or For Worse*[10] (Die Auswirkung von neuropsychiatrischen Medikamenten auf die Funktion der Mitochondrie: Zum Guten oder Schlechten), hebt ein Paradoxon hervor: Manche Medikamente scheinen die Mitochondrienfunktion zu verbessern, während andere sie verschlechtern.

Die Monoaminooxidasehemmer, eine Klasse von Antidepressiva, steigern die Adrenalin-, Noradrenalin- und Dopaminmenge direkt außerhalb der Mitochondrien. Sie stimulieren die Mitochondrienaktivität. Lithium, ein Stimmungsstabilisierer, erhöht nachweislich die ATP-Bildung, steigert die antioxidativen Kapazitäten und verbessert die Signalübertragung von Kalzium in den Zellen, alles im Zusammenhang mit den Mitochondrien.[11]

Ein paar Antipsychotika sind dafür bekannt, dass sie ernsthafte neurologische Probleme verursachen, manchmal dauerhafte, wie etwa Tremor, Muskelsteifigkeit und tardive Dyskinesien (TD), das heißt, Spätdyskinesien, eine unwillkürliche Bewegungsstörung. Viele Studien haben eine Beeinträchtigung der Mitochondrienfunktion auf der Zellebene dokumentiert, einschließlich einer verminderten Energiebildung und vermehrtem oxidativem Stress aufgrund dieser Medikamente.[12] Eine Studie befasste sich mit der Spinalflüssigkeit von Menschen mit einer Schizophrenie, von denen manche unter TD litten, und stellte einen direkten Zusammenhang zwischen den Markern eines beeinträchtigten mitochondrialen Energiestoffwechsels und den TD-Symptomen fest.[13] Diese und viele andere Forscherinnen und Forscher kamen zu dem Schluss, dass die mitochondriale Funktionsstörung die wahrscheinlichste Erklärung für diese neurologischen Nebenwirkungen ist.

In meiner eigenen Arbeit mit Patientinnen und Patienten über inzwischen mehr als fünfundzwanzig Jahren habe ich mit eigenen Augen gesehen, wie psychiatrische Medikamente dem Stoffwechsel schaden können. Gewichtszunahme, das metabolische Syndrom, Diabetes, Herz-Kreislauf-Erkrankungen und sogar vorzeitige Todesfälle sind bekannte Nebenwirkungen vieler dieser Medikamente.

Wie ergibt das überhaupt einen Sinn? Falls psychische Symptome einer Funktions- bzw. Regulationsstörung der Mitochondrien geschuldet sind, wie können psychische Symptome verringert werden, wenn sie weiter beeinträchtigt werden ?

Die Antwort ist, hier geht es um die übererregbaren Zellen. Bei einer übererregbaren Zelle gibt es zwei Möglichkeiten, die Symptome zu verringern:

1 Die Verbesserung der Mitochondrienfunktion und der Energiebildung, sodass die Zellen sich selbst reparieren und wieder normal funktionieren können. Bei dieser Strategie besteht jedoch das Risiko, dass die Symptome sich anfangs verschlechtern könnten, zumal übererregbare Zellen manchmal nicht selbst abschalten können. Wenn sie zu Beginn mehr Energie bekommen, sind sie daher vielleicht auf den richtigen Umgang damit nicht vorbereitet, und es kann zu einer Übererregbarkeit kommen.

2 Man schaltet diese Zellen ab: Mit anderen Worten, man unterdrückt ihre Funktion, indem man ihre Mitochondrien hemmt. Dadurch verschwinden die Symptome, zumindest kurzfristig. Bei dieser Strategie besteht jedoch das Risiko, dass sich die Sache mit der Zeit verschlimmert, weil sich die Mitochondrienfunktion eventuell verschlechtert.

Das ist natürlich eine sehr besorgniserregende Situation. Eine Behandlung, die kurzfristig helfen kann, könnte die Dinge langfristig verschlechtern. Leider ist das Dilemma der Übererregbarkeit gar nicht so einfach. Das Gehirn ist kompliziert und das Problem ebenfalls. Es gibt noch zwei andere Überlegungen:

1 Nicht alle Zellen sind wahrscheinlich auf dieselbe Weise betroffen. Denken Sie daran, dass die Zellen einen unterschiedlichen Input bekommen haben. Medikamente sind auf bestimmte Zellen ausgerichtet. Manche Zellen haben vielleicht eine verbesserte Mitochondrienfunktion, während andere eventuell gar nicht beeinflusst werden und wieder andere beeinträchtigt sein könnten. Bei allen Studien, die durchgeführt wurden, mussten bestimmte Zellen für die Untersuchungen ausgewählt werden. Es wurden sicher nicht alle Zellen im Gehirn und im Körper untersucht.

2 Selbst wenn Medikamente die Mitochondrienfunktion weitgehend beeinträchtigen, müssen wir an die Konsequenzen denken, wenn wir die betroffene Person nicht behandeln. Übererregbare Zellen, die große Mengen Neurotransmitter ausschütten wie Glutamat oder Dopamin, sind nachweislich toxisch für das Gehirn. Doch der Gesamtnutzen für die betroffene Person könnte die Risiken trotzdem noch überwiegen. Ein Extrembeispiel ist, wenn jemand einen Anfall hat. Dabei handelt es sich eindeutig um übererregbare Gehirnzellen. Sie müssen unbedingt abgeschaltet werden. Menschen können sterben, wenn der Anfall zu lange dauert. Und tatsächlich weiß man, dass viele Epilepsie-Medikamente wie Valproat die Mitochondrienfunktion beeinträchtigen, die sich dann verlangsamt und, so hofft man jedenfalls, die Übererregbarkeit stoppt.[14]

Ich weiß, dass die Menschen sich nach einfachen Antworten auf Kalamitäten wie diese sehnen. »Sollten Menschen also Medikamente nehmen, die nachweislich die Mitochondrien beeinträchtigen? Ja oder nein?« Leider kann ich auf diese Frage keine allgemeingültige Antwort geben, denn unterschiedliche Situationen erfordern unterschiedliche Maßnahmen. Klar ist, dass diese Medikamente in gefährlichen oder lebensbedrohlichen Situationen lebensrettend sein können. Ich habe jedoch einige der Probleme, die zu berücksichtigen sind, ausgearbeitet. Die gute Nachricht ist, dass man sich mit diesen Fragen in Forschungsstudien beschäftigen kann. Daher könnte mehr Forschung in Zukunft bedeuten, dass wir bessere Informationen für unsere künftigen Behandlungsmethoden bekommen. Bereits jetzt ist jedoch klar, dass die Unterdrückung der Mitochondrienfunktion langfristig nicht der richtige Weg zu einer erfolgreichen Behandlung ist. Bestenfalls ist das ein Weg zur Verringerung von Symptomen.

Die Theorie der Gehirnenergie gibt Antworten auf zahlreiche Fragen, auf die man im Bereich der psychischen Gesundheit bisher keine Antworten hatte. Sie erläutert, warum Medikamente, die auf Serotonin, Noradrenalin und Dopamin abzielen, alle zur Behandlung von Depressionen eingesetzt werden können. Sie alle steigern die Mitochondrienfunktion. Eine logische Frage ist dann diese: »Warum reagiert nicht jeder Mensch auf die gleichen Medikamente?« Damit kommen wir wieder zu den bereits vorhandene Schwachstellen und dem unterschiedlichen Input bei verschiedenen Zellen zurück. Zum Beispiel können die Symptome einer Depression von vielen Regionen im Gehirn ausgehen, nicht nur von einer. Gehirnkreisläufe sind verbunden und kommunizieren miteinander. Ist ein Bereich funktionsgestört, wirkt sich das auch auf andere Bereiche aus. Manche reagieren mehr auf Serotonin, andere mehr auf Noradrenalin, und doch hängen sie zusammen. Wenn also eine Gehirnregion metabolisch beeinträchtigt ist, beeinflusst sie die anderen Gehirnregionen, genauso wie ein Verkehrsstau in einem Teil der Stadt langsam auch zu einem Stau in anderen Stadtteilen wird. Stoffwechselprobleme hängen zusammen und können sich verbreiten.

Diese Theorie hilft uns auch zu verstehen, warum Medikamente Zeit brauchen, um zu wirken. Zum Beispiel wirken selektive Serotonin-Wiederaufnahmehemmer (SSRIs, sie zählen zu den Antidepressiva) wahrscheinlich dadurch, dass sie die mitochondriale Biogenese erhöhen und die Mitochondrienfunktion verbessern. Dieser Prozess erfordert Zeit. Das geschieht nicht über Nacht, auch wenn die SSRIs den Serotoninspiegel innerhalb von Stunden erhöhen. Es ist nicht das Serotonin per se, das zu einer Verbesserung führt, sondern die Auswirkung, die es auf die Mitochondrien und den Stoffwechsel hat. Die Wiederherstellung der Stoffwechselgesundheit erfordert Zeit – wahrscheinlich etwa zwei bis sechs Wochen –, die Zeit, die es meist dauert, bis die SSRIs auch zu wirken beginnen.

Wir können auch verstehen, warum ein Medikament für zahlreiche unterschiedliche Störungen genutzt werden kann. Antipsychotika können zum Beispiel bei Schizophrenie, einer bipolaren Störung, Depressionen, Angstzuständen, Schlaflosigkeit und Erregtheit bei Demenz eingesetzt werden, weil sie die Übererregbarkeit von vielen Zellarten verringern können. Die Unterdrückung der Mitochondrienfunktion kann die problematischen Symptome stoppen. Doch jeder, der diese Medikamente schon einmal genommen hat, weiß, dass sie Nebenwirkungen haben, zum Beispiel eine Funktionsminderung in den kognitiven Bereichen des Gehirns und vermehrten Appetit. Bei älteren Menschen wird sogar vor einem erhöhten Sterberisiko gewarnt.

Außerdem können wir jetzt verstehen, warum manche Psychopharmaka andere Symptome auslösen können, etwa Antidepressiva, die bei manchen Menschen zu Angststörungen, Manien und einer Psychose führen. Antidepressiva erhöhen im Allgemeinen die Energie im Gehirn. Bei Menschen mit bereits existierenden Schwachstellen, die schon metabolisch beeinträchtigte Zellen haben, kann das schnell zu einer Übererregbarkeit und damit einhergehenden Symptomen führen.

Zusätzlich zu den üblichen psychiatrischen Medikamenten bietet die Theorie der Gehirnenergie Gründe, warum metabolische Medikamente auch eine Rolle für die psychische Gesundheit spielen könnten. Interessanterweise werden einige davon in psychiatrischen Kreisen schon seit Jahrzehnten eingesetzt.

In der Psychiatrie kommen auch viele Blutdruckmedikamente zum Einsatz. Diese Medikamente werden für eine breite Palette von Störungen verschrieben, unter anderem bei ADHS, PTBS, Angststörungen, Suchterkrankungen und beim Tourette-Syndrom.

In einer Studie wurden drei Klassen von »metabolischen« Medikamenten bei mehr als 140.000 Patientinnen und Patienten mit Schizophrenie, bipolarer Störung oder anderen psychiatrischen Störungen untersucht, mit dem Ziel herauszufinden, ob diese Medikamente Einfluss auf Selbstverletzungen oder die Notwendigkeit eines psychiatrischen Krankenhausaufenthalts haben.[15] Es wurde festgestellt, dass das der Fall war. Zu den Medikamentenklassen gehörten »Statine« für Cholesterin (Hydroxymethylglutaryl-Coenzym A-Reduktasehemmer), Blutdruckmedikamente (Kalziumkanalantagonisten vom L-Typ) und Diabetes-Medikamente wie Metformin (Biguanide). In allen Bereichen hatten diese Medikamente Einfluss auf die »psychischen« Messwerte, insbesondere in Bezug auf die Verringerung der Selbstverletzungen. Die Theorie der Gehirnenergie bietet Erklärungen dafür, warum diese helfen könnten. Statine beeinträchtigen nachweislich die Mitochondrienfunktion und verringern Entzündungen, Kalziumkanalblocker reduzieren die Übererregbarkeit, indem sie den Kalziumgehalt in den Zellen senken, und Metformin ist auch dafür bekannt, dass es eine Rolle bei der Mitochondrienfunktion spielt. Bei Metformin wird es jedoch schnell unübersichtlich, weil die Auswirkungen dosisabhängig zu sein scheinen. In den meisten Studien wurde festgestellt, dass es die Mitochondrienfunktion beeinträchtigt, doch bei manchen wurde eine Erhöhung der mitochondrialen Biogenese und der ATP-Bildung gefunden.[16]

Abschließend möchte ich darauf hinweisen, dass eine Reduzierung oder ein Absetzen der psychiatrischen Medikationen schwierig und gefährlich sein kann. Das muss immer unter ärztlicher Kontrolle erfolgen. Symptome können sich schnell verschlechtern, und es kann zu neuen Symptome kommen. Viele Betroffene werden akut depressiv, suizidal, manisch oder psychotisch, wenn sie die Medikamente abrupt absetzen oder zu schnell verringern. Das heißt aber nicht, dass die Medikamente nicht abgesetzt werden können, es heißt lediglich, dass das nicht auf eigene Faust gemacht werden soll.

Zusammenfassung

- Psychopharmaka haben unzähligen Menschen mit psychischen Störungen geholfen. Sie werden weiterhin für viele eine Rolle spielen.
- Die Theorie der Gehirnenergie bietet neue Möglichkeiten, um zu verstehen, wie und warum Medikamente funktionieren.
- Es ist wichtig, dass Sie verstehen, welche Auswirkung Ihre Medikamente auf den Stoffwechsel und die Mitochondrien haben.
- Medikamente, die den Stoffwechsel erhöhen und die Mitochondrienfunktion verbessern, können Symptome von unteraktiven Zellen bessern, aber sie gehen mit dem Risiko einer Verschlimmerung von Symptomen einher, die mit überaktiven oder übererregbaren Zellen zusammenhängen.
- Medikamente, die die Mitochondrienfunktion beeinträchtigen, sollten mit Vorsicht eingesetzt werden. Obwohl es klar ist, wie und warum sie die Symptome übererregbarer Zellen kurzfristig

reduzieren können, ist es möglich, dass sie langfristig Ihre Genesung und Erholung stören könnten. In manchen Fällen könnten sie sogar der Grund für Symptome sein. Trotzdem können diese Medikamente in gefährlichen und lebensbedrohlichen Situationen lebensrettend sein.

Eine Erfolgsgeschichte:
Jane – unruhig im Altenheim

Zu Beginn meiner beruflichen Laufbahn arbeitete ich in einigen Pflegeheimen als psychiatrischer Berater. Zu den Menschen, die ich kennenlernte, gehörte Jane, eine 81 Jahre alte Frau mit Alzheimer. Ich wurde gebeten, sie wegen ihrer *Unruhe* aufzusuchen. Die Schwestern berichteten, dass sie manchmal nachts schreiend aufstand und andere Male mehr als zwölf Stunden am Stück schlief. Durch ihr Schreien störte sie die anderen Bewohner, und ich sollte ihr etwas verschreiben, damit dieses Verhalten aufhörte. Es ging schon seit mehr als sechs Monaten so, und sie hatte auch bereits fünf Beruhigungsmittel verschrieben bekommen, darunter zwei Antipsychotika und Anxiolytika. Nichts hat gewirkt. Eine medizinische Abklärung hatte schon stattgefunden, und man konnte bei ihr nichts finden, was der Grund dafür hätte sein können.

Ich traf mich mit Jane ganze fünf Minuten lang im Speisezimmer, wo sie in einem Hochstuhl für Erwachsene saß. Als ich mich setzte, um mit ihr zu sprechen, konnte sie mich nicht verstehen. Sie äußerte durcheinander gewürfelte Wörter und Sätze ohne logische, assoziative oder affektive Verknüpfungen (was wir in der Psychiatrie als »Wortsalat« bezeichnen), und sie schmierte sich und ihren Hochstuhl mit ihrem Essen voll. Ich hatte genügend Informationen, um meine Diagnose zu stellen. Sie war delirant. Der wahrscheinlichste Grund? Die Beruhigungsmittel. Ich schrieb meinen Vermerk und instruierte den Arzt, so viele dieser Medikamente so schnell wie möglich abzusetzen, aber darauf zu achten, dass manche eventuell langsam ausgeschlichen werden müssten. Der Arzt setzte die meisten davon sofort ab.

Drei Wochen später kam ich wieder. Als ich die Halle hinunterging, sprach mich eine ältere Frau an, die ich noch nie gesehen hatte. Sie fragte mich, ob ich Dr. Palmer sei, was ich bejahte. Sie umarmte mich mit Tränen in den Augen und bedankte sich überschwänglich dafür, dass ich ihre Schwester gerettet habe. Ich sagte, sie müsse sich irren. Ich kenne weder sie noch ihre Schwester. Dann sagte sie mir, ihre Schwester sei Jane. Sie habe Jane in den letzten paar Jahren dreimal in der Woche besucht. Sie konnten sich immer gut unterhalten und gemeinsam essen, doch die vorangegangenen sechs Monate seien ein Albtraum gewesen. Jane sei ärgerlich, verwirrt und einfach gar nicht mehr »menschlich« gewesen. Das mit anzusehen, brach ihrer Schwester buchstäblich das Herz. Doch vor etwa zehn Tagen, erzählte mir ihre Schwester, begannen sich die Dinge zu ändern. Jane hatte aufgehört zu schreien und schlief besser. Sie erkannte ihre Schwester wieder, und sie konnten sich unterhalten.

Jeder, der schon einmal ein Pflegeheim besucht hat, weiß, dass so etwas nicht selten vorkommt. Es zeigt ein häufiges Dilemma: Menschen mit einer Demenz können aus vielerlei Gründen unruhig werden und ein störendes Verhalten zeigen – aufgrund einer Infektion, weil sie schlecht schlafen oder wegen eines scheinbar geringfügigen Stressfaktors, etwa weil sie in ein neues Zimmer umziehen müssen. All das kann ein Delir verursachen. Jane war wahrscheinlich schon delirant, als ihre Symptome sechs Monate vor meiner Begegnung mit ihr auftraten, bevor sie Psychopharmaka bekam. Diese Medikamente bekam sie vor allem wegen des Schreiens und der Schlafstörung. Und sie halfen wahrscheinlich, zumindest vorübergehend. Die Schwestern und Ärzte sahen vermutlich, dass Jane ruhiger wurde, dass sie weniger schrie, und daher wurden sie ihr weiter verschrieben. Als die Symptome wiederkamen, versuchten sie es mit einer Erhöhung der Dosierung oder mit zusätzlichen neuen Medikamenten.

Vordergründig ist verständlich, warum Jane so viele Medikamente bekam. Mehrere von ihnen beeinträchtigen jedoch nachweislich die Mitochondrien. Das bedeutet, sie können kurzfristig helfen, aber es besteht das Risiko, dass sie die Dinge langfristig verschlechtern. Das ist wohl bei Jane der Fall gewesen. Zu dem Zeitpunkt, als ich sie aufsuchte, war ihr anfängliches Delir, wodurch immer es verursacht wurde, wahrscheinlich schon vorüber, und sie war aufgrund ihrer Behandlung delirant.

Die meisten Gesundheitsexperten wissen, dass Beruhigungsmittel bei älteren Menschen manchmal zu einem Delir führen können. Schwieriger wird es aber für den Bereich der psychischen Gesundheit, denn dort muss man sich mit der Möglichkeit auseinandersetzen, dass dies auch bei jüngeren Menschen vorkommen kann. Die Theorie der Gehirnenergie legt nahe, dass das der Fall sein könnte, und meine eigene klinische Praxis der letzten fünfundzwanzig Jahre weist darauf hin, dass es vermutlich so ist, zumindest in manchen Fällen. Auf einen solchen Fall werde ich später noch zu sprechen kommen.

Das heißt aber nicht, dass Antipsychotika und stimmungsstabilisierende Medikamente nicht verabreicht werden sollten oder nicht zu einer Remission der Symptome führen können. Ich glaube, bei manchen Menschen wirken sie tatsächlich, und ich verschreibe sie bis heute. Aber bei Jane führten sie eindeutig dazu, dass ihre psychischen Symptome noch schlechter wurden. Als sie abgesetzt wurden, verhielt Jane sich wieder wie vor der Medikamenteneinnahme.

12
Mitursache: Hormone und Stoffwechselregulatoren

Hormone sind chemische Botenstoffe, die in einem Zelltyp gebildet werden, dann durch den Körper wandern und sich auf andere Zellen auswirken. Der menschliche Körper bildet zahlreiche Hormone. Sie alle beeinflussen die Mitochondrienfunktion und verursachen epigenetische Veränderungen in ihren Zielzellen. Hormone verändern den Zellstoffwechsel. Sie können ihrerseits eine Rolle bei psychischen und metabolischen Störungen spielen.

Wie bereits erwähnt, liefern die Mitochondrien Energie für die Bildung und Freisetzung von Hormonen, und sie leiten diesen Prozess bei mehreren Schlüsselhormonen ein.

Der Hormonspiegel wird durch eine Fülle von Faktoren beeinflusst. Zu ihnen gehören biologische, psychische und soziale Faktoren. Hormone sind ein Mechanismus des Körpers, mit dem er auf Stress und umweltrelevante Möglichkeiten und Gelegenheiten reagiert. In manchen Fällen kann sich allein die normale Freisetzung bestimmter Hormone auf die Stimmung, die Energie, die Gedanken, die Motivationen und die Verhaltensweisen auswirken. Testosteron ist ein offenkundiges Beispiel dafür. Denken Sie an all die Auswirkungen, die es auf Männer haben kann. Hormonschwankungen können durch viele Faktoren verursacht werden, unter anderem durch Autoimmunerkrankungen, Stress, den Alterungsprozess und durch Funktionsstörungen in den hormonbildenden Zellen.

Über die Hormone und Neurotransmitter hinaus gibt es viele Regulatoren des Stoffwechsels und der Mitochondrienfunktion. Dazu gehören zum Beispiel Neuropeptide, Mitokine (sie wirken auf Entzündungen, oxidativen Stress, Metabolismus und Altersvorgänge), Adipokine (Signalmoleküle), Myokine (Botenstoffe der Muskeln), RNA-Moleküle und andere Botenstoffe. Warum sind es so viele

Faktoren? Weil sie alle in unterschiedlichen Zellen und unter unterschiedlichen Umständen unterschiedliche Aspekte der Stoffwechselfunktion steuern. Der Straßenverkehr wird dadurch gesteuert, dass die meisten Ampeln in einer Stadt unabhängig voneinander aktiviert werden. Es gibt jedoch einige Ampeln auf langen Straßen, die eventuell aufeinander abgestimmt sind. Wie die verschiedenen Ampeln steuern diese Hormone und Stoffwechselregulatoren den Stoffwechsel in unterschiedlichen Zellen, um die erwünschten Wirkungen zu erzielen. Es gibt viele »Straßen« und erwünschte Wirkungen im menschlichen Körper, daher kommt der hohe Bedarf an so vielen Regulatoren.

Ich werde keinen Überblick über alle Hormone und ihren Zusammenhang mit der psychischen und metabolischen Gesundheit geben. Das wäre Stoff für ein ganzes Buch. Stattdessen behandle ich nur kurz ein paar von ihnen: Kortisol, Insulin, Östrogen und die Schilddrüsenhormone – um einige der Zusammenhänge zwischen Hormonen, Stoffwechsel und Mitochondrien zu veranschaulichen.

Kortisol

Es steht außer Frage, dass Kortisol, Stoffwechsel, Mitochondrien und psychische Symptome miteinander vernetzt sind, wie ich das in den vorherigen Kapiteln bereits dargestellt habe. Kortisol spielt eine wichtige Rolle bei der Stressreaktion. Ein hoher Spiegel wurde mit allen Stoffwechselstörungen und zahlreichen psychischen Symptomen – unter anderem Angstzuständen, Furcht, Depressionen, Manie, Psychosen und kognitiven Beeinträchtigungen – in Zusammenhang gebracht. Ein hoher Spiegel im Mutterleib wirkt sich auf die fötale Entwicklung aus und spielt eine Rolle in der Epigenetik, was zur späteren Entwicklung von metabolischen und psychischen Störungen führen kann.

Die Mitochondrien sind immer der Ausgangspunkt von Kortisol, denn sie verfügen über das Enzym zu seiner Bildung. Wird es in den Blutkreislauf freigesetzt, gelangt es in die Zellen und bindet an den Glukokortikoid-Rezeptor (GR), der dann durch Bindung an bestimmte Stellen auf der DNA, die sogenannten Glukokortikoid-responsiven-Elemente *(GRE)*, Tausende von Genen ein- oder ausschaltet. Die Proteine dieser Gene haben weitreichende Auswirkungen auf die Zellen, und all das steht im Zusammenhang mit dem Stoffwechsel. Außer in den GR im Zytoplasma und den GRE im Zellkern befinden sie sich, wie sich zeigt, auch direkt in den Mitochondrien. In gewisser Weise kann man mit Recht sagen, dass Kortisol mit den Mitochondrien beginnt und bei ihnen endet.

Irgendwann gab es in der Psychiatrie einmal die Hoffnung, dass Kortisol der erste maßgebende Biomarker für eine psychische Erkrankung sein würde. Der Dexamethason-Suppressionstest, mit dem die Kortisol-Schwankungen im Laufe des Tages gemessen werden, wurde ausführlich erforscht. Leider kann der Kortisol-Spiegel bei unterschiedlichen psychiatrischen Patientinnen und Patienten tatsächlich zu hoch oder zu niedrig sein. Manche Menschen haben den ganzen Tag über einen zu hohen Spiegel, während andere, insbesondere solche mit einem schweren Trauma, einen anormal niedrigen Spiegel haben können. Die Geschichte wird schnell kompliziert, und die Debatte darüber, wie das kommt und warum, ist noch im Gange. Meine Absicht ist jedoch, einfach darzustellen, dass Kortisol ein Hormon ist, das den Stoffwechsel und die Mitochondrien direkt mit metabolischen und psychischen Störungen in Zusammenhang bringt. So viel steht fest und daran besteht kein Zweifel.

Insulin

Die meisten Menschen kennen Insulin aufgrund seiner Rolle bei Diabetes. Menschen mit einem Diabetes Typ 1 haben einen niedrigen Spiegel, da die Bauchspeicheldrüse nicht genügend Insulin bildet. Menschen mit einem Diabetes Typ 2 sind *insulinresistent*, was bedeutet, dass die Insulinwirkung für eine Nutzung von Glukose als Energiequelle nicht ausreicht bzw. dass die Körperzellen weniger empfindlich auf Insulin reagieren und kaum bis gar keine Glukose mehr aus dem Blut aufnehmen. Ich habe die strengen bidirektionalen Beziehungen zwischen Diabetes und psychischen Störungen bereits besprochen.

Während der letzten fünfzehn Jahre gibt es zunehmend Nachweise dafür, dass die Mitochondrien wichtige Regulatoren für die Bildung und Sekretion von Insulin sind. Sie sind am Glukosestoffwechsel beteiligt und nehmen wahr, wie viel Glukose zur Verfügung steht. Sie steigern die Bildung und Ausschüttung von Insulin nach Bedarf.[1]

Die Mitochondrien spielen bei Diabetes Typ 1 und Typ 2 nachweislich eine bedeutende Rolle, und in manchen Fachkreisen wird darüber spekuliert, ob eine Funktionsstörung der Mitochondrien eventuell die Hauptursache dafür ist. Zahlreiche Indizien unterstützen diese Ansichten. Eine Übersichtsarbeit, in der einige dieser Nachweise dargestellt werden, legt nahe, dass die Mitochondrien in Bezug auf die Ursache, Komplikationen, den Umgang mit und die Verhinderung von Diabetes Typ 1 und Typ 2 wichtig zu sein scheinen.[2] Insulin selbst stimuliert gemäß den Messwerten im Muskelgewebe die Mitochondrien zur Bildung von mehr ATP sowie auch die mitochondriale Biogenese.[3] Als diese Studie jedoch mit Menschen gemacht wurde, die Diabetes Typ 2 hatten, waren diese Wirkungen abgeschwächt oder gar nicht vorhanden. Das bedeutet, dass Menschen mit einem Diabetes vielleicht im Laufe der Zeit aufgrund der Insulinresistenz sogar mehr mitochondriale Funktionsstörungen entwickeln, die einen Teufelskreis auslösen. Das legt nahe, dass die Insulinresistenz sowohl Ursache als auch Folge einer Funktionsstörung der Mitochondrien sein kann.

Doch die Geschichte des Insulins für die Gesundheit des Gehirns beginnt erst mit Diabetes. Insulin spielt auch bei der Gehirnfunktion eine massive und direkte Rolle.[4] Insulinrezeptoren befinden sich im ganzen Gehirn und sind an der Steuerung des Stoffwechsels im gesamten Körper, des Appetits, der Fortpflanzungsfunktionen, der Funktionen der Leber, der Fettspeicher und der Körpertemperatur beteiligt. Das Insulin im Gehirn moduliert die Neurotransmitter-Aktivität und die Funktion der Mitochondrien in den Gehirnzellen. Veränderungen der Signalübermittlung von Insulin sind mit einer Beeinträchtigung der Nervenzellfunktion und der Synapsen-Bildung in Zusammenhang gebracht worden.

Insulin beeinflusst GABA, Serotonin und ausdrücklich Dopamin.[5] Eine Forschungsgruppe zeigte, dass Insulin allein die GABA-Aktivität erhöhen kann.[6] Wir wissen, dass eine Insulinresistenz im Gehirn vorkommen kann. Wenn das der Fall ist, kann sie zu einer Funktionsstörung der Mitochondrien führen, die dann ein Neurotransmitter-Ungleichgewicht zur Folge haben, und dieses kann wiederum eine Überaktivität oder Unteraktivität von Nervenzellen nach sich ziehen. Ich gehe mit Ihnen Schritt für Schritt ein Beispiel durch, das diesen Nachweis unterstützt.

Man findet Insulin-Rezeptoren außer auf den Nervenzellen auch auf Stützzellen wie den Astrozyten, die eine Rolle bei der Energielieferung für die Nervenzellen spielen. Diese Zellen können Einfluss auf die Stimmung und das Verhalten nehmen. Wurden in Tierversuchen diese Insulinrezeptoren genetisch entfernt, kam es zu Veränderungen des Energiestoffwechsels im Gehirn und auch zu Angststörungen und depressiven Verhaltensweisen.[7] Eine Insulinresistenz hätte ähnliche Auswirkungen.

Eine andere Studie mit Tieren verknüpfte das Insulin im Gehirn noch unmittelbarer mit der Funktionsstörung der Mitochondrien und Verhaltensauffälligkeiten.[8] Dafür wurden gehirnspezifische Insulinrezeptoren genetisch entfernt. Dies führte zu einer Funktionsstörung der Mitochondrien, wie durch eine verringerte ATP-Bildung und gesteigerte ROS (reaktive Sauerstoffspezies) festgestellt wurde. Und tatsächlich zeigten die Tiere Angststörungen und Verhaltensweisen, die einer Depression ähnelten.

Wir haben Nachweise, dass die Insulinresistenz auch beim Menschen eine Rolle spielen könnte. Dr. Virginie-Anne Chouinard und meine Kolleginnen und Kollegen in Harvard und dem McLean-Krankenhaus untersuchten das Gehirn von Menschen mit Schizophrenie und einer bipolaren Störung mithilfe bildgebender Verfahren und sahen sich den Grad der Insulinresistenz des Gehirns an.[9] Sie bezogen auch Menschen ein, bei denen kurz vorher eine Psychose aufgetreten war, aber auch deren Geschwister, die keine psychiatrischen Symptome aufwiesen sowie gesunde Kontrollgruppen. Wir wissen, dass Geschwister ein höheres Risiko haben, eine psychische Störung zu bekommen, nachdem Mitglieder ihrer Familie eine entwickelt haben. Was sie feststellten war faszinierend. Das Gehirn von Menschen mit einer Psychose war im Vergleich zu den gesunden Kontrollgruppen von einer Insulinresistenz betroffen, doch die gesunden Geschwister zeigten ebenfalls Anzeichen einer Insulinresistenz, was nahelegt, dass es sich dabei um einen Risikofaktor handeln könnte, der familiär auftritt. Die Forschungsteams suchten weiter nach Unterschieden in der Mitochondrienfunktion bei den Menschen mit einer Psychose und ihren gesunden Geschwistern. Das alles weist darauf hin, dass die Insulinresistenz zuerst auftreten könnte, dann zur Funktionsstörung der Mitochondrien führt und diese wiederum zur Psychose. Interessanterweise zeigte keine der Gruppen (Betroffene, Geschwister oder Kontrollgruppen) Unterschiede in Bezug auf den Body-Mass-Index, das Körperfett, den Cholesterinspiegel oder die körperliche Aktivität – somit wäre man aufgrund ihrer äußeren Erscheinung oder im Gespräch darüber, ob sie sich sportlich betätigen, niemals in der Lage zu sagen, dass sie eine Insulinresistenz im Gehirn hatten.

Eine sogar noch überzeugendere Studie begleitete fast 15.000 Kinder ab dem Alter von einem Jahr bis zum Alter von vierundzwanzig Jahren.[10] Die Forschungsteams bestimmten den Nüchtern-Insulin-Spiegel im Alter von neun, fünfzehn, achtzehn und vierundzwanzig Jahren. Sie bestimmten auch das Psychose-Risiko der Kinder. Was sie feststellten, war alarmierend. Kinder, die ab dem Alter von neun Jahren einen anhaltend hohen Insulinspiegel aufwiesen (ein Zeichen von Insulinresistenz), hatten ein fünfmal höheres Risiko, eine Psychose zu entwickeln, was bedeutet, dass sie zumindest einige besorgniserregende Anzeichen zeigten, und es war dreimal wahrscheinlicher, dass bei ihnen bereits eine bipolare Störung oder Schizophrenie diagnostiziert wurde, als sie vierundzwanzig wurden. Diese Studie demonstrierte ganz klar, dass es zuerst zur Insulinresistenz kommt und dann zur Psychose.

Auch von Alzheimer ist bekannt, dass eine Insulinresistenz im Gehirn beteiligt ist. Manche bezeichnen ihn als »Diabetes Typ 3«. Es liegen starke Nachweise vor, dass das Gehirn bei Alzheimer aufgrund einer Insulinresistenz nicht genügend Energie aus Glukose bekommt und dass das eine Funktionsstörung der Mitochondrien nach sich zieht. Die am meisten betroffenen Gehirnareale weisen die meisten Plaques und Knötchenbildungen auf – sie sind die Merkmale dieser Störung.[11]

Insulin zur Behandlung

Kann also Insulin aufgrund all dieser Nachweise eine Rolle bei der Behandlung psychischer Störungen spielen?

Interessanterweise ist der Einsatz von Insulin in der Psychiatrie nicht neu. Von 1927 bis in die 1960er-Jahre war die Insulin-Koma-Therapie zur Behandlung von schweren psychischen Störungen weit verbreitet. In den Kliniken wurden den Betroffenen große Dosen Insulin verabreicht, bis sie in ein Koma fielen. Dieser Prozess wurde mehrmals in der Woche wiederholt. Die meisten Berichte aus dieser Zeit weisen darauf hin, dass das eine hoch wirksame Therapie war, zumindest für manche Menschen. Das war einmal die am weitesten verbreitete Behandlungsweise bei einer Psychose und schweren Depressionen in der westlichen Welt. Als die Psychopharmaka auf den Markt kamen, war sie nicht mehr gefragt. Ich möchte unter gar keinen Umständen, dass sie wieder angewendet wird. Insulin feiert im Bereich der psychischen Gesundheit jedoch tatsächlich ein Comeback.

Seit ein paar Jahren wird in der Alzheimer-Forschung intranasales Insulin in klinischen Studien eingesetzt. Die leichteste und schnellste Möglichkeit, sofort einen hohen Insulinspiegel im Gehirn zu erzeugen, der die Insulinresistenz aufhebt, ist, Insulin in die Nase zu spritzen. Die frühen Ergebnisse waren vielversprechend. Eine Pilot-Studie mit intranasalem Insulin bei 105 Probandinnen und Probanden, die an einer leichten kognitiven Beeinträchtigung oder Alzheimer litten, ergab, dass sie ihre kognitiven Fähigkeiten behielten und sich in der Positronen-Emissions-Tomographie (PET) über vier Monate ein verbesserter Glukose-Stoffwechsel im Gehirn zeigte.[12] Leider ergab eine größere Nachfolgestudie mit 289 Menschen über einen Zeitraum von zwölf Monaten keinen Nutzen, doch es gab Bedenken, dass die Abgabevorrichtung für das Insulin eventuell defekt war.[13]

Bei einer Studie wurde zweiundsechzig Patientinnen und Patienten mit einer bipolaren Störung intranasales Insulin verabreicht; man wollte sehen, ob es ihre kognitive Funktion über einen Zeitraum von acht Wochen bessern konnte. Die Menschen, die Insulin bekamen, zeigten im Vergleich zu denjenigen, denen das Placebo gegeben wurde, eine Verbesserung der exekutiven Funktionen.[14]

Es ist natürlich noch mehr Forschungsarbeit erforderlich, bevor es Insulin in die klinische Praxis schafft, doch einige Forscherinnen und Forscher arbeiten daran.

Viel wichtiger für die Behandlung ist jedoch die Bestimmung Ihres Insulin- und Blutzuckerspiegels, um Probleme wie eine Insulinresistenz und eine Hypoglykämie festzustellen. Obwohl nicht immer ein direkter Zusammenhang zwischen dem besteht, was im Gehirn geschieht und was im Venenblut festgestellt werden kann, können diese Informationen hilfreich und manchmal von unschätzbarem Wert sein. Es stehen viele Tests und Instrumentarien zur Verfügung – für den Nüchternblutzucker- und Nüchterninsulin-Spiegel, orale Glukosetoleranz-Tests, Vorrichtungen für die kontinuierliche Glukoseüberwachung und andere. Dazu müssen Sie sich an Ihren Arzt oder Ihre Ärztin wenden. Wenn Sie ein Problem feststellen, spielt es mit großer Wahrscheinlichkeit eine Rolle bei Ihren psychischen Symptomen. Es gibt viele Möglichkeiten, dieses Problem anzugehen. Darum geht es in den folgenden Kapiteln. Veränderungen in der Lebensweise können eine hochwirksame Maßnahme sein – insbesondere in Bezug auf Ernährung und Bewegung.

Östrogen

Die meisten Menschen kennen Östrogen, da es mit der Fortpflanzungsfähigkeit von Frauen in Zusammenhang steht, doch das ist nur eine seiner vielen Rollen. Der Titel eines wissenschaftlichen

Übersichtsartikels sagt eigentlich schon alles: *Estrogen: A Master Regulator of Bioenergetic Systems in the Brain and Body.*[15] (Östrogen: Ein Meister-Regulator des bioenergetischen Systems in Gehirn und Körper.)

Östrogen wirkt sich tiefgreifend auf den Stoffwechsel aus. Es spielt nachweislich eine wichtige Rolle für die psychische Gesundheit bei Fettleibigkeit, Diabetes und Herz-Kreislauf-Erkrankungen. Es beeinflusst auch direkt den Gehirnstoffwechsel und hat weitreichende Auswirkungen auf die Stimmung, die Kognition und andere Gehirnfunktionen.

Die Mitochondrien bilden Östrogen. Wie bei Kortisol steuern sie den ersten Schritt zu seiner Synthese. Die Mitochondrien enthalten auch Östrogenrezeptoren. Wie Kortisol kann Östrogen manchmal mit den Mitochondrien beginnen und bei ihnen enden. Die meisten Östrogenrezeptoren gibt es jedoch nicht auf den Mitochondrien, sondern auf der Außenseite der Zellen. Sie befinden sich sowohl bei Männern also auch bei Frauen im ganzen Gehirn auf den Nerven- und Gliazellen. Es gibt sie auch im ganzen Körper. Gleichwohl laufen viele der Signalwege des Östrogens am Ende auf den Mitochondrien zusammen, selbst wenn es sich an den Rezeptor außerhalb der Zelle bindet.

Bei Frauen im gebärfähigen Alter schwankt der Östrogenspiegel den ganzen Monat hindurch. Viele Frauen haben im Zusammenhang mit den Veränderungen des Östrogenspiegels *psychische* und *metabolische* Schwankungen. Dazu können Stimmungsschwankungen, Veränderungen beim Appetit und Heißhungerattacken gehören. Es gibt dafür tatsächlich eine Diagnose – prämenstruelle dysphorische Störung (PMDS) – zur Beschreibung einiger der psychischen Symptome, wenn sie schwerwiegend sind. Doch bei Frauen, bei denen andere psychische Störungen diagnostiziert wurden, können die Symptome auch um die Zeit ihrer Periode herum schwanken, und man kann die Uhr nach ihnen stellen. Das gilt für alle psychischen Symptome: Depressionen, Angstzustände, bipolare Störungen, psychotische Symptome, Konzentrationsprobleme usw., getreu der Theorie der Gehirnenergie. Wie ich bereits gezeigt habe, ist bei Frauen die Wahrscheinlichkeit einer Depression doppelt so hoch wie bei Männern. Diese Hormonschwankungen und ihre Auswirkungen auf den weiblichen Stoffwechsel mögen einiges davon erklären. Außerdem führt der Blutverlust durch die Menstruation zu einem Verlust von Stoffwechselreserven wie Eisen, was sich metabolisch auch negativ auswirken kann.

Eine Schwangerschaft und der Zeitraum nach der Geburt sind Zeiten, in denen ein hohes Risiko für psychische Symptome besteht, wahrscheinlich wegen der Hormonschwankungen und insbesondere aufgrund der Belastungen, die eine Schwangerschaft für den Stoffwechsel darstellt. Die Nährstoffe und die für die Entwicklung eines Kindes im Mutterleib erforderlichen Stoffwechselressourcen sind riesig. Das führt zu einer stoffwechselbedingten körperlichen Anfälligkeit der Frau. Wenn man es recht bedenkt, birgt eine Schwangerschaft ein erhöhtes Risiko für metabolische und psychische Störungen – die Gewichtszunahme (wenn sie höher als erforderlich bzw. normal ist, um ein gesundes Kind auszutragen), Schwangerschaftsdiabetes, Eklampsie (schwere Schwangerschaftserkrankung, zu der Bluthochdruck und Krampfanfälle gehören) und natürlich eine Verschlimmerung der meisten psychischen Störungen. Eine Wochenbettdepression ist ein wohlbekanntes Phänomen, doch manche Frauen haben eine postpartale Manie oder eine Psychose.

Die Menopause geht mit einem rasch sinkenden Östrogenspiegel einher. Viele Frauen bekommen psychische Symptome, einschließlich Depressionen, Angstzuständen, einer Manie und sogar einer Psychose. Bei Frauen, die schon vor der Menopause Depressionen hatten, ist das Risiko, um die Zeit der Menopause herum depressiv zu werden, um das Fünffache erhöht. Der Stoffwechsel der Gehirnenergie sinkt deutlich ab. Eine Studie untersuchte den Übergang von dreiundvierzig Frauen in die Menopause. Sie ergab, dass der Stoffwechsel der Gehirnenergie nicht nur absank, sondern dass dies in einem direkten Zusammenhang mit einer Verschlechterung der mitochondrialen Gesundheit stand.[16] Nach der Menopause haben Frauen im Vergleich zu Männern nachweislich ein höheres Alzheimer-Risiko. Bei manchen Frauen können diese Stoffwechselanomalien mit der

Zeit von selbst vergehen, doch bei anderen scheinen sie zu einem Dauerzustand zu werden. Sie setzen diese Frauen wahrscheinlich einem erhöhten Risiko für psychische Störungen und Alzheimer aus. In der Forschung wurde bei Rhesusaffen ein direkter Zusammenhang zwischen Gedächtnis, Östrogen und Mitochondrien festgestellt.[17] Bei den weiblichen Affen mit einem schlechten Gedächtnis wurden mehr missgebildete, runde (wie ein Donut) Mitochondrien an den Synapsen im präfrontalen Kortex gefunden. Wurde bei ihnen die Menopause operativ ausgelöst, zeigten sie tatsächlich Anzeichen einer Gedächtnisbeeinträchtigung, und die Anzahl der wie ein Donut geformten Mitochondrien nahm zu. Bekamen die Affen eine Östrogen-Ersatztherapie, wurden die Gedächtnisprobleme und die Anomalien der Mitochondrien besser.

Östrogen zur Behandlung

Millionen von Frauen verhüten oral. Diese Pillen enthalten meist Östrogen und Progesteron. Manchmal wirken sie sich negativ auf die Stimmung aus, doch paradoxerweise werden sie bisweilen auch zur Behandlung von Stimmungsproblemen wie PMDS (der prämenstruellen dysphorischen Störung) eingesetzt. Es kann schon verwirrend sein: Helfen sie nun oder schaden sie? Letztendlich gibt es wahrscheinlich Unterschiede bei den Frauen, auf manche wirken sie positiv und auf andere negativ. Eine Studie mit mehr als einer Million Frauen zwischen fünfzehn und vierunddreißig Jahren, die die Pille zur Empfängnisverhütung nahmen, ergab, dass sie im Vergleich zu Frauen, die sie nicht nahmen, eine etwas höhere Wahrscheinlichkeit hatten, Depressionen zu bekommen oder ein Antidepressivum zu nehmen.[18] Eine andere Studie mit einer halben Million Frauen im Alter von fünfzehn Jahren ergab, dass diejenigen, die die Pille nahmen, mit einer doppelt so hohen Wahrscheinlichkeit einen Selbstmordversuch unternahmen und mit einer dreifach höheren Wahrscheinlichkeit Selbstmord begingen.[19] Die Pille zur Empfängnisverhütung enthält nicht die gleichen Hormonmengen, die natürlicherweise im Körper vorliegen, also könnte das vielleicht diese Ergebnisse erklären. Für Frauen mit Symptomen bezüglich der Stimmung ist es wichtig, dass sie durch ärztliche Betreuung Wege finden, das Risiko einer unerwünschten Schwangerschaft sowie auch ihre psychischen Gesundheitsbedürfnisse in den Griff zu bekommen.

Eine Hormon-Ersatztherapie nach der Menopause spielt vielleicht für manche Frauen eine Rolle. Angesichts von immer mehr Nachweisen bezüglich der Rolle von Östrogen im Gehirn muss die Östrogendosierung zur Optimierung der Gehirngesundheit vielleicht tatsächlich überdacht werden.

Schilddrüsenhormone

Schilddrüsenhormone sind nachweislich die Meisterregulatoren des Stoffwechsels schlechthin. Soweit die Forschung es beurteilen kann, wirken sie sich auf jede Zelle des menschlichen Körpers aus. Schilddrüsenhormone erhöhen den Stoffwechsel und bringen die Mitochondrien auf Trab. Sie spielen eine wichtige Rolle beim Wachstum, in der Entwicklung, bei der Temperatursteuerung und bei der Funktion jedes Organs, insbesondere des Gehirns. Bei Menschen mit einem Überschuss oder einem Mangel an Schilddrüsenhormonen sind Probleme fast immer offenkundig.

Manche ihrer Wirkmechanismen werden zwar noch erarbeitet, doch was ganz klar und eindeutig ist, sind die Wirkungen, die sie auf die Mitochondrien haben. Schilddrüsenhormone stimulieren direkt oder indirekt die Mitochondrien zur Bildung von ATP oder Wärme. Mitochondrien haben Schilddrüsenhormon-Rezeptoren, daher bekommen sie das Signal manchmal direkt. Sie wirken jedoch auch über Gene im Zellkern, die sich dann auf die Mitochondrien auswirken. Schilddrüsenhormone stimulieren nachweislich die mitochondriale Biogenese und erhöhen die Gesamtzahl der Mitochondrien in den Zellen.[20] Sie lösen auch eine Mitophagie aus – den Reparaturprozess der Mitochondrien.[21] Wie Sie bereits wissen, wirken sich diese stark auf die Gesundheit des Menschen aus.

Eine Hypothyreose, die Schilddrüsenunterfunktion, tritt bei einer unteraktiven Schilddrüse auf, die weniger Schilddrüsenhormone bildet, als der Körper benötigt. Meist geschieht das aufgrund einer Autoimmunerkrankung, aber es gibt auch zahlreiche andere Ursachen. Es kann zu vielen metabolischen und psychischen Symptomen kommen, unter anderem zu Gewichtszunahme, Fettleibigkeit, Herzerkrankungen, Erschöpfung, einem vernebelten Gehirn und Depressionen. Weniger bekannt ist, dass auch ein Zusammenhang mit der bipolaren Störung, mit Schizophrenie und Demenz besteht.[22] Tritt eine Hypothyreose bei Kindern in der Entwicklung auf, kann das zu tiefgreifenden neurologischen Mängeln führen (Kretinismus). Die Theorie der Gehirnenergie bietet neue Möglichkeiten, um all das zu verstehen. Sie schafft eine Verbindung zwischen diesen scheinbar verschiedenen Krankheiten durch einen einzigen gemeinsamen Weg, die Mitochondrien.

Schilddrüsenhormone zur Behandlung

Schilddrüsenhormone werden seit Jahrzehnten zur Behandlung von psychischen Störungen eingesetzt, selbst wenn Menschen einen normalen Hormonspiegel aufweisen. Sie werden häufig bei einer therapieresistenten Depression und einer bipolaren Störung genutzt. Man war jedoch bisher nicht in der Lage zu erklären, wie und warum sie wirksam sind. Die Theorie der Gehirnenergie bietet eine offenkundige Erklärung. Schilddrüsenhormone erhöhen nicht nur sofort den Stoffwechsel, sondern auch die Gesundheit und die Anzahl der Mitochondrien. Wenn man mehr Arbeitskräfte bekommt, funktionieren die Zellen besser. Die Steigerung des Stoffwechsels bringt jedoch das Risiko einer Überstimulierung der Zellen, insbesondere der übererregbaren, mit sich. Daher können Schilddrüsenhormone bei manchen Menschen unerwünschte Symptome verursachen oder verschlimmern.

Zusammenfassung

- Hormone und andere Stoffwechselregulatoren spielen eine gewaltige Rolle in der metabolischen und der psychischen Gesundheit.
- Haben Sie Anzeichen oder Symptome von Hormonschwankungen, sollten Sie sie ärztlich abklären und behandeln lassen.
- Haben Sie chronische psychische oder metabolische Symptome, ohne dass es dafür eine eindeutige Erklärung gibt, sollten Sie eine

umfassende Untersuchung ihres Hormonstatus in Betracht ziehen.
- Eine Aufstellung Ihrer aktuellen Hormonbehandlungen ist wichtig, etwa bei hormoneller Empfängnisverhütung oder wenn Sie wegen Diabetes behandelt werden, da das für Ihre psychische Gesundheit (im Guten wie im Schlechten) eine Rolle spielen kann.

Eine Erfolgsgeschichte:
James – »Es liegt an meiner Schilddrüse«

Als ich James zum ersten Mal traf, war er vierundfünfzig Jahre alt und litt seit dreißig Jahren an einer bipolaren Störung. Jeden Herbst bekam er Depressionen, die bis zum Frühjahr anhielten, obwohl er mehr als zwanzig Antidepressiva und Medikamente zur Stabilisierung der Stimmung ausprobierte. Seine Depressionen lähmten ihn. Oft konnte er morgens gar nicht aufstehen. Bei ihm wurde auch eine Hypothyreose, ein hoher Blutdruck, ein hoher Cholesterinspiegel und eine Schlaf-Apnoe (Atemaussetzer im Schlaf) diagnostiziert. Durch die normale Dosierung seines Schilddrüsenmedikaments – ausreichend, um den Hormonspiegel in einen »gesunden« Bereich zu heben – waren seine Depressionen nicht gebessert worden, doch wir beschlossen, es mit einer hochdosierten Schilddrüsenhormon-Behandlung zu versuchen. Das bewirkte sehr viel! Der Hormonspiegel seiner Schilddrüse war jetzt anormal hoch, daher mussten wir Nebenwirkungen im Blick behalten, etwa Herzrhythmusstörungen und Osteoporose. Doch insgesamt vertrug er die Therapie recht gut, und sie veränderte sein Leben. Seine ständig wiederkehrenden Depressionen waren so gut wie weg. Nach etwa zehn Jahren Behandlung mit hochdosierten Schilddrüsenhormonen konnte er die Dosis auf eine normale Menge absenken, und es geht ihm bis heute weiterhin gut. Er nimmt immer noch eine geringe Dosis eines Antidepressivums und gelegentlich ein Schlafmittel, doch er hat jetzt seit vielen Jahren keine schwere Depression mehr gehabt. Zu der Zeit, als ich James auf diese Art behandelte, wusste ich nicht, wie und warum sie wirkte. Aber jetzt weiß ich es: Es ist die Gehirnenergie.

13

Mitursache: Entzündungen

Die Entzündung spielt eine wichtige Rolle beim Stoffwechsel, bei der Funktion der Mitochondrien, der psychischen Gesundheit sowie der Stoffwechselgesundheit. Daher spielt sie auch eine wichtige Rolle in der Theorie der Gehirnenergie.

Beginnen wir mit einer grundlegenden Betrachtung – viele Menschen halten die Entzündung für etwas Schlechtes. Bei Menschen mit metabolischen und psychischen Störungen wird oft eine geringgradige Entzündung festgestellt. Viele spekulieren, dass eine Nervenentzündung die zugrunde liegende Ursache zumindest von manchen psychischen und neurologischen Störungen sein könnte. An COVID erkrankte Menschen können infolge von Zytokinstürmen (einer überaktiven Entzündungsreaktion) sterben. Eine anhaltende Entzündung gilt als eine der Hauptverdächtigen in Bezug auf die Ursachen von Long COVID mit monate- oder jahrelangen psychischen und neurologischen Symptomen nach einer Infektion. Um Autoimmunerkrankungen handelt es sich, wenn eine Entzündung und das Immunsystem den eigenen Körper angreifen. Ein »Leaky Gut«, eine durchlässige Darmwand, kann eine chronische Entzündung verursachen. Eine Entzündung ist also, so erfahren wir, der Auslöser vieler Dinge, die uns plagen. Es wird uns gesagt, dass wir eine Entzündung eindämmen müssen.

Eine Entzündung ist jedoch nicht immer schlecht. Sie tritt ständig auf. Sie ist meist ein normaler Prozess, der unzählige positive Rollen im menschlichen Körper spielt. Sie ist am Kampf gegen Infektionen und an der Heilung von Verletzungen beteiligt. Sie hat viele Signalfunktionen. Sie gehört zur normalen Stressreaktion. Entzündungsfördernde Zytokine sind eine Möglichkeit, dem Körper und dem Gehirn Stresssymptome zu senden. Mikrogliazellen, die Immunzellen des Gehirns, spielen eine Rolle bei der Gehirnentwicklung sowie für das Lernen und das Gedächtnis. Ohne Entzündungen wären wir nicht überlebensfähig.

Entzündung, Stoffwechsel und psychische Zustände

Die Entzündung ist eine Möglichkeit, durch die der Körper Stoffwechselressourcen einsetzt und nutzt und dabei den Stoffwechsel direkt beeinflusst.

Wenn die entzündungsfördernden Zytokine freigesetzt werden, steigt die Blutzufuhr zur betreffenden Körperregion und bringt Sauerstoff, Glukose, Aminosäuren und Fette mit sich, die auf irgendeine Weise genutzt werden sollen. Die Entzündung *ruft* diese Ressourcen *herbei*, und der Körper teilt Energie und Vorräte zu. Dazu kann es aufgrund von Infektionen oder Verletzungen oder als Reaktion auf alte oder absterbende Zellen kommen.

Eine Entzündung kann die Bildung von mehr Immunzellen und Antikörpern auslösen. Diese können im Kampf gegen Viren, Bakterien und selbst bei neu gebildeten Krebszellen lebensrettend sein, doch ihre Bildung kostet Energie und Ressourcen. Beim Umgang mit diesen Situationen setzt der Körper Prioritäten, da sie das Überleben des Organismus bedrohen. Andere Male teilt der Körper Ressourcen zu, damit Anpassungsveränderungen stattfinden können, etwa die Vergrößerung von Muskeln nach einem Training oder die Zufuhr von Stoffwechselressourcen zu bestimmten Gehirnbereichen für neue Lernprozesse. Selbst in diesen Situationen »ruft« die Entzündung Ressourcen an diese Orte. In solchen Szenarien stehen allen anderen Körperzellen weniger Stoffwechselressourcen zur Verfügung. Mit anderen Worten: Eine Entzündung fordert einen Tribut – einen metabolischen Tribut.

Hohe Entzündungswerte können Emotionen, Gedanken, Motivationen und Verhaltensweisen verändern. Bei Menschen mit einer Virusinfektion oder Krebs können sie zum Beispiel auch psychische Veränderungen verursachen. Menschen werden lethargisch, ziehen sich zurück, verlieren die Motivation, sind weniger zuversichtlich, möchten sich wahrscheinlich in ihr Bett legen und ihre Ruhe haben. Sie sind alle anpassungsfähig. Sie sind normal und gesund, auch wenn sie dafür sorgen, dass sich die Menschen elend fühlen. Diese

Veränderungen ermöglichen die Erhaltung von Stoffwechselressourcen. Der Körper kämpft für sein Überleben. Das ist keine Zeit, um zu spielen, zu trainieren oder auch, um sich fortzupflanzen. Alle verfügbaren Ressourcen müssen für das Überleben eingesetzt werden. In der Forschung wurde das von manchen Fachleuten als Erhaltungs-Rückzugs-Verhalten (conservation-withdrawal behaviour) bezeichnet, und die Beobachtungen wurden dazu genutzt, einige Symptome von Depressionen besser zu verstehen.

Aber es kann auch in die andere Richtung gehen. Psychische Zustände können eine Entzündung verursachen. Eine faszinierende Studie befasste sich mit Menschen und Affen, die einsam waren. Sie ergab, dass Einsamkeit die Stressreaktion steigerte und ein bestimmtes Muster der Immunzellaktivierung auslöste.[1] Das hinterließ bei den einsamen Menschen und Affen eine chronische geringgradige Entzündung. Sie waren auch anfälliger für eine Virusinfektion. Das Forschungsteam der Studie ging so weit, die Affen mit einem Virus zu infizieren, und tatsächlich hatten die einsamen Affen eine beeinträchtigte Immunreaktion. Das erklärt, warum ein psychisches Symptom wie Einsamkeit mit einem höheren Maß von nicht nur psychischen Störungen, sondern auch mit Herz-Kreislauf-Erkrankungen, Alzheimer und vorzeitigem Tod in Zusammenhang gebracht wurde.[2]

Wenn eine Entzündung über einen längeren Zeitraum besteht oder wenn sie extrem stark ist, kann die Stoffwechselbelastung psychische und metabolische Störungen auslösen oder verschlimmern. Wenn Infektionen, Allergien, Krebserkrankungen und Autoimmunerkrankungen aufflammen, kann es vermehrt zu neu auftretenden psychischen Störungen oder bei Menschen, die bereits Störungen haben, zu einer Verschlimmerung von psychischen Symptomen kommen. Um ein überraschendes Beispiel zu geben: Bei Menschen mit einer laufenden Nase (Schnupfen) – etwa durch Heuschnupfen – zeigt sich eine um 86 Prozent höhere Wahrscheinlichkeit, Depressionen zu bekommen.[3] Diese Entzündungszustände sind auch gut bekannte Ursachen für ein Delir bei älteren Menschen. Gleichermaßen kann es zu vermehrten Symptomen bei metabolischen Störungen kommen. Bei Menschen mit Diabetes steigt der

Blutzuckerspiegel. Wer eine Herz-Kreislauf-Erkrankung hat, kann einen höheren Blutdruck, Brustschmerzen oder einen weiteren Herzinfarkt bekommen.

Eine große Bevölkerungsstudie in Dänemark mit mehr als einer Million Kindern ergab, dass Kinder, die wegen einer schweren Infektion ins Krankenhaus kamen, mit einer um 84 Prozent höheren Wahrscheinlichkeit anschließend eine psychische Störung entwickelten und dass ihnen mit einer um 42 Prozent höheren Wahrscheinlichkeit ein Psychopharmakum verschrieben wurde.[4] Das größte Risiko bestand innerhalb einer dreimonatigen Infektion. Bei Teenagern stiegen Zwangskrankheiten um das Achtfache an. Für den Fall, dass Sie glauben, alle diese Kinder waren nur »ängstlich«, weil sie ins Krankenhaus gebracht wurden: Zu den häufigsten Diagnosen gehörten Schizophrenie, eine Zwangskrankheit, Persönlichkeitsstörungen, eine Intelligenzminderung, Autismus, ADHS, Trotzverhalten, eine Verhaltensstörung und eine Tic-Störung. Das sind schwerwiegende Erkrankungen und Störungen des Gehirns, nicht einfach nur eine *Angststörung* aufgrund des Krankenhausaufenthalts. Und wie Sie bemerken werden, sind die Diagnosen breitgefächert und nicht auf eine Störung oder Krankheit beschränkt, was mit der Theorie über die Gehirnenergie übereinstimmt.

Dies sind nur ein paar Beispiele aus der Forschung, die zeigen, dass Entzündungszustände zur Entwicklung oder Verschlechterung von psychischen und metabolischen Störungen führen können. Doch gibt es Nachweise für eine Beteiligung der Mitochondrien?

Entzündungen und Mitochondrien

Entzündungen und Mitochondrien bilden eine komplizierte Feedback-Schleife. Die Mitochondrien sind an vielen Aspekten der normalen Entzündungsreaktion beteiligt und können sie ein- und ausschalten. Eine Entzündung kann wiederum die Funktion der Mitochondrien beeinträchtigen. Außerdem kann eine Funktionsstörung der Mitochondrien, selbst aufgrund anderer Ursachen, zu einer Entzündung führen. Das Ganze ist ein Teufelskreis. Ich gehe im Folgenden mit Ihnen Schritt für Schritt die Nachweise durch, die das unterstützen.

Die Mitochondrien spielen bei der normalen Entzündung eine Rolle. Im Kapitel über die Mitochondrien (→ Seite 150ff.) habe ich bereits über die Studie berichtet, die zeigt, dass sie für die verschiedenen Phasen der Wundheilung in Makrophagen (Fresszellen) verantwortlich sind. In dem wissenschaftlichen Artikel *Mitochondria in Innate Immune Responses* (Die Mitochondrien bei angeborenen Immunreaktionen) wurden die vielen komplizierten Möglichkeiten besprochen, an denen die Mitochondrien bei vielen Aspekten der Immunreaktion direkt oder indirekt beteiligt sind, wozu auch die Bekämpfung von Viren und Bakterien gehört, dass sie aber auch eine Rolle bei Zellschäden und Stress spielen.[5] Eine weitere Arbeit, die in der Zeitschrift *Cell* veröffentlicht wurde, stellte fest, dass die Mitochondrien eine Rolle beim Absterben von Immunzellen zu spielen scheinen, wenn es darum geht, die Immunreaktion abzuschalten.[6] Funktionieren die Mitochondrien in diesen Zellen nicht richtig, gibt es Probleme mit Entzündungen und mit der Funktion der Immunzellen. Das kann entweder zu einer überaktiven oder einer unteraktiven oder einer entzündlichen Reaktion führen. Dies wurde bei vielen psychischen und metabolischen Störungen beobachtet.

Die Entzündung beeinflusst die Mitochondrienfunktion direkt. Zum Beispiel wurde festgestellt, dass der Tumornekrosefaktor (TNF), ein entzündungsförderndes Zytokin, die Mitochondrienfunktion direkt hemmt.[7] Ein noch wichtigeres Beispiel ist Interferon, ein weiteres entzündungsförderndes Zytokin. Seine Bildung wird von den Mitochondrien stark beeinflusst, hemmt jedoch nachweislich auch drei Mitochondrien-Gene, was zu Veränderungen bei der Mitochondrienfunktion führt.[8] Außerdem unterdrückt Interferon nachweislich die mitochondriale ATP-Bildung in manchen Gehirnzellen direkt.[9] Was das zu einem so wichtigen Beispiel macht, ist die Möglichkeit, dass Interferon zur Behandlung von schweren Infektionen oder Krebs eingesetzt werden kann. Kurz nach Beginn der Verabreichung von Interferon kann im Hinblick auf psychiatrische Symptome eine wahre Hölle losbrechen – im Grunde kann alles passieren. Auf der

Liste stehen unter anderem Depressionen, Erschöpfung, Reizbarkeit, Schlaflosigkeit, suizidales Verhalten, manische Symptome, Angststörungen, psychotische Symptome, Konzentrationsschwierigkeiten und Delir.[10] Alle existierenden psychischen Störungen können mit Interferon schlimmer werden. Also, da haben wir es wieder. Ein Medikament, Interferon, kann jedes Symptom erzeugen, das in der Psychiatrie bekannt ist. Warum? Durch die Mitochondrien.

Es gibt zahlreiche andere Möglichkeiten, wie sich Entzündungen, Immunzellen und Zytokine auf die Mitochondrienfunktion auswirken können, aber für unsere Zwecke ist die Quintessenz, dass eine Entzündung eine Funktionsstörung der Mitochondrien verursachen kann.

Eine Entzündung kann auch die Entwicklung des Gehirns beeinträchtigen. Bei einem Fötus oder einem kleinen Kind kann die Gehirnentwicklung aufgrund von Entzündungszuständen anormal verlaufen.

Zum Beispiel bringt eine schwangere Frau, die eine Infektion hat, mit einer 80 Prozent höheren Wahrscheinlichkeit ein autistisches Kind zur Welt.[11] Es gibt viele Tier-Studien zu Autismus, bei denen trächtigen Mäusen Entzündungsstoffe injiziert wurden, um Autismus bei den Nachkommen auszulösen. Wie können wir all das miteinander verknüpfen? Durch die Mitochondrien.

Eine Entzündung kann auch eine Folge der mitochondrialen Funktionsstörung sein. Zusätzlich zur Funktionsstörung der Mitochondrien in den Immunzellen, von denen die entzündungsfördernde und immunologische Reaktion direkt beeinflusst wird, kann es, wenn die Mitochondrien in anderen Zellarten nicht richtig funktionieren, auch zu der geringgradigen Entzündung kommen, die wir bei vielen Menschen mit metabolischen und psychischen Störungen feststellen.

Metabolisch beeinträchtigte Zellen können in einen Zustand der Störung geraten. Sie können Instandhaltungsprobleme haben, schrumpfen oder absterben. Sie können ein hohes Maß an oxidativem Stress haben. All das löst eine Entzündung aus. Die Zellen senden Signale aus, schadenassoziierte molekulare Muster (DAMPs, engl. Damage Associated Molecular Patterns), dass sie Reparaturbedarf haben. Abgestorbene Zellen müssen sofort ordnungsgemäß entsorgt werden. Die Entzündung erfüllt diesen Zweck. Tatsächlich sind die Mitochondrien selbst oder zumindest Teile davon nachweislich starke DAMPs. Wenn sie von einer kämpfenden Zelle freigesetzt werden, löst das eine Entzündung aus. Sie ist in diesen Fällen eine normale Reaktion. Sie ist nicht das Hauptproblem, stattdessen das Symptom eines metabolischen Problems. Greift man hier ein, ändert sich wahrscheinlich nichts. In manchen Fällen könnten sich die Dinge verschlechtern, da der normale Heilungsprozess gestört werden kann. Die mit all den psychischen und metabolischen Störungen einhergehende geringgradige Entzündung ist wahrscheinlich eine Folge einer ausgedehnten Stoffwechselstörung. Um das Problem anzugehen, müssen wir verstehen, wodurch die metabolischen Probleme überhaupt verursacht werden. Dazu kann eine Vielzahl von Faktoren gehören, etwa eine schlechte Ernährung, Stress, hormonelle Probleme, Schlafmangel, starker Alkohol- und Drogenkonsum und andere Toxine. Von manchen wird bald noch ausführlicher die Rede sein. Um uns mit diesem Problem befassen zu können, müssen wir uns mit der Funktionsstörung der Mitochondrien in den Zellen befassen. Wenn wir die Gesundheit des Stoffwechsels wiederherstellen können, hört die Entzündung auf.

Die Rolle der Entzündung bei der Behandlung

Seit Jahrzehnten ist die Eindämmung von Entzündungen in der Forschung von größtem Interesse. Man hat Antioxidantien und Entzündungshemmer für metabolische und psychische Störungen untersucht. Für diese Forschung wurden viele Milliarden Dollar ausgegeben. Zur Liste der Agenzien gehören zum Beispiel Vitamin E, Omega-3-Fettsäuren, N-Acetylcystein und nicht steroidale Entzündungshemmer wie Ibuprofen. Letzten Endes scheinen sie alle in der Behandlung nicht so gut zu wirken. Ihr Einsatz bei Depressionen, Schizophrenie, Alzheimer, Herz-Kreislauf-Erkrankungen, Fettleibigkeit und Diabetes ist bestenfalls enttäuschend, obwohl alle diese

Störungen mit höheren chronischen Entzündungswerten einhergehen. In einer Metaanalyse zeigten manche dieser Agenzien leichte positive Wirkungen bei manchen psychischen Störungen, doch die Verbesserungen waren minimal und klinisch nicht von Bedeutung.[12] Angesichts dessen, dass die Entzündung eine Rolle bei normalen Gehirn- und Körperfunktionen spielt, ist es darüber hinaus möglich, dass ihre medikamentöse Eindämmung eventuell langfristige unbeabsichtigte Folgen hat.

Spielt also die Entzündung bei der Behandlung eine Rolle? Ja, das tut sie.

Zunächst einmal gibt es viele Lebensstilfaktoren, die ich bereits erwähnt habe, die ausgedehnte Funktionsstörungen der Mitochondrien verursachen können. Diese können dann zu einer chronischen Entzündung führen. Befasst man sich damit, kann das eine erhebliche Rolle bei der Eindämmung der Entzündung sowie bei der Beseitigung metabolischer und psychischer Störungen spielen. Die Einnahme eines Antioxidans, um den negativen Auswirkungen dieser Lebensstilfaktoren entgegenzuwirken, funktioniert einfach nicht.

Autoimmunstörungen gehen mit einem hohen Entzündungspegel einher und spielen eine Rolle bei psychischen und metabolischen Störungen. Es ist wichtig, sich mit ihnen zu befassen. Manchmal sind dafür eventuell entzündungshemmende Behandlungen erforderlich. In anderen Fällen könnte es nötig sein, sich um einen Hormonmangel zu kümmern. All das sollten Sie ärztlicherseits abklären lassen.

Chronische Infektionen können auch ein ernstes Problem sein. Wenn der Körper nicht in der Lage ist, eine virale oder bakterielle Infektion zu beseitigen, wird das zu einer Belastung für den Stoffwechsel und kann zu Problemen führen. HIV, eine chronische Lyme-Borreliose, eine Hepatitis und anderes kann eine Rolle für die metabolische und psychische Gesundheit spielen. Sie müssen mit Ihren Gesundheitsfachleuten zusammenarbeiten, um all das mit optimaler Sorgfalt zu bewältigen.

Allergien können ebenfalls zu einer chronischen Entzündung führen. Manchmal können Allergene vermieden werden, andere Male müssen Sie vielleicht zusammen mit Ihren Gesundheitsfachleuten die richtige Behandlung auswählen.

Die Zahnhygiene kann sich auch auf eine Entzündung auswirken und wiederum metabolische und psychische Störungen beeinflussen. Es ist wichtig, die Zähne regelmäßig zu putzen und mit Zahnseide zu behandeln sowie regelmäßig zur Zahnvorsorge zu gehen. Das ist eine Möglichkeit, eine Entzündungsquelle im Körper zu reduzieren.

Zusammenfassung

- Die Entzündung spielt eine massive Rolle in der psychischen und metabolischen Gesundheit.
- Eine Entzündung beeinflusst den Stoffwechsel immer, und Stoffwechselprobleme erhöhen oft den Grad der Entzündung.
- Bei viele Menschen sind eine schlechte Ernährung, mangelnde Bewegung, schlechter Schlaf, Rauchen, Alkohol- oder Drogenkonsum und andere Lebensstilfaktoren die Hauptursachen einer geringgradigen Entzündung. Diese direkt anzugehen ist wichtiger als der Versuch, die Entzündung mit anderen Mitteln einzudämmen, etwa durch die Einnahme eines antioxidativen Medikaments.
- Eine Entzündung beeinflusst psychische Zustände, und psychische Zustände können eine Entzündung verursachen.
- Mitochondrien sind direkt und indirekt an Entzündungen und der Funktion der Immunzellen beteiligt.
- Entzündungen und Mitochondrien bilden eine komplexe Feedback-Schleife, und diese kann eine wichtige Rolle für die metabolische und psychische Gesundheit spielen.

14

Mitursache: Schlaf, Licht und der zirkadiane Rhythmus

Schlaf, Licht und der zirkadiane Rhythmus hängen zusammen. Sie spielen im Stoffwechsel, bei der Funktion der Mitochondrien sowie bei metabolischen und psychischen Störungen eine gewichtige Rolle. Obwohl diese Themenbereiche biologisch sehr komplex sind, gebe ich Ihnen einen allgemeinen Überblick und eine Stichprobe als Nachweis, um zu zeigen, dass diese Mitursachen bei der Theorie der Gehirnenergie alle eine Rolle spielen.

Wenn wir nachts schlafen, kommt unser Körper in einen Zustand der *Erholung und Reparatur*. Der gesamte Grundumsatz und die Körpertemperatur sinken, während die Zellen sich um die Instandhaltung und die benötigten Reparaturen kümmern, die für die kurzfristige und die langfristige Gesundheit lebenswichtig sind. Im Gehirn finden viele Veränderungen in den Nervenzellen statt, die vermutlich eine Rolle beim Lernen und der Gedächtniskonsolidierung (Erinnerungen werden im Langzeitgedächtnis verfestigt) spielen. Ohne Schlaf kann es zu einem schlechten Zustand der Zellen kommen, und sie können versagen.

Der Schlaf ist Teil der Gesamtstoffwechselstrategie des Körpers. Er wird durch den zirkadianen Rhythmus gesteuert. Der Körper verfügt über »Uhren« im Gehirn und praktisch in allen Zellen, die viele biologische Prozesse lenken. Letztendlich gehören sie alle zum Stoffwechsel. Ein Bereich des Hypothalamus, der sogenannte *Nucleus suprachiasmaticus (SCN)*, spielt eine Schlüsselrolle. Er erhält Lichtinformationen aus unseren Augen und generiert die Reaktionen des Hormon- und des Nervensystems. Diese Signale beeinflussen wiederum die peripheren »Uhren« in allen Körperzellen, indem sie Tausende von Genen im ganzen Körper ein- oder ausschalten. Triebfeder des zirkadianen Rhythmus sind hauptsächlich zwei Dinge: Licht und Nahrung. Er wird mit den Zyklen von Licht oder Dunkelheit sowie Essen oder Fasten synchronisiert.

Die optimale Schlafdauer liegt für Erwachsene bei etwa sieben bis neun Stunden pro Nacht, ist jedoch von Mensch zu Mensch unterschiedlich. Alter, Aktivität und andere Faktoren spielen eine Rolle. Säuglinge und Kinder brauchen mehr Schlaf, da ihr Körper noch wächst. Ältere Menschen brauchen weniger Schlaf. Wenn Menschen krank sind, brauchen sie vorübergehend mehr Schlaf, da dieser Energie spart. Schlaf ermöglicht den Einsatz von Stoffwechselressourcen für Wachstum, Instandhaltung und Reparaturfunktionen.

Ist die Sicherheit eines Menschen bedroht, muss der Schlaf zurückstehen. Erholung und Reparatur sind nie so wichtig wie das Überleben. Dazu gehört nicht nur das körperliche Überleben, sondern auch der soziale Status. Alles, was uns Sorgen macht, dazu gehören auch die meisten psychischen und sozialen Stressfaktoren, können den Schlaf beeinträchtigen. Das ist ganz normal und keine Störung.

Unter Schlafproblemen versteht man zu viel, zu wenig oder einen schlechten Schlaf. Jedes dieser Probleme kann den Stoffwechsel belasten. Dadurch können sich alle psychischen und metabolischen Störungen verschärfen. Ein Schlafmangel kann Depressionen, eine Manie, Angstzustände, Demenz, ADHS, Schizophrenie und Suchtprobleme verschlimmern, Stoffwechselstörungen ebenfalls. Bei Menschen mit Diabetes steigt der Blutzuckerspiegel. Fettleibige Menschen können weiter zunehmen. Menschen, die bereits einen Herzinfarkt hatten, können noch einen bekommen. Das sind alles Beispiele für eine Verschlimmerung von bestehenden Störungen durch Schlafprobleme. Sie können jedoch auch Mitursachen dafür sein, dass es zu solchen Störungen kommt. Es sind viele Studien mit gesunden Durchschnittsmenschen gemacht worden, die unter Schlafmangel leiden. Ist dieser extrem, kann er zu Depressionen, Angstzuständen, einer kognitiven Beeinträchtigung, Manie und einer Psychose führen. In genetischen Studien wurde ein Zusammenhang zwischen der inneren Uhr und Autismus, der bipolaren Störung, Schizophrenie, Depressionen, Angstzuständen und Suchtstörungen festgestellt.[1] In

Langzeitstudien wurde festgestellt, dass Menschen, die nicht genug Schlaf bekommen, mit höherer Wahrscheinlichkeit ebenfalls alle diese Stoffwechselstörungen bekommen. In der Folge kann es auch zu Epilepsie und Alzheimer bzw. zu einer Verschlechterung dieser Krankheiten kommen.

Zwischen dem Schlaf und psychischen und metabolischen Störungen besteht eine Feedback-Schleife. Diese Störungen selbst können Schlafprobleme verursachen und dadurch noch verschlimmert werden. Dass Schlafprobleme ein häufiges Symptom der meisten psychischen Störungen sind, ist gut beschrieben worden. Weniger bekannt ist, dass Schlafprobleme auch bei Menschen mit Fettleibigkeit, Diabetes, Herz-Kreislauf-Erkrankungen, Alzheimer und Epilepsie ebenfalls häufig vorkommen.

Es gibt viele verschiedene Arten von Schlafstörungen. Dazu gehören auch die obstruktive Schlafapnoe, die auftritt, wenn die Atemwege nachts verlegt sind und die Menschen aufhören zu atmen, sowie das Restless-Legs-Syndrom, was bedeutet, dass Sie nachts Ihre Beinen nicht stillhalten können. Die häufigste Schlafstörung ist jedoch die *gute alte* Schlaflosigkeit.

Wir sehen also starke bidirektionale Beziehungen zwischen Schlaf und psychischen sowie metabolischen Störungen. Ganz klar, hier ist etwas im Gange. Wir wissen, dass Schlafprobleme zu einer Stressreaktion führen und den Entzündungsgrad erhöhen können. Wie sich das auf psychische und metabolische Störungen auswirken kann, habe ich bereits gezeigt. Aber auch da steckt wieder mehr dahinter. Wir haben mehrere Indizien für eine Feedback-Schleife zwischen den Mitochondrien, dem Schlaf und dem zirkadianen Rhythmus.

Schlaf und zirkadiane Rhythmen beeinflussen die mitochondriale Funktion

Die Mitochondrien sind mit unserem zirkadianen Rhythmus synchronisiert. Die Energiebildung sinkt nachts, damit wir schlafen können. Sie steigt tagsüber, damit wir unser Tagesprogramm erfüllen können.

Die Forschung hat ein bestimmtes Protein, das DRP1 (Dynamin-1) identifiziert, das bei der mitochondrialen Spaltung und der ATP-Bildung eine zentrale Rolle spielt.[2] Die zirkadiane Uhr steuert dieses Protein, das die mitochondriale Funktion mit unserem Tagesrhythmus synchronisiert. Interessanterweise ist DRP1 notwendig für das Feedback an die zirkadiane Uhr, was darauf hinweist, dass die Mitochondrien die Uhren selbst eventuell über diesen Feedbackmechanismen beeinflussen.

In einer anderen Studie wurden bei Mäusen in vier verschiedenen Regionen des Gehirns die Auswirkungen von Schlafmangel auf die Mitochondrienfunktion untersucht. Es wurde festgestellt, dass bei Mäusen mit einem Schlafmangel die Mitochondrienfunktion in allen vier Hirnregionen beeinträchtigt war, doch besonders im Hypothalamus, einem Gebiet, das nachweislich den Stoffwechsel und viele Hormone wie Kortisol steuert.[3]

Hormone spielen beim Schlaf und auch bei der Funktion der Mitochondrien eine Rolle. Ein anormaler Kortisolspiegel während der Nacht kann durch Schlafprobleme verursacht werden. Er kann sich dann auf die Gehirnfunktion und die kognitive Beeinträchtigung auswirken.[4] Melatonin, das nachts ansteigt und am Morgen sinkt, kann die Mitophagie nachweislich direkt stimulieren. Die durch einen Melatoninmangel ausgelöste Mitophagie wurde mit den kognitiven Defiziten bei Mäusen in Verbindung gebracht.[5] Diese Forschung legt nahe, dass schlechter Schlaf eine Funktionsstörung der Mitochondrien zur Folge hat, die ihrerseits eine kognitive Beeinträchtigung nach sich zieht und dass diese dann zu Alzheimer führt. Diese Hypothese wurde von einer anderen Forschungsgruppe weiter gestützt, die Mäuse neun Monate lang einem Schlafmangel aussetzte und dann die Mitochondrienfunktion und die Ansammlung von Beta-Amyloid untersuchte. Diese Mäuse hatten im Vergleich zur Kontrollgruppe tatsächlich eine Funktionsstörung der Mitochondrien und eine Ansammlung von Beta-Amyloid von größerem Ausmaß.[6] Diese Forschung hilft uns zu verstehen, warum und wie chronischer Schlafmangel ein bekannter Risikofaktor für Alzheimer ist.

Noch ein Beispiel: Erinnern Sie sich an NAD *(Nicotinamid-Adenin-Dinukleotid)*? Dieses metabolische Koenzym wird von den zirkadianen Uhren gesteuert und beeinflusst die Aktivität der Mitochondrien direkt, was zur Bildung von mehr ATP führt.[7] Wenn also Ihr zirkadianer Rhythmus nicht stimmt, stimmt auch Ihre NAD-Bildung nicht, und dadurch kommt es zu einer Beeinträchtigung Ihrer Mitochondrienfunktion sowie der psychischen und metabolischen Gesundheit.

Mitochondrien spielen bei der Steuerung des Schlafes eine Rolle

An der Regulierung des Schlafes sind zahlreiche Neuronen und Neurotransmitter beteiligt, und über viele Aspekte muss man sich noch klar werden. Das ist keineswegs ein einfaches Thema. Die neuere Forschung zieht jedoch zumindest eine direkte Rolle für die Mitochondrien in Betracht. Ein Artikel in der Zeitschrift *Nature* 2019 befasste sich mit den Neuronen, die bei der Fruchtfliege nachweislich schlafauslösend sind, um festzustellen, wodurch sie ein- und ausgeschaltet werden. Mit anderen Worten, was sorgt dafür, dass diese Fliegen einschlafen? Die Forschungsgruppe stellte fest, es sind die Mitochondrien. Die Menge der ROS (der reaktiven Sauerstoffspezies) in den Mitochondrien waren direkt mit bestimmten Rezeptoren verbunden, die den Schlaf herbeiführten. Die Forschungsgruppe fasste die Bedeutung dieser Erkenntnis folgendermaßen zusammen: »Der Energiestoffwechsel, der oxidative Stress und der Schlaf – drei Prozesse, die unabhängig voneinander in Lebensdauer, Alterungsprozess und degenerative Krankheiten involviert sind – sind somit mechanistisch verbunden.«[8] Was dabei weggelassen wurde, sind die psychischen Störungen, die ebenfalls mit all dem verbunden sind.

Eine andere Forschungsgruppe untersuchte Fruchtfliegen mit Schäden an den Mitochondrien und stellte fest, dass auch sie einen beeinträchtigten zirkadianen Rhythmus und gestörte Schlafmuster hatten, was die Mitochondrien zusätzlich als entscheidende Beteiligte erscheinen lässt.[9] In einer Studie mit Menschen, die Schäden an den Mitochondrien aufwiesen, wurde festgestellt, dass bei fast 50 Prozent schlafbezogene Atemprobleme vorlagen.[10]

Licht wirkt sich auf die Mitochondrien und das Gehirn aus

Licht stimuliert die Mitochondrien, und unterschiedliche Wellenlängen des Lichts haben unterschiedliche Auswirkungen. Zum Beispiel tendiert rotes Licht zur Bildung von ATP. Blaues Licht hemmt jedoch tendenziell die ATP-Bildung und steigert stattdessen die Bildung von ROS.[11] Die unterschiedlichen Wellenlängen beeinflussen unterschiedliche Proteine auf den Mitochondrien. Wenn zu viel von einem Lichtspektrum auftrifft, können die Mitochondrien zu viel ROS bilden. Dieser oxidative Stress kann den Mitochondrien selbst und dem gesamten Zellinhalt schaden.

Das deutlichste Beispiel von zu viel Licht findet sich in den Hautzellen. Wenn Menschen in der Sonne liegen, werden die Mitochondrien von den Lichtphotonen in ihrer Haut stimuliert. Wird die Haut übermäßig viel Sonnenlicht ausgesetzt, kann das zu einer vorzeitigen Hautalterung (Leberflecken, Falten) oder sogar zu Hautkrebs führen.[12] Man nimmt an, dass die Mitochondrien bei all dem eine wichtige Rolle spielen.

Die Lichteinwirkung beeinträchtigt auch das Gehirn. Es gibt mindestens drei Möglichkeiten dafür:

1 Den SCN (Nucleus suprachiasmaticus), einen Bereich des Hypothalamus, habe ich bereits erwähnt. Er erhält Lichtinformationen aus unseren Augen und sendet zirkadiane Signale durch das Gehirn und den Körper. Diese wiederum beeinflussen die Mitochondrienfunktion.

2 Die Lichteinwirkung auf die Haut erhöht die Urocaninsäure (UCA), eine organische chemische Verbindung im Blut. Diese wandert zum Gehirn, wo sie glutamatbildende Nervenzellen stimuliert. Das wirkt sich direkt auf das Lernen sowie auf das Gedächtnis aus.[13] Also kann die Lichteinwirkung zu einem besseren Denkvermögen führen.

3 Die Forschung ist in der Lage, rotes Licht und Licht im nahen Infrarotbereich an die Kopfhaut und sogar in die Nase abzugeben. Die Behandlung wird als Photobiomodulation des Gehirns bezeichnet. Dieses Licht erhöht die ATP-Bildung, verändert den Kalziumspiegel und stimuliert epigenetische Signale durch direkte Aktivitäten auf die Mitochondrien. Es wird angenommen, dass sie die Stoffwechselkapazität der Neuronen steigern, entzündungshemmende Wirkung haben und die Neuroplastizität stimulieren.[14]

Die Auswirkung von Schlaf, Licht und des zirkadianen Rhythmus auf die Symptome

Moderne Menschen haben unzählige Möglichkeiten, ihrem Schlaf zu schaden. Wir nehmen unser Mobiltelefon mit ins Bett. Wir lesen im Bett – bei Licht natürlich. Wir wachen mitten in der Nacht auf und schalten den Computer und den Fernseher ein. Wir bleiben lange auf und spielen oder schauen Endlosserien auf den entsprechenden Fernsehkanälen an. Wir machen Nachtschichten. Wir feiern die ganze Nacht durch. Wir schlagen uns die Nacht um die Ohren, um ein am nächsten Tag fälliges Projekt fertigzustellen. Wir setzen uns Langstreckenflügen aus und bekommen einen Jetlag. Alle diese Verhaltensweisen wirken sich auf unseren zirkadianen Rhythmus und den Schlaf aus und sind eine Belastung für den Stoffwechsel.

Andere Menschen können nicht schlafen, so sehr sie es auch versuchen. Ihr Gehirn rast vor lauter Sorge und Angst. Sie werden unruhig. Sie wachen panisch auf und können nicht mehr einschlafen. Sie schnarchen laut und wachen ständig davon auf. Es kommen Erinnerungen an den Missbrauch hoch, den sie in der Kindheit erlebt haben. Sie haben Angst vor dem Schlafen. Ihr Bett ist zu einer Folterkammer geworden. Auch das ist eine Belastung für den Stoffwechsel.

Im Alltag haben Schlaf, Licht und der zirkadiane Rhythmus wichtige Auswirkungen auf die Symptome. Menschen mit Stimmungsschwankungen können diese Fluktuation je nach Tageszeit bekommen. Dies wird als tageszeitliche Variation bezeichnet. Manche Menschen wachen auf und fühlen sich sehr deprimiert, doch ihre Stimmung bessert sich im Laufe des Tages. Demente Menschen können zum Abend hin unruhiger und verwirrter werden – man nennt das Sonnenuntergangssyndrom. Ebenso können manche Menschen mit einer Schizophrenie auch abends mehr Symptome bekommen. Die Theorie der Gehirnenergie bietet eine neue Möglichkeit, diese wohlbekannten Phänomene über die Mitochondrien und den Stoffwechsel zu verstehen.

Auch Jahreszeiten können die Symptome beeinflussen. Man nimmt hauptsächlich an, dass Menschen mit einer saisonal bedingten affektiven Störung oder einer Depression über die Wintermonate unter einer verminderten Sonneneinstrahlung leiden. Menschen mit einer bipolaren Störung können manische und depressive Episoden im Wechsel der Jahreszeiten erleben. Die Theorie der Gehirnenergie bietet zum Verständnis dieser Veränderungen ebenfalls eine neue Möglichkeit an.

Schlaf, Licht und der zirkadiane Rhythmus als Behandlungsmöglichkeit

Ein ausreichender Schlaf ist für die psychische und metabolische Gesundheit enorm wichtig. Er kann in vielerlei Hinsicht eine Rolle bei der Behandlung spielen.

Vielleicht möchten Sie zuerst Ihr Schlafverhalten mithilfe dieser grundlegenden Fragen beurteilen (jede Antwort mit Nein ist besorgniserregend):

- Schlafen Sie jede Nacht sieben bis neun Stunden?
- Können Sie gut durchschlafen?
- Wachen Sie erholt auf?
- Können Sie ohne Pillen oder andere Substanzen gut schlafen?
- Fühlen Sie sich den ganzen Tag über einigermaßen wach und munter? (Häufige Nickerchen oder Wegdösen sind besorgniserregende Anzeichen.)

Wenn Sie chronische Schlafprobleme haben, sollten Sie das ärztlich abklären lassen, um die möglichen Gründe dafür zu finden.

Es könnte sich um eine obstruktive Schlafapnoe, ein Restless-Legs-Syndrom, Hormonschwankungen oder um einen anderen Grund für Ihr Schlafproblem handeln. Maßnahmen wie Schlafhygiene und kognitive Verhaltenstherapie bei Schlafstörungen können eine Rolle bei der Behandlung spielen. Sie können in Form einer individuellen Therapie durchgeführt werden, sind aber inzwischen auch über das Internet verfügbar.

Schlaftabletten, einschließlich freiverkäuflicher Mittel wie Melatonin können als kurzfristige Maßnahmen in ungewöhnlich stressigen Situationen hilfreich sein. Schlaftabletten beeinträchtigen jedoch die normale Schlafarchitektur, was sich eventuell negativ auf einige Vorteile des natürlichen Schlafs auswirken kann. Im Laufe der Zeit können sie auch den Stoffwechsel und die Mitochondrienfunktion beeinträchtigen, daher kann eine dauerhafte Einnahme Ihre Probleme potenziell verschlimmern. Versuchen Sie, Ihr Schlafverhalten ohne Tabletten zu normalisieren. Wenn Sie sie schon jahrelang nehmen, brauchen Sie zur Entwöhnung eventuell professionelle Hilfe.

Beurteilen Sie als Nächstes die Lichteinwirkung, der Sie ausgesetzt sind.

- Kommen Sie an den meisten Tagen in den Genuss von natürlichem Licht, selbst wenn es nur durch ein Fenster ist?
- Gehen Sie ins Freie?
- Ziehen Sie die Vorhänge auf oder die Jalousien hoch, um Licht hereinzulassen?
- Schlafen Sie in einem dunklen Zimmer mit sehr wenig oder gar keinem Licht?
- Meiden Sie Bildschirme, wenn Sie im Bett sind (Handy, Fernseher, Tablet usw.)?

Eine Korrektur von Problemen, die mit der Lichteinwirkung zu tun haben – tagsüber nicht genug oder nachts zu viel – kann eine Rolle bei der Behandlung spielen.

Bei der sogenannten Bright-Light-Therapie, einer bestimmten Lichttherapie, sitzt man jeden Morgen etwa dreißig Minuten lang vor einer Lichtquelle. Es handelt sich um ein besonderes Licht von 10.000 Lux (einem Maß für die Lichtintensität), das die Einwirkung von Sonnenlicht nachahmt, aber im Allgemeinen keine Gefahr für die Augen darstellt. Diese Art der Lichttherapie findet bei einer breiten Palette von Störungen Anwendung, unter anderem bei der saisonal bedingten affektiven Störung, der bipolaren Störung, schweren Depressionen, der postpartalen Depression, Schlaflosigkeit, einer traumatischen Gehirnverletzung und bei Demenz.[15] Interessanterweise könnte sie sogar eine Rolle bei der Behandlung von Fettleibigkeit, Diabetes und Herz-Kreislauf-Erkrankungen spielen.[16] Sie kann dazu beitragen, Ihren zirkadianen Rhythmus zu regulieren und Ihren Schlaf zu normalisieren, was sich, wie Sie inzwischen wissen, enorm auf Ihren Stoffwechsel und die Mitochondrien auswirken kann. Ich möchte Sie jedoch warnen, da ich bei manchen Menschen mit einer bipolaren Störung gesehen habe, dass sie durch die Bright-Light-Therapie eine Hypomanie und sogar eine Manie bekamen. Wenden Sie sie daher mit Vorsicht an, wenn Sie früher schon einmal eine Manie gehabt haben.

Ich habe auch die Photobiomodulation des Gehirns erwähnt. Sie gilt immer noch als experimentell, wird jedoch in Bezug auf viele Krankheiten erforscht, wie z. B. Demenz, Parkinson, Schlaganfall, eine traumatische Gehirnverletzung und Depressionen.

Zusammenfassung

- Schlaf, Licht und der zirkadiane Rhythmus sind alle miteinander verbunden.
- Sie spielen alle eine enorme Rolle im Stoffwechsel, bei der Funktion der Mitochondrien, der psychischen Gesundheit sowie der Gesundheit des Stoffwechsels.
- Es ist wichtig, die Ursache von Schlafproblemen zu diagnostizieren, da möglicherweise bestimmte Behandlungen erforderlich sind.
- Es gibt viele Dinge, die man für seinen Schlaf tun kann.

- Die Steuerung der Lichteinwirkung und/oder der Bright-Light-Therapie kann für manche Menschen bei der Behandlung eine Rolle spielen.

Eine Erfolgsgeschichte:
Kaleb – ein zwölfjähriger Junge mit Schulproblemen

Kaleb wohnte in einer Stadt der oberen Mittelschicht und führte ein ziemlich gutes Leben, obwohl seine Eltern geschieden waren (ein Punkt auf der Liste der belastenden Kindheitserlebnisse). In seiner Familie gab es auch viele psychische Erkrankungen – seine Mutter, sein Vater, die Onkel und Großeltern hatten unter Depressionen gelitten, Selbstmordversuche unternommen, Drogenmissbrauch betrieben, eine bipolare Störung und/oder Schizophrenie gehabt. Schon zu Beginn der Vorschule hatte er Schwierigkeiten. Als er älter wurde, erfüllte er eindeutig die Kriterien für ADHS, er drehte zeitweise durch und ließ sich oft ablenken. Schularbeiten frustrierten ihn, und er bekam Wutanfälle.

Er begann mit einer Psychotherapie. Seine Eltern und die Schule versuchten es mit vielen Maßnahmen, sowohl mit disziplinarischen als auch mit Belohnungen für Wohlverhalten. Nichts fruchtete. Er begann mit der Einnahme eines Stimulans für ADHS, das etwa eine Woche lang wirkte, doch dann konnte er nicht schlafen. Das machte seine Probleme nur noch schlimmer. Verschiedene Dosierungen und verschiedene Stimulantien wurden ausprobiert, doch die Schlafprobleme besserten sich nicht. Schlaftabletten wurden in Betracht gezogen, doch seine Eltern beschlossen stattdessen, das Stimulans abzusetzen.

Seine Schulprobleme verschlimmerten sich. Er hatte einen hohen IQ, und seine Lernfähigkeit war groß – sie waren nicht das Problem. In der Schule wurde er durch einen Lehrplan zur individuellen Lernförderung unterstützt und schließlich in ein spezielles Ausbildungsprogramm für Schüler aufgenommen, die mit sozialen bzw. emotionalen Problemen zu kämpfen haben. Er fing an, von chronischen Depressionen zu berichten. Wenn er frustriert war, stach er sich mit einem spitzen Bleistift in die Haut. Wenn er richtig frustriert war, drohte er mit Selbstmord. In der siebten Klasse rieten die Schule und sein Therapeut zu einem stimmungsstabilisierenden Mittel wegen einer mutmaßlichen bipolaren Störung. Seine Eltern lehnten das ab und wollten es stattdessen mit einem metabolischen Behandlungsplan versuchen.

Wir wählten zwei Maßnahmen aus, die auf der metabolischen Grundlage der bipolaren Störung beruhten. Eine war die Behandlung der Insulinresistenz. In den letzten Jahren hatte Kaleb zugenommen, insbesondere um die Taille herum, was ein Zeichen für eine Insulinresistenz ist. Er hatte begonnen, unmittelbar nach der Schule große Mengen von Süßigkeiten zu essen, »um mit dem Stress des Tages zurechtzukommen« und auch nach dem Abendessen »als Belohnung«. Seine Eltern erlaubten es, angesichts dessen, wie stressig die Schule für ihn gewesen war. Für dieses Problem empfahlen wir, während der Schulwoche alle Süßigkeiten wegzulassen. Von diesem Teil des Behandlungsplans war er nicht begeistert, aber er erklärte sich bereit, es zu versuchen. Die zweite Intervention zielte auf eine bessere Steuerung seines zirkadianen Rhythmus und des Schlafs ab, die beide nachweislich eine Rolle bei der bipolaren Störung spielen. Wir setzten die Bright-Light-Therapie ein, mindestens dreißig Minuten jeden Morgen. Sie hat sich zumindest bei manchen Menschen mit einer bipolaren Störung als wirksam erwiesen, und es gibt wenig Nebenwirkungen.[17] Er spielte bereits jeden Morgen Videospiele, um »wach zu werden«, also setzten wir die Lichttherapie für die Zeit an, in der er spielte, sodass er seine Routine nicht ändern musste.

Innerhalb eines Monats begann es ihm besser zu gehen. Seine Wutanfälle in der Schule hörten auf. Seine Depressionen und seine Konzentration verbesserten sich. Er kam mit der Schule besser zurecht.

Im darauffolgenden Jahr, in der achten Klasse, bekam Kaleb seine besten Noten überhaupt – glatte Einser. 2020, zwei Jahre nach Beginn der Maßnahmen, begann er während der COVID-19-Pandemie mit der höheren Schule. Obwohl viele Gleichaltrige mit Depressionen,

Angstzuständen und sozialer Isolation kämpften, lebte er auf. Er bekam wieder lauter Einser und wurde nach dem ersten Halbjahr aus dem speziellen Ausbildungsprogramm herausgenommen. Seine neue Schule konnte gar nicht glauben, dass dieser gut erzogene Spitzenschüler überhaupt in diesem Programm war.

Dieser Behandlungsplan dauert nun schon vier Jahre, und Kaleb ist weiterhin erfolgreich. Natürlich funktioniert dieser spezielle Plan nicht bei allen Kindern mit solchen Problemen, doch bei ihm funktionierte er. Die Theorie der Gehirnenergie hilft uns zu verstehen, wie das das geht und warum.

15

Mitursache: Ernährung, Fasten und Ihr Darm

Was wir essen, wann wir essen und wie viel wir essen wirkt sich direkt auf den Stoffwechsel und die Mitochondrien aus. Jeder weiß, dass die Ernährung bei Fettleibigkeit, Diabetes und Herz-Kreislauf-Erkrankungen eine Rolle spielt. Was die meisten Menschen vielleicht nicht wissen, ist, dass sich die Ernährung auch tiefgreifend auf die psychische Gesundheit und das Gehirn auswirkt.

Dieses Gebiet ist riesig. In Zehntausenden von Forschungsartikeln und unzähligen Lehrbüchern wurden die Auswirkungen der Ernährung auf den Stoffwechsel und die Mitochondrien untersucht. Hierbei lag das Hauptaugenmerk hauptsächlich auf Fettleibigkeit, Diabetes, Herz-Kreislauf-Erkrankungen, Alzheimer, dem Alterungsprozess und der Lebensdauer. Auch wenn diese Forscherinnen und Forscher den Zusammenhang mit der psychischen Gesundheit zwar meist nicht sehen, so hoffe ich, dass Sie ihn inzwischen sehen.

Die Zusammenhänge gehen weit über Korrelationen hinaus. Sie überschneiden sich auf der Ebene der neuronalen Schaltkreise im Gehirn und natürlich im gesamten Netzwerk von Stoffwechsel und Mitochondrien im menschlichen Körper. Zum Beispiel sind die neuronalen Schaltkreise, die Appetit und Essverhalten steuern, auch unmittelbar an der Nikotin-, Alkohol- und Heroinabhängigkeit beteiligt.[1] Das überrascht die meisten Menschen nicht allzu sehr. Was viel mehr überraschen könnte, ist die direkte Überschneidung der neuronalen Schaltkreise für Einsamkeit mit denjenigen, die vor dem Verhungern warnen.[2] Diese in der Zeitschrift *Nature* veröffentlichte Studie ergab, dass eine ständige soziale Isolation bei Fruchtfliegen zu einer vermehrten Nahrungsaufnahme und weniger Schlaf führte. Ein »soziales« Problem führte zu Veränderungen von Appetit und Schlaf. Bei einer künstlichen Stimulierung des neuronalen Schaltkreises für soziale Isolation fraßen die Fliegen also mehr und schliefen weniger. In einer anderen Studie wurden bestimmte neuronale GABA- und Serotonin-Schaltkreise gefunden, die direkt an Fettleibigkeit, Angstzuständen und Depressionen beteiligt waren.[3] Ein einziger neuronaler Schaltkreis spielt eine Rolle dabei, wie viel Sie wiegen und wie es Ihnen geht.

Manche Menschen bezeichnen dieses Gebiet als Ernährungsmedizin in der Psychiatrie, eines, das sich mit der Rolle der Ernährung für die psychische Gesundheit befasst. Für mein Gefühl ist das zu eng gefasst. Es geht um mehr als darum, wie die Ernährung sich auf die Gehirnfunktion auswirkt. Es geht auch darum, wie unser psychischer Zustand den Stoffwechsel beeinflusst, was sich auf den Appetit und das Essverhalten auswirken kann und wie diese wiederum die Gesamtgesundheit beeinflussen können. Es ist eine bidirektionale Beziehung. Das Metabolische beeinflusst das Psychische, und das Psychische beeinflusst das Metabolische.

Wie bereits erwähnt, ist dieses Gebiet riesig. Womöglich kann ich ihm in einem Kapitel gar nicht gerecht werden. Trotzdem gebe ich Ihnen eine kleine Kostprobe (bemerken Sie es?) davon, wie es mit der psychischen Gesundheit zusammenhängt, das heißt, ich gehe mehrere ernährungsbezogene Themen durch und beschreibe, wie sie gemäß der Theorie der Gehirnenergie als Mitursachen wirken.

Vitamine und Nährstoffe

Eine der einfachsten Möglichkeiten ist es, mit Vitaminen und Nährstoffen zu beginnen. Ein Mangel an verschiedenen Vitaminen verursacht nachweislich psychische und neurologische Störungen. Eine Korrektur kann hier manchmal das Problem vollständig lösen. Ebenso wie Hormonstörungen gehört ein Mangel an Vitaminen zu den wenigen Beispielen in der Psychiatrie, für die es ein klar definiertes Problem mit einer einfachen Behandlung gibt.

Drei der bekanntesten Mangelzustände, die zu psychischen und neurologischen Symptomen führen können, sind Thiamin, Folat und Vitamin B12. Diese Vitamine sollten bei Menschen mit psychiatrischen und neurologischen Störungen routinemäßig überprüft werden, denn für einen niedrigen Spiegel gibt es eine eindeutige Behandlung. Was bewirken diese Vitamine? Sie werden alle für den Energiestoffwechsel in den Mitochondrien benötigt. Liegt ein Mangel vor, kommt es bei den Betroffenen dort zu einer beeinträchtigten Energiebildung, die uns als mitochondriale Funktionsstörung bekannt ist.

Getreu der Theorie der Gehirnenergie sind die Symptome, die mit diesen Mängeln einhergehen, weitreichend und umfassen die meisten diagnostischen Kategorien. Es gibt viele körperliche wie auch psychische Symptome. Zu den psychischen gehören Depressionen, Apathie, Appetitverlust, Reizbarkeit, Verwirrung, die Beeinträchtigung des Gedächtnisses, Schlafstörungen, Erschöpfung, Halluzinationen und Wahnvorstellungen, um nur einige zu nennen. Ein Mangel an diesen Vitaminen kann bei schwangeren Frauen auch zu Entwicklungsstörungen ihrer Kinder führen, was die Rolle der Mitochondrien bei der Entwicklung hervorhebt.

Es gibt viele andere Vitamine und Nährstoffe, die unschwer mit den Mitochondrien und dem Stoffwechsel in Zusammenhang gebracht werden können, doch ich mache einmal weiter. Wie ich schon sagte, dieses Gebiet ist riesig.

Nahrungsqualität

Unsere Nahrungsmittelversorgung hat sich in den letzten fünfzig Jahren einschneidend verändert. Pflanzen wurden genetisch verändert (dies bezieht sich auf amerikanische Verhältnisse, Anm. Übers.). Rinder, Schweine und Hühner sind mit Antibiotika und Wachstumshormonen vollgepumpt, damit sie fetter werden. Industriell verarbeitete Nahrungsmittel stecken voller künstlicher Zutaten und enthalten oft keine Nährstoffe mehr, auch keine Ballaststoffe, Vitamine, Mineralstoffe und pflanzliche Nährstoffe. Die Auswirkungen aller dieser Hormone und Chemikalien auf den menschlichen Stoffwechsel sind alles andere als genau verstanden, doch die Forschung behauptet, dass sie Einfluss haben.

Junkfood wird oft als *Mist* (von engl. *Junk*) beschrieben, nicht nur, weil ihm wichtige Nährstoffe fehlen, sondern auch, weil es meist stark verarbeitete und unnatürliche Zutaten enthält, die mit einer schlechten metabolischen Gesundheit in Zusammenhang gebracht werden. Wir alle kennen die Auseinandersetzungen darüber, welche Zutaten schlecht für uns sind. Manche beschuldigen das Fett, andere die Kohlenhydrate, wieder andere die Produkte aus tierischer Quelle. Die Streitfragen sind endlos. Ich gehe mit Ihnen Schritt für Schritt drei Beispiele von Ernährungsfaktoren durch, die in einen direkten Zusammenhang mit der Mitochondrienfunktion und der metabolischen sowie der psychischen Gesundheit gebracht wurden.

Transfettsäuren (kurz TFS) sind künstliche, verarbeitete Fette, die ursprünglich als gesündere Alternative zu den gesättigten Fetten vermarktet wurden. Man hat uns erzählt, »gesunde pflanzliche Backfette« seien wesentlich besser als Schmalz. Jahrelang waren die Transfette aus dem Nahrungsmittelangebot der USA nicht mehr wegzudenken. Tragischerweise hat sich herausgestellt, dass sie für die menschliche Gesundheit tatsächlich toxisch sind, und sie sind inzwischen in den USA verboten. Sie wurden mit einem erhöhten Risiko für Herz-Kreislauf-Erkrankungen, Depressionen, aggressivem Verhalten, Reizbarkeit und Alzheimer in Verbindung gebracht.[4] Obwohl die genauen Mechanismen noch unklar sind, wurde in einer Tierstudie versucht, sie exakt herauszufinden, indem untersucht wurde, welche eventuell möglichen Auswirkungen Transfettsäuren auf Ratten und ihre neugeborenen Jungen haben könnten.[5] Man gab trächtigen und säugenden Ratten Transfettsäuren oder Sojabohnen- bzw. Fischöl in ihr Futter. Nach der Geburt der Rattenbabys bekamen sie normales Futter ohne Transfettsäuren. Nach sechzig Tagen zeigten die jungen Ratten, deren Mütter Transfettsäuren bekommen hatten, mehr Angst, mehr reaktive Sauerstoffspezies, größere Entzündungsherde und weniger Glukokortikoid-Rezeptoren im Hippocampus. Diese eine Studie veranschaulicht, in welcher Weise mehrere Dinge zusammenhängen, die ich bisher dargestellt habe. Ein einzelner Faktor im Futter einer Mutterratte führte dazu, dass das Angstverhalten, die Mitochondrienfunktion, die Entzündungen und die Anzahl der Glukokortikoid-Rezeptoren ihrer Jungen beeinflusst wurden, und das spielt eine Rolle für die Stressreaktion. Donnerwetter! Zum Glück wurden die Transfettsäuren in den USA ab 2018 verboten, doch könnte etwas Ähnliches der Grund für die vermehrten Depressionen und Angstzustände bei den Jugendlichen in Amerika sein? Ich habe bereits beschrieben, wie Eltern eine Anfälligkeit für psychische Krankheiten aufgrund ihrer eigenen Traumageschichte übertragen können. Diese Forschung legt jedoch nahe, wenn Ihre Mutter, während sie mit Ihnen schwanger war, Transfette zu sich genommen hat, dann könnte das möglicherweise eine Rolle für Ihre metabolische Gesundheit spielen.

Manchmal wird Junkfood nicht wegen der »schlechten« Dinge, die es enthält, als Mist bezeichnet, sondern wegen der »guten«, die es nicht enthält. Schauen wir uns die Ballaststoffe an. Wie Sie wahrscheinlich wissen, kommen Ballaststoffe im Obst, im Gemüse und in Vollgetreide vor, sie werden heutzutage wärmstens empfohlen. Die meisten Fachleute sind sicher, dass sie eine positive Rolle für die metabolische Gesundheit und den Alterungsprozess spielen. Manche Studien legen nahe, dass sie auch eine Rolle für die psychische Gesundheit spielen. Die Einhaltung einer mediterranen Ernährung, zu der viel Obst, Gemüse, Vollgetreide und Olivenöl gehört, wird mit weniger Depressionen und kognitiver Beeinträchtigung in Verbindung gebracht.[6] Einer der größten Vorteile von Ballaststoffen ist, dass sie von Mikroorganismen im Darm zu Butyrat, einer kurzkettigen Fettsäure, umgewandelt werden. Butyrat wiederum dient den Mitochondrien in den Darmzellen (den Enterozyten) als primäre Energiequelle. Es spielt auch in den Leberzellen eine Rolle. Eine Forschungsgruppe stellte fest, dass Butyrat die Mitochondrienfunktion, die Wirksamkeit und die Dynamik (Verschmelzung/Spaltung) unmittelbar verändert und dass sich diese Veränderungen direkt auf die Insulinresistenz, die Fettansammlung in der Leber und auf den Gesamtstoffwechsel auswirken.[7] Es gibt starke Verbindungen zwischen dem Darm und dem Gehirn, was ich noch darstellen werde. Aber interessanterweise scheint Butyrat selbst eine unmittelbare Rolle beim Schlaf zu spielen. Und noch faszinierender ist, dass sich der Mechanismus in der Leber oder in der Vene, die zur Leber führt (der Pfortader), zu befinden scheint. All das wurde durch das Studium an Mäusen herausgefunden.[8] Ihnen wurde Butyrat in den Darm oder in die Pfortader injiziert, und es wurde festgestellt, dass die Mäuse um 50 bis 70 Prozent mehr schliefen. Wurde das Butyrat in andere Körperteile injiziert, hatte das auf den Schlaf keinen Einfluss. Eine andere Studie ergab, dass Butyrat Nervenentzündungen bei alternden Mäusen verringert, und das ist etwas, das eventuell vor Alzheimer schützen könnte.[9]

Manchmal geht es nicht um eine bestimmte Zutat. Stattdessen könnte es vielleicht mehr damit zu tun haben, wie viel wir essen. Junkfood kann süchtig machen, zumindest manche von uns. Ein in den USA weithin bekannter cleverer Werbeslogan, mit dem ein US-Hersteller vor ein paar Jahren seine Kartoffelchips neu vermarktete, lautet: »Man kann nicht nur einen essen.« Ist Überernährung das Problem? Sie kann zu einem hohen Insulin- und Blutzuckerspiegel führen, insbesondere bei Menschen mit einer Insulinresistenz. Ich habe bereits erklärt, wie die Insulinresistenz mit psychischen Störungen und den Mitochondrien in Zusammenhang steht. Spielt ein hoher Blutzuckerspiegel eine direkte Rolle? Einige Forschungen bejahen das.

Eine Studie mit diabetischen Ratten ergab, dass ein hoher Glukosespiegel die Mitochondrien unmittelbar beeinträchtigt, wie durch eine verringerte ATP-Bildung festgestellt wurde, den oxidativen Stress erhöhte sowie die antioxidativen Kapazitäten senkte – und all das schädigt wahrscheinlich die Nervenzellen.[10]

Eine andere Studie untersuchte die Endothelialzellen bei Menschen (sie kleiden Arterien aus) dahingehend, ob ein hoher Glukosespiegel deren Mitochondrienfunktion beeinflusst. Sie ergab, dass das der Fall ist. Obwohl sich die Ausgangsproduktion von Energie nicht änderte, wenn die Zellen unter Stress standen, waren diejenigen, die einem hohen Glukosespiegel ausgesetzt waren, in ihrer Fähigkeit, mehr Energie zu bilden, beeinträchtigt. Wieder ein Paradoxon.

Mehr Glukose oder Energie führte zu einem geringeren ATP-Spiegel.[11]

Eine weitere Studie untersuchte bei zwanzig Menschen mit Diabetes, welche Auswirkungen ein hoher Blutzuckerspiegel auf ihre Stimmung und die Gehirnfunktion hat.[12] Bei allen Probandinnen und Probanden wurde der Blutzucker künstlich gesteuert und bei den Beteiligten sowohl ein normaler als auch ein hoher Blutzuckerspiegel erzeugt. Ein hoher Blutzuckerspiegel führte zu einer Beeinträchtigung der Verarbeitungsgeschwindigkeit, des Gedächtnisses und der Aufmerksamkeit sowie zu weniger Energie, vermehrter Schwermut und Angst. Diese Forschung weist darauf hin, dass es bei Menschen mit einer Insulinresistenz, die zu viel vom sogenannten »Wohlfühlessen«, der sogenannten »Nervennahrung«, zu sich nehmen, tatsächlich zu Gefühlen von Traurigkeit und einer kognitiven Beeinträchtigung kommen könnte.

Schließlich wurde in einer Metaanalyse von sechsundvierzig Studien mit mehr als 98.000 Probandinnen und Probanden, die noch keinen Diabetes hatten, der Blutzuckerspiegel daraufhin untersucht, ob dieses erhöhte Risiko für Veränderungen im Gehirn mit Alzheimer in Zusammenhang steht. Es wurde festgestellt, dass ein höherer Blutzuckerspiegel das Risiko für mehr Plaques und eine Gehirnschrumpfung erhöht.[13]

Könnte ein erhöhter Blutzuckerspiegel dafür verantwortlich sein, dass Menschen mit Diabetes vermehrt Depressionen und Alzheimer bekommen? Diese ganze Forschung wies darauf hin, dass er eine Rolle spielen könnte.

Doch Augenblick: Das ist eine weitere Feedback-Schleife! Es hat sich herausgestellt, dass die Mitochondrien eine direkte Rolle bei der Steuerung des Blutzuckerspiegels spielen. Eine in der Zeitschrift *Cell* veröffentlichte Studie ergab, dass die Mitochondrien in den Zellen des ventromedialen Kerns des Hypothalamus (VMH), einer Gehirnregion, die nachweislich den Blutzuckerspiegel im Körper steuert, bei dieser Steuerung entscheidend sind.[14] Ihre gegenseitige Spaltung und ihr ROS-Spiegel (die reaktiven Sauerstoffspezies) steuern unmittelbar den Blutzuckerspiegel im ganzen Körper. Wenn also diese Mitochondrien nicht ordnungsgemäß funktionieren, gibt es keine Glukosesteuerung. Dadurch könnte wiederum die Traurigkeit und die Angst verursacht sowie die Wahrscheinlichkeit erhöht werden, dass es zu Alzheimer kommt.

Fettleibigkeit

Die Fettleibigkeit ist ein komplexes Thema. Die meisten Menschen halten sie für ein Problem der Überernährung – es werden mehr Kalorien zugeführt als verbrannt werden. Doch »die Zufuhr von mehr Kalorien als verbrannt werden« hat zwei Seiten. Manchmal essen Menschen wirklich zu viel – in diesem Fall stellt sich die Frage, warum sie zu viel essen. Doch die andere Seite ist die Verbrennung von Kalorien. Manche Menschen, die mit Fettleibigkeit zu kämpfen haben, können sehr wenig essen, und es gelingt ihnen trotzdem nicht abzunehmen. Daher lautet eine bessere Frage: Warum speichern fettleibige Menschen so viel Fett und/oder verbrennen es nicht? Tatsache ist, dass fast jeder Mensch gelegentlich einmal zu viel isst. Denken Sie an die Feiertage. Die Schlanken können sich noch am nächsten Tag voll bis obenhin fühlen. Deshalb essen sie weniger. Oder ihr Stoffwechsel steigt, um die überschüssigen Kalorien zu verbrennen. Wie auch immer, sie werden weiterhin schlank sein. Fettleibige Menschen reagieren nicht auf dieselbe Weise. Wenn fettleibige Menschen abnehmen, bricht manchmal tatsächlich ihr Stoffwechsel ein. Er wehrt sich gegen das Abnehmen.

Das sind komplizierte Themen. Ich werde sie hier nicht ansprechen. Mein Ziel ist stattdessen, hervorzuheben, dass Fettleibigkeit eine Rolle im Stoffwechsel und bei der Mitochondrienfunktion spielt und die Mitochondrien ihrerseits eine Rolle bei der Fettleibigkeit spielen. Diese Dinge hängen wiederum alle mit der psychischen Gesundheit zusammen.

Ich habe bereits erwähnt, dass Einsamkeit, Angst, Depressionen und Schlaf einige neuronale Schaltkreise mit dem Appetit und dem

Essverhalten gemeinsam haben. Was würde mit jemandem passieren, wenn die neuronalen Schaltkreise übererregbar wären? Dieser Mensch würde sich depressiv, ängstlich und fälschlicherweise einsam fühlen sowie Schlafprobleme haben und zu viel essen. Kennen Sie einen solchen Menschen? Ich kann Ihnen sagen, dass ich in meiner Laufbahn als Psychiater mit einer Menge genau solcher Menschen zu tun hatte.

Sowohl die Fettleibigkeit als auch psychische Störungen gehen mit einer Funktionsstörung der Mitochondrien einher. Sind Menschen von beidem betroffen, können diese sich gegenseitig verschlechtern. Psychische Störungen können zu noch mehr Gewichtszunahme führen, Fettleibigkeit zu noch mehr Depressionen, Angst und bipolaren Symptomen. Eine Studie befasste sich mit bipolaren Menschen, von denen manche fettleibig waren und andere nicht, und es wurde festgestellt, dass die Fettleibigen mehr depressive Schübe hatten als die Schlanken.[15] Die Fettleibigkeit selbst spielte bei ihren Stimmungssymptomen eine Rolle.

Eine Möglichkeit, dies zu verstehen, ist der Zusammenhang mit Insulin. Ich habe Ihnen bereits einige Informationen über Insulin, die Mitochondrien- und über die Gehirnfunktion gegeben. Fettleibige Menschen haben meist eine Insulinresistenz, sowohl im Körper als auch im Gehirn. Eine Forschungsgruppe untersuchte insbesondere, ob die Mitochondrienfunktion eine Rolle spielt und fand natürlich Anzeichen für eine mitochondriale Beeinträchtigung im Gehirn und in der Leber von insulinresistenten Ratten.[16]

Insulin führt allerdings ein Eigenleben. Die Bauchspeicheldrüse reagiert auf eine Insulinresistenz, indem sie mehr Insulin ausschüttet. Wenn es mit wenig nicht funktioniert, dann wird viel ausgeschüttet. Das hilft! Doch das Problem dabei ist, dass ein höherer Insulinspiegel die Insulinresistenz im Laufe der Zeit meist verschlimmert. Das fördert den Hunger und die Gewichtszunahme. Und eines der Probleme bei einem immer höheren Insulinspiegel ist, dass die Insulinresistenz allein die mitochondriale Biogenese hemmt und das Stoffwechselproblem verstärkt.[17]

Im Gehirn spielt Insulin eine direkte Rolle dabei, wie Mitochondrien auf Stress reagieren. Wenn die Insulin-Signalübertragung gut funktioniert, reagieren die Mitochondrien wirksam auf Stress. Eine Möglichkeit, die Mitochondrien von Mäusen unter Stress zu setzen, ist, sie mit viel Fett zu füttern, was meist eine Fettleibigkeit zur Folge hat. Eine Forschungsgruppe untersuchte insulinresistente Mäuse, die fettreich gefüttert wurden, und stellte eine Beeinträchtigung der Stressreaktion in den Mitochondrien fest.[18] Als den Mäusen intranasal Insulin verabreicht wurde, reagierten ihre Mitochondrien wieder normal, und interessanterweise nahmen die Mäuse weniger zu. Wurde also den Mitochondrien geholfen, damit sie richtig funktionieren, half das den Mäusen, das fettreiche Futter effizienter zu verwerten.

Eine andere Forschungsgruppe untersuchte ebenfalls die Rolle der Mitochondrien in den Gehirnzellen von Mäusen, die fettreich gefüttert wurden.[19] Sie stellte fest, dass die Mikrogliazellen mit einer Entzündung darauf reagierten. Dazu kam es, bevor die Mäuse überhaupt zunahmen. Die weitere Beobachtung, wodurch es zu den Veränderungen in den Mikrogliazellen kam, ergab, dass es die Mitochondrien waren. Ein bestimmtes Mitochondrienprotein, UCP2 (Entkopplungsprotein 2), das die Veränderungen der mitochondrialen Dynamik (Bewegung, Verschmelzung und Spaltung) förderte, stieg an. Als dieses Protein entfernt wurde, hatten die Mäuse keine Gehirnentzündung mehr und, wer hätte das gedacht, sie wurden nicht fettleibig, auch wenn sie weiterhin Zugang zum fettreichen Futter hatten. Stattdessen fraßen die Mäuse am Ende weniger und verbrannten mehr Kalorien. Diese Studie lässt vermuten, dass die Mitochondrien tatsächlich die entscheidenden Akteure dabei sind, wie Gehirn und Körper auf hochkalorische Nahrungsmittel reagieren. Zwei andere Studien, die in der Zeitschrift *Cell* veröffentlicht wurden, bestätigen eine direkte Rolle der Mitochondrien bei der Steuerung des Essverhaltens, der Fettleibigkeit und der Leptinresistenz in den Gehirnzellen.[20] (Leptin ist ein Hormon, das an der Steuerung von Hunger- und Sättigungsgefühl beteiligt ist; Anm. Übers.)

Als ich diese Studie zum ersten Mal las, war ich verwirrt. Die Forschungsgruppe wies eindeutig eine direkte Rolle der Mitochondrien bei der Gehirnentzündung und der nachfolgenden Fettleibigkeit nach. Sie griffen jedoch in das Normalverhalten der Mitochondrien ein. Eine Möglichkeit, die Studie zu betrachten, besteht in der Annahme, die Mitochondrien der Mikroglia seien funktionsgestört gewesen und das Forscherteam habe sie daran gehindert, einen Fehler zu machen. Eine andere Betrachtungsweise ist es, anzunehmen, dass diese Mitochondrien fehlerhafte Signale von irgendwoher im Körper erhielten, vielleicht aus dem Darmmikrobiom oder den Darmzellen oder aus der Leber. Oder vielleicht war die Insulinresistenz, die ich bereits beschrieben habe, dafür verantwortlich. Doch eine weitere gewisse Wahrscheinlichkeit besteht darin, dass die Mitochondrien genau das taten, wofür sie programmiert sind. Sie haben vielleicht auf die langfristige Gesundheit des Organismus geachtet. Momentan wissen wir nicht, wie die richtige Reaktion auf eine toxische Ernährungsweise aussehen sollte. Vielleicht ist Fettleibigkeit eine bessere Überlebensstrategie, wenn man toxische Nahrungsmittel zu sich nimmt. Wir können nicht sicher sein, dass es in diesem Fall durch eine Verhinderung der Entzündung und der Fettleibigkeit zu besseren gesundheitlichen Ergebnissen oder einer höheren Lebensdauer kommen würde, doch ich nehme an, dass eine solche Studie leicht durchzuführen wäre. Wie Sie sehen können, ist es kompliziert. Und dann – auch wieder nicht. Wenn Sie bei Mäusen eine Fettleibigkeit verhindern wollen, geben Sie ihnen kein toxisches Futter.

Nur fürs Protokoll: Die »fettreiche Ernährung« kann auch andere ungesunde Zutaten enthalten wie Saccharose. Es ist oft die schlechte Kombination, die so dick macht. Ich erwähne das, weil ich noch eine andere Art von fettreicher Ernährung darstellen werde, die meist zu einer Gewichtsabnahme und weniger Entzündungen führt. Also liegt es nicht per se am Fett.

Fasten, Hungern und Essstörungen

Fasten heißt, gar nichts zu essen. Wirklich über jeden beliebigen Zeitraum hinweg. Wir fasten alle, wenn wir schlafen. Daher heißt das Frühstück im Englischen breakfast, es wird das Fasten gebrochen. Das Fasten über längere Zeiträume zieht viele Veränderungen für den Stoffwechsel und die Mitochondrien nach sich. Interessanterweise kann es auch tiefgreifende positive Auswirkungen auf den menschlichen Körper haben. Die meisten Menschen überrascht das. Wir glauben nämlich meistens, dass unser Körper Nahrung und Nährstoffe braucht. Wir haben alle schon gehört, dass es jeden Tag drei reichliche Mahlzeiten sein müssen. Manchen wurde sogar gesagt, dass sie sechs- bis achtmal am Tag essen sollen. Wir müssen unseren Körper mit »Treibstoff« versorgen. Wir brauchen Energie.

Bei Säuglingen stimmt das eindeutig – die meisten müssen alle zwei Stunden gestillt werden. Bei Kindern, die im Wachstum begriffen sind, kann das auch richtig sein. Doch in Bezug auf die Erwachsenen gibt es inzwischen eine Menge wissenschaftlicher Erkenntnisse, die nahelegen, dass ständiges Essen tatsächlich der Gesundheit schadet.

Fasten »souffliert« dem Körper, genügsam zu sein und fördert die Autophagie, die ein enormes Heilungspotenzial hat. Der Körper begnügt sich mit dem, was er hat. Es ist an der Zeit, diese Fettspeicher anzuzapfen. Wir alle wissen, dass das gut sein kann. Aber da geht es um mehr als nur darum. Jede einzelne Zelle reagiert, und die Mitochondrien sind genau für die Inszenierung dieser Dinge da. Sie verändern sofort ihre Form. Sie werden länger, verschmelzen miteinander und bilden lange tubuläre Netzwerke.[21] Was folgt, ist ein Frühjahrsputz, wenn Sie so wollen. Die Zellen identifizieren alte und schadhafte Zellteile. Sie sind die ersten, die einer massiven Recycling-Maßnahme unterzogen werden. Diese Proteine werden zu den Lysosomen gebracht, damit sie dort abgebaut werden. Diese Nährstoffe werden dann recycelt, manche werden als Energie genutzt, während andere eventuell für neue, essenzielle Proteine und Zellteile verwendet werden. Die Zellen halten Ausschau nach allem, was für einen sorgfältig inszenierten Neustart verwendbar ist.

Und was ist mit den Mitochondrien der Zellen? Werden sie auch zerstört? Die defekten schon, da auch die Mitophagie im Laufe dieses Prozesses aktiviert wird. Doch die gesunden Mitochondrien arbeiten jetzt in den langen tubulären Netzwerken zusammen. Sie halten während dieses Prozesses mit der ATP-Bildung Schritt, und diese Netzwerke schützen sie, damit sie nicht recycelt werden. Wenn die Person wieder isst, werden die zerstörten Zellteile ersetzt. Diese Teile sind neu und gesund, und sie enthalten oft einige neue Mitochondrien!

Wenn Menschen jedoch zu lange nichts essen, dann kommt es irgendwann zum Hunger. Der Körper baut eine Verteidigungsstrategie auf. Er senkt den Stoffwechsel weitgehend ab, um Energie zu sparen. Die Herzfrequenz sinkt. Die Körpertemperatur sinkt. Die Menschen werden träge, reizbar, unmotiviert, ablenkbar, sind verrückt nach Nahrung und leicht depressiv. Paradoxerweise können innerhalb der ersten ein oder zwei Wochen des Hungerns Symptome einer Hypomanie auftreten. Das ist wahrscheinlich eine Anpassungsstrategie, um der hungernden Person genügend Energie, Motivation und Zuversicht zu geben, dass sie etwas zu essen bekommt, egal was.

Ich bin sicher, Sie wissen, dass das nicht gut ist. Das ist lebensbedrohend. Zellen beginnen Funktionsstörungen zu zeigen und abzusterben. Organe haben zu kämpfen, auch das Gehirn. Zur Liste der psychischen Symptome und Diagnosen gehören Depressionen, Reizbarkeit, Schlaflosigkeit, Manie, Essstörungen, Verwirrung, Gedächtnisstörungen, Halluzinationen und Wahnvorstellungen.

Die vielleicht besten Nachweise für die psychischen Auswirkungen des Hungerns stammen aus dem berühmten Minnesota-Starvation-Experiment, bei dem sechsunddreißig gesunde Männer vierundzwanzig Wochen lang nur die Hälfte ihrer täglichen Kalorien bekamen und dann zwanzig Wochen lang wieder normal essen durften. Die Männer verloren erheblich an Gewicht und zeigten Anzeichen eines verlangsamten Stoffwechsels. Sie bekamen umfassende und schwere psychische Symptome, unter anderem Depressionen, Angstzustände, Erschöpfung, ein schlechtes Konzentrationsvermögen, und sie wurden verrückt nach Nahrung. Manche wurden vorübergehend hypoman. Interessanterweise hatten manche während der Zeit, als sie wieder anfingen zu essen, die meisten Schwierigkeiten. Bei manchen verschlimmerten sich die Depressionen. Andere bekamen eine Ess-Brech-Sucht. Manche bekamen Probleme mit ihrem Körperbild. Ein Mann schnitt sich drei Finger ab. Diese Studie dient heute oft dazu, manche der Symptome von Anorexie und Bulimie zu verstehen.[22]

Das führt zu einer Diskussion über Essstörungen.

Bei manchen Menschen kann eine Essstörung damit beginnen, dass sie einem sozialen Druck ausgesetzt werden, abzunehmen und schlank sein zu müssen. Junge Balletttänzerinnen sind ein offensichtliches Beispiel. Vielen jungen Frauen, die tanzen, wird mit deutlichen Worten gesagt, dass sie schlank sein müssen, um konkurrenzfähig zu sein. Es besteht ein immenser Druck, abzunehmen. Bei Mädchen und Frauen, die sich danach richten, kann das bedeuten, dass sie anfangen zu hungern. Damit kann ein Teufelskreis von Stoffwechselstörungen in Gang gesetzt werden, die sich auf die Gehirnfunktion auswirken. Die Bereiche des Gehirns, die das Essverhalten steuern, werden davon betroffen, jedoch auch die Teile des Gehirns, die auslegen, wie wir unseren Körper wahrnehmen. Es kann zu einer schwerwiegenden Verzerrung des Körperbildes kommen, da diese Menschen glauben, sie seien dick, wenn sie buchstäblich ausgemergelt sind. Das grenzt manchmal an Wahnvorstellungen, denn die Art und Weise, wie sie sich wahrnehmen, kann ganz weit davon entfernt sein, wie sie wirklich aussehen. Die Forschung untersuchte ein Modell mit Mäusen, die eine Anorexie hatten, um festzustellen, ob tatsächlich eine Beeinträchtigung der Mitochondrien im Gehirn vorliegt, und es wurde wirklich oxidativer Stress sowie eine Beeinträchtigung bestimmter Teile der Mitochondrien im Hypothalamus festgestellt.[23] Eine Studie mit vierzig Frauen, von denen die eine Hälfte eine Anorexie hatte und die andere nicht, ergab bei denjenigen mit einer Anorexie eine Funktionsstörung der Mitochondrien in den Leukozyten.[24]

Andere Menschen können jedoch aufgrund einer vorhandenen Anfälligkeit eine andere Essstörung entwickeln. Das Essverhalten wirkt sich auf den Stoffwechsel aus, egal ob zu viel oder zu wenig gegessen wird. Bei manchen Menschen kann das kurzfristig zu Belohnungsgefühlen führen.

Durch unkontrolliertes Essen kann es manchen Menschen besser gehen, weil den sich quälenden Gehirnzellen mehr Insulin und Glukose zugeführt und das Belohnungszentrum des Gehirns stimuliert wird. Dies ist vielleicht die schnellste und einfachste Möglichkeit, um eine Insulinresistenz zu überwinden: Essen Sie viel Zucker. Leider werden dadurch, wie ich gerade gezeigt habe, die Dinge mit der Zeit schlechter. Bei anderen Menschen kann die Einschränkung des Essens die Stimmung verbessern, denn dadurch kann es zur Ausschüttung von Stresshormonen oder Ketonen kommen (darüber später mehr), die für die sich abmühenden Gehirnzellen hilfreich sein können. Diese beiden Extreme, zu viel zu essen und zu wenig zu essen, können beide bei verschiedenen Menschen Belohnungsgefühle auslösen. So kann für Menschen mit bestehenden psychischen Störungen, die bereits Schwierigkeiten haben, eine Veränderung des Essverhaltens reizvoll sein. Für manche kann das zu einer Lebensart werden, selbst wenn es dadurch zu Gesundheitsproblemen kommt. Das erklärt wahrscheinlich, warum Menschen, die alle möglichen psychischen Störungen haben, mit größerer Wahrscheinlichkeit eine Essstörung bekommen. Sie suchen nach Möglichkeiten, damit es ihnen besser geht.

Die Darm-Gehirn-Achse und das Mikrobiom

In den letzten Jahrzehnten wies eine wachsende Anzahl von Forschungsarbeiten darauf hin, dass unser Darmtrakt eine wichtige Rolle bei der metabolischen und der psychischen Gesundheit spielt. Viele Signale werden von ihm zum Gehirn geschickt und umgekehrt. Es scheint viele Mechanismen für diese Kommunikation zu geben. Ich werfe einen Blick auf einige davon.

Erstens ist es zunehmend klar geworden, dass die Billionen von Bakterien, Pilzen und Viren in unserem Darm eine wichtige Rolle für die menschliche Gesundheit spielen, insbesondere, was Fettleibigkeit,

Diabetes und Herz-Kreislauf-Erkrankungen betrifft. Zum Beispiel haben viele Tierstudien ergeben, dass die Mikroben im Darm das Gewicht beeinflussen können. In einer Studie wurde festgestellt, dass das Mikrobiom von fettleibigen Mäusen mehr Nährstoffe und Kalzium aus dem Futter zieht als das von schlanken Mäusen. Wird das Mikrobiom von fettleibigen Mäusen auf schlanke Mäuse übertragen, dann nehmen die schlanken zu.[25]

Es gibt auch zunehmend Nachweise für seine Rolle bei psychischen Störungen. In Tiermodellen und kleinen Studien mit Menschen hat sich gezeigt, dass das Mikrobiom bei Depressionen, Angststörungen, Autismus, Schizophrenie, einer bipolaren Störung und Essstörungen eine Rolle zu spielen scheint. Es gibt sogar Nachweise für seine Rolle bei Epilepsie und neurodegenerativen Störungen.

Die Darmbakterien beanspruchen ein Vorrecht auf alles, was wir essen. Sie bilden eine Vielfalt von Metaboliten, Neurotransmittern und Hormonen, die sie in den Darm ausschütten. Diese werden in den Blutstrom aufgenommen und können Einfluss auf den Stoffwechsel und die Gehirnfunktion nehmen.

Eine zweite Möglichkeit, dass Signale vom Darm an das Gehirn gesendet werden, besteht über Hormone und Neuropeptide, die in denjenigen Zellen gebildet werden, die den Darmtrakt auskleiden. Sie wandern nachweislich auch durch den Körper und zum Gehirn und haben weitreichende Auswirkungen auf den Stoffwechsel und die Gehirnfunktion.

Schließlich hat der Darm selbst ein kompliziertes Nervensystem, das direkt mit dem Gehirn kommuniziert und umgekehrt. Der Vagusnerv spielt dabei eine wichtige Rolle. Wie bereits erwähnt, werden etwa 90 Prozent des gesamten körpereigenen Serotonins im Darmtrakt gebildet.

Dieser Bereich der Darm-Gehirn-Achse und des Mikrobioms kann schnell zu einer Überforderung führen, wenn man an die vielen verschiedenen Mikroorganismen, Metaboliten, Hormone,

Neurotransmitter, Neuropeptide und andere beteiligte Faktoren denkt. Es gibt jedoch eine eindeutige Verbindung zwischen all diesen Faktoren. Sie alle betreffen den Stoffwechsel und die Mitochondrien. Es gibt Nachweise, dass die Darmmikroben Signale direkt an die Mitochondrien in den Zellen senden, die den Darm auskleiden, sowie an Immunzellen. Diese Signale verändern nachweislich den Stoffwechsel der Mitochondrien, modifizieren die Barrierefunktion der Darmzellen und können zu einer Entzündung führen.[26]

Essen, Fasten und das Darmmikrobiom als Behandlungsmöglichkeit

Es gibt mindestens acht verschiedene Ernährungsmaßnahmen, die bei der Bekämpfung von psychischen Symptomen hilfreich sein können:[27]

1. Nährstoffmängel wie einen Mangel an Folat, Vitamin B12 und Thiamin beseitigen.
2. Nahrungsmittelallergene oder Toxine meiden. Manche Menschen haben zum Beispiel Zöliakie, eine Autoimmunerkrankung, die infolge einer Reaktion auf Gluten zu Entzündungen und anderen Stoffwechselproblemen führt. Das kann auch die Gehirnfunktion betreffen. Ich habe die toxischen Wirkungen von Transfettsäuren (TFA) beschrieben. Es gibt viele andere Nahrungsbestandteile, die auch die Funktion der Mitochondrien beeinträchtigen können.
3. Eine gesunde Ernährung wie die mediterrane kann für manche Menschen vielleicht eine Rolle spielen.
4. Sich mit Fasten, Intervallfasten und mit dem Scheinfasten beschäftigen (mehr über diese drei Formen gibt es weiter unten), die, um die Gesundheit des Stoffwechsels zu verbessern, die Autophagie und die Mitophagie stimulieren. (Scheinfasten bedeutet, dass man für fünf Tage in der Woche die Essensmenge ungefähr auf die Hälfte der sonst üblichen Kilokalorien reduziert. Anm. Übers.)
5. Das Darmmikrobiom verbessern (mehr darüber, wie das geht, gibt es weiter unten).

6 Den Stoffwechsel und die Mitochondrienfunktion mit einer Ernährungsmaßnahme verbessern. Dazu gehören Veränderungen bei der Insulinresistenz, beim Grundumsatz, der Anzahl der Mitochondrien in den Zellen, der Gesamtgesundheit der Mitochondrien, den Hormonen und bei vielen anderen Regulatoren des Stoffwechsels.
7 Ernährungsumstellungen, die zur Gewichtsabnahme führen, können dazu beitragen, die mit Fettleibigkeit einhergehenden Probleme zu verringern.
8 Ernährungsumstellungen, die zur Gewichtszunahme führen, können eine lebensrettende Maßnahme für Menschen sein, die stark untergewichtig sind.

Eine umfassende Besprechung aller dieser Bereiche würde den Rahmen dieses Buches sprengen. Ich greife stattdessen nur ein paar wichtige Punkte heraus.

Vitamine und Nutrazeutika

Es ist wichtig, einen Mangel an Vitaminen und Nährstoffen zu beheben. Die Einnahme von zwanzig oder mehr Vitaminpräparaten und Ergänzungsmitteln hilft jedoch bei den meisten Stoffwechselproblemen nicht. Manchmal kann ihr übermäßiger Gebrauch tatsächlich Stoffwechselprobleme verursachen. Bei einem gesunden Stoffwechsel geht es um Gleichgewicht – nicht zu viel und nicht zu wenig.

Vitamine und Ergänzungsmittel oder Nutrazeutika (Lebensmittel, die neben der Ernährung auch die Gesundheit fördern) könnten bei der Verbesserung der Funktion und Bildung der Mitochondrien eventuell eine Rolle spielen. Die Liste der Möglichkeiten ist lang. Dazu gehören L-Methylfolat, Vitamin B12, S-Adenosylmethionin (SAMe), N-Acetylcystein (NAC), L-Tryptophan, Zink, Magnesium, Omega-3-Fettsäuren, Nikotinamid, Ribosid, Alpha-Liponsäure, Arginin, Carnitin, Citrullin, Cholin, Coenzym Q10, Kreatin, Folinsäure, Niacin, Riboflavin, Thiamin, Resveratrol, Pterostilben und Antioxidantien.[28] Es ist eher unwahrscheinlich, dass alle von ihnen für alle Menschen von Nutzen sind, und unter keinen Umständen sollte jemand sie alle gleichzeitig nehmen.

Das folgende Beispiel veranschaulicht diese Vorsicht sehr gut. Forscherinnen und Forscher behandelten hundertachtzig Menschen, die unter einer bipolaren Störung litten, mit einer von drei Möglichkeiten:

1 Mit einem »Mitochondrien-Cocktail«
2 Nur mit NAC
3 Sechzehn Wochen lang mit einem Placebo zusätzlich zu der Behandlung, die sie bereits bekamen.[29]

Der Mitochondrien-Cocktail enthielt N-Acetylcystein, Acetyl-L-Carnitin, Coenzym Q10, Magnesium, Kalzium, Vitamin D3, Vitamin E, Alpha-Liponsäure, Vitamin A, Biotin, Thiamin, Riboflavin, Nikotinamid, Kalzium Pantothenat, Pyridoxinhydrochlorid, Folsäure und Vitamin B12. Donnerwetter! Das ist ein Cocktail. Und raten Sie einmal, was sie herausfanden? Keinen Unterschied bei den anderen Gruppen.

Noch einmal: Ein niedriger Spiegel dieser Vitamine und anderer Faktoren kann vielleicht einfach eine Folge der mitochondrialen Funktionsstörung sein, nicht ihre Ursache. Und wenn das der Fall ist, kann das Problem eventuell nicht dadurch gelöst werden, dass man noch mehr davon nimmt. Und Pillen wie diese stimulieren nicht automatisch die mitochondriale Biogenese oder die Mitophagie. Doch Ernährungsmaßnahmen, guter Schlaf, weniger Stress, das Absetzen von Medikamenten, die die Mitochondrien beeinträchtigen, und Bewegung können das.

Ernährung und Fasten

Ich habe berichtet, dass Menschen, die sich mediterran ernähren, mit einer geringeren Wahrscheinlichkeit Depressionen bekommen. Doch kann diese Ernährung bei Menschen, die bereits depressiv sind, die Symptome lindern? Das scheint der Fall zu sein, zumindest bei manchen Menschen. In der sogenannten SMILES-Studie (von engl. Supporting the Modification of Lifestyle in Lowered Emotional States, deutsch: Unterstützung zur Veränderung der Lebensweise bei herabgesetzten emotionalen Zuständen) wurden siebenundsechzig

Menschen mit schweren Depressionen nach dem Zufallsprinzip in Gruppen eingeteilt, die sich mediterran ernähren sollten, und einer sozialen Selbsthilfegruppe (der Kontrollgruppe) zugeordnet. Ihre Depressionen wurden weiterhin wie bisher (medikamentös oder therapeutisch) behandelt. Nach zwölf Wochen kam es bei 32 Prozent der Menschen, die in der Gruppe der mediterranen Ernährung waren, zu einer Remission. Im Vergleich dazu waren es in der Kontrollgruppe nur 8 Prozent.[30] Gibt es irgendwelche Nachweise dafür, dass das dem Stoffwechsel oder den Mitochondrien geschuldet ist? Wir können zumindest eine Studie nennen.

Forscherinnen und Forscher sahen sich Javaneraffen an, die dreißig Monate lang mediterran ernährt wurden, im Gegensatz zu denjenigen, die eine westliche (einer in den USA übliche) Ernährung bekamen. Dann wurden die Mitochondrienfunktion im Gehirn, die Energieverbrauchsmuster und Biomarker wie der Insulinspiegel bestimmt.[31] Sie stellten verringerte bioenergetische Muster zwischen den Gehirnbereichen der Affen fest, die nach westlichem Standard ernährt wurden, was dem Insulin- und dem Glukosespiegel entsprach. In den Mitochondrien der mediterran gefütterten Tiere blieb es bei den normalen Unterschieden zwischen den Gehirnregionen, wohingegen die Mitochondrien der westlich gefütterten Tiere diese normalen Unterschiede verloren. Die betroffenen Gehirnareale spielen nachweislich eine Rolle bei Diabetes und Alzheimer.

Es gibt auch Nachweise, dass Fasten, Intervallfasten und Scheinfasten eine Rolle bei der Behandlung psychischer Störungen spielen können. Bei allen kommt es zur Bildung von Ketonkörpern, die dann entstehen, wenn Fett als Energiequelle genutzt wird. Fett wird in Ketone umgewandelt. Und interessanterweise findet dieser Prozess ausschließlich in den Mitochondrien statt, das ist noch eine weitere Rolle für diese hervorragenden Organellen.

Ketone sind eine alternative Energiequelle für die Zellen. Sie dienen auch als wichtige metabolische Signalmoleküle, wodurch es zu epigenetischen Veränderungen kommt. Und sie können eine Energiequelle zur Rettung insulinresistenter Gehirnzellen sein. Während

Glukose eventuell Schwierigkeiten hat, in diese Zelle zu gelangen, ist das für Ketone ein Leichtes. Fasten führt auch zur Autophagie, wie ich bereits ausgeführt habe. Es gibt mehrere Arten des Intervallfastens. Manche essen nur alle acht bis zwölf Stunden pro Tag. Bei anderen wird nur einmal am Tag gegessen. Und wieder andere schränken die Nahrungsaufnahme am Abend ein.

Wir haben Nachweise, dass das Intervallfasten die Stimmung und die Kognition verbessert und in Tiermodellen für Epilepsie und Alzheimer die Neuronen vor Schäden schützt. Eine Forschungsgruppe hat sich vorgenommen, das Wie und Warum zu verstehen.[32] Sie werden nie erraten, was sie herausfand: Es sind die Mitochondrien! Als die Forscherinnen Mäuse auf das Intervallfasten setzten, stellten sie fest, dass der Hippocampus, eine Gehirnregion, die oft an Depressionen, Angstzuständen und Gedächtnisstörungen beteiligt ist, weitgehend für die dadurch bedingten Verbesserungen sorgte. Das schien hauptsächlich der vermehrten Aktivität von GABA geschuldet zu sein, die die Übererregbarkeit verringerte. Dann wollten sie verstehen, wodurch diese Veränderung der GABA-Aktivität verursacht wurde. Sie entfernten bei den Mäusen Sirtuin 3 auf zweierlei Weise – Sie erinnern sich, dass dieses Protein ausschließlich der Gesundheit der Mitochondrien dient und unentbehrlich für sie ist. Danach gab es diesen Nutzen nicht mehr. Das weist ganz klar darauf hin, dass die Mitochondrien direkt am Nutzen des Intervallfastens für die Gesundheit des Gehirns beteiligt sind.

Ein anderer Übersichtsartikel schildert die vielen Möglichkeiten, warum man glaubt, dass das Intervallfasten die Gesundheit des Gehirns fördert, auch dass es den oxidativen Stress und Entzündungen verringert sowie die Mitophagie und die mitochondriale Biogenese verbessert, den vom Gehirn stammenden neurotrophen Wachstumsfaktor (BDNF, engl. *Brain-derived neurotropic factor*) erhöht, die Neuroplastizität verbessert und die zelluläre Stressresistenz fördert.[33] Dies sind starke heilende Maßnahmen, für die es derzeit keine Pille gibt.

Das Scheinfasten kann die Vorzüge des Fastens über längere Zeit nachahmen, ohne dass das Risiko besteht, hungern zu müssen. Das bekannteste Beispiel ist die ketogene Diät. Sie erinnern sich wahrscheinlich, dass diese Diät und ihre tiefgreifende Auswirkung auf einen meiner Patienten mich dazu brachte, diesen Weg einzuschlagen.

Die Geschichte der ketogenen Diät beginnt mit der Epilepsie. Seit den Zeiten von Hippokrates war bekannt, dass Fasten Anfälle stoppen kann und in vielen Kulturen als Behandlungsmethode eingesetzt wurde. Mit dem Beginn der modernen Medizin glaubte man jedoch, dass dies hauptsächlich religiöse Folklore und wahrscheinlich Unfug sei. Das änderte sich in den 1920er-Jahren, als ein Arzt einen Forschungsartikel darüber veröffentlichte, dass die Anfälle bei einem Jungen durch Fasten gestoppt werden konnten. Das Problem beim Fasten ist, dass die Menschen verhungern, wenn es zu lange praktiziert wird – keine sehr wirksame Maßnahme. Und wenn sie wieder anfangen, normal zu essen, kommen die Anfälle meist sofort wieder. 1921 entwickelte Dr. Russell Wilder die ketogene Diät, die viel Fett, mäßige Mengen an Protein und wenig Kohlenhydrate enthält, um diese Herausforderung zu bewältigen. Er wollte sehen, ob diese Diät zur Behandlung der Epilepsie den Zustand des Fastens nachahmen, aber das Hungern verhindern konnte. Und siehe da, es funktionierte. Die ketogene Diät verringerte oder stoppte die Anfälle bei etwa 85 Prozent der Menschen, die es damit versuchten. In den 1950er-Jahren war sie durch die zunehmende Anzahl von Antiepileptika, die auf den Markt kamen, nicht mehr gefragt. Es ist viel einfacher, eine Pille zu nehmen, als diese Diät einzuhalten.

Leider verbessert bei etwa 30 Prozent der Menschen, die an Epilepsie leiden, keine dieser Pillen, die wir anzubieten haben, den Zustand, daher wurde die ketogene Diät in den 1970er-Jahren am Johns-Hopkins-Krankenhaus als Behandlungsmethode bei therapieresistenter Epilepsie wieder eingeführt. Die klinische Anwendung nimmt seither weltweit zu. Viele klinische Studien haben die Wirksamkeit gezeigt, und ein Cochrane-Review (eine Goldstandard-Metaanalyse) im Jahr 2020 kommt zu dem Schluss, dass Kinder mit einer therapieresistenten Epilepsie, die ketogen ernährt werden, im Vergleich zu Kindern, die herkömmlich behandelt werden, mit einer dreifach höheren Wahrscheinlichkeit von ihren Anfällen befreit werden und ihre Anfälle mit einer sechsmal höheren Wahrscheinlichkeit um 50 Prozent oder mehr reduziert werden können.[34]

Die ketogene Diät ist wegen ihrer Auswirkungen auf das Gehirn heute die am besten untersuchte Ernährungsmaßnahme. Fachleute aus der Neurologie, den Neurowissenschaften sowie Pharmafirmen untersuchen diese Diät sein Jahrzehnten und versuchen, ihre krampflösenden Wirkungen besser zu verstehen. Sie bietet eine alternative Energiequelle, die ein Rettungsanker für insulinresistente Gehirnzellen sein kann. Sie verändert auch den Neurotransmitterspiegel, steuert die Kalziumkanäle, dämmt Entzündungen ein, verbessert das Darmmikrobiom, erhöht den Gesamtstoffwechsel, verringert die Insulinresistenz selbst und, besonders wichtig, führt die Mitophagie und die mitochondriale Biogenese herbei.[35] Menschen, die diese Diät monate- oder jahrelang machen, haben Zellen mit gesünderen Mitochondrien. Das kann zu einer langfristigen Genesung führen. Viele Menschen können diese Diät nach zwei bis fünf Jahren beenden und bleiben dauerhaft gesund.

Die Erforschung der Wirksamkeit der Diät bei der Behandlung von psychischen Gesundheitsstörungen steckt noch in den Kinderschuhen. Im Rahmen meiner eigenen Arbeit habe ich Menschen mit schweren therapieresistenten psychotischen Störungen gesehen, die durch die ketogene Diät über lange Zeiträume eine vollständige Remission ihrer Symptome erzielt haben.[36] Über einen solchen Fall berichte ich am Ende dieses Kapitels. Im ersten Jahr wirkt die Diät wie ein Medikament. Wer sie macht, muss gewissenhaft bei der Diät bleiben. Man kann nicht damit aussetzen, um sich »Mogel-Tage« zu gönnen, ebenso wenig, wie man seine Medikamente für »Mogel-Tage« absetzen kann. Wenn man das macht, kann die Hölle los sein. Ich möchte noch darauf hinweisen, dass Epilepsiebehandlungen in der Psychiatrie üblich sind. Sie werden bei fast allen psychischen Störungen eingesetzt. Somit ist das in vielerlei Weise nichts Neues. Es ist nun eben zufällig eine diätetische Maßnahme. Gegenwärtig werden mehrere klinische Studien für die bipolare Störung und die Schizophrenie auf den Weg gebracht.

Alzheimer-Forschungsteams schauten sich sechsundzwanzig Betroffene an, die alle zwölf Wochen lang eine ketogene und dann zwölf Wochen lang eine fettarme Diät machten, wobei dazwischen eine zehnwöchige sogenannte »Auswaschzeit« lag.[37] (Die Auswaschzeit ist die Zeit, in der ein Medikament möglichst völlig ausgeschieden wird. Hier ist gemeint, dass die Wirkung der jeweiligen Diät vorbei ist. Anm. Übers.) Die Probandinnen und Probanden führten die Diätmaßnahmen in unterschiedlicher Reihenfolge durch, und die Auswertungen erfolgten verblindet, das heißt, ohne, dass bekannt war, wer welche Reihenfolge eingehalten hat. Am Ende der Studie wurde festgestellt, dass die ketogene Diät die Funktion im Alltag und die Lebensqualität der Menschen verbesserte. Ich darf ferner darauf hinweisen, dass diese Studie eine der wenigen ist, die eine Verbesserung von Alzheimer-Symptomen zeigen können. Die meisten Studien wie diejenigen über die intranasale Insulinverabreichung, von denen ich berichtet habe, verhindern nur das Fortschreiten der Krankheit. Sie kehren sie nicht um. Dies war eine kleine Studie, die offensichtlich mit mehr Menschen über längere Zeiträume wiederholt werden muss. Doch die Grundlagenforschung untermauert sicher, wie und warum das funktionieren könnte.

Es gibt viele Versionen der ketogenen Diät, einschließlich solcher zum Abnehmen sowie für den Umgang mit Diabetes und Epilepsie, und sie wirken nicht immer gleich. Die Nahrungsmittel können auch auf persönliche Vorlieben zugeschnitten werden, etwa auf eine vegetarische, vegane, nur auf Fleisch (die Carnivore-Diät) ausgerichtete Ernährung oder eine mit tierischen und pflanzlichen Nahrungsmitteln. Wer eine körperliche oder psychische Störung hat, sollte diese Diät nur unter ärztlicher Aufsicht durchführen, da es Risiken und Nebenwirkungen gibt und verschreibungspflichtige Medikamente meist angepasst oder auf sichere Weise abgesetzt werden müssen.

Das Darmmikrobiom

Wie erwähnt, steht es außer Frage, dass das Darmmikrobiom eine Rolle bei der psychischen und metabolischen Gesundheit spielt. Hinsichtlich erprobter Maßnahmen steckt dieses Gebiet jedoch noch in den Kinderschuhen. Hier sind vier Arten von Maßnahmen, die in Betracht gezogen werden können:

1 Nehmen Sie keine Antibiotika, wenn das möglich ist. Antibiotika stören nachweislich das Mikrobiom und können manchmal sofort zu einer mitochondrialen Funktionsstörung führen. Außer dass Sie Antibiotika nur im Bedarfsfall nehmen sollten, ist es wichtig, Nahrungsmittel zu meiden, die Antibiotika enthalten, etwa Fleisch, Fisch, Eier, Milch und andere Produkte, in denen häufig Antibiotika von den Tieren enthalten sind, denen sie verabreicht wurden. Achten Sie auf die Kennzeichnung »Ohne Antibiotika aufgezogen«.
2 Die Ernährung spielt eine entscheidende Rolle für das Mikrobiom. Meiden Sie stark verarbeitete Nahrungsmittel. Ballaststoffreiche Nahrungsmittel wie Obst und Gemüse sowie echte, vollwertige Nahrungsmittel sind optimal geeignet.
3 Probiotika könnten für manche Menschen eventuell eine Rolle spielen, obwohl wir nicht viele Nachweise dafür haben, dass sie den Stoffwechsel oder die psychische Gesundheit verbessern können. Denken Sie daran, dass es Billionen von Mikroben in Ihrem Darm gibt. Die Einnahme eines Ergänzungsmittels, das nur eine Bakterienart enthält, kann vielleicht helfen oder auch nicht. Bevor Sie eines nehmen, sehen Sie sich Forschungsberichte für dieses spezielle Probiotikum an, ob es Nachweise für seine Wirksamkeit gibt, insbesondere in Bezug auf Ihre Symptome oder Diagnose.
4 Stuhltransplantationen werden erforscht, sind aber derzeit noch im Versuchsstadium.

Zusammenfassung

- Die Ernährung spielt eine starke Rolle im Stoffwechsel und bei der Gesundheit der Mitochondrien.
- Wenn es Defizite in Ihrer Ernährung gibt, müssen diese festgestellt und behoben werden. Dazu können Vitamine, Mineralstoffe, Proteine oder essenzielle Fettsäuren gehören, um nur einige zu nennen. Vielleicht möchten Sie zusammen mit einer Ernährungsberaterin oder Ihrer Ärztin bzw. Ihrem Arzt eine

Gesamteinschätzung Ihres Ernährungsstatus und ihrer Ernährung vornehmen.

- Wenn Ihre Ernährung Komponenten enthält, die Ihrem Stoffwechsel schaden, müssen Sie diese von Ihrem Speiseplan streichen. Dazu können Allergene gehören, aber auch Nahrungsmittel, die nachweislich toxisch sind, etwa Transfettsäuren und Junkfood.
- Haben Sie eine Insulinresistenz, müssen Sie wahrscheinlich Ihre Ernährung umstellen, um das zugrunde liegende Problem zu beheben.
- Selbst wenn Sie sich perfekt gesund ernähren, können Stoffwechsel und Mitochondrien beeinträchtigt werden. Das kann an nicht-ernährungsbedingten Faktoren liegen, zum Beispiel der Genetik, der Epigenetik, Entzündungen, Stress, Schlafproblemen, Hormonen, Medikamenten, Toxinen usw. Selbst in Fällen wie diesen können Ernährungsmaßnahmen trotzdem eine Rolle bei der Behandlung spielen. Zum Beispiel können die Autophagie und die Mitophagie durch das Intervallfasten und die ketogene Diät stimuliert werden, egal, wodurch das Problem ursprünglich verursacht wurde. Sie können auch Ketone als Energiequelle zur Rettung von insulinresistenten Zellen liefern.
- Strategien zur Verbesserung der Darmgesundheit können vielleicht auch die psychische Gesundheit verbessern.
- Seien Sie skeptisch gegenüber Probiotika oder Ergänzungsmitteln, die behaupten, dass sie alle Ihre Probleme mit einer Pille lösen können. In den meisten bisherigen Studien funktionieren sie nicht.
- Die psychische und die metabolische Gesundheit sind untrennbar miteinander verbunden. Das gilt für alle Menschen, auch für die, die einfach nur versuchen, abzunehmen, mit ihrem Diabetes umzugehen oder einen Herzinfarkt oder Alzheimer zu verhindern. Ernährung und Bewegung reichen oft nicht aus. Alles, was in diesem Buch behandelt wird, spielt eine Rolle.

Eine Erfolgsgeschichte:
Mildred – es ist nie zu spät!

Mildred hatte eine schreckliche Kindheit, in der es zu Missbrauch kam. Sie litt zweifellos an Symptomen einer Posttraumatischen Belastungsstörung (PTBS), an Angst und Depressionen. Im Alter von siebzehn Jahren wurde bei ihr eine Schizophrenie diagnostiziert. Sie hatte täglich Halluzinationen und Wahnvorstellungen. Sie wurde chronisch paranoid. Im Laufe der anschließenden Jahrzehnte probierte sie verschiedene Antipsychotika und stimmungsstabilisierende Medikamente aus, doch ihre Symptome hielten an. Sie konnte nicht mehr für sich selbst sorgen und bekam einen vom Gericht bestellten Vormund zugewiesen. Es ging ihr sehr schlecht. Sie unternahm zahlreiche Selbstmordversuche und trank einmal eine Flasche Reinigungsflüssigkeit. Über ihre psychischen Symptome hinaus war sie fettleibig und wog knapp 150 Kilogramm.

Mit siebzig Jahren, nach dreifundfünfzig Jahren, in denen sie von ihrer Schizophrenie gequält und behindert wurde, ermutigte sie ihre Ärztin dazu, in eine Abnehmklinik an der Duke University zu gehen. Dort wurde die ketogene Diät als Methode zum Abnehmen eingesetzt. Sie beschloss, das auszuprobieren. Innerhalb von zwei Wochen begann sie nicht nur abzunehmen, sie stellte auch eine deutliche Besserung ihrer psychotischen Symptome fest. Sie sagte, zum ersten Mal seit vielen Jahren konnte sie draußen die Vögel singen hören. Die Stimmen in ihrem Kopf übertönten sie nicht mehr. Ihre Stimmung verbesserte sich auch, und sie begann, Hoffnung zu schöpfen. Sie konnte alle ihre psychiatrischen Medikamente ausschleichend absetzen. Ihre Symptome gingen vollständig zurück. Sie verlor achtundsechzig Kilogramm und hat sie bis heute nicht wieder zugenommen.

Jetzt, dreizehn Jahre später, bleibt sie symptomfrei, nimmt keine Medikamente und braucht auch keine psychiatrische Hilfe. Da sie gelernt hatte, für sich selbst zu sorgen, konnte sie auf ihren Vormund verzichten. Als ich das letzte Mal mit Mildred sprach, war sie glücklich und begeistert, dass sie am Leben war. Sie bat mich, ihre Geschichte jedem zu erzählen, der bereit sei, sie anzuhören. Sie hofft, dass ihre Geschichte anderen Menschen vielleicht helfen könnte, der Hölle zu entfliehen, die sie jahrzehntelang aushalten musste.

Geschichten wie die von Mildred kommen einfach in der Psychiatrie nicht vor. Selbst mit den besten traditionellen und konventionellen Behandlungen, die wir zu bieten haben, ist so etwas nicht bekannt. Mildreds Geschichte und die Theorie der Gehirnenergie sagen, dass es möglich ist. Auf dem Gebiet der psychischen Gesundheit bricht ein neuer Tag an, einer voller Hoffnung auf mehr Geschichten wie jener von Mildred.

16

Mitursache: Drogen und Alkohol

Es ist wohlbekannt, dass Drogen und Alkohol zu psychischen Störungen führen können und dass Menschen mit psychischen Störungen mit größerer Wahrscheinlichkeit zu Drogen und Alkohol greifen. Denken Sie an den jungen Mann, der zu viel Marihuana rauchte und am Ende eine Schizophrenie bekam. Oder an den Alkoholiker, der dement wurde. Oder an den Kokain-Abhängigen mit einer bipolaren Störung. Die meisten Menschen glauben, dass es sich dabei nur um die Auswirkungen von toxischen Drogen auf das Gehirn handle. Oder dass die Menschen vielleicht eine Veranlagung zu psychischen Erkrankungen hätten und die Drogen ihnen den Rest geben würden. Beide Erklärungen stimmen. Aber wie verursachen sie eine psychische Erkrankung genau? Bisher konnte das niemand mit Sicherheit sagen. Die Theorie der Gehirnenergie bietet eindeutige Antworten: Drogen und Alkohol treffen im Stoffwechsel und in den Mitochondrien aufeinander.

Die meisten Drogen passen in eine von zwei Kategorien: entweder stimulieren oder hemmen sie die Zellen. Das betrifft Alkohol, Tabak, Marihuana, Kokain, Amphetamine und Opiate. Manche Drogen wirken sich auf bestimmte Zellen im Gehirn oder im Körper aus, während andere eine umfassendere Wirkung auf verschiedene Arten von Zellen haben. Alkohol und Marihuana, auf die ich im Folgenden den Schwerpunkt legen werde, wirken sich zum Beispiel umfassend auf den ganzen Körper aus. Sie wirken meist über Rezeptoren auf den Zelloberflächen, die dann die Mitochondrien in diesen Zellen beeinflussen. Die Mitochondrien haben jedoch direkt auf ihren Membranen auch ihre eigenen Rezeptoren für Marihuana, Nikotin, Alkohol und Valium. Diese Drogen nehmen direkten Einfluss auf die Mitochondrien.

Drogen und Alkohol bilden mit dem Stoffwechsel und den Mitochondrien eine Feedback-Schleife. Menschen können auf verschiedene Weise in diese Feedback-Schleife geraten, doch wenn sie in dieser Schleife sind, kann es schwierig sein, wieder herauszukommen.

Manche Menschen lassen sich aufgrund von Gruppenzwängen oder anderen sozialen Einflüssen auf Drogen oder Alkohol ein. Sie können vollkommen glücklich sein und einen gesunden Stoffwechsel haben, wenn sie damit anfangen. Nehmen sie jedoch im Laufe der Zeit unmäßige Mengen von Drogen und Alkohol zu sich, beeinträchtigt das den Stoffwechsel und die Mitochondrienfunktion. Und wenn es so weit ist, dann können sie an einen Punkt kommen, dass sie die Substanzen *brauchen*, um sich normal zu fühlen. Beachten Sie, dass ich das Wort *normal* benutzt habe, nicht das Wort *gut*. Wenn sie mit Drogen und Alkohol anfangen, fühlen sie sich anfangs oft gut. Dadurch wird das Verhalten verstärkt. Menschen fühlen sich gerne gut. Doch mit der Zeit passt sich das Gehirn an die Substanzen an und versucht, ihnen entgegenzuwirken. Wenn sich das Gehirn verändert, kann es dazu kommen, dass Menschen sich »schlecht« fühlen, wenn sie die entsprechende Substanz nicht nehmen. Das führt zu einem Teufelskreis, denn jetzt brauchen sie sie einfach, um sich »normal« zu fühlen. Oft bekommen sie das Hochgefühl nicht mehr, das sie einmal hatten. Wenn sie versuchen, ohne die Substanz auszukommen, leiden sie gewissermaßen. Das führt dazu, dass sie sie wieder nehmen. Und nun sitzen sie in der Falle.

Andere Menschen lassen sich auf Drogen und Alkohol ein, weil ihr Stoffwechsel bereits beeinträchtigt ist. Sie leiden schon an Depressionen, Angstzuständen, Unsicherheit, einer Psychose oder an etwas, das sie belastet. Sie wollen sich besser fühlen. Wenn ihre Symptome schlimm genug sind, versuchen sie alles.

Für einen groben Überblick: Wenn sie an Symptomen von unteraktiven Zellen leiden, etwa einigen Depressionssymptomen, dann fühlen sie sich besser, wenn sie etwas Anregendes nehmen. Wenn sie an Symptomen von überaktiven oder übererregbaren Gehirnzellen leiden, etwa an Angstzuständen oder einer Psychose, dann kann etwas, das sie beruhigt und die Zellaktivität hemmt, dazu führen, dass sie sich besser fühlen. Wenn die jeweilige Substanz gut wirkt, dann können sie süchtig werden. Wer kann es ihnen in irgendeiner Weise verdenken? Sie möchten sich nur besser fühlen. Manchmal fühlen sich Menschen mit den Substanzen nicht unbedingt besser. Sie fühlen sich einfach anders – betäubt oder außer Gefecht gesetzt. Für manche kann das heißen, sie ziehen dieses Gefühl dem Gefühl vor, das sie sonst haben. Jedenfalls liegt es wahrscheinlich daran, warum alle psychischen Störungen vermehrt mit Suchtstörungen einhergehen.

Drogen und Alkohol können sich unmittelbar auf die Funktion der Mitochondrien auswirken und Symptome vieler psychiatrischer Störungen nach sich ziehen. Verschiedene Drogen können sehr schnell zu Halluzinationen, Wahnvorstellungen, manischen Symptomen, depressiven Symptomen, kognitiven Beeinträchtigungen und anderen Symptomen führen. Ich kann das gar nicht alles in einem Kapitel behandeln, doch ich werde schwerpunktmäßig beleuchten, wie Alkohol und Marihuana die Mitochondrien beeinträchtigen können.

Alkohol

Alkohol wirkt sich tiefgreifend auf den Stoffwechsel und die Mitochondrien aus. Übermäßiger Konsum ist nachweislich toxisch für die Leber und für das Gehirn. Bei dieser Toxizität spielen die Mitochondrien eine primäre Rolle. Ich gehe mit Ihnen einige der wissenschaftlichen Erkenntnisse durch.

Wenn Menschen Alkohol trinken, übernimmt die Leber den Hauptanteil der Verarbeitung. Ein Enzym, die Alkohol-Dehydrogenase (ADH), wandelt ihn in Acetaldehyd um, eine für die Zellen toxische Substanz. Ein anderes Enzym, das Cytochrom P450 2E1 (CYP2E1), kann diese Umwandlung ebenfalls vornehmen. CYP2E1 befindet sich zufällig direkt auf den Mitochondrien oder im endoplasmatischen Retikulum. Doch ein weiteres Enzym, die Aldehyd-Dehydrogenase (ALDH), wandelt Acetaldehyd dann in eine weniger toxische Substanz um, das Acetat. Von ALDH gibt es zwei Formen: eine, die im Zytoplasma und eine andere, die in den Mitochondrien landet. Acetat wird von den Mitochondrien als Energiequelle genutzt. Wie Sie sehen können, spielen die Mitochondrien bei all dem eine Rolle.

Werden unkontrolliert große Mengen Alkohol getrunken, wirken diese Enzymsysteme unterstützend, und der Acetaldehyd-Spiegel steigt. Die ersten Anzeichen von Problemen gibt es bei den Mitochondrien. Sie schwellen an, haben Schwierigkeiten mit der ATP-Bildung und generieren mehr reaktive Sauerstoffspezies (ROS). In zahlreichen Studien wurde die Beeinträchtigung der Mitochondrien und sogar ihre Zerstörung durch große Alkoholmengen dokumentiert.[1] Das ist wahrscheinlich die Todesursache bei einer Alkoholvergiftung.

Chronischer Alkoholkonsum führt zu chronischem oxidativem Stress, der ein Zeichen der mitochondrialen Beeinträchtigung ist. Dadurch kommt es zu einer Entzündung, die die Probleme nur verschlimmert. All das geschieht im ganzen Körper, doch insbesondere in der Leber und im Gehirn.

Selbst kurze Zeiträume eines schweren Alkoholkonsums können dauerhafte Auswirkungen haben. Die Forschung untersuchte heranwachsende Ratten, die zwei Wochen lang große Mengen Alkohol zu trinken bekamen sowie die Auswirkungen, die das im Laufe der Zeit auf die Mitochondrien im Gehirn hatte.[2] Es wurde festgestellt, dass der Konsum großer Mengen Alkohol die Mitochondrienfunktion beeinträchtigte, was Sie nach dem, was ich gerade berichtet habe, nicht überraschen dürfte. Die Auswirkungen im Hippocampus hielten jedoch bis ins Erwachsenenalter an, der Spiegel der Mitochondrienproteine war niedriger, die ATP-Bildung geringer, und es gab Probleme mit dem Kalzium.

Dr. Nora Volkow, die Direktorin des *National Institute on Drug Abuse*, des Nationalen Instituts für Drogenmissbrauch, befasst sich jetzt seit vielen Jahren mit den Zusammenhängen zwischen Sucht bzw. Abhängigkeit und Stoffwechsel. Sie ist eine Pionierin auf diesem Gebiet. Sie und andere Fachleute haben einige überraschende Entdeckungen bei chronischen Alkoholikern gemacht. Wenn Menschen Alkohol trinken, nutzt ihr Gehirn weniger Glukose als Energiequelle, sondern verwertet stattdessen das Acetat aus dem Alkohol.[3] Im Laufe der Zeit bekommen Alkoholiker ein Problem mit dem Glukosestoffwechsel des Gehirns. Die Gehirnzellen haben einen Energiemangel, wenn sie nüchtern sind.[4] Trinken sie wieder Alkohol, versorgt das Acetat diese sich quälenden Gehirnzellen wieder mit Energie und schafft dadurch Erleichterung. Dieser Energiemangel im Gehirn ist vielleicht einer der Gründe, warum Alkoholiker nicht vom Alkohol lassen können. Volkow und andere wollten herausfinden, ob sie diesen Gehirnzellen mit etwas anderem als Alkohol helfen könnten. Sie wandten sich der ketogenen Diät zu.

Sie rekrutierten dreiunddreißig alkoholabhängige Menschen und wiesen sie in eine Entgiftungsstation ein.[5] Die Hälfte von ihnen wurde zwölf Wochen lang mit einer ketogenen Diät ernährt, die anderen bekamen in dieser Zeit die westliche Standardernährung. Beide Gruppen wurden mit den üblichen Standardprogrammen entgiftet und einer Vielzahl von Blutuntersuchungen und Gehirnscans unterzogen, bei denen sich die Forscher den Gehirnstoffwechsel in den Zielregionen ansahen. Sie stellten fest, dass die Menschen, die ketogen ernährt wurden, weniger Medikamente zur Entgiftung brauchten und weniger Entzugssymptome hatten. Sie berichteten auch von weniger Verlangen nach Alkohol. Die Gehirnscans zeigten einen verbesserten Stoffwechsel des Gehirns und weniger Gehirnentzündungen im Vergleich zu der Gruppe, die die westliche Standardernährung bekam. Diese Pilotstudie demonstrierte, dass eine Ernährungsmaßnahme, die scheinbar nichts mit Alkoholismus zu tun hatte, im Gehirn und bei den Symptomen von »echten« Menschen viel verändern konnte. So kann die Wissenschaft auf dem Gebiet der psychischen Gesundheit Veränderungen bewirken.

Ich möchte auf eine Vorsichtsmaßnahme hinweisen. Als Teil dieser Arbeit untersuchte die Forschungsgruppe, welche Auswirkung die Ernährung auf den Blutalkoholspiegel haben könnte, falls jemand trinken sollte. Sie testeten das an Ratten, die ketogen gefüttert wurden, und stellten fest, dass ihr Blutalkoholspiegel im Vergleich zu den Ratten, die herkömmliches Futter bekamen, um das Fünffache stieg, obwohl man allen dieselbe Menge Alkohol gab. Das heißt, wenn alkoholabhängige Menschen versuchen würden, sich auf eigene Faust ketogen zu ernähren, könnte das Trinken von Alkohol gefährlich sein. Die Vergiftung könnte sehr viel stärker als üblich ausfallen. Ich will damit nicht andeuten, dass solche Maßnahmen nicht eingesetzt werden können, doch Probleme wie dieses müssen berücksichtigt werden, und die Menschen müssen eine sichere Möglichkeit finden, um mit diesen Risiken umzugehen.

Marihuana

Marihuana wird zunehmend beliebter. Viele Menschen preisen es als »Allheilmittel« für alles an, was auch immer einem fehlt. Man glaubt, es sei gut bei Anfällen, Schmerzen, Störungen, Übelkeit, Ängsten, Posttraumatischen Belastungsstörungen (PTBS) und Zwangsstörungen. Und trotzdem kann es auch psychische Symptome, einschließlich Lern- und Gedächtnisbeeinträchtigung, Motivationsmangel und womöglich psychische Störungen verursachen.[6]

Die Theorie der Gehirnenergie bietet eine einfache Möglichkeit, um alle diese Beobachtungen zu verstehen. Sie alle hängen mit dem Stoffwechsel und den Mitochondrien zusammen. Die Symptome, die sich bessern, verdanken das einer Übererregbarkeit. Jede Substanz, die die Mitochondrienfunktion in den richtigen Zellen verringert, könnte diese Symptome verringern. Eine solche Substanz könnte jedoch auch Symptome verursachen, wenn sie die Mitochondrienfunktion zu stark beeinträchtigt. Gibt es Nachweise, dass sich Marihuana in dieser Weise auf die Mitochondrien auswirkt? Inzwischen wissen Sie, dass ich diese Fragen nicht stellen würde, wenn die Antwort nicht ein lautstarkes Ja wäre.

Marihuana beeinflusst das Endocannabinoid-System (ein Kommunikationssystem zwischen dem menschlichen Gehirn und dem Körper; Anm. Übers.) im menschlichen Körper. Cannabinoid-Rezeptoren gibt es überall im Körper. Sie sind aber sehr stark im Gehirn konzentriert. Es gibt hauptsächlich zwei Arten von Rezeptoren: CB1 und CB2. Diese befinden sich auf den Zellmembranen, doch die

CB1-Rezeptoren kommen auch direkt auf den Mitochondrien vor. Da es verschiedene Arten von Rezeptoren gibt, die sich auf vielen verschiedenen Zellen im Körper befinden, kann man nicht sagen, dass es eine einzige universelle Wirkung auf alle Zellen gebe. Das vorherrschende Thema bei den Nervenzellen ist jedoch, dass Marihuana die Mitochondrienfunktion über die CB1-Rezeptoren verlangsamt.[7] Studien des Gehirns mit bildgebenden Verfahren bei fast 800 Heranwachsenden, von denen manche Marihuana konsumierten und andere nicht, ergaben, dass die Gehirnregionen mit den meisten CB1-Rezeptoren bei den Marihuana-Konsumenten eine »beschleunigte altersabhängige kortikale Atrophie« zeigten, das heißt, dass die Auswirkungen von Marihuana auf diese mitochondrialen Rezeptoren wahrscheinlich der Grund dafür waren, dass diese Gehirnareale atrophierten bzw. schmaler wurden.[8]

Eine in der Zeitschrift *Nature* veröffentlichte Studie mit Mäusen ergab, dass die Mitochondrien in den Astrozyten eine direkte Rolle bei der Vermittlung der Auswirkungen von Marihuana spielen. Sie steuern die Glukose- und Laktatmenge (Energiequellen), mit denen die Neuronen versorgt werden.[9] Das wirkt sich wiederum direkt auf das Sozialverhalten aus. All das wird durch die CB1-Rezeptoren auf den Mitochondrien vermittelt. Wurden diese Rezeptoren durch Tetrahydrocannabinol (THC, den Wirkstoffen in Marihuana) aktiviert, führte das zu einem Rückgang der Mitochondrienfunktion und der Energiequellen, aus denen die Neuronen versorgt werden. Das führte auch zu einem sozialen Rückzugsverhalten. Wurden die mitochondrialen CB1-Rezeptoren forschungsbedingt entfernt, hatte THC nicht mehr dieselben Auswirkungen. Die Mitochondrien wurden nicht auf dieselbe Weise beeinträchtigt. Die Energiequellen, aus denen die Neuronen versorgt wurden, gingen nicht zurück, und es kam nicht zu einem sozialen Rückzugsverhalten, obwohl die Mäuse dem Marihuana immer noch ausgesetzt waren und die CB2-Rezeptoren auf den Zellen zur Verfügung standen.

Eine andere Studie, die in der Zeitschrift *Nature* veröffentlicht wurde, versuchte zu bestimmen, was die Beeinträchtigung des Gedächtnisses durch den Marihuana-Konsum verursacht. Hier hofften die

Wissenschaftler im Grunde genommen, dass sie besser verstehen würden, wie das Gedächtnis funktioniert. Die CB1-Rezeptoren auf den Mitochondrien spielten wieder eine Schlüsselrolle. Es wurde festgestellt, dass sich diese Rezeptoren direkt auf die Bewegung der Mitochondrien, die Funktion der Synapsen und die Gedächtnisbildung auswirkten. Wurden die CB1-Rezeptoren entfernt, hatte Marihuana keine dieser Wirkungen mehr, und das Gedächtnis wurde nicht beeinträchtigt. Die Forscher resümierten: »Durch eine direkte Verknüpfung der Mitochondrienaktivität mit der Gedächtnisbildung enthüllen diese Daten, dass bioenergetische Prozesse primäre akute Regulatoren kognitiver Funktionen sind.«[10] Mit anderen Worten: Die Gehirnenergie und die Mitochondrien spielen bei unserem Erinnerungsvermögen eine primäre Rolle.

Es gibt viele andere Suchtstoffe, die sich auf den Stoffwechsel und die Mitochondrien auswirken, doch ich hoffe, diese beiden Beispiele konnten Ihnen eine Vorstellung davon vermitteln, wie sich der Suchtmittelkonsum in die Theorie der Gehirnenergie einfügt.

Behandlung bei Drogen- und Alkoholmissbrauch

Diese Behandlungsprogramme spielen eine große Rolle bei der Verbesserung der psychischen und metabolischen Gesundheit. Den Konsum von Stoffen zu reduzieren oder zu stoppen, die die Mitochondrienfunktion beeinträchtigen, ist von enormer Bedeutung.

Über dieses Thema sind schon viele Bücher geschrieben worden. Ich werde hier nicht versuchen, ihre Schlussfolgerungen zu besprechen. Es gibt zahlreiche Strategien, darunter die stationäre Entgiftung, Wohnprogramme, die ambulante Therapie, Gruppentherapie, durch Medikamente unterstützte Behandlungen, Zwölf-Schritte-Programme und Rehabilitationszentren.

Interessanterweise gibt es ein neues Forschungsgebiet über den Einsatz von Psychedelika bzw. bewusstseinserweiternden Drogen als Behandlungsmöglichkeiten bei manchen psychiatrischen Störungen.

Darauf werde ich in Kapitel 18: *Mitursache: Liebe, Ungemach und Lebenssinn* (→ Seite 331ff.) eingehen.

Zusammenfassung

- Drogen und Alkohol beeinträchtigen den Stoffwechsel und die Mitochondrien.
- Der Drogen- bzw. Alkoholentzug kann sich auch in unterschiedlicher Weise auf den Stoffwechsel und die Mitochondrien auswirken.
- Es ist wichtig, dass Sie Ihren Gesamtkonsum einschätzen, auch Tabak, Alkohol, Koffein, Ergänzungsmittel, Marihuana und Party- oder Modedrogen. Diese könnten eine Rolle in Ihrer metabolischen und psychischen Gesundheit spielen.
- Wenn Sie irgendwelche davon in großen Mengen konsumieren, könnte das eine wichtige Mitursache aller metabolischen oder psychischen Symptome sein, die Sie haben. Sie werden sich vermutlich damit auseinandersetzen müssen, bevor Sie es mit anderen Maßnahmen versuchen. Wenn Sie Probleme damit haben, es auf eigene Faust zu tun, sollten Sie vielleicht professionelle Hilfe in Anspruch nehmen.

17

Mitursache: Körperliche Aktivität

Bewegung bzw. körperliche Aktivität ist gut für die Gesundheit. Viele Studien zeigen, dass Menschen, die sich bewegen, mit einer geringeren Wahrscheinlichkeit Stoffwechselstörungen wie Fettleibigkeit, Diabetes und Herz-Kreislauf-Erkrankungen bekommen. Das ist ein Grund, warum Bewegung so dringend empfohlen wird.

Dasselbe gilt auch im Hinblick auf die psychische Gesundheit. In einer Studie mit 1,2 Millionen Amerikanerinnen und Amerikanern wurde festgestellt, dass diejenigen, die sich bewegten, 43 Prozent weniger Tage mit psychischen Gesundheitsproblemen hatten, selbst wenn man körperliche und soziodemographische Merkmale (wie z.B. Geschlecht, Alter, Ausbildung, Berufstätigkeit, Einkommen, Haushaltsgröße, Familienstand und soziale Schicht) begutachtete.[1] Diese Studie ergab, dass irgendeine Art von Bewegung besser war als gar keine Bewegung, aber die größten Vorzüge wurden bei Teamsportarten, Radfahren sowie Aerobic und Gymnastik festgestellt. Die optimale »Dosis« waren drei- bis fünfmal wöchentlich fünfundvierzig Minuten.

Den meisten Menschen reicht das. Das sind genügend Informationen, um eine Empfehlung zu geben. Wenn sich jemand drei- bis fünfmal pro Woche fünfundvierzig Minuten bewegt, dann sollte das für die Lösung des Problems genügen.

Ich wünschte wirklich, es wäre so einfach, doch das ist es nicht. Ich habe viele Patientinnen und Patienten gesehen, die sich regelmäßig bewegten und trotzdem eine Schizophrenie oder Depressionen hatten, die sie zermürbten. Ich möchte die feinen Unterschiede des Aktivseins sondieren. Mit einfachen Erklärungen und einfachen Antworten kommen wir bei unseren psychischen Gesundheitsproblemen nicht weiter. Wenn Menschen den Rat, »drei- bis fünfmal pro Woche fünfundvierzig Minuten«, befolgen und keine Ergebnisse sehen, dann geben sie frustriert und enttäuscht auf. Machen Sie sich keine Sorgen, wenn Sie Bewegung befürworten – ich gebe Ihnen noch entsprechende Empfehlungen.

Als Erstes muss man hervorheben, die Studie mit den 1,2 Millionen Menschen war eine Korrelationsstudie, eine Studie, die keine abhängigen und unabhängigen Variablen, sondern lediglich einen Zusammenhang feststellte. Wie Sie inzwischen wissen, ist Korrelation nicht gleich Kausalität. Es ist möglich, dass Menschen, die sich bereits in irgendeiner Form bewegen, psychisch und metabolisch gesund sind und es deshalb tun können. Das wäre eine umgekehrte Kausalität, das Phänomen, dass der Zusammenhang zwischen zwei Variablen anders als erwartet verläuft.

Um zu veranschaulichen, wie kompliziert das alles sein kann, stelle ich Ihnen eine weitere Studie vor. Diese begleitete zwanzig Jahre lang 1.700 Frauen im mittleren Alter, um herauszufinden, ob Bewegung den Abbau kognitiver Fähigkeiten verhindert.[2] Die meisten Menschen würden annehmen, dass dem so ist. Jedoch nach Berücksichtigung von sozioökonomischen Merkmalen, von Symptomen der Menopause, einer Hormontherapie und des Vorliegens von Diabetes und Bluthochdruck wurde festgestellt, dass sich Bewegung nicht auf die kognitiven Symptome auswirkte. Die Studie kam zu dem Schluss, dass »die im späteren Leben beobachtete körperliche Aktivität eventuell ein Artefakt, ein scheinbarer Zusammenhang der umgekehrten Kausalität ist«. Die Neuigkeiten-Schlagzeile für diese Studie lautet also, dass sportliche Betätigung den Abbau kognitiver Fähigkeiten nicht verhindert. Doch so eindeutig ist es auch nicht. Diabetes und Bluthochdruck wurden berücksichtigt, als sei Bewegung von diesen Variablen unabhängig. Wir wissen, dass es nicht so ist. Bewegung verringert die Wahrscheinlichkeit für beides, und sie verringert dadurch eventuell auch das Risiko eines Abbaus kognitiver Fähigkeiten. Wir wissen, dass alles miteinander verbunden ist. Und trotzdem wird von manchen Forscherinnen und Forschern sowie in Fachzeitschriften angenommen, dass das nicht der Fall ist.

Bewegung bzw. sportliche Betätigung wurde als Behandlungsmethode bei psychischen Störungen untersucht, wobei Depressionen die am meisten untersuchte Krankheit war. Die Ergebnisse fallen gemischt aus, manche Studien zeigen Nutzen und andere nicht. Eine Meta-Analyse von 2017 mit fünfunddreißig Studien und fast 2.500 Beteiligten untersuchte die Bewegung als Behandlungsmöglichkeit bei schweren Depressionen.[3] Ihre Schlussfolgerung: »Studien, bei denen ein geringeres Risiko für systematische Verzerrungen besteht, lassen darauf schließen, dass Bewegung keine antidepressiven Wirkungen hat, und es gab während der Verlaufskontrolle keinen signifikanten Einfluss auf die Lebensqualität, die Schwere der Depression oder auf ein Ausbleiben der Remission.« Das ist enttäuschend!

Dabei ist die Weltgesundheitsorganisation anderer Meinung. 2019 gab sie einen Bericht mit dem Titel *Motion for Your Mind* (Bewegung für Ihren Geist) heraus. Er fasste ihre Erkenntnisse wie folgt zusammen: »Eine Überprüfung der Nachweise über die Vorteile körperlicher Aktivität von Menschen mit Depressionen, Schizophrenie und Demenz deutete auf eine verbesserte Stimmung, einen verlangsamten Abbau kognitiver Fähigkeiten und einen verzögerten Krankheitsbeginn hin…«[4]

Was also sollen wir glauben? Hilft körperliche Aktivität oder nicht? Es ist verlockend, auf Nummer sicher zu gehen und allen Leuten zu sagen, dass sie sich bewegen sollen, doch wenn es nicht wirklich funktioniert, dann sind die Leute zum Scheitern verurteilt, und die Person, die das empfohlen hat, verliert an Glaubwürdigkeit.

Bei Menschen, die ansonsten gesund sind, kann Bewegung nachweislich die Stoffwechselgesundheit verbessern. Sie gibt bekanntermaßen den Anstoß zur mitochondrialen Biogenese und zur Mitophagie – den beiden Dingen, um die es uns geht. Das kommt nicht nur in den Muskelzellen, sondern auch in den Gehirnzellen vor. Mehr Mitochondrien in den Gehirnzellen sollten hilfreich sein. Warum zeigen also Therapiestudien nicht durchweg einen Nutzen?

Ein Grund kann vielleicht die Insulinresistenz sein. Eine in der Zeitschrift *Cell* veröffentlichte Studie ergab, dass dadurch der Nutzen von Bewegung blockiert werden könnte. Eine Forschungsgruppe veranlasste sechsunddreißig Menschen mit unterschiedlichen Graden einer Insulinresistenz zu körperlicher Aktivität und sammelte vorher und nachher eine große Menge biologischer Messwerte. Es wurde festgestellt, dass es deutliche Unterschiede im Energiestoffwechsel, beim oxidativen Stress, bei Entzündungen, der Gewebereparatur und Reaktionen des Wachstumsfaktors gab, wobei die meisten dieser positiven Prozesse bei Menschen mit einer Insulinresistenz gebremst oder sogar rückgängig gemacht wurden.[5] Wie bereits erwähnt, leiden viele Menschen mit chronischen psychischen Störungen an einer Insulinresistenz, daher könnte das von der Zellebene her erklären, warum körperliche Aktivität für sie schwerer ist und warum sie eventuell überhaupt nicht funktioniert.

Ich vermute, das wichtigere Problem ist, dass viele Menschen Substanzen nehmen und/oder dass Lebensstilfaktoren bei ihnen eine Rolle spielen, die die Mitochondrienfunktion beeinträchtigen und dadurch die positiven Wirkungen von Bewegung stören.

Athleten, Trainer und Coaches wissen schon lange, dass es mehr braucht als nur die körperliche Aktivität selbst, um die Leistungsfähigkeit zu verbessern. Alle Faktoren, die ich in diesem Buch erörtere, spielen eine Rolle. Wer seine körperliche Leistungsfähigkeit durch Bewegung verbessern will, muss auch auf die richtige Ernährung sowie einen guten Schlaf achten und unter anderem von Alkohol- und Drogenkonsum Abstand nehmen. Zum Beispiel kann, wie bereits besprochen, Alkohol die Mitochondrien schwächen und die mitochondriale Biogenese sowie die Mitophagie verhindern. Daher haben wir alle schon einmal den Rat gehört, dass man mit dem Trinken aufhören muss, wenn man für ein wichtiges sportliches Ereignis trainiert oder wenn man einfach nur abnehmen will. Zur Verbesserung des Stoffwechsels gehört eine Kombination vieler Lebensstilfaktoren, nicht nur ein Faktor.

Medikamente können auch eine nachteilige Rolle spielen. Theoretisch könnte jedes Medikament, das die Mitochondrienfunktion beeinträchtigt, verhindern, dass körperliche Aktivität funktioniert. In einer Studie wurde dieses Problem im Hinblick auf das häufig verschriebene Diabetes-Medikament Metformin gezielt untersucht. Eine Forschungsgruppe ließ dreiundfünfzig ältere Erwachsene zwölf Wochen lang an einem Aerobic-Training teilnehmen, wobei eine Hälfte von ihnen Metformin bekam und die andere ein Placebo. Beide Gruppen zogen einen gewissen Nutzen aus dem Training, es kam etwa zur Reduzierung der Fettmasse, der Glukose und des Insulinspiegels. Die Verbesserungen der Mitochondrienfunktion im Muskel wurden jedoch bei den Menschen, die Metformin nahmen, zunichtegemacht. Bei der Metformin-Gruppe kam es zu keiner Gesamtveränderung der Insulinsensibilität im Körper, doch bei der Placebo-Gruppe gab es eine Verbesserung. Die Forschungsgruppe fasste ihre Ergebnisse im Titel ihrer Studie zusammen: »Metformin hemmt die Anpassung der Mitochondrien an das Aerobic-Training bei älteren Erwachsenen.«[6] Also müssten wir bei allen Studien, die sich mit den Auswirkungen von körperlicher Aktivität auf die Gewichtsabnahme, Diabetes oder psychische Störungen befassen, wissen, ob jemand von den Beteiligten Metformin nimmt. Wäre das der Fall, würde es bei ihnen wahrscheinlich nicht zu einer Verbesserung ihrer Mitochondrienfunktion kommen, und das könnte der Grund dafür sein, dass manche Studien keinen Nutzen brachten.

Metformin ist eines der mildesten Diabetes-Medikamente, und es hat wenig Nebenwirkungen. Viele andere, auch Insulin selbst, führen mit der Zeit zu einer Gewichtszunahme und sogar zu noch mehr Insulinresistenz. Doch das ist nicht auf Diabetes-Medikamente beschränkt. Wie Sie jetzt wissen, verursachen manche psychiatrische Medikamente, insbesondere die antipsychotischen, schwerwiegende Störungen des Stoffwechsels und der Mitochondrienfunktion. Menschen, die solche Medikamente nehmen, werden wahrscheinlich keinen vollen Nutzen daraus ziehen, dass sie körperlich aktiv sind. Die Forschung zum Thema Bewegung bei psychischen Erkrankungen hat in ihren Studien nichts davon berücksichtigt.

Die Mitochondrien spielen eine direkte Rolle dabei, dass sich Bewegung nutzbringend im Gehirn auswirken kann. Wenn Menschen körperlich aktiv sind, ist es einer der Vorteile, dass es im Hippocampus meist zur Entwicklung neuer Nervenzellen aus Stammzellen kommt. Dieser Prozess steht nachweislich in direktem Zusammenhang mit der Stimmung und mit kognitiven Störungen. Die Bildung neuer Nervenzellen aus diesen Stammzellen hängt von den Mitochondrien ab. Wenn in der Forschung Mitochondrien genetisch manipuliert wurden, um ihre Funktion zu hemmen oder zu erhöhen, dann wurde die Entwicklung dieser neuen Nervenzellen gehemmt bzw. erweitert.[7] Aufgrund dieser Forschung scheint es wahrscheinlich, dass jemand, dessen Mitochondrien in dieser Region des Gehirns schlecht funktionieren, eventuell nicht den gleichen Nutzen aus der körperlichen Aktivität zieht wie andere Menschen. Wenn wir jedoch die Gesundheit ihrer Mitochondrien wiederherstellen können, besteht die Möglichkeit, dass wir das ändern können.

Als Faustregel gilt, Bewegung kann eines von zwei Dingen bewirken: Sie kann Menschen helfen, ihre aktuellen Fähigkeiten zu erhalten, oder sie kann sie verbessern. Das bedeutet, dass der aktuelle Zustand Ihres Stoffwechsels gleich bleibt oder verbessert wird.

Ein gemütlicher Spaziergang um den Block hilft Menschen, den aktuellen Zustand ihres Stoffwechsels beizubehalten. Das ist sinnvoll und sicher besser, als Kraft oder eine Fähigkeit einzubüßen. Doch um ihre Stoffwechselkapazität zu verbessern, müssen die Menschen sich anstrengen. Sie müssen daran arbeiten, schneller, stärker, flexibler zu werden, Dinge häufiger zu wiederholen oder ein anderes Leistungsmerkmal für eine erhöhte Kapazität zu erreichen. Wir wissen, wenn das geschieht, dann steigt die Anzahl der Mitochondrien in ihren Muskel- und Gehirnzellen, und die Gesundheit dieser Mitochondrien verbessert sich ebenfalls.

Zu den Herausforderungen hinsichtlich der körperlichen Aktivität gehört, dass es riskant ist, Menschen mit einem beeinträchtigten Stoffwechsel aufzufordern, sich anzustrengen. Es gibt Verletzungsrisiken und sogar Risiken für einen Herzinfarkt. Daher muss Bewegung auf sichere Weise zu bewältigen sein. Für manche Menschen spielen hier Physiotherapie, Einzeltraining und andere Möglichkeiten eine wesentliche Rolle.

Die größere Herausforderung ist es, Menschen mit einem beeinträchtigten Stoffwechsel dazu zu bringen, körperlich aktiv zu bleiben. Es mangelt ihnen an Energie und an Motivation. Das liegt an ihrem Stoffwechsel. Es liegt nicht an ihnen. Es kann schwierig sein, diese Trägheit zu überwinden. Trotzdem kann es mit Unterstützung, Ermutigung und Anleitung gelingen.

Körperliche Aktivität als Behandlungsweise

Sollte jeder körperlich aktiv sein? Ich würde sagen, ja. Doch es ist wichtig, im Auge zu behalten, dass das für Menschen mit chronischen psychischen Störungen viel schwieriger ist und dass sie den Nutzen vielleicht nicht sofort feststellen. Es ist auch wichtig, eine Bestandsaufnahme all der Faktoren zu machen, die Ihre Mitochondrien und den Stoffwechsel beeinträchtigen könnten. Werden sie verringert oder beseitigt, kann Bewegung Wirkung zeigen.

Trotzdem ist körperliche Aktivität nicht für jeden das Richtige. Wie bereits besprochen, gibt es viele Faktoren, die eine Rolle in der metabolischen und psychischen Gesundheit spielen. Die körperliche Aktivität ist nur einer davon. Bei Menschen mit einem Vitamin- oder Hormonmangel zum Beispiel wird das Problem dadurch nicht gelöst, aber schaden kann sie sicher nicht.

Zusammenfassung

- Bewegung kann eine Rolle dabei spielen, psychische und metabolische Störungen zu verhindern.
- Es kann schwieriger sein, sich zu bewegen, wenn Sie eine Insulinresistenz oder etwas haben, das mit einer Funktionsstörung der Mitochondrien einhergeht. Da kann es vielleicht länger dauern, bis sich ein Nutzen zeigt. Das heißt nicht, dass es nicht funktionieren wird, es heißt nur, dass Sie versuchen sollten, geduldig zu sein und nicht sofort Ergebnisse zu erwarten.
- Um den vollen Nutzen körperlicher Aktivität zu erzielen, ist es erforderlich, Substanzen und Lebensstilfaktoren, die die Mitochondrienfunktion beeinträchtigen, zu identifizieren, zu beseitigen und/

oder zu reduzieren, denn sie können den Nutzen manchmal zunichtemachen.

- Körperliche Aktivität kann für manche Menschen mit psychischen Störungen eine wirksame Behandlung sein, doch für andere ist sie vielleicht nicht die Lösung.
- Menschen mit Verletzungen oder körperlichen Einschränkungen sollten mithilfe ihrer Ärztin oder ihres Arztes ein für sie sicheres Bewegungsprogramm zusammenstellen. Dazu kann auch die Physiotherapie gehören.
- Auch wenn Bewegung ihre psychischen Symptome nicht verbessert, sollten Sie sich dennoch nicht davon abhalten lassen, da viele andere gesundheitliche Vorzüge damit verbunden sind. Menschen sollen sich bewegen.

18

Mitursache: Liebe, Ungemach und Lebenssinn

Zur metabolischen und psychischen Gesundheit bedarf es einer Kombination von biologischen und umweltbedingten Faktoren. Ich habe bereits über viele biologische Faktoren berichtet. Zu den umweltbedingten Faktoren gehören ebenfalls viele Dinge – Nahrungsmittel, Unterkunft, Temperatur, Licht, Infektionen, Allergene und Entscheidungen über den Lebensstil – von denen wir auch schon einige behandelt haben. Aber dazu gehören auch Menschen, Erfahrungen, Liebe und Lebenssinn. Auch wenn die meisten Menschen die Letzteren als psychologische und soziale Themen betrachten und oft annehmen, dass sie nicht mit der Biologie in Zusammenhang stehen, spielen sie im Stoffwechsel eine bedeutende Rolle. Sie sind alle miteinander verbunden und nicht voneinander zu trennen. Wir passen uns wohl oder übel an unsere Umwelt an und reagieren auf sie.

Wer rastet, der rostet

Die Redewendung »Wer rastet, der rostet«, wird meist mit körperlicher Aktivität und Muskelkraft assoziiert. Wenn man bestimmte Muskeln nutzt oder belastet, werden sie größer und widerstandsfähiger. Aber nicht nur die Größe der Muskeln, auch die Anzahl ihrer Mitochondrien nimmt zu. Das ist auch dann der Fall, wenn der Muskel selbst nicht so viel größer ist. Langstreckenläufer können zum Beispiel sehr schlank sein. Ihre Muskeln sind gar nicht so groß, trotzdem enthalten sie mehr Mitochondrien als die Muskeln von Menschen, die keine Läufer sind. Diese Mitochondrien sorgen für die Ausdauer der Muskeln, die diese für lange Strecken brauchen.

Werden Muskeln nicht genutzt, atrophieren oder schrumpfen sie. Das kann auffallen, wenn jemand einen Knochenbruch erleidet und wochenlang einen Gips tragen muss. Seine Muskeln schrumpfen schnell. Warum? Wenn der Körper etwas nicht nutzt, zieht er

Stoffwechselressourcen von dort ab und leitet sie um. Der Körper passt sich ständig an und stellt sich auf die Gegebenheiten ein. Er setzt seine Energie sehr weise ein. Werden Muskeln nicht genutzt, bekommen sie wenig Glukose oder Aminosäuren. Sie schrumpfen also schnell. Die gute Nachricht ist, dass sich der Körper merkt, wie die Muskeln einmal waren. Kommt der Gips herunter, bekommen sie ihre normale Größe zurück, wenn sie wieder genauso genutzt werden wie vor dem Knochenbruch. Das hängt natürlich davon ab, wie groß sie vorher waren. Große Bodybuilder bekommen ihre Muskelpakete schnell wieder, bei schwachen, älteren Menschen kommt es nur zu einem sehr geringen Muskelzuwachs.

Dieses Konzept von »Wer rastet, der rostet« gilt natürlich nicht nur für Muskeln. Es gilt auch für das Gehirn. Den besten Nachweis hierfür liefern Studien mit Kindern, da deren Gehirn im Wachsen begriffen ist.

Manche Fähigkeiten und Eigenschaften muss sich der Mensch zum richtigen Zeitpunkt aneignen. Im Rahmen der Entwicklung der Gehirnfunktion gibt es Entwicklungszeiträume, lernsensible Phasen, in denen das Gehirn bereitwillig lernt und sich anpasst. Das Umfeld muss jedoch Erfahrungsmöglichkeiten bieten, die für den Erwerb dieser Fähigkeiten erforderlich sind, sonst können sie für das ganze Leben verändert werden. Sozialkompetenz ist dafür ein Beispiel.

Soziale Fähigkeiten sind für das Überleben der Menschen wichtig. Sie ermöglichen es uns, in Familien, Städten und Gesellschaften zu leben. Für die richtige Entwicklung gibt es zwei Voraussetzungen:

1 Eine normale Gehirnentwicklung, um Informationen zu erwerben und zu speichern.
2 Lernerfahrungen von anderen Menschen.

Fehlt eine dieser Voraussetzungen, kommt es zu offenkundigen Problemen. Von der biologischen Seite her kann man das in Bezug auf die Gehirnentwicklung, die Mitochondrien und den Stoffwechsel verstehen, wie ich es bereits dargelegt habe. Die umweltbedingte

Seite hängt vor allem von den Eltern und Betreuern ab. Es gibt eine Flut von Literatur, die sich mit den Auswirkungen von Zuwendung, Vernachlässigung, Missbrauch und sozialer Benachteiligung auf die menschliche Entwicklung befasst. Viele Menschen würden sagen, diese Dinge hängen mit Liebe oder einem Mangel daran zusammen. Sie spielen eine enorme Rolle in der menschlichen Entwicklung, auch für den Erwerb sozialer Fähigkeiten. Kindern, denen es an Lernmöglichkeiten mangelte, fehlt es oft an den Fähigkeiten, die benötigt werden, um sich in der Welt erfolgreich zurechtzufinden. In extremen Fällen können die Folgen katastrophal sein.

Die Ergebnisse von Forscherinnen und Forschern, die rumänische Waisenkinder untersucht haben, veranschaulichen, wie tragisch das sein kann. Die Waisenhäuser, in denen diese Kinder untergebracht waren, waren hochgradig pflichtvergessen, und bei den Kindern, die diese Vernachlässigung am eigenen Leib zu spüren bekamen, wurde ein Elend festgestellt, das unter eine ganze Reihe diagnostischer Kategorien fiel, wie etwa Autismus, Lernstörungen, Intelligenzminderung oder geistige Behinderung, PTBS (Posttraumatische Belastungsstörungen), Angststörungen, Störungen der Impulskontrolle, Stimmungsschwankungen, Persönlichkeitsstörungen und sogar psychiatrische Störungen. Ich wiederhole es noch einmal, es handelt sich um zahlreiche diagnostische Kategorien, nicht nur um eine. Ihr Gehirn hatte keine entsprechenden Möglichkeiten zu lernen, wie man sich als Mensch in der Gesellschaft verhält, und die Folgen waren verheerend. Die Erfahrungen mit Unterernährung, Stress und Traumata spielten zweifellos auch eine Rolle, genauso wie der Mangel an den richtigen Lernerfahrungen.

Bei diesen Kindern entwickelte sich das Gehirn nicht normal. Werden Bereiche des Gehirns, die für bestimmte Funktionen zuständig sind, nicht genutzt, wachsen und entfalten sie sich nicht. Eine Forschungsgruppe untersuchte die Szintigrafien des Gehirnstoffwechsels von zehn dieser Kinder und verglich sie mit denen einer gesunden Kontrollgruppe und sogar von Kindern mit einer Epilepsie.[1] Tatsächlich wurden ausgedehnte Bereiche mit einem reduzierten Glukosestoffwechsel gefunden, was darauf hinwies, dass diese ehemaligen rumänischen Waisenkinder Probleme mit der Gehirnenergie hatten. Manchmal können solche Mängel später korrigiert werden, doch in manchen Fällen scheint das nicht möglich zu sein. Entwicklungsfenster können sich schließen, und die Chance für eine normale Gehirnentwicklung kann für immer verloren sein.

Es ist nicht immer so extrem. Zum Beispiel entwickeln Kinder, die mehr Zeit am Bildschirm verbringen, mit einer größeren Wahrscheinlichkeit ein ADHS. Die Beobachtung kann auf zwei Arten interpretiert werden. Eine Erklärung dabei ist, dass das Umfeld die treibende Kraft der nachfolgenden ADHS-Diagnose ist. Diese Kinder lernen angesichts der Inhalte auf den Bildschirmen, dass eine ständige Stimulierung die Norm ist. Sie lernen es nicht, Geduld zu haben, sich zu fokussieren und sich zu konzentrieren, selbst wenn ihr Gehirn lernbereit ist. Diese sich entwickelnden Netzwerke des Gehirns werden aus den Stoffwechselquellen weniger versorgt, weil sie nicht benutzt werden, ähnlich wie ein Muskel, der nicht benutzt wird. Sie können sich vielleicht nicht normal entwickeln oder nicht so stark und belastbar sein, wie sie es sonst sein könnten. Das kann zu Symptomen von ADHS führen. Es könnte aber möglicherweise auch der umgekehrten Kausalität geschuldet sein (dem Umstand, dass der Zusammenhang anders ist als erwartet), und die Biologie könnte eventuell das Problem sein. Wenn der Stoffwechsel dieser Kinder in bestimmten Gehirnregionen unzureichend ist, sind sie vielleicht gar nicht in der Lage, sich zu fokussieren. Das kann eventuell dazu führen, dass sie den Bildschirm als Quelle der Unterhaltung nutzen. Wenn diese Erklärung stimmt, dann ist der erste Schritt zur Lösung des Problems, das Stoffwechselproblem in Ordnung zu bringen.

Das Konzept, dass Gehirnregionen gestärkt werden müssen, ist den meisten von uns durch Klischees wie »Übung macht den Meister« geläufig. Das gilt für das Erlernen einer neuen Sprache, für das Basketballspielen oder wenn man Klavierspielen lernt. Wenn wir unser Gehirn auf bestimmte Weise nutzen, wachsen die Nervenzellen, passen sich an und knüpfen neue Verbindungen. Benutzen wir sie, dann wachsen sie. Benutzen wir sie nicht, verkümmern sie. Das alles hat mit dem Stoffwechsel und den Mitochondrien zu tun. Sie passen sich an unsere Bedürfnisse an.

Stress

Ich komme jetzt auf den Stress zurück. Ich habe ihn immer wieder besprochen und bereits beschrieben, in welcher Weise er eine gewichtige Rolle in der psychischen und metabolischen Gesundheit spielt. Nun wiederhole ich einige Schwerpunkte, biete Ihnen ein paar neue Informationen und komme dann zu den Behandlungsmethoden.

Sie erinnern sich, dass die Stressreaktion Energie und metabolische Ressourcen erfordert. Diese Ressourcen werden aus anderen Zellen im Gehirn und im Körper abgezogen, und diese anderen Zellen können darunter leiden. Wenn zum Beispiel ein junger Bursche chronisch unter Stress steht, hat er in der Schule mehr Schwierigkeiten mit dem Lernen. Das liegt nicht unbedingt daran, dass er es nicht versucht. Die Stressreaktion verbraucht die Energie, die sonst für Gehirnfunktionen wie das Fokussieren, das Lernen und für das Gedächtnis genutzt werden könnten.

Stress legt die Funktionen zur Erhaltung der Zellen auf Eis. Wenn das über einen längeren Zeitraum geschieht, kann es zu Problemen mit der Erhaltung der Zellen kommen, insbesondere von solchen, die nicht viel genutzt werden, was zu Symptomen einer psychischen und metabolischen Störung führen kann. Bei allen Zellen, die bereits vom Stoffwechsel her geschädigt sind, kann es unter Stress zu Funktionsstörungen kommen, die diese Störungen verschlimmern können.

In Teil 2: *Brain Energy, die Energie unseres Gehirns* (→ Seite 103ff.) habe ich ausgeführt, in welcher Weise die Mitochondrien eine wesentliche Rolle bei der Stressreaktion spielen. Sie beeinflussen alle Aspekte der Stressreaktion, auch die Bildung und Steuerung von Schlüsselhormonen und Neurotransmittern, die Reaktionen des Nervensystems, von Entzündungen und epigenetischen Veränderungen. Wenn die

Mitochondrien nicht richtig arbeiten, können alle diese Bereiche beeinträchtigt werden.

Eine Forschungsstudie zeigte eine direkte Beziehung zwischen dem Alltagsstress und Veränderungen in der Mitochondrienfunktion beim Menschen.[2] Die Forscher entwickelten einen Test für die mitochondriale Gesundheit, der die Quantität und die Funktion der Mitochondrien in den Leukozyten beinhaltet, und sie bewerteten, ob dieser Messwert mit dem Alltagsstress in Zusammenhang steht. Sie untersuchten einundneunzig Mütter, einige von ihnen hatten autistische Kinder, andere sogenannte neurotypische, die keine neurologischen Auffälligkeiten hatten. Sie begutachteten die tägliche Stimmung und den Stresspegel der Mütter daraufhin, ob diese Kriterien mit dem mitochondrialen Gesundheitsindex (MGI) und dem biogenetischen Gesundheitsindex (BGI) in Zusammenhang steht. Es wurde feststellt, dass dem so ist. Generell hatten die Mütter mit einem hohen Stresspegel und einer gedrückten Stimmung einen geringeren MGI/BGI. Doch natürlich kann sich beides täglich ändern. Darauf achtete das Forschungsteam besonders. Waren die Mütter positiv gestimmt, stieg der Index später an, manchmal innerhalb eines Tages. Mit anderen Worten: Gesundheit und Funktion der Mitochondrien in den Leukozyten veränderten sich je nach der täglichen Stimmung und dem Stresspegel der Mütter. Diese Forschungsarbeit zeigt, wie Stress zu einer Beeinträchtigung der Mitochondrienfunktion führen kann, die sich ihrerseits auf die Gesamtgesundheit auswirken kann.

Keinem Menschen bleiben belastende Lebensereignisse erspart. In den 1960er-Jahren untersuchten die beiden Psychiater Dr. Thomas Holmes und Dr. Richard Rahe 5.000 Patientinnen und Patienten, die in medizinischer Behandlung waren, um zu sehen, wie belastende Lebensereignisse zu körperlichen Krankheiten beitragen können. Sie fanden einige Ereignisse, die häufig auftraten, und stuften sie danach ein, wie sehr sie die Gesamtgesundheit beeinträchtigten. Die Stressskala von Holmes und Rahe ist heute noch erhältlich und kann Ihnen ein Gefühl dafür vermitteln, welche Lebensereignisse am belastendsten sind. Zu denen, die ganz oben stehen, gehören der Tod einer Ehepartnerin, eines Ehepartners oder eines nahen Familienmitglieds, eine Scheidung, Körperverletzung, die Kündigung des Arbeitsverhältnisses und sogar der Eintritt in den Ruhestand. Diese Auswahl ist mit einer Form von Verlust verbunden – dem Verlust eines wichtigen Menschen, dem Verlust der Gesundheit oder dem Verlust der Arbeit (auch wenn jemand selbst gekündigt hat). Wodurch ist das alles so belastend? Dafür gibt es viele Gründe und diese können bei unterschiedlichen Stressfaktoren unterschiedlich sein, doch der rote Faden ist, dass sie alle mit dem Lebenssinn zu tun haben.

Der Lebenssinn

Menschen brauchen ein Gefühl von Sinnhaftigkeit. Ich glaube, das ist in unserem Gehirn fest verankert, zumal dieses Konstrukt in hohem Maße mit der metabolischen und der psychischen Gesundheit verbunden ist. Wenn den Menschen die Sinnhaftigkeit fehlt, scheint das eine chronische Stressreaktion auszulösen, die viele negative gesundheitliche Folgen nach sich ziehen kann. Der Lebenssinn ist jedoch vielschichtig. Er umfasst meist viele Dinge, nicht nur eines. Die eben erwähnte Stressskala hebt drei Möglichkeiten hervor: Beziehungen zu pflegen, auf sich selbst zu achten und gesund zu bleiben sowie Arbeit zu haben.

Der österreichische Psychiater Dr. Viktor Frankl, der während des Zweiten Weltkriegs von den Nazis in Haft genommen wurde, verdient Anerkennung für die Betonung der einflussreichen Rolle, die Bedeutung und Sinn im Leben spielen. In seinem Buch »... trotzdem Ja zum Leben sagen« beschreibt er die Beobachtungen, die er bei den Mitgefangenen im Konzentrationslager machte. Die meisten wurden aus naheliegenden Gründen schwer depressiv. Manche jedoch nicht. Manche schienen an der Hoffnung festzuhalten, dass sie am Leben bleiben und fliehen könnten. Frankl argumentierte, ihr gemeinsamer Nenner war, dass sie alle ein Gefühl von Sinnhaftigkeit im Leben hatten: Sie hatten einen Grund zu kämpfen und zu versuchen, am Leben zu bleiben.[3] Nach dem Krieg stellte er die Sinnfrage in den Mittelpunkt seiner Arbeit und begründete die Logotherapie. Viele seiner Grundsätze sind noch immer Bestandteil der aktuellen Hauptrichtungen in der Psychotherapie.

Das Konzept vom Lebenssinn wird heute weiterhin untersucht und steht in engem Zusammenhang mit einer Vielzahl von Ergebnissen des Stoffwechsels und der psychischen Gesundheit. Es überrascht nicht, dass ein geringes Gefühl von Sinnhaftigkeit im Leben mit Depressionen einhergeht, zumal es eventuell an der Depression selbst liegt, dass Menschen sich so fühlen. Es ist vielleicht nur ein Teufelskreis. Eine Ziel- bzw. Sinnlosigkeit steht jedoch auch mit metabolischen Störungen und gemäß der Theorie von der Gehirnenergie sogar mit der Lebenserwartung in Zusammenhang. Zum Beispiel wurde in einer Studie mit fast 7.000 US-amerikanischen Erwachsenen im Alter von einundfünfzig bis einundsechzig Jahren festgestellt, dass diejenigen mit dem geringsten Gefühl von Sinnhaftigkeit im Leben im Vergleich zu denjenigen mit einem starken Gefühl eine etwa zweieinhalbmal höhere Wahrscheinlichkeit hatten, früh zu sterben.[4] Sie starben an Herzinfarkten, Schlaganfällen, Atemwegserkrankungen und Magen-Darm-Problemen. Dieses Forschungsteam erwähnte noch andere Studien, die ergaben, dass ein starkes Gefühl von Sinnhaftigkeit im Leben zu einem niedrigeren Kortisolspiegel und weniger Entzündungen führt, was solche gesundheitlichen Vorzüge erklären könnte. In einer Meta-Analyse von zehn prospektiven Studien mit mehr als 136.000 Beteiligten aus dem Jahr 2016 wurde auch festgestellt, dass ein höheres Gefühl von Sinnhaftigkeit im Leben mit einer niedrigeren Gesamtsterblichkeit und weniger Herz-Kreislauf-Problemen einherging.[5]

Es ist wichtig, die Spiritualität und religiöse Überzeugungen in eine Diskussion über den Lebenssinn mit einzubeziehen. Für viele Menschen prägen sie das Verständnis von ihrer Existenz. Die Auswirkungen und religiösen Überzeugungen und Praktiken wurden in Bezug auf eine Vielzahl gesundheitlicher Ergebnisse untersucht, und im Allgemeinen wurden viele positive Auswirkungen festgestellt. Zum Beispiel ergab eine Studie, in der es um Erwachsene mit einem hohen Depressionsrisiko ging, dass diejenigen Beteiligten, die angaben, dass Religion oder Spiritualität einen hohen Stellenwert in ihrem Leben hat, im Vergleich zu denjenigen, für die Religion und Spiritualität nach eigenen Angaben einen geringen Stellenwert hatten, mit einer um 90 Prozent geringeren Wahrscheinlichkeit

Depressionen entwickelten.[6] Das Forschungsteam untersuchte bei diesen Menschen das Gehirn mit bildgebenden Verfahren und fand Unterschiede in der Dicke verschiedener Gehirnregionen, je nachdem, wie wichtig Religion und Spiritualität für die jeweiligen Menschen waren. Diese Unterschiede im Gehirn können vielleicht den Schutz vor Depressionen erklären. Die Nurses' Health Study, eine US-Verlaufsstudie an weiblichem Pflegepersonal, beobachtete fast 90.000 Frauen mehr als vierzehn Jahre lang. Sie ergab, dass Frauen, die mindestens einmal in der Woche an einem Gottesdienst teilnahmen, mit einer um das Fünffache geringeren Wahrscheinlichkeit Selbstmord begingen als diejenigen, die nie einen Gottesdienst besuchten.[7] Eine systematische Überprüfung religiöser Überzeugungen und Praktiken sowie ihre Auswirkungen auf die Gesundheit zeigte einen positiven Zusammenhang mit mehreren anderen gesundheitlichen Ergebnissen, etwa weniger Herz-Kreislauf-Erkrankungen und eine geringere Gesamtsterblichkeit.[8] Eine Herausforderung bei dieser Art von Daten ist jedoch wieder die Möglichkeit einer umgekehrten Kausalität: Es könnte sein, dass Menschen, die bereits gesund sind, Gottesdienste besuchen und mit den Menschen dort in Kontakt treten können, aber Menschen, die schon depressiv oder metabolisch beeinträchtigt sind, können das nicht. Trotz dieser Möglichkeit bekommen Sie von mir im Folgenden Daten, die darauf hinweisen, dass manche religiösen Praktiken wie Meditation und rituelle Gebete dazu beitragen, den Stoffwechsel und die Gesundheit der Mitochondrien zu verbessern. Daher können diese tatsächlich eine ursächliche Rolle bei der Verbesserung der Gesundheit spielen.

Was diejenigen Menschen betrifft, die nicht an Gott glauben: Ich meine das nicht so, dass Sie jetzt beginnen müssen, an Gott zu glauben, um Ihre Gesundheit zu verbessern. Ich gebe Ihnen diese Informationen, weil sie mit dem Lebenssinn in Zusammenhang stehen und die metabolische und die psychische Gesundheit nachweislich beeinflussen. Es gibt andere Möglichkeiten, einen Sinn zu finden, der eine ebenso prägende Rolle spielen kann.

Liebe, Ungemach und Sinn in Bezug auf die Behandlung

All das kann eine Rolle bei der Behandlung spielen. Zunächst ist es wichtig, auf eine allgemeine Faustregel hinzuweisen: Die Menschen müssen für ein erfülltes Leben sorgen und es beibehalten. Es sollte folgende Kriterien beinhalten: Enge Beziehungen, sinnvolle Rollen, durch die sie auf irgendeine Weise einen Beitrag für die Gesellschaft leisten, das Einhalten von Verantwortlichkeiten und Verpflichtungen (nicht nur gegenüber den Menschen im eigenen Leben, sondern gegenüber der Gesellschaft als Ganzes, etwa, dass sie sich an die Gesetze halten) und dass sie über ausreichende Ressourcen verfügen (Geld, Nahrungsmittel, Schutz usw.).

Viele gesellschaftliche Faktoren können die diesbezüglichen Fähigkeiten von Menschen beeinträchtigen, sodass sie all das gar nicht erreichen. Dazu gehören Krieg, ein Trauma, Armut, Unterernährung, Vernachlässigung, Rassismus, Homophobie, Frauenfeindlichkeit, alle belastenden Kindheitserlebnisse und so viele andere Dinge. Es müssen Anstrengungen zur Behebung dieser sozialen Probleme unternommen werden, denn solange sie weiterbestehen, werden auch psychische Krankheiten weiterbestehen. Menschen, die von diesen Hindernissen und Abscheulichkeiten betroffen sind, können dennoch gesunden. Sie können wissenschaftlich fundierte Ansätze nutzen, um die Auswirkung dieser Erfahrungen auf ihren Stoffwechsel und ihre Mitochondrien zu verstehen und zu beheben. Ich habe die Hoffnung, dass dieses Buch und die Theorie der Gehirnenergie zumindest einigen von ihnen hilft.

Psychotherapie

Es ist ein wichtiger Teil der Behandlung, die unzähligen psychologischen und sozialen Faktoren in Angriff zu nehmen, die sich auf den Stoffwechsel auswirken können. Der Freundeskreis, die Familie, der Kollegenkreis, die Lehrerschaft, Vertrauenspersonen und Menschen aus der Gemeinde können oft helfen. Manche Menschen brauchen jedoch professionelle Hilfe in Form einer Psychotherapie.

Es gibt unzählige Bücher und wissenschaftliche Artikel darüber, wie eine Psychotherapie die psychische Gesundheit verbessern kann. Ich unternehme nicht den Versuch, die gesamte Forschung zu besprechen. Stattdessen führe ich nur einige der Vorteile und eine Reihe möglicher Gründe an, warum sie wirkt:

- Die Psychotherapie kann den Menschen helfen, Konflikte mit anderen Menschen und mit der Rolle, die sie in ihrem Leben spielen, zu lösen. Sind Menschen dazu nicht selbst in der Lage, erhöht das den Stress, der wiederum den Stoffwechsel belastet.
- Die Psychotherapie kann bestimmte Fertigkeiten und Strategien anbieten, um den Stress zu reduzieren und mit den Symptomen zurechtzukommen, wodurch sich der Stoffwechsel im Großen und Ganzen verbessern kann.
- Die Psychotherapie kann den Menschen helfen, ihr Verhalten zu ändern. Kognitive Verhaltenstherapeuten wissen schon lange, dass Veränderungen im Verhalten manchmal zu Veränderungen von Gedanken und Gefühlen führen können. Klinische Fachleute, die Ess- oder Suchtstörungen behandeln, sind oft auf Verhaltensänderungen fokussiert. An Verhaltensweisen zu arbeiten, die den Schlaf verbessern, kann von Vorteil sein. Wie bereits dargelegt, spielen alle diese Verhaltensweisen eine direkte Rolle im Stoffwechsel und bei der Mitochondrienfunktion.
- Die Psychotherapie kann Menschen helfen zu verstehen, wer sie sind und was sie vom Leben wollen. Dadurch können manche Menschen ein Gefühl für Bedeutung und Sinnhaftigkeit entwickeln, das sich auf psychische und metabolische Störungen auswirkt.
- Die Psychotherapie kann neue Lernstrategien zur Überwindung von unpassenden Überzeugungen, Verhaltensweise und Reaktionen bieten. Zum Beispiel kann es vorkommen, dass traumatisierte Menschen die Gefahr von Dingen, an die sie sich durch entsprechende Erfahrungen erinnern, zu stark verallgemeinern. Jemand, der eine bestimmte Musik, Kleidung oder einen bestimmten Geruch mit dem Menschen assoziiert, von dem er oder sie missbraucht wurde, könnte durch diese alltäglichen Erfahrungen immer wieder daran erinnert werden. Wenn dieser Mensch keine

Bedrohung mehr ist, beruht das weder auf Anpassung noch ist es hilfreich, auch wenn es verständlich ist. Eine Therapieform, die prolongierte Expositionstherapie (PE), kann die Stressreaktion auf diese Auslöser verringern, wodurch sich die metabolische Gesundheit verbessert. (Bei der PE versetzt sich die betroffene Person in ihrer Vorstellung in die traumatische Situation zurück und durchlebt das Trauma mit allen dazugehörenden unangenehmen Gefühlen noch einmal; Anm. Übers.)

- Die Psychotherapie kann brachliegende Gehirnkreisläufe »trainieren«. Erinnern Sie sich an »Wer rastet, der rostet«? Wenn eine Gehirnregion unterentwickelt ist, können manche Formen der Psychotherapie helfen. Behandlungen mit dem Schwerpunkt auf Empathie, Beziehungen, soziale Fähigkeiten oder die Verbesserung kognitiver Fertigkeiten können alle die unterentwickelten Gehirnkreisläufe stärken. Das setzt voraus, dass diese Gehirnregionen metabolisch gesund genug sind, um neue Informationen zu erwerben und zu speichern. In manchen Fällen ist das vielleicht nicht so. Dann könnte zuerst eine andere metabolische Maßnahme erforderlich sein. Ist die Gesundheit des Gehirns wiederhergestellt, ist jedoch das »Training« und die Wiederherstellung der Gesundheit dieser Gehirnregionen trotzdem nötig.
- Die Psychotherapie kann einfach eine Beziehung zu einem mitfühlenden und aufmerksamen Menschen bieten. Man weiß schon lange, dass die »therapeutische Allianz«, das heißt, eine gute Verbindung zwischen dem Therapeuten bzw. der Therapeutin und dem Patienten bzw. der Patientin ist für den Erfolg der Psychotherapie von Bedeutung. Wir kommen zurück zu einer der Wahrheiten über die menschliche Existenz: Wir alle brauchen andere Menschen. Wir alle brauchen Beziehungen, in denen wir uns mitteilen und wir selbst sein können. Ohne sie kann die Gesundheit des Stoffwechsels durch eine chronische Stressreaktion gefährdet werden. Für diejenigen Menschen, die keine sinnvollen Beziehungen haben, kann die Psychotherapie eine bieten. Selbstverständlich sollte es ein Ziel sein, den betreffenden Menschen beim Aufbau tragfähiger Beziehungen außerhalb der Therapie zu helfen. Für manche Menschen kann das wegen der Symptome ihrer Funktionsstörung im Gehirn schwer erreichbar sein.

Bewusstseinserweiternde bzw. bewusstseinsverändernde Therapie

Eine neue Therapie, die mit all dem im Zusammenhang steht, nutzt die sogenannten psychedelischen, das heißt bewusstseinserweiternden bzw. bewusstseinsverändernden Drogen in der Psychiatrie. Halluzinogene wie Psilocybin, psychoaktive »Wunderpilze«, bekommen durch kleine Pilotstudien, die ihre Vorteile zeigen, zunehmend Aufmerksamkeit als mögliche Behandlungsweise bei Depressionen, PTBS und anderen Gesundheitszuständen. Eine Forschungsgruppe untersuchte, wie und warum diese wirken. Sie vermerkte, »psychedelische Drogen können zuverlässig und aussagekräftig intensive, tiefgreifende und persönlich bedeutsame Erfahrungen bewirken, die als ›mystisch geartet‹, ›spirituell‹, ›religiös‹, ›existenziell‹, ›transformativ‹, ›entscheidend‹ oder ›maximal‹ bezeichnet wurden.«[9] Begutachtet wurden im Lauf der Zeit 866 Nutzer psychedelischer Drogen, und es wurden Veränderungen bei den metaphysischen Überzeugungen festgestellt, die länger als sechs Monate anhielten. Diese gingen mit verbesserten Ergebnissen der psychischen Gesundheit einher. Die Forschungslinie legt nahe, dass die Wirkung psychedelischer Drogen darin besteht, Menschen mit der Spiritualität oder Gott zu verbinden oder ihnen ein Gefühl von Bedeutung und Sinnhaftigkeit zu vermitteln. Ich möchte darauf hinweisen, dass eine Nutzung dieser Drogen auf eigene Faust nicht empfohlen wird. In den Forschungsversuchen wird die Anwendung psychedelischer Drogen an geführte Therapiesitzungen gekoppelt, um größtmöglichen Nutzen zu erzielen. Eine Nutzung auf eigene Faust kann in einem Horrortrip enden oder möglicherweise sogar einen manischen oder psychotischen Schub auslösen.

Stressabbau

Stress abzubauen ist ein wichtiger Teil der Behandlung. Zusätzlich zu all den Möglichkeiten, durch die eine Psychotherapie und das Gespräch mit anderen Menschen zum Abbau von Stress beitragen können, gibt es zwei Dinge, die die Betroffenen selbst tun können:

1. Belastende Umweltfaktoren verringern oder beseitigen.
2. Versuchen, die eigene Stressreaktion zu drosseln, wenn das gefahrlos möglich ist.

Der einfachste Weg, mit Stress umzugehen, ist es, nach Möglichkeit Stressfaktoren zu verringern oder zu beseitigen. Für manche Menschen ist das ein realistisches Ziel. Eine sehr anspruchsvolle Arbeit oder eine überaus belastende schulische Umgebung können bewältigt werden. Beschäftigte können eine neue Arbeit finden, und im schulischen oder universitären Bereich können Betroffene und ihre Eltern das Lern- oder Studienpensum verringern, bei Bedarf eine behindertengerechte universitäre Unterbringung suchen oder zu einer Schule wechseln, in der sie besser zurechtkommen. Wir sollten alle bestrebt sein, unser Leben so zu gestalten, dass es zu bewältigen, angenehm und bereichernd ist.

Wenn belastende Lebensereignisse auftreten, kommt es auf jeden Fall zu einer Stressreaktion. Das ist normal und wird erwartet. Doch wenn die bedrohliche Situation keine Gefahr mehr darstellt, kann die Reduzierung der Stressreaktion starke positive Auswirkungen haben.

Praktiken zum Stressabbau werden seit Jahrtausenden eingesetzt. Manche von ihnen werden in der Regel nicht als »Techniken zum Stressabbau« betrachtet, sondern als traditionelle religiöse Praktiken wie etwa Meditation, Beten und Singen. Zu den zusätzlichen Praktiken gehören Yoga, Pilates, Tai-Chi, Qigong, Achtsamkeit und Atemtechniken. Viele dieser Techniken können nachweislich die psychische und metabolische Gesundheit verbessern. Ich werde nicht alle diese Maßnahmen und Gesundheitszustände aufzählen, es sind einfach zu viele. Doch ich stelle hier ein paar Studien vor, die diese Vorzüge direkt mit dem Stoffwechsel und den Mitochondrien in Zusammenhang bringen.

Forscherinnen und Froscher der medizinischen Fakultät der Harvard-Universität wussten schon lange, dass Entspannungsreaktionen eine einflussreiche Rolle in der psychischen und metabolischen Gesundheit spielen. Die Entspannungsreaktion, auch Entspannungsimpuls genannt, ist ein Begriff, mit dem sie alle Techniken zum Stressabbau beschreiben, die ich bereits genannt habe, wie etwa die Meditation. Studien haben eine Verbesserung bei Bluthochdruck,

Angstzuständen, Schlaflosigkeit, Diabetes, rheumatoider Arthritis und selbst beim Alterungsprozess gezeigt. Ihr Ziel war es, besser zu verstehen, wie diese Maßnahme wirkt. Dazu rekrutierten sie neunzehn gesunde Menschen, die schon lange täglich Entspannungstechniken machten, neunzehn gesunde Menschen, die keine Entspannungstechniken machten, und als Kontrollgruppe zwanzig Menschen, die kurz vorher ein achtwöchiges Entspannungstraining absolviert hatten. Sie nahmen von allen Blutproben und sahen sich die Unterschiede in der Genexpression an. Bei denjenigen, die eine Entspannungstechnik praktizierten, stellten sie erhebliche Unterschiede in den Genen hinsichtlich des »Zellstoffwechsels, der oxidativen Phosphorylierung (metabolischer Prozess in Zellen, über den ATP unter Verbrauch von Sauerstoff generiert wird; Anm. Übers.), der Bildung von reaktiven Sauerstoffspezies und der Reaktion auf oxidativen Stress« fest. Wie Sie jetzt wissen, stehen diese Dinge direkt mit den Mitochondrien in Zusammenhang.[10]

In einer Nachfolgestudie rekrutierten die Forscher sechsundzwanzig Menschen, die seit vier bis zwanzig Jahren regelmäßig Entspannungstechniken praktizierten und sechsundzwanzig, die das nie regelmäßig gemacht haben, aber bereit waren, ein achtwöchiges Training zu absolvieren.[11] Alle Beteiligten wurden gebeten, sich die zwanzigminütige Tonaufnahme einer Entspannungstechnik anzuhören und in einer anderen Sitzung zwanzig Minuten lang eine über Gesundheitserziehung. Blutproben wurden davor, unmittelbar danach und fünfzehn Minuten nach dem Anhören jeder Aufnahme genommen, und diese in Bezug auf die Genexpression untersucht. Es wurde festgestellt, dass »durch die Entspannungsimpuls-Technik die Genexpression, die mit dem Energiestoffwechsel, der Mitochondrienfunktion, der Insulinsekretion und der Erhaltung der Telomere einherging, erhöht und die Genexpression, die mit einer Entzündungsreaktion und stressbedingten Bahnen in Verbindung stand, gesenkt wurde«. Ein bestimmtes mitochondriales Protein (die mitochondriale ATP-Synthase) und Insulin waren die beiden Top-Substanzen, die hochreguliert wurden. Die Schlussfolgerung lautete: »Unsere Ergebnisse weisen zum ersten Mal darauf hin, dass es bei der Entspannungs-Impuls-Technik, insbesondere, wenn sie lange praktiziert wurde, durch eine Verbesserung der Bildung und Nutzung der mitochondrialen Energie zu den nachfolgenden gesundheitlichen Vorteilen kommt und so die mitochondriale Belastbarkeit gefördert wird …« Wie Sie jetzt wissen, ist dies genau das, was wir zu tun versuchen, um die psychische und metabolische Gesundheit zu verbessern!

Rehabilitationsprogramme

Viele Menschen mit chronisch psychischen Störungen verfügen nicht über die nötigen Fähigkeiten, um in der Gesellschaft unabhängig zu leben und sich zu entwickeln. Manche wissen nicht, wie man Freunde gewinnt. Andere wissen nicht, wie man mit einem täglichen Zeitplan zurechtkommt. Wieder andere wissen nicht, wie man einen Arbeitsplatz behält. Viele haben das Gefühl, dass ihnen der Sinn im Leben fehlt.

Die meisten Menschen werden durch ihre Symptome daran gehindert, all das zu tun. Selbst wenn sie es vor ihrer Krankheit gelernt haben, sind sie jetzt eventuell aus der Übung. Diejenigen, die schon früh krank wurden, haben diese Fähigkeiten vielleicht überhaupt nicht erlernt.

Bei der Wiederherstellung der Gesundheit ihres Gehirnstoffwechsels wird ihnen nicht automatisch alles beigebracht, was sie wissen müssen. Sie brauchen Training und Praxis. Das ist wie die Rehabilitation nach einer Sportverletzung. Zuerst muss die Funktion von Muskeln, Knochen, Bändern oder Sehnen wiederhergestellt werden, dann muss die betroffene Person auch trainieren, um die Stärke wieder aufzubauen. Ohne Training können die Fähigkeiten nicht wiederhergestellt werden.

Gegenwärtig gibt es Rehabilitationsprogramme für Menschen mit chronischen psychischen Störungen, die ihnen eine Ausbildung, ein Arbeitstraining und den Erwerb grundlegender Alltagskompetenzen anbieten. Leider lässt die aktuelle Forschung darauf schließen, dass diese nicht sehr effektiv sind. Das liegt wahrscheinlich daran, dass nicht zuerst die Gehirnfunktion wiederhergestellt wurde. Wenn

Menschen versuchen, Aufgaben zu erfüllen, während ihr Gehirn nicht richtig funktioniert, ist das Scheitern vorprogrammiert. Das ist, als würde ein Sportler mit einem Bänderriss versuchen, einen Marathon zu laufen. Wenn wir jedoch die Gehirnfunktion wiederherstellen können, besteht eine gute Chance, dass die Rehabilitation klappt. Das Ziel ist, Menschen dabei zu helfen, dass sie als produktive Mitglieder der Gesellschaft leben können. Viele von ihnen wurden jahrelang gebeutelt, und viele haben vielleicht keine Hoffnung mehr, dieses Ziel zu erreichen. Um diese Hoffnungslosigkeit muss man sich auch kümmern.

Für all das ist das Mitgefühl anderer Menschen erforderlich. Arbeitsprogramme und eine Wiedereingliederung in die Gesellschaft sind nötig. Diese Menschen brauchen Gründe, um zu leben. Sie müssen das Gefühl haben, dass sie nützlich sind. Sie müssen das Gefühl haben, dass sie respektiert werden. All das erfordert das Engagement von anderen Menschen.

Zusammenfassung

- Unsere Umwelt und unsere Erfahrungen spielen eine entscheidende Rolle für unsere metabolische und psychische Gesundheit.
- Enge Beziehungen sind wichtig für die Gesundheit des Menschen.
- Jeder Mensch sollte sich darum bemühen, zumindest eine Rolle in der Gesellschaft einzunehmen, die es ihm ermöglicht, seinen Beitrag zu leisten und sich wertgeschätzt zu fühlen. Das kann sein, indem man studiert, einer Beschäftigung nachgeht, in der Betreuung tätig ist, einen Freiwilligendienst leistet, Mentor oder Coach ist oder irgendeine andere Rolle ausfüllt. Dazu kann auch gehören, dass man Haushaltspflichten wahrnimmt.
- Die Psychotherapie kann bei Ihrer Stoffwechselbehandlung eine wichtige Rolle spielen.
- Psychotherapeutinnen und Psychotherapeuten können ihre Arsenale um viele neue Hilfsmittel erweitern, wenn sie die Theorie der Gehirnenergie nutzen. Sie können Menschen bei der Umsetzung von Plänen zur Behandlung des Stoffwechsels unterstützen, zu denen die Ernährung, körperliche Aktivität, die Lichteinwirkung

und alle anderen in diesem Buch erwähnten Möglichkeiten gehören können.

- Menschen mit einer chronischen psychischen Störung haben vielleicht viel aufzuholen, wenn sie ihre Gehirngesundheit wiederherstellen. Zu einer vollständigen Genesung sind Rehabilitation, Arbeitstraining und andere Programme erforderlich.
- Die Gesellschaft muss zusammenarbeiten, um sicherzustellen, dass jeder Mensch ein angemessenes Verhältnis zu anderen Menschen hat, Rollen einnimmt, über Ressourcen verfügt und Verantwortung übernimmt. Nicht alle Menschen verfügen über die gleichen Fähigkeiten, aber das heißt nicht, dass nicht alle Menschen einen Beitrag leisten, sicher und geschützt sein und ein sinnvolles Leben führen können. Mitgefühl und Entgegenkommen sind für diesen Prozess von wesentlicher Bedeutung.

Erfolgsgeschichte:
Sarah – Training, und wie sie ihren Lebenssinn fand

Sarah war siebzehn Jahre alt, als ich sie zum ersten Mal traf. Bei ihr war in der achten Klasse ADHS und eine Lernschwäche diagnostiziert worden. So lange sie denken konnte, hatte sie an Angstzuständen und Schlafproblemen gelitten. Mit vierzehn bekam sie Panikattacken. Sie war auch depressiv und hatte ein geringes Selbstwertgefühl. In der Schule hatte sie Probleme, obwohl sie wegen ADHS Medikamente nahm, und sie hatte wenig Freunde. In ihrer Familie gab es viele psychische Erkrankungen, bei ihrer Mutter, ihrem Bruder, ihrer Schwester, der Großmutter, bei zwei ihrer Onkel und einer Tante waren Depressionen, Angststörungen und/oder eine bipolare Störung diagnostiziert worden. Langfristig sah es für sie nicht gut aus. Sie hatte bereits acht verschiedene Medikamente ausprobiert, die ihr halfen, sich zu konzentrieren, aber sie hatten Nebenwirkungen, und die Symptome blieben weiter bestehen. Manchmal wurde sie so depressiv, dass sie den ganzen Tag im Bett blieb. Zu all ihren psychischen Symptomen kamen auch noch eine Migräne und häufige Magenschmerzen.

Sie kam aufs College, das etwa einem Kolleg bei uns entspricht, und gab ihr Bestes, aber es war ein Kampf. Ihre Familie erwartete, dass sie das College abschloss, und das verursachte ihr noch mehr Stress. Oft hatte sie das Gefühl, dass sie den Erwartungen der Menschen nie gerecht werden könne. Sie versuchte es mit noch mehr Antidepressiva, aber sie halfen nicht.

Das änderte sich, als sie beschloss, Pilates-Kurse zu machen. Sie liebte diese Kurse, begann regelmäßig zu trainieren und stellte fest, dass viele ihrer Stimmungs- und Angstsymptome besser wurden. Mit dreiundzwanzig Jahren bekam sie eine Stelle als Ausbilderin in dem Studio. Nun trainierte sie fast jeden Tag stundenlang. Damit veränderte sich für sie alles. Nachdem sie ihren Job etwa zwei Monate gemacht hatte, kam sie zu einem Termin zu mir und sagte: »Es geht mir großartig. Ich habe mich in meinem ganzen Leben noch nie so gut gefühlt.« Zusätzlich zu ihrem Training begeisterte sie sich dafür, anderen Menschen bei der Verbesserung ihrer Gesundheit zu helfen. Sie hatte neue Freunde gefunden und hatte nun auch einen Freund. Obwohl ihre Eltern erwarteten, dass sie das College bis zum Schluss besuchte, beschloss sie, es abzubrechen und sich auf das Training als Beruf zu konzentrieren. Das war vor fast zehn Jahren, und Sarah geht es bis heute weiterhin gut. Sie nimmt immer noch Stimulanzien wegen ihrer ADHS-Symptome, aber sie konnte alle anderen Medikamenten absetzen. Nachdem sie sie ausgeschlichen, also mit der Einnahme allmählich aufgehört hatte, ging es ihr tatsächlich noch besser.

Sarahs Geschichte wirft ein Schlaglicht auf die Kraft des Trainings als Behandlung für den Stoffwechsel, aber auch auf die psychologischen und sozialen Aspekte, eine Bedeutung und einen Sinn im Leben zu finden, auf die Praktiken zum Stressabbau, auf die Bedeutung eines unterstützenden sozialen Netzwerks und darauf, dass man nicht zulassen sollte, dass die Erwartungen anderer Menschen über uns bestimmen. Wir sind alle unterschiedlich und möchten – und brauchen – unterschiedliche Dinge. Sarah fand ihren eigenen Weg zu metabolischer und psychischer Gesundheit.

19

Warum funktionieren aktuelle Behandlungsweisen?

Was haben Reden, chemische Stoffe, Elektrizität, Magnetfelder und eine Gehirnoperation gemeinsam? Sie sind alle evidenzbasierte Behandlungsweisen für psychische Störungen. Und warum funktionieren sie? Sie wirken sich alle auf den Stoffwechsel und die Mitochondrien aus.

Mit Medikamenten und der Psychotherapie habe ich mich bereits befasst. Nun möchte ich gerne kurz erläutern, wie ich über diese anderen Behandlungen im Zusammenhang mit der Theorie der Gehirnenergie denke. Wenn diese Theorie stimmt, sollte es plausible Erklärungen dafür geben, warum sie funktionieren, zumindest bei manchen Menschen.

EKT und TMS

Die Elektrokonvulsionstherapie (EKT) und die transkranielle Magnetstimulation (TMS) sind wirksame Maßnahmen für eine Vielzahl psychischer Störungen. (Bei der EKT wird in Narkose und unter Muskelentspannung durch eine kurze elektrische Stimulation ein zerebraler Anfall ausgelöst. Die TMS ist eine Technologie, bei der mithilfe starker Magnetfelder Bereiche des Gehirns sowohl stimuliert als auch gehemmt werden können. Anm. Übers.). Bei manchen Leiden, wie etwa bei einer schweren Depression oder einer Katatonie, die eine ausgeprägte Störung der Willkürmotorik ist, gilt die EKT als Nonplusultra – oder Goldstandard – und ist unsere wirksamste verfügbare Behandlungsmethode. Warum funktionieren diese Therapien? Dafür wird gegenwärtig keine umfassende Erklärung angeboten. Man nimmt an, dass Veränderungen der Neurotransmitterspiegel und der Hormone eine Rolle spielen sowie eine erhöhte Neuroplastizität, also der Veränderbarkeit neuronaler Verbindungen im Nervensystem. Die Theorie der Gehirnenergie bietet eine umfassende Erklärung.

Die Elektrizität der EKT und die elektromagnetische Energie der TMS liefern Energie direkt an das Gehirn. Es gibt wahrscheinlich kein besseres Beispiel für eine Behandlung, die mit der Gehirnenergie in Zusammenhang steht. Diese Energie stimuliert die Mitochondrien und nacheinander die mitochondriale Biogenese. Wenn wir uns beim Training anstrengen, spürt der Körper, dass er mehr Kapazität braucht, also bildet er dafür mehr Mitochondrien. EKT und TMS scheinen dasselbe zu tun. Dadurch können Neurotransmitter und hormonelle Ungleichgewichte verbessert sowie die Neuroplastizität erhöht werden. Diese Befunde werden durch die Mitochondrien verständlich.

Die direkten Auswirkungen der EKT auf die Mitochondrien sind noch nicht gründlich untersucht worden. Eine Forschungsgruppe zeigte jedoch eine Zunahme der mitochondrialen Aktivität des Hippocampus, des Striatums und des Kortex (alles Gehirnstrukturen) bei Ratten nach Anwendung einer EKT.[1] Eine andere Gruppe stellte eine vermehrte mitochondriale Biogenese und eine erhöhte Synapsenbildung im Hippocampus nach nur einer EKT-Behandlung fest.[2] Sie fand auch heraus, dass eine Reihe von zehn Behandlungen drei Monate später zu nachhaltigen Verbesserungen bei der Anzahl der Mitochondrien und der Bildung von Synapsen führte.

Die TMS verbessert nachweislich den oxidativen Stress, dämmt Entzündungen ein, erhöht die Neuroplastizität und wirkt sich auf den Neurotransmitterspiegel aus.[3] Wie Sie wissen, hat das alles mit der Mitochondrienfunktion zu tun. Der Nachweis für die direkten Auswirkungen der TMS auf die Mitochondrien ist jedoch noch dürftig. In einer Studie wurde am Schlaganfall-Modell bei Ratten eine Erhöhung des ATP-Spiegels festgestellt.[4] Eine andere Studie, ebenfalls am Schlaganfall-Modell bei Ratten, ergab eine erhöhte mitochondriale Integrität nach der TMS-Behandlung.[5]

Interessanterweise ist die Psychiatrie nicht das einzige Gebiet, das Elektrizität nutzt, um Stoffwechselprobleme in Ordnung zu bringen. In der Kardiologie arbeitet man häufig mit der Kardioversion (bei der durch elektrische Schockabgabe der normale Rhythmus des

Herzens wiederhergestellt wird), wenn das Herz vom Stoffwechsel her versagt. Manchmal braucht es einfach eine Starthilfe.

Gehirnchirurgie und elektrische Stimulatoren

Eine Gehirnoperation wird manchmal bei Menschen mit einer chronischen, lähmenden psychischen Störung als letzter Ausweg vorgenommen. Und manchmal kann sie helfen. Warum?

Das ist ziemlich einfach. Ist ein Bereich des Gehirns aufgrund von übererregbaren Gehirnzellen überaktiv, können die Symptome verringert werden, wenn man ihn vom Rest des Gehirns abtrennt. Das wird häufig bei einer Epilepsiebehandlung gemacht. Dasselbe gilt auch für übererregbare Gehirnregionen, die psychische Symptome verursachen.

In anderen Fällen werden bei manchen Gehirnoperationen Elektroden implantiert, um die Zellen zu stimulieren. Das ist ebenfalls einfach. Es ist eine Möglichkeit, zu wenig aktive Gehirnregionen zu stimulieren. In der Kardiologie geht man so vor, wenn wegen der verminderten Funktion der Schrittmacherzellen des Herzens ein Schrittmacher implantiert wird. Das funktioniert bei unteraktiven Gehirnregionen auf ziemlich ähnliche Weise. Paradoxerweise können dynamische Stimulatoren manchmal überaktive Gehirnregionen unterdrücken.

Elektrostimulatoren wurden auch schon beim Vagusnerv angewandt. Das wird als Vagusnervstimulation (VNS) bezeichnet. Sie hat sich bei Epilepsie und Depressionen als hilfreich erwiesen und wird auch gerade in Bezug auf eine Anwendung bei PTBS, Alzheimer, Schizophrenie, Zwangsstörungen, Panikstörung, bipolarer Störung und Fibromyalgie untersucht.[6] Ich wiederhole es noch einmal: Eine Behandlung bei so vielen Krankheiten, die scheinbar nichts miteinander zu tun haben. Die Theorie der Gehirnenergie verbindet sie alle.

Zusammenfassung

Bei schweren, therapieresistenten Krankheiten oder in lebensbedrohlichen Notfällen können EKT, VMS, VNS und/oder die Gehirnoperation eine Rolle bei der Behandlung spielen. Die Theorie der Gehirnenergie bietet jedoch zahlreiche andere Behandlungsoptionen an, bevor diese notwendig werden könnten .

20

Alles zusammenfügen: Die Entwicklung Ihres Behandlungsplans für den Stoffwechsel

Wenn eine Blume nicht blüht, dann bringen Sie die Umgebung in Ordnung, in der sie wächst, und nicht die Blume.

Alexander den Heijer

Das obige Zitat ist eine starke Metapher für den Umgang mit den Problemen beim Stoffwechsel und den Mitochondrien. In den meisten Fällen hat nicht die Person einen Defekt, sondern die Umgebung. Um eine psychische Krankheit »in Ordnung zu bringen«, muss man die Probleme identifizieren und sich darum kümmern. Die *Umgebung* wird in diesem Fall großgeschrieben. Dazu gehören alle Faktoren, die den Stoffwechsel und die Mitochondrien betreffen, wie die Ernährung, körperliche Aktivität bzw. Bewegung, Stress, Licht, Schlaf, die Hormone, Entzündungen, Beziehungen, Liebe sowie Bedeutung und Lebenssinn, um nur einige zu nennen. Manche Menschen haben vielleicht epigenetische Faktoren geerbt, wie eine MicroRNA (kurze RNA-Moleküle, die im Gegensatz zu gewöhnlichen RNA-Strängen nicht in Proteine übersetzt werden; Anm. Übers.), und diese könnten ursächlich zu ihrer psychischen Krankheit beitragen, doch sie können auch verändert werden. Der Stoffwechsel ist formbar, und es gibt viele Möglichkeiten, ihn zu verbessern.

Sie werden sich daran erinnern, dass ich alle psychischen Krankheiten mit einem Delir verglichen habe. Jeder Fall von Delir ist anders, auch wenn die Symptome ähnlich sein können und die Diagnose dieselbe ist. Um das Problem eines Delirs zu lösen, muss man medizinische Detektivarbeit leisten, damit man versteht, wodurch es verursacht wurde. Oft gibt es mehr als nur eine Ursache – es ist ein perfekter Sturm, bei dem viele Angriffe auf die Mitochondrien gleichzeitig stattfinden. Sie alle müssen festgestellt und bewältigt werden. Das gilt für jeden Fall einer psychischen Krankheit.

Die Theorie der Gehirnenergie unterstützt die vorhandenen Behandlungsmöglichkeiten für psychische Störungen. Diese werden weiterhin eine wichtige Rolle spielen. Das erfordert jedoch auch Veränderungen. Zur Behandlung von Problemen mit dem Stoffwechsel braucht man meist umfassende Konzepte. Ein einfaches Problem zu identifizieren und eine einzige Behandlung durchzuführen, kann manchmal funktionieren. Ein Vitamin- und Hormonmangel sind hier Beispiele, und mitunter kann es genau das Richtige sein, einfach ein Antidepressivum zu nehmen. Doch leider sind einfache Lösungen meistens nicht das Richtige.

Das läuft einer weit verbreiteten Botschaft zuwider, die wir täglich zu hören bekommen. Jeder möchte einfache Lösungen. Das Fernsehen zeigt uns jeden Tag, dass wir unsere Probleme mit einer Pille lösen können. Wir brauchen uns nur an unsere Arztpraxis zu wenden und bekommen diese neuen Rezepte. Und wenn eine Pille nicht reicht, dann nehmen Sie auf jeden Fall mehr. Wir hören dieselben Botschaften von Ernährungsgurus und Gesundheitsfachleuten. Meiden Sie Fett, und Sie nehmen ab. Nehmen Sie dieses Vitamin oder Ergänzungsmittel, das bringt die Dinge in Ordnung.

Diese Botschaften sind natürlich verlockend. Alles, was wir tun müssen, ist eine Pille zu nehmen oder eine einfache Maßnahme zu ergreifen, um unsere Probleme zu lösen. Das ist sehr viel reizvoller, als die komplizierte Arbeit, herauszufinden, was wirklich los ist, und dann das Problem oder die Probleme in Ordnung zu bringen, wozu auch gehören könnte, dass man seine Lebensweise ändern muss. In Wirklichkeit funktionieren die einfachen Korrekturen meistens nicht, zumindest nicht vollkommen oder dauerhaft. Die in die Höhe schnellenden psychischen und metabolischen Störungen sind ein klarer Beleg dafür, dass dieser Ansatz zum Scheitern verurteilt ist. Von medizinischer Seite wird das zunehmend durch einen Vorstoß in Richtung einer personalisierten Medizin bestätigt, die anerkennt, dass viele Wege zu einer Krankheit führen und dass

Einheitslösungen oft nicht funktionieren. Die Menschen brauchen eindeutige Behandlungspläne, die auf ihre individuelle Situation und ihre Bedürfnisse zugeschnitten sind.

Zusammenarbeit mit klinischen Fachleuten

Bei der Behandlung schwerwiegender psychischer Störungen ist es von entscheidender Bedeutung, dass Sie mit jemand klinisch Kompetentem zusammenarbeiten. Schwerwiegende psychische Störungen können gefährlich sein, und die Menschen sollten nicht erwarten, dass sie diese selbst behandeln können. Zu den schwerwiegenden Symptomen gehören Dinge wie Halluzinationen, Wahnvorstellungen Suizidgedanken oder Suizidverhalten, Selbstverletzung, Aggression, unkontrollierter Substanzkonsum, schwere Essstörungen und andere gefährliche Verhaltensweisen. Das sind keine Do-it-yourself-Projekte, mit denen man allein im stillen Kämmerlein umgehen kann. Dafür verdienen Sie eine kompetente und einfühlsame medizinische Versorgung. Deshalb bitte ich Sie, Hilfe bei der Entwicklung und Umsetzung Ihres Behandlungsplan für den Stoffwechsel in Anspruch zu nehmen. Es ist wichtig, dass Sie mit Unterstützung und Fachkompetenz so schnell wie möglich an einen gesunden und sicheren Ort kommen. Wer chronische Störungen hat, auch wenn sie nur mild oder gemäßigt ausfallen, braucht vielleicht auch klinische Hilfe. Eine sorgfältige medizinische Beurteilung könnte Faktoren aufdecken, die bei Ihrer Krankheit eine Rolle spielen.

Wo fängt man am besten an?

Alle Mitursachen und Maßnahmen, die ich erörtert habe, hängen zusammen und beeinflussen sich gegenseitig. Wenn ein Faktor nicht stimmt, stimmen andere auch nicht. Wenn Ihr Schlaf gestört ist, könnte das auch bei Ihrem Essverhalten und bei der Anwendung von Substanzen bzw. Arzneimitteln der Fall sein. Selbst das Darmmikrobiom kann durch Schlaf, Lichteinwirkung und Stress beeinträchtigt werden. Wenn also Ihre Darmbakterien nicht in Ordnung sind, könnte dieses Problem dadurch korrigiert werden, dass man die anderen Mitursachen verändert. Verändern Sie alternativ

Ihre Darmbakterien, könnten sich Schlaf oder Stresspegel bessern. Stellen Sie sich vor, dass alles Teil einer oder mehrerer Feedback-Schleifen ist. Daher sind alle hier dargestellten Heilbehandlungen mögliche Behandlungsweisen für Sie, selbst wenn Sie nicht erkennen, dass Sie in diesen Bereichen ein Problem haben. Wenn Sie sich mit psychischen Symptomen befassen, könnten auch Veränderungen Ihrer Schlafgewohnheiten, Ihrer Ernährung oder der Lichteinwirkung erforderlich werden.

In manchen Fällen wird die Ursache Ihrer Stoffwechselstörung nicht klar sein. Machen Sie sich keine Sorgen. Die Behandlungsansätze funktionieren trotzdem. Das Behandlungsziel ist, Maßnahmen zu ergreifen, die nachweislich die Mitochondrienfunktion verbessern und/oder die Versorgung mit Mitochondrien erhöhen. Wenn unsere Zellen genügend normale und gesunde Mitochondrien haben, funktionieren sie in den meisten Fällen einwandfrei. Die Mitochondrien wissen, was sie tun müssen. Sie können das Problem oft selbst lösen.

Manche von Ihnen könnten die vielen Behandlungsoptionen überfordern. Wenn Sie versuchen, die Gesundheit Ihres Stoffwechsels zu verbessern, sollten Sie verstehen, dass dazu ein vielschichtiger Ansatz erforderlich ist, der Zeit braucht. Doch das bedeutet, dass Sie nicht alles sofort tun müssen – und auch nicht tun sollten. Fangen Sie mit einer Behandlung an, versuchen Sie es damit ein paar Wochen oder Monate und nehmen Sie dann nach Bedarf andere Behandlungsweisen dazu. Während Ihr Stoffwechsel besser zu werden beginnt, bekommen Sie oft mehr Energie, und die Motivation steigt. Dadurch wird es leichter, andere Veränderungen vorzunehmen. Wenn Menschen beginnen, sich besser zu fühlen, sind sie oft überrascht, wie viel mehr sie leisten können. Nach Beendigung ihres »Behandlungsplans für den Stoffwechsel« erkennen sie sich oft selbst nicht wieder. Nicht nur, dass die Symptome ihrer psychischen Krankheit nachlassen, dass sie abnehmen oder mehr Ausdauer bei körperlicher Aktivität haben, sie stellen meist auch fest, dass der Stress zurückgeht, dass sie mehr Selbstvertrauen haben, mehr Kontakte mit Menschen bekommen, neue Fähigkeiten gewinnen und andere positive Dinge erfahren, die das Leben verbessern.

In den meisten Fällen können Sie selbst entscheiden, mit welcher Maßnahme Sie beginnen wollen. Wenn Sie sich für eine entschieden haben, machen Sie sie zu einem klugen oder – wie man es im Englischen mit einem Wort ausdrückt, das auch im Deutschen geläufig ist – zu einem **smart**en Ziel: **s**pezifisch, **m**essbar, **a**usführbar, **r**ealistisch und **t**erminlich passend. Wenn Sie eine Maßnahme meistern, nehmen Sie eine weitere hinzu. Machen Sie so weiter, bis Sie Ihre gewünschten Ergebnisse erreichen.

In manchen Fällen muss jedoch vielleicht eine Maßnahme vor allen anderen bevorzugt durchgeführt werden, da es sonst zu katastrophalen Auswirkungen auf Ihren Stoffwechsel kommen könnte. Zwei nahe liegende Beispiele sind der Konsum von Suchtstoffen oder wenn Sie in einem Umfeld leben, in dem es zu Missbrauch kommt. Bei denjenigen mit einem erheblichen Alkohol- oder Drogenkonsum sind wahrscheinlich alle anderen Maßnahmen vergeblich, bis sie damit aufhören. Also müssen sie sich darum zuerst kümmern. Bei Menschen, die in einer Beziehung mit körperlichem Missbrauch leben, sollte der erste Schritt ein Plan sein, aus dieser Umgebung herauszukommen, so schwierig und gefährlich das eventuell ist. Menschen in dieser Situation benötigen wahrscheinlich enorme Unterstützung von der Familie und vom Freundeskreis oder durch ein Programm gegen häusliche Gewalt. Der Versuch, seine psychischen und metabolischen Probleme mit anderen Maßnahmen für den Stoffwechsel in Angriff zu nehmen, ist ohne diesen ersten Schritt wahrscheinlich zwecklos.

Alle Maßnahmen, die ich besprochen habe, haben das Potenzial, Ihren Stoffwechsel zu verändern. Als Faustregel gilt: Maßnahmen für den Stoffwechsel können sich auf vier Arten auf den Körper und das Gehirn auswirken:

1 **Anfang:** Wenn Sie zum ersten Mal etwas verändern, kann es schlagartig zu einer Verschiebung im Stoffwechsel kommen. Manchmal kann das hilfreich sein. Andere Male kann es die Dinge verschlechtern, zumindest anfangs.

2 **Anpassung:** Immer wenn Sie eine metabolische Veränderung vornehmen, arbeitet der Körper daran, sich dieser Veränderung anzupassen. Diese Anpassungen sind meist dazu gedacht, den Auswirkungen der Stoffwechselmaßnahme entgegenzuwirken. Sie heben die Maßnahme in der Regel nicht auf, mindern aber ihre Wirkungen oft im Vergleich zur Anfangsphase.

3 **Erhaltung:** Irgendwann passt sich Ihr Stoffwechsel vollständig an die Maßnahme an, und Ihr Körper und das Gehirn sind stabiler. Sie können die Dosis oder die Intensität der Maßnahme immer steigern, was Sie dann wieder zur Anfangsphase und zur Anpassungsphase zurückbringt.

4 **Entzug:** Wenn Stoffwechselmaßnahmen schnell verringert oder beendet werden, kommt es meist zu einer Entzugserscheinung. Der Stoffwechsel wird in diesen Situationen oft zu hoch oder zu niedrig, was Entzugssymptome hervorrufen kann.

Alle diese Situationen können bei allen Behandlungen auftreten, die ich erwähnt habe, bei den Medikamenten, der Lichttherapie, der Ernährungsumstellung, bei Veränderungen der Darmflora, der Einnahme von Ergänzungsmitteln, und sogar psychologische und soziale Interventionen sind davon nicht ausgenommen.

Denken Sie bitte daran, dass Sie nach Maßnahmen suchen, die die Gesundheit Ihres Stoffwechsels langfristig verbessern. Selbst wenn also eine Maßnahme anfangs sogar zu einer Verschlechterung führt, zum Beispiel zu Reizbarkeit bei einer Ernährungsumstellung, lohnt es sich, diese Behandlung weiterzuverfolgen, wenn es durch die Erhaltungsphase zu einer besseren Stoffwechselgesundheit kommt. Offensichtlich muss die Maßnahme sicher und tolerierbar sein. Das Ziel ist jedoch, die Erhaltungsphase zu erreichen. Ebenso können andere Dinge wie ein starker Alkoholkonsum dazu führen, dass man sich kurzfristig (Anfangsphase) besser fühlt, doch er kann den Stoffwechsel langfristig (Erhaltungsphase) beeinträchtigen. Damit aufzuhören (Entzugsphase) kann besonders für starke Trinker schwierig und gefährlich sein. Es ist wichtig, diese Dinge im Kopf zu behalten, da Behandlungen sicher beginnen und sicher beendet werden müssen.

Programme zur stationären und häuslichen Behandlung

Manchen Menschen mit schwerwiegenden psychischen Störungen ist es eventuell nicht möglich, selbstständig einen umfassenden Behandlungsplan aufzustellen. Definitionsgemäß ist ihre Gehirnfunktion beeinträchtigt. Sie sind vielleicht nicht in der Lage, bei der Sache zu bleiben, sich neue Informationen leicht einzuprägen, sich an eine Diät zu halten oder alle Veränderungen in ihren Alltag einzubauen. Das heißt nicht, dass sie es nicht tun können oder dass sie keinen Nutzen davon haben, aber sie brauchen Hilfe. Bei anderen Menschen können psychische Symptome manchmal die eigene oder die Sicherheit anderer bedrohen, und der Versuch einer ambulanten Behandlung ist vielleicht gefährlich. Für alle diese Menschen müssen wir Behandlungsprogramme für den Stoffwechsel entwickeln, die stationär im Krankenhaus und in bestimmten Einrichtungen wie Sanatorien durchgeführt werden können. Diese Programme können an die speziellen Bedürfnisse der Betroffenen angepasst werden. Unterstützung dabei können nicht nur Fachleute bieten, die an dem Programm arbeiten, sondern auch andere Betroffene, die daran teilnehmen. In solchen Milieus arbeiten alle gemeinsam daran, ihre psychische und metabolische Gesundheit zu verbessern.

Einen Behandlungsplan entwerfen

- Wenn Sie schwerwiegende, gefährliche oder chronische Symptome haben, sollten Sie mit klinischen Fachleuten zusammenarbeiten.
- Identifizieren Sie Mitursachen, die zu einer schweren Beeinträchtigung Ihres Stoffwechsels führen oder Ihre Sicherheit bedrohen (zum Beispiel Selbstmordversuche, schwerer Suchtmittelkonsum, das Leben in einer Umgebung, in der körperlicher Missbrauch vorkommt, unkontrolliertes Essverhalten, schwerer Schlafmangel usw.). In einem solchen Fall müssen Sie sich zuerst darum kümmern.
- Wählen Sie eine oder mehrere der in diesem Buch geschilderten Behandlungsmöglichkeiten, von denen Sie glauben, dass Sie Ihnen helfen könnten.

- Setzen Sie diese um und geben sie ihnen mindestens drei Monate Zeit, damit die Wirkung einsetzen kann.
- Wenn durch die Behandlung irgendwelche Ihrer Symptome gebessert werden, selbst nur ein kleines bisschen, dann machen Sie damit weiter.
- Bringt eine Behandlung nach drei Monaten überhaupt nichts, können Sie ohne Weiteres damit aufhören.
- Wenn eine Behandlung wirkt, aber nicht alle Ihre Symptome verschwinden, nehmen Sie eine weitere Behandlung hinzu. Sie entwickeln nun Ihren vielschichtigen Behandlungsplan.
- Fügen Sie weitere Behandlungen hinzu oder probieren Sie welche aus, bis Sie Ihre gewünschten Ergebnisse erreichen.

Ihre Ziele könnten sich mit der Zeit ändern. Zu Beginn möchten Sie vielleicht nur ein Symptom loswerden. Das ist in Ordnung. Im Laufe des Lebens könnten Sie sich dafür entscheiden, dass es auch in einigen anderen Bereichen zu Verbesserungen kommen soll. Das Leben ist eine Reise. Wir alle haben Bereiche, in denen wir stark sind. Aber wir alle haben auch Bereiche, in denen wir schwach und verletzlich sind. Niemand ist perfekt. Ich hoffe, Sie werden das Beste aus Ihrem Leben machen und bestrebt sein, Ihre Gesundheit so weit wie möglich zu verbessern. Doch ich hoffe auch, dass Sie an einen Punkt kommen, an dem Sie dankbar für Ihre Gesundheit und Ihre Stärke sind und dass Sie sie einfach genießen.

Erfolgsgeschichte:
Beth – zu viele Medikamente und trotzdem krank

Ihre psychiatrische Behandlung begann, als Beth neun Jahre alt war, nachdem bei ihr ADHS diagnostiziert wurde. Sie bekam Stimulanzien verschrieben und war gut in der Schule; sie bekam meist Einser und Zweier. Sie war jedoch immer noch impulsiv und fiel anderen Menschen oft ins Wort. Infolgedessen hatte sie nicht viele Freunde, fühlte sich von anderen oft kritisiert oder zurückgewiesen und hatte mit einem geringeren Selbstwertgefühl zu kämpfen. Als sie in die höhere Schule kam, hatten sich die Dinge sehr verschlimmert. Sie hatte eine chronische Depression, war häufig lebensmüde und begann, sich mit Messern und Rasierklingen zu ritzen. Sie versuchte es mit Antidepressiva, mit noch mehr Stimulanzien, angstlösenden Medikamenten (sogenannten Anxiolytika) und sogar mit Antipsychotika, doch ihre Symptome verschlimmerten sich. Als sie ins College kam, war sie schon oft im Krankenhaus gewesen.

Beth war einundzwanzig Jahre alt, als ich sie zum ersten Mal traf. Ihre Diagnosen lauteten chronische Depressionen, Panikstörung, Borderline-Persönlichkeitsstörung (die Unfähigkeit, innere gefühlsmäßige Zustände zu kontrollieren), eine prämenstruelle dysphorische Störung (bedrückte, depressive Grundstimmung) und ADHS. Sie nahm fünf Medikamente, doch diese halfen eindeutig nicht. Tatsächlich war sie oft lethargisch und neben der Spur. Infolgedessen verursachte sie ein paar Autounfälle. Während der Sommerferien war sie nach Hause gekommen, um sich weiter intensiv psychiatrisch behandeln zu lassen. Zuerst verschrieb ich ihr sogar mehr Antipsychotika und Medikamente zur Stabilisierung der Stimmung, die oft zu neuen Nebenwirkungen führten oder einfach nicht wirkten. Gleichzeitig begannen wir mit einer *Dialektisch-Behavioralen-Therapie* (DBT, für Menschen, die zur Selbstgefährdung oder Fremdgefährdung neigen), einer auf Fähigkeiten fokussierten Art der Psychotherapie, die Menschen helfen kann, besser mit ihren Emotionen, Selbstmordimpulsen und Selbstverletzungen umzugehen.

Beth und ich glaubten, dass Medikamente ihr nicht geholfen hatten und vielleicht tatsächlich noch zu ihren Problemen beigetragen haben, daher kamen wir überein, dass sie sie ganz langsam ausschleichen sollte. Das war extrem schwierig und gefährlich. Fast jedes Mal, wenn wir ein Medikament auch nur um eine winzige Menge reduzierten, nahmen ihre Symptome zu: die Depressionen, die Selbstmordimpulse und der Drang, sich zu ritzen. Mithilfe der DBT konnten wir diese Symptome bewältigen und sie schützen. Doch wir schlichen die Medikamente weiter aus. Es dauerte mehrere Jahre, bis alle abgesetzt waren. In dieser Zeit verbesserten sich die Dinge sehr. Sie konnte sich nun selbst schützen, war in der

Lage, einen Arbeitsplatz zu behalten und hatte das College abgeschlossen.

Die nächste Phase ihrer Genesung begann mit körperlicher Aktivität. Sie fing mit dem Radfahren an und begeisterte sich richtig dafür. Sie beschloss, für eine Wohltätigkeitsfahrt zu trainieren. Dann schloss sie sich den *Weight Watchers* an, um abzunehmen, was ihr noch mehr half. Ihre psychiatrischen Symptome waren nun alle so gut wie weg. Nach vielen langen Diskussionen zwischen uns und ihrer Familie sowie ihrem Freundeskreis kamen wir überein, dass sie keine Therapie oder irgendeine psychiatrische Behandlung mehr brauchte. Doch dadurch wurde ihre metabolische Behandlung nicht beendet. Beth war weiterhin auf dem Weg, eine versierte Sportlerin zu werden, die an Triathlons und Ultramarathons teilnahm. Sie heiratete und bekam eine Vollzeitstelle.

Heute, etwa zehn Jahre später, geht es Beth weiterhin großartig, und sie hat keine psychiatrischen Symptome mehr. Als ich vor Kurzem ihren Vater traf (der zufällig Arzt ist), brachte er mich auf den neuesten Stand darüber, wie gut es ihr ging und sagte: »Sie wissen schon, dass Sie ihr das Leben gerettet haben. Das haben Sie wirklich. Ich kann mir nicht vorstellen, dass sie noch leben würde, wenn Sie nicht gewesen wären.«

Beths Fall veranschaulicht das häufige Problem, dass man viele Diagnosen hat, jede Menge Medikamente bekommt und es einem trotzdem nicht gut geht. Es scheint tatsächlich so gut wie sicher zu sein, dass die Medikamente zu ihren Problemen beigetragen, sie vielleicht sogar verursacht haben.

Das bedeutet nicht, dass Medikamente für manche Menschen nicht eine enorme Hilfe sein können. Ich denke, das ist so. Bei Beth schien es jedoch so zu sein, dass sie die Dinge verschlechterten. Manche ihrer Medikamente waren dafür bekannt, dass sie den Stoffwechsel und die Mitochondrienfunktion beeinträchtigen, also bietet die Theorie der Gehirnenergie eine Erklärung dafür, dass es ihr nach dem Absetzen besser ging. Doch das reichte für eine volle Genesung nicht aus. Sie betätigte sich auch sportlich, nahm ab, fand eine Liebe sowie einen Job und konnte sich selbst respektieren. All das spielte eine Rolle bei ihrer außergewöhnlichen Genesung.

21

Neue Zeiten für die psychische und metabolische Gesundheit

Die Theorie der Gehirnenergie bietet ein neues Modell für die psychische Gesundheit. Es geht um viel mehr als nur um die Gehirnfunktion. Es geht um den Stoffwechsel und die Mitochondrien, die sich auf nahezu alle Aspekte der menschlichen Gesundheit, den Alterungsprozess und die Lebensdauer auswirken. Dieses neue Modell steht im Widerspruch zu den diagnostischen Kriterien und thematisiert viele Störungen gleichzeitig. Es gilt nicht nur für diejenigen, bei denen eine psychische Krankheit diagnostiziert wurde, sondern auch für diejenigen, die an den damit verbundenen Stoffwechselstörungen leiden wie Fettleibigkeit, Diabetes, Herz-Kreislauf-Krankheiten, Alzheimer, Epilepsie und chronische Schmerzkrankheiten. Fast alle Menschen mit diesen Störungen haben zumindest einige psychische Symptome, und bei Menschen mit psychischen Störungen besteht eine höhere Wahrscheinlichkeit, die damit verbundenen Störungen zu bekommen. Dieses neue Modell bietet die Hoffnung, Krankheiten zu verhindern, und dafür zu sorgen, dass Menschen länger glücklich, gesund und leistungsfähig bleiben, als das gegenwärtig möglich ist.

Die Theorie der Gehirnenergie ist ein bedeutender Durchbruch, der letztendlich die Verbindungen herstellt, um uns ein eindeutigeres Bild der psychischen Krankheit zu vermitteln. Die Wissenschaft und die Nachweise sind in ein System eingebunden, das die biologischen, psychologischen und sozialen Theorien der psychischen Erkrankung vereint. Während wir den Gedanken begrüßen, dass psychische Störungen keine Syndrome mehr, sondern Stoffwechselstörungen des Gehirns sind, werden neue Lösungen sichtbar. Wir müssen die Gehirnenergie durch die Normalisierung des Stoffwechsels und der Mitochondrienfunktion wiederherstellen. Wenn wir das tun, verschwinden die Symptome der psychischen Erkrankung.

Die gute Nachricht ist, dass uns dieses neue Verständnis ermöglicht, die bestehenden Behandlungsmethoden wirksamer einzusetzen, und es weist uns auf neuartige Behandlungsoptionen hin, zu denen wir bereits Zugang haben. Dazu gehören auch alle Behandlungen, die ich in diesem Buch beschrieben habe. Wir brauchen nicht jahrelang zu warten, bevor wir sie ausprobieren können. Das bedeutet nicht, dass das, was wir jetzt haben, ausreicht. Nicht alle Maßnahmen wirken bei jedem Menschen, und wir brauchen mehr Forschung und zusätzliche Behandlungsmethoden. Doch es wird jetzt sehr viel einfacher sein, sie zu finden, da wir die Verbindungen hergestellt und das Kernproblem identifiziert haben. Es ist ein Problem, das nun mithilfe der Wissenschaft und der Forschung gelöst werden kann und kein abstraktes Mysterium mehr, für das erst ein Wunder geschehen muss.

Sobald wir beginnen, alle diese Störungen aus der Perspektive des Stoffwechsels und der Mitochondrien zu betrachten, sind die Möglichkeiten für eine Besserung unendlich. Wir können ein diagnostisches Instrumentarium entwickeln, mit dem wir die Stoffwechselgesundheit der Menschen beurteilen. Wir können evidenzbasierte Strategien und Therapeutika entwickeln, um eine metabolische und mitochondriale Funktionsstörung zu beheben. Wir können uns darauf konzentrieren, die Auswirkung von Medikamenten, Alkohol, Tabak, Freizeit- bzw. Partydrogen, von Ernährung und Nahrungsmitteln sowie Toxinen besser zu verstehen.

Aber für diese Arbeit brauchen wir Ressourcen. Wir brauchen große Veränderungen. Wir brauchen multidisziplinäre Gesundheitsteams, die zusammenarbeiten, um die Stoffwechselgesundheit der Menschen wiederherzustellen. Dazu werden Ärztinnen und Ärzte, Krankenschwestern und Pfleger, Psychotherapeutinnen und Psychotherapeuten, Sozialarbeiterinnen und Sozialarbeiter, Körper- und Beschäftigungstherapeutinnen und -therapeuten, Apothekerinnen und Apotheker, Ernährungsfachleute, Personaltrainerinnen und -trainer sowie Wellness-Coaches und viele andere gehören. Die Krankenversicherung wird einige dieser Kosten übernehmen müssen. Die Biotechnologiebranche und die Pharmaindustrie werden an der Herausforderung wachsen, wirksamere Therapeutika zu entwickeln. Auch die Regierung wird man mit einbeziehen müssen. Die Forschung dieser Arbeit muss finanziert werden, und das bedarf einer Gleichstellung der psychiatrischen Versorgung. In unserem täglichen Leben gibt es vielleicht auch Stoffwechseltoxine, die reglementiert und/oder beseitigt werden müssen. Und natürlich muss jeder von uns auch seinen Teil dazu beitragen. Wir brauchen Selbsthilfegruppen, Unterstützergruppen und Initiativen zur Interessenvertretung. Wir brauchen eine Gesellschaft, die gerecht, fair, mitfühlend, friedlich und kooperativ ist. Wir müssen sicherstellen, dass alle Menschen die Chance auf ein sinnvolles Leben haben. Menschen müssen sich sicher fühlen. Und es wirkt sich auch positiv auf sie aus, dass sie sich respektiert fühlen. Doch natürlich ist das alles leichter gesagt als getan. In vielerlei Weise ist es eine Art »Utopia«. Wir wissen alle, dass es Zeit braucht, um das zu erreichen. Aber wir brauchen nicht auf Utopia zu warten, um etwas zu tun.

Und daher appelliere ich an Sie und bitte Sie um Ihre Hilfe. Um diese Hoffnung Realität werden zu lassen, brauchen wir eine Bewegung von der Basis her. Genauso wie es Bewegungen für HIV/AIDS und Brustkrebs gab, brauchen wir dringend eine Bewegung, die radikale Veränderungen in Bezug auf das Verständnis und die Behandlung von psychischen Erkrankungen fordert. Menschen zu schulen und zu informieren kostet Zeit und Mühe. Sie können helfen, die Theorie der Gehirnenergie zu verbreiten. Diese Bewegung braucht Sie, Ihren Freundeskreis und Ihre Familie. Ich bitte Sie nicht für mich, sondern im Namen der zahllosen Menschen, die allein und still an einer psychischen Krankheit leiden.

Im Namen derjenigen, die inständig um wirksamere Behandlungsmethoden und ein besseres Leben bitten.

Im Namen derjenigen, die täglich von ihren psychischen Symptomen gequält werden.

Im Namen derjenigen, die jede Hoffnung verloren haben.

Im Namen all der Menschen, die sich weiterhin zu Hause verstecken, weil sie sich schämen und durch die Stigmatisierung psychischer Krankheiten gedemütigt fühlen. Und ich bitte Sie im Gedenken an die zahllosen Menschen, die dem nicht standhalten konnten und nicht mehr unter uns sind. Lassen Sie uns diesem Leiden ein Ende setzen, ein für alle Mal. Lassen Sie uns keinen Tag mehr verlieren.

Sie können sich, wenn Sie möchten, auf der leider nur in Englisch verfügbaren Webseite einloggen *www.brainenergy.com*, um mehr zu erfahren und sich einzubringen.

Anhang

Anmerkungen

1 Was wir machen, funktioniert nicht

1 *Saloni Dattani, Hannah Ritchie und Max Roser:* »Mental Health.« OurWorldIn-Data.org. https://ourworld indata.org/mental-health. Abgerufen: 15. 10. 2021

2 *R. C. Kessler, P. Berglund, O. Demler, R. Jin, K. R. Merikangas und E. E. Walters:* »Lifetime Prevalence and Age-of-Onset Distributions of DSM-IV Disorders in the National Comorbidity Survey Replication.« Arch Gen Psychiatry 62(6) (2005). S. 593-602

3 *W. Wurm, K. Vogel, A. Holl, C. Ebner, D. Bayer et al.:* »Depression-Burnout Overlap in Physicians.« PLOS ONE 11(3): e0149913 (2016). doi: 10.1371/journal.pone.0149913

4 *Ben Wigert und Sangeeta Agrawal: »Employee Burn-out. Part 1:* The 5 Main Causes.« Gallup. https://www.gallup.com/workplace/237059/employee-burnout-part-main causes.aspx. Abgerufen: 28. 5. 2019

5 *B. Bandelow und S. Michaelis:* »Epidemiology of Anxiety Disorders in the 21st Century.« Dialogues Clin Neurosci 17(3) (2015): S. 327–335. do i: 10.31887/DCNS.2015.17.3/bbandelow

6 *R. D. Goodwin, A. H. Weinberger, J. H. Kim, M. Wu und S. Galea:* »Trends in Anxiety Among Adults in the United States, 2008–2018: Rapid Increases Among Young Adults.« J Psychiatr Res. 130 (2020). S. 441–446. doi: 10.1016/j.jpsychires.2020.08.014

7 *SAMHSA:* »National Survey on Drug Use and Health: Comparison of 2008–2009 and 2016-2017 Population Percentages (50 States and the District of Columbia).« Substance Abuse and Mental Health Services Administration. US Department of Health and Human Services. https://www.samhsa.gov/data/sites/default/files/cbhsq reports/NSDUHsaeTrendTabs2017/NSDUHsaeLongTermCHG2017.pdf. Abgerufen: 18. 2. 2022

8 *CDC:* »Data & Statistics on Autism Spectrum Disorder.« Centers for Disease Control and Prevention, US Department of Health and Human Services. https://www.cdc.gov/ncbddd/autism/data.html. Abgerufen 27. 5. 2019

9 *S. H. Yutzy, C. R. Woofter, C. C. Abbott, I. M. Melhem und B. S. Parish:* »The Increasing Frequency of Mania and Bipolar Disorder: Causes and Potential Negative Impacts.« J Nerv Ment Dis. 200(5) (2012). S. 380-387. doi: 10.1097/NMD.0b013e3182531f17

10 *M. É. Czeisler, R. I. Lane, E. Petrosky et al.:* »Mental Health, Substance Use, and Suicidal Ideation During the COVID-19 Pandemic – United States. 24. – 30. Juni 2020.« MMWR Morb Mortal Wkly Rep 69 (2020). S. 1049-1057. doi: 10.15585/mmwr.mm6932a1external icon

11 *The Lancet Global Health:* »Mental Health Matters.« Lancet Glob Health 8 (11) (November 2020): e1352

12 *Global Burden of Disease Collaborative Network:* »Global Burden of Disease Study 2015 (GBD 2015) Life Expectancy, All-Cause and Cause-Specific Mortality 1980-2015.« Seattle, United States: Institute for Health Metrics and Evaluation (IHME), 2016

13 *US Department of Housing and Urban Development:* »The 2010 Annual Homeless Assessment Report to Congress.« US Department of Housing and Urban Development. https://www.huduser.gov/portal/sites/default/files/pdf/2010HomelessAssessment Report.pdf. Abgerufen: 24. 7. 2021

14 *Doris J. James und Lauren E. Glaze:* »Mental Health Problems of Prison and Jail Inmates.« Bureau of Justice Statistics, US Dept. of Justice (September 2006). https://bjs.ojp.gov/library/publications/mental-health-problems-prison-and-jail-inmates. Abgerufen: 24. 7. 2021

15 *National Institute of Mental Health:* »Major Depression.« National Institute of Mental Health, US Dept. of Health and Human Services. https://www.nimh.nih.gov/health/statistics/major-depression#:~:text =all%20U.S.%20adults.,Treatment%20of%20Major%20Depressive%20Episode%20Among%20Adults, treatment%20in%20the%20past%20year. Abgerufen: 18. 2. 2022

16 *L. L. Judd, H. S. Akiskal, J. D. Maser et al.:* »A Prospective 12-Year Study of Subsyndromal and Syndromal Depressive Symptoms in Unipolar Major Depressive Disorders.« Arch Gen Psychiatry. 55(8) (1998). S. 694-700. doi: 10.1001/archpsyc.55.8.694

17 *Sidney Zisook, Gary R. Johnson, Ilanit Tal, Paul Hicks, Peijun Chen, Lori Davis, Michael Thase, Yinjun Zhao, Julia Vertrees und Somaia Mohamed:* »General Predictors and Moderators of Depression Remission: A VAST-D Report.« Am. J Psychiatry 176(5) (1. Mai 2019). S. 348-357. doi: 10.1176/appi.ajp.2018.18091079

18 *Diego Novick, Josep Maria Haro, David Suarez, Eduard Vieta und Dieter Naber:* »Recovery in the Outpatient Setting: 36-Month Results from the Schizophrenia Outpatients Health Outcomes (SOHO) Study.« Schizophr Res 108(1) (2009). S. 223–230. doi: 10.1016/j.schres.2008.11.007

19 *Adam Rogers:* »Star Neuroscientist Tom Insel Leaves the Google-Spawned Verily for . . . a Startup?« Wired. 11. Mai 2017. https://www.wired.com/2017/05/star-neuroscientist-tom-insel-leaves-google-spawned-verily startup/#:~:text=%E2%80%9CI%20spent%2013%20years%20at,we%20moved%20the%20needle%20in

2 Wodurch wird eine psychische Krankheit verursacht und warum spielt das eine Rolle?

1 *G. L. Engel:* »The Need for a New Medical Model: A Challenge for Biomedicine.« Science 196(4286) (1977). S. 129-136. doi: 10.1126/science.847460

2 *M. B. Howren, D. M. Lamkin und J. Suls:* »Associations of Depression with C-Reactive Protein, IL-1, and IL-6: A Meta-Analysis.« Psychosom Med. 71(2) (February 2009): 171–186. doi: 10.1097/PSY.0b013e3181907c1b

3 *E. Setiawan, S. Attwells, A. A. Wilson, R. Mizrahi, P. M. Rusjan, L. Miler, C. Xu, S. Sharma, S. Kish, S. Houle und J. H. Meyer:* »Association of Translocator Protein Total Distribution Volume with Duration of Untreated Major Depressive Disorder: A Cross-Sectional Study.« Lancet Psychiatry 5(4) (April 2018). S. 339-347. doi: 10.1016/S2215-0366(18)30048-8

4 *C. Zhuo, G. Li, X. Lin et al.:* »The Rise and Fall of MRI Studies in Major Depressive Disorder.« Transl Psychiatry 9(335) (2019). doi.org/10.1038/s41398-019-0680-6

5 *A. L. Komaroff:* »The Microbiome and Risk for Obesity and Diabetes.« JAMA 317(4) (2017). S. 355–356.doi: 10.1001/jama.2016.20099;
K. E. Bouter, D. H. van Raalte, A. K. Groen et al.: »Role of the Gut Microbiome in the Pathogenesis of Obesity and Obesity-Related Metabolic Dysfunction.« Gastroenterology 152(7) (Mai 2017). S. 1671-1678. doi: 10.1053/j.gastro.2016.12.048; *E. A. Mayer, K. Tillisch und A. Gupta:* »Gut/Brain Axis and the Microbiota.« J Clin Invest 125(3) (2015). S. 926-938. doi: 10.1172/JCI76304

6 *J. A. Foster and K. A. McVey Neufeld:* »Gut-Brain Axis: How the Microbiome Influences Anxiety and Depression.« Trends Neurosci 36(5) (May 2013): 305–312. doi: 10.1016/j.tins.2013.01.005

3 Die Suche nach einem gemeinsamen Weg

1 *American Psychiatric Association:* Diagnostic and Statistical Manual of Mental Disorders: DSM-IV-TR. 4th ed. Arlington, VA: American Psychiatric Association, 2000. S. 356

2 *E. Corruble, B. Falissard und P. Gorwood:* »Is DSM-IV Bereavement Exclusion for Major Depression Relevant to Treatment Response? A Case-Control, Prospective Study.« J Clin Psychiatry 72(7) (July 2011). S. 898-902. doi: 10.4088/JCP.09m05681blu

3 *Alan F. Schatzberg:* »Scientific Issues Relevant to Improving the Diagnosis, Risk Assessment, and Treatment of Major Depression.« Am J Psychiatry 176(5) (2019). S. 342-47. doi: 10.1176/appi.ajp.2019.19030273

4 *M. K. Jha, A. Minhajuddin, C. South, A. J. Rush und M. H. Trivedi:* »Irritability and Its Clinical Utility in Major Depressive Disorder: Prediction of Individual-Level Acute-Phase Outcomes Using Early Changes in Irritability and Depression Severity.« Am J Psychiatry 176(5) (1. Mai 2019). S. 358-366. doi: 10.1176/appi.ajp.2018.18030355. Epub Mar 29, 2019. PMID: 30922100

5 *Maurice M. Ohayon und Alan F. Schatzberg:* »Chronic Pain and Major Depressive Disorder in the General Population.« J Psychiatr Res 44(7) (2010): 454–61. doi: 10.1016/j.jpsychires.2009.10.013

6 *R. C. Kessler, W. T. Chiu, O. Demler und E. E. Walters:* »Prevalence, Severity, and Comorbidity of 12-Month DSM-IV Disorders in the National Comorbidity Survey Replication.« Arch Gen Psychiatry 62(6) (2005). S. 617-627. doi: 10.1001/archpsyc.62.6.617

7 *R. C. Kessler, P. Berglund, O. Demler et al.:* »The Epidemiology of Major Depressive Disorder: Results from the National Comorbidity Survey Replication (NCS-R).« JAMA 289 (2003). S. 3095-3105. doi: 10.1001/jama.289.23.3095; *B. W. Penninx, D. S. Pine, E. A. Holmes und A. Reif:* »Anxiety Disorders.« Lancet 397(10277) (2021). S. 914–927

8 *M. Olfson, S. C. Marcus und J. G. Wan:* »Treatment Patterns for Schizoaffective Disorder and Schizophrenia Among Medicaid Patients.« Psychiatr Serv 60 (2009): 210–216. doi: 10.1176/ps.2009.60.2.210

9 *Seth Himelhoch, Eric Slade, Julie Kreyenbuhl, Deborah Medoff, Clayton Brown und Lisa Dixon:* »Antidepressant Prescribing Patterns Among VA Patients with Schizophrenia.« Schizophr Res 136(1) (2012). S. 32-35. doi: 10.1016/j.schres.2012.01.008

10 *P. D. Harvey, R. K. Heaton, W. T. Carpenter Jr., M. F. Green, J. M. Gold und M. Schoenbaum:* »Functional Impairment in People with Schizophrenia: Focus on Employability and Eligibility for Disability Compensation.« Schizophr Res 140(1–3) (2012): 1–8. doi: 10.1016/j.schres.2012.03.025

11 *L. L. Judd, H. S. Akiskal, P. J. Schettler et al.:* »The Long-Term Natural History of the Weekly Symptomatic Status of Bipolar I Disorder.« Arch Gen Psychiatry 59(6) (Juni 2002). S. 530-537. doi: 10.1001/archpsyc.59.6.530

12 »Biomarkers Outperform Symptoms in Parsing Psychosis Subgroups.« *National Institutes of Health.* 8. December 2015. https://www.nih.gov/news-events/news-releases/biomarkers-outperform-symptoms-parsing-psychosis-subgroups

13 *Maurice M. Ohayon und Alan F. Schatzberg:* »Prevalence of Depressive Episodes with Psychotic Features in the General Population.« Am J Psychiatry 159(11) (2002). S. 1855-1861.doi: 10.1176/appi.ajp.159.11.1855

14 *B. Bandelow und S. Michaelis:* »Epidemiology of Anxiety Disorders in the 21st Century.« Dialogues Clin Neurosci 17(3) (2015). S. 327-335. doi: 10.31887/DCNS.2015.17.3/bbandelow

15 *O. Plana-Ripoll, C. B. Pedersen, Y. Holtz et al.:* »Exploring Comorbidity Within Mental Disorders Among a Danish National Population." JAMA Psychiatry 76(3) (2019): 259–270. doi: 10.1001/jamapsychiatry.2018.3658

16 *R. C. Kessler, W. T. Chiu, O. Demler und E. E. Walters:* »Prevalence, Severity, and Comorbidity of 12-Month DSM-IV Disorders in the National Comorbidity Survey Replication.« Arch Gen Psychiatry 62(6) (2005). S. 617-627. doi: 10.1001/archpsyc.62.6.617

17 *M. C. Lai, C. Kassee, R. Besney, S. Bonato, L. Hull, W. Mandy, P. Szatmari und S. H. Ameis:* »Prevalence of Co-occurring Mental Health Diagnoses in the Autism Population: A Systematic Review and Meta-Analysis.« Lancet Psychiatry 6(10) (October 2019). S. 819-829. doi: 10.1016/S2215-0366(19)30289-5

18 *O. Plana-Ripoll, C. B. Pedersen, Y. Holtz et al.:* »Exploring Comorbidity Within Mental Disorders Among a Danish National Population.« JAMA Psychiatry 76(3) (2019). S. 259-270. doi: 10.1001/jamapsychiatry.2018.3658

19 *National Institute of Mental Health:* »Eating Disorders.« National Institute of Mental Health, US Dept. of Health and Human Services. https://www.nimh.nih.gov/health/statistics/eating-disorders.shtml. Abgerufen: 24. 7. 2021

20 *K. R. Merikangas, J. P. He, M. Burstein, S. A. Swanson, S. Avenevoli, L. Cui, C. Benjet, K. Georgiades und J. Swendsen:* »Lifetime Prevalence of Mental Disorders in U.S. Adolescents: Results from the National Comorbidity Survey Replication—Adolescent Supplement (NCS-A).« J Am Acad Child Adolesc Psychiatry 49(10) (October 2010. S. 980-989. http://www.ncbi.nlm.nih.gov/pubmed/20855043/

21 *O. Plana-Ripoll, C. B. Pedersen, Y. Holtz et al.:* »Exploring Comorbidity Within Mental Disorders Among a Danish National Population.« JAMA Psychiatry 76(3) (2019). S. 259-270. doi: 10.1001/jamapsychiatry.2018.3658

22 *B. B. Lahey, B. Applegate, J. K. Hakes, D. H. Zald, A. R. Hariri und P. J. Rathouz:* »Is There a General Factor of Prevalent Psychopathology During Adulthood?« J Abnorm Psychol 121(4) (2012). S. 971-977. doi:10.1037/a0028355

23 *Avshalom Caspi und Terrie E. Moffitt:* »All for One and One for All: Mental Disorders in One Dimension.« Am J Psychiatry 175(9) (2018). S. 831-44. doi:10.1176/appi.ajp.2018.17121383

24 *E. Pettersson, H. Larsson und P. Lichtenstein:* »Common Psychiatric Disorders Share the Same Genetic Origin: A Multivariate Sibling Study of the Swedish Population.« Mol Psychiatry 21 (2016). S. 717-721. doi:10.1038/mp.2015.116

25 *A. Caspi, R. M. Houts, A. Ambler et al.:* »Longitudinal Assessment of Mental Health Disorders and Comorbidities cross 4 Decades Among Participants in the Dunedin Birth Cohort Study.« JAMA Netw Open 3(4) (2020): e203221. doi:10.1001/jamanetworkopen.2020.3221

4 Könnte das alles zusammenhängen?

1 *A. P. Rajkumar, H. T. Horsdal, T. Wimberley et al.:* »Endogenous and Antipsychotic-Related Risks for Diabetes Mellitus in Young People with Schizophrenia: A Danish Population-Based Cohort Study.« Am J Psychiatry 174 (2017). S. 686-694. doi: 10.1176/appi.ajp.2016.16040442

2 *B. Mezuk, W. W. Eaton, S. Albrecht und S. H. Golden:* »Depression and Type 2 Diabetes over the Lifespan: A Meta-Analysis.« Diabetes Care 31 (2008): 2383–2390. doi: 10.2337/dc08-0985

3 *K. Semenkovich, M. E. Brown, D. M. Svrakic et al.:* »Depression and Diabetes.« Drugs 75(6) (2015): 577.doi: 10.1007/s40265-015-0347-4

4 *M. E. Robinson, M. Simard, I. Larocque, J. Shah, M. Nakhla und E. Rahme:* »Risk of Psychiatric Disorders and Suicide Attempts in Emerging Adults with Diabetes.« Diabetes Care 43(2) (2020). S. 484-486. doi:10.2337/dc19-1487

5 *Martin Strassnig, Roman Kotov, Danielle Cornaccio, Laura Fochtmann, Philip D. Harvey und Evelyn J. Bromet:* »Twenty-Year Progression of Body Mass Index in a County-Wide Cohort of People with Schizophrenia and Bipolar Disorder Identified at Their First Episode of Psychosis.« Bipolar Disord 19(5) (2017). S. 336-343. doi: 10.1111/bdi.12505

6 *L. Mische Lawson und L. Foster:* »Sensory Patterns, Obesity, and Physical Activity Participation of Children with Autism Spectrum Disorder.« Am J Occup Ther 70(5) (2016): 7005180070pl-7005180070p8. doi:10.5014/ajot.2016.021535

7 *M. Afzal, N. Siddiqi, B. Ahmad, N. Afsheen, F. Aslam, A. Ali, R. Ayesha, M. Bryant, R. Holt, H. Khalid, K. Ishaq, K. N. Koly, S. Rajan, J. Saba, N. Tirbhowan und G. A. Zavala:* »Prevalence of Overweight and Obesity in People with Severe Mental Illness: Systematic Review and Meta-Analysis.« Front Endocrinol (Lausanne) 12 (2021). S. 769309. doi: 10.3389/fendo.2021.769309

8 *M. Shaw, P. Hodgkins, H. Caci, S. Young, J. Kahle, A. G. Woods und L. E. Arnold:* »A Systematic Review and Analysis of Long-Term Outcomes in Attention Deficit Hyperactivity Disorder: Effects of Treatment and Non-Treatment.« BMC Med 10 (2012): 99. doi: 10.1186/1741-7015-10-99

9 *B. I. Perry, J. Stochl, R. Upthegrove et al.:* »Longitudinal Trends in Childhood Insulin Levels and Body Mass Index and Associations with Risks of Psychosis and Depression in Young Adults.« JAMA Psychiatry. Published online January 13, 2021. doi: 10.1001/jamapsychiatry.2020.4180

10 *V. C. Chen, Y. C. Liu, S. H. Chao et al.:* »Brain Structural Networks and Connectomes: The Brain-Obesity Interface and its Impact on Mental Health.« Neuropsychiatr Dis Treat 14 (26. November 2018). S. 3199-3208.doi:10.2147/NDT.S180569; *K. Thomas, F. Beyer, G. Lewe et al.:* »Higher Body Mass Index Is Linked to Altered Hypothalamic Microstructure.« Sci Rep 9(1) (2019). S. 17373. doi: 10.1038/s41598-019-53578-4

11 *M. Åström, R. Adolfsson und K. Asplund:* »Major Depression in Stroke Patients: A 3-year Longitudinal Study.« Stroke 24(7) (1993). S. 976-982. doi: 10.1161/01.STR.24.7.976

12 *Heather S. Lett, James A. Blumenthal, Michael A. Babyak, Andrew Sherwood, Timothy Strauman, Clive Robins und Mark F. Newman:* »Depression as a Risk Factor for Coronary Artery Disease: Evidence, Mechanisms and Treatment.« Psychosom Med 66(3) (2004). S. 305-15. doi: 10.1097/01.psy.0000126207.43307.c0

13 *Z. Fan, Y. Wu, J. Shen, T. Ji und R. Zhan:* »Schizophrenia and the Risk of Cardiovascular Diseases: A Meta-Analysis of Thirteen Cohort Studies.« J Psychiatr Res 47(11) (2013). S. 1549-1556. doi: 10.1016/j.jpsychires.2013.07.011

14 *Lindsey Rosman, Jason J. Sico, Rachel Lampert, Allison E. Gaffey, Christine M. Ramsey, James Dziura, Philip W. Chui et al.:* »Post-traumatic Stress Disorder and Risk for Stroke in Young and Middle-Aged Adults.« Stroke 50(11) (2019): STROKEAHA.119.026854. doi: 10.1161/STROKEAHA.119.026854

15 *C. W. Colton und R. W. Manderscheid:* »Congruencies in Increased Mortality Rates, Years of Potential Life Lost, and Causes of Death Among Public Mental Health Clients in Eight States.« Prev Chronic Dis [serial online] (April 2006 [date cited]). Available from: http://www.cdc.gov/pcd/issues/2006/apr/05_0180.htm

16 *Oleguer Plana-Ripoll et al.:* »A Comprehensive Analysis of Mortality-related Health Metrics Associated With Mental Disorders: A Nationwide, Register-based Cohort Study.« Lancet 394(10211) (2019) S. 1827-1835. doi: 10.1016/S0140-6736(19)32316-5

17 *S. E. Bojesen:* »Telomeres and Human Health.« J Intern Med 274(5) (2013): 399–413. doi: 10.1111/joim.12083

18 *Alzheimer's Association:* »2022 Alzheimer's Disease Facts and Figures.« Alzheimers Dement 18(4) (2022). S. 700-789. doi: 10.1002/alz.12638

19 *R. L. Ownby, E. Crocco, A. Acevedo, V. John und D. Loewenstein:* »Depression and Risk for Alzheimer Disease: Systematic Review, Meta-Analysis, and Meta-Regression Analysis.« Arch Gen Psychiatry 63(5) (2006) S. 530-538. doi: 10.1001/archpsyc.63.5.530

20 *T. S. Stroup, M. Olfson, C. Huang et al.:* »Age-Specific Prevalence and Incidence of Dementia Diagnoses Among Older US Adults with Schizophrenia." JAMA Psychiatry 78(6) (2021). S. 632-641. doi: 10.1001/jamapsychiatry.2021.0042

21 *M. Steinberg, H. Shao, P. Zandi et al.:* »Point and 5-Year Period Prevalence of Neuropsychiatric Symptoms in Dementia: The Cache County Study.« Int J Geriatr Psychiatry 23(2) (2008). S. 170-177. doi: 10.1002/gps.1858

22 *P. S. Murray, S. Kumar, M. A. Demichele-Sweet und R. A. Sweet:* »Psychosis in Alzheimer's Disease.« Biol Psychiatry 75(7) (2014). S. 542-552. doi: 10.1016/j.biopsych.2013.08.020

23 *Colin Reilly, Patricia Atkinson, Krishna B. Das, Richard F. M. C. Chin, Sarah E. Aylett, Victoria Burch, Christopher Gillberg, Rod C. Scott und Brian G. R. Neville:* »Neurobehavioral Comorbidities in Children with Active Epilepsy: A Population-Based Study.« Pediatrics 133(6) (2014): e1586. doi: 10.1542/peds.2013-3787

24 *A. M. Kanner:* »Anxiety Disorders in Epilepsy: The Forgotten Psychiatric Comorbidity.« Epilepsy Curr 11(3) (2011). S. 90-91. doi: 10.5698/1535-7511-11.3.90

25 *M. F. Mendez, J. L. Cummings und D. F. Benson:* »Depression in Epilepsy: Significance and Phenomenology.« Arch Neurol 43(8) (1986). S. 766-770. doi: 10.1001/archneur.1986.00520080014012

26 *C. E. Elger, S. A. Johnston und C. Hoppe:* »Diagnosing and Treating Depression in Epilepsy.« Seizure 44(1) (2017). S. 184-193. doi: 10.1016/j.seizure.2016.10.018

27 *Alan B. Ettinger, Michael L. Reed, Joseph F. Goldberg und Robert M.A. Hirschfeld:* »Prevalence of Bipolar Symptoms in Epilepsy vs. Other Chronic Health Disorders.« Neurology 65(4) (2005): 535. doi:10.1212/01.wnl.0000172917.70752.05; *Mario F. Mendez, Rosario Grau, Robert C. Doss und Jody L. Taylor:* »Schizophrenia in Epilepsy: Seizure and Psychosis Variables.« Neurology 43(6) (1993): 1073-7. doi:10.1212/wnl.43.6.1073

28 *S. S. Jeste und R. Tuchman:* »Autism Spectrum Disorder and Epilepsy: Two Sides of the Same Coin?« J Child Neurol 30(14) (2015). S. 1963-1971. doi: 10.1177/0883073815601501

29 *E. H. Lee, Y. S. Choi, H. S. Yoon und G. H. Bahn:* »Clinical Impact of Epileptiform Discharge in Children with Attention-Deficit/Hyperactivity Disorder (ADHD).« J Child Neurol 31(5) (2016). S. 584-588. doi:10.1177/0883073815604223.

30 *D. C. Hesdorffer, P. Ludvigsson, E. Olafsson, G. Gudmundsson, O. Kjartansson und W. A. Hauser:* »ADHD as a Risk Factor for Incident Unprovoked Seizures and Epilepsy in Children.« Arch Gen Psychiatry 61(7) (2004). S. 731-736. doi: 10.1001/archpsyc.61.7.731

31 *D. C. Hesdorffer, W. A. Hauser und J. F. Annegers:* »Major Depression Is a Risk Factor for Seizures in Older Adults.« Ann Neurol 47(2) (2001): 246–249. doi:10.1002/1531-8249(200002)47:2%3C246::AID-ANA17%3E3.0.CO;2-E

32 *G. E. Dafoulas, K. A. Toulis, D. Mccorry et al.:* »Type 1 Diabetes Mellitus and Risk of Incident Epilepsy: A Population-Based, Open-Cohort Study.« Diabetologia 60(2) (2017). S. 258-261. doi: 10.1007/s00125-016-4142-x

33 *I. C. Chou, C. H. Wang, W. D. Lin, F. J. Tsai, C. C. Lin und C. H. Kao:* »Risk of Epilepsy in Type 1 Diabetes Mellitus: A Population-Based Cohort Study.« Diabetologia 59 (2016) S. 1196-1203. doi: 10.1007/s00125-016-3929-0

34 *M. Baviera, M. C. Roncaglioni, M. Tettamanti et al.:* »Diabetes Mellitus: A Risk Factor for Seizures in the Elderly—A Population-Based Study.« Acta Diabetol 54 (2017) S. 863. doi: 10.1007/s00592-017-1011-0

35 *S. Gao, J. Juhaeri und W. S. Dai:* »The Incidence Rate of Seizures in Relation to BMI in UK Adults.« Obesity 16 (2008) S. 2126–2132. doi: 10.1038/oby.2008.310

36 *N. Razaz, K. Tedroff, E. Villamor und S. Cnattingius:* »Maternal Body Mass Index in Early Pregnancy and Risk of Epilepsy in Offspring.« JAMA Neurol 74(6) (2017) S. 668-676. doi: 10.1001/jamaneurol.2016.6130

5 Psychische Störungen sind Stoffwechselstörungen

1 *Albert Einstein und Leopold Infeld:* »The Evolution of Physics.« Edited by C. P. Snow. (Cambridge: Cambridge University Press, 1938)

2 *F. A. Azevedo, L. R. Carvalho, L. T. Grinberg, J. M. Farfel, R. E. Ferretti, R. E. Leite, W. J. Filho, R. Lent und S. Herculano-Houzel:* »Equal Numbers of Neuronal and Nonneuronal Cells Make the Human Brain an Isometrically Scaled-Up Primate Brain.« J Comp Neurol 513 (2009) S. 532-541. doi: 10.1002/cne.21974

6 Psychische Zustände und psychische Störungen

1 *J. D. Gray, T. G. Rubin, R. G. Hunter und B. S. McEwen:* »Hippocampal Gene Expression Changes Underlying Stress Sensitization and Recovery.« Mol Psychiatry 19(11) (2014) S. 1171-1178. doi: 10.1038/mp.2013.175

2 *K. Hughes, M. A. Bellis, K. A. Hardcastle, D. Sethi, A. Butchart, C. Mikton, L. Jones und M. P. Dunne:* »The Effect of Multiple Adverse Childhood Experiences on Health: A Systematic Review and Meta-Analysis.« Lancet Public Health 2(8) (August 2017) S. e356-e366. doi: 10.1016/S2468-2667(17)30118-4

3 *D. W. Brown, R. F. Anda, H. Tiemeier, V. J. Felitti, V. J. Edwards, J. B. Croft und W. H. Giles:* »Adverse Childhood Experiences and the Risk of Premature Mortality.« Am J Prev Med 37(5) (2009) S. 389-396. doi:10.1016/j.amepre.2009.06.021

4 *M. Sato, E. Ueda, A. Konno, H. Hirai H, Y. Kurauchi, A. Hisatsune, H. Katsuki und T. Seki:* »Glucocorticoids Negatively Regulates Chaperone Mediated Autophagy and Microautophagy.« Biochem Biophys Res Commun 528(1) (July 12, 2020) S. 199-205. doi: 10.1016/j.bbrc.2020.04.132

5 *N. Mizushima und B. Levine:* »Autophagy in Human Diseases.« N Engl J Med 383(16) (October 15, 2020) S. 1564-1576. doi: 10.1056/NEJMra2022774; *Tamara Bar-Yosef, Odeya Damri und Galila Agam:* »Dual Role of Autophagy in Diseases of the Central Nervous System.« Front Cellular Neurosci 13 (2019) S. 196. doi:10.3389/fncel.2019.00196

6 *Daniel J. Klionsky, Giulia Petroni, Ravi K. Amaravadi, Eric H. Baehrecke, Andrea Ballabio, Patricia Boya, Jos. Manuel Bravo-San Pedro et al.:* »Autophagy in Major Human Diseases.« The EMBO Journal 40(19) (2021) S. e108863.doi: 10.15252/embj.2021108863

7 *J. R. Buchan und R. Parker:* »Eukaryotic Stress Granules: The Ins and Outs of Translation.« Mol Cell 36(6) (2009) S. 932-941. doi: 10.1016/j.molcel.2009.11.020

8 *J. M. Silva, S. Rodrigues, B. Sampaio-Marques et al.:* »Dysregulation of Autophagy and Stress Granule-Related Proteins in Stress-Driven Tau Pathology.« Cell Death Differ 26 (2019) S. 1411-1427. doi: 10.1038/s41418-018-0217-1

9 *E. S. Epel, E. H. Blackburn, J. Lin, F. S. Dhabhar, N. E. Adler, J. D. Morrow und R. M. Cawthon:* »Accelerated Telomere Shortening in Response to Life Stress.« Proc Natl Acad Sci USA 101(49) (2004) S. 17312-17315. doi: 10.1073/pnas.0407162101

10 *B. L. Miller:* »Science Denial and COVID Conspiracy Theories: Potential Neurological Mechanisms and Possible Responses.« JAMA 324(22) (2020) S. 2255-2256. doi: 10.1001/jama.2020.21332

11 *K. Maijer, M. Hayward, C. Fernyhough et al.:* »Hallucinations in Children and Adolescents: An Updated Review and Practical Recommendations for Clinicians.« Schizophr Bull 45(45 Suppl 1) (2019) S. S5–S23. doi: 10.1093/schbul/sby119

12 *M. Ohayon, R. Priest, M. Caulet und C. Guilleminault:* »Hypnagogic and Hypnopompic Hallucinations: Pathological Phenomena?« British Journal of Psychiatry 169(4) (1996) S. 459-467. doi: 10.1192/bjp.169.4.459

13 *C. Zhuo, G. Li, X. Lin et al.:* »The Rise and Fall of MRI Studies in Major Depressive Disorder.« Transl Psychiatry 9(1) (2019) S. 335. doi: 10.1038/s41398-019-0680-6

14 *B. O. Rothbaum, E. B. Foa, D. S. Riggs, T. Murdock und W. Walsh:* »A Prospective Examination of Post-Traumatic Stress Disorder in Rape Victims.« J. Trauma Stress 5 (1992) S. 455-475. doi: 10.1002/jts.2490050309

7 Die großartigen Mitochondrien

1 *Nick Lane:* »Power, Sex, Suicide: Mitochondria and the Meaning of Life.« (Oxford: Oxford University Press, 2005)

2 *Siv G. E. Andersson, Alireza Zomorodipour, Jan O. Andersson, Thomas Sicheritz-Pontén, U. Cecilia M. Alsmark, Raf M. Podowski, A. Kristina Näslund, Ann-Sofie Eriksson, Herbert H. Winkler und Charles G. Kurland:* »The Genome Sequence of Rickettsia Prowazekii and the Origin of Mitochondria.« Nature 396(6707) (1998) S. 133-40. doi: 10.1038/24094

3 *Lane:* »Power, Sex, Suicide.«

4 *Lane:* »Power, Sex, Suicide.«

5 *X. H. Zhu, H. Qiao, F. Du et al.:* »Quantitative Imaging of Energy Expenditure in Human Brain.« Neuroimage 60(4) (2012) S. 2107-2117. doi: 10.1016/j.neuroimage.2012.02.013

6 *R. L. Frederick und J. M. Shaw:* »Moving Mitochondria: Establishing Distribution of an Essential Organelle.« Traffic 8(12) (2007) S. 1668-1675. doi: 10.1111/j.1600 0854.2007.00644.x

7 *D. Safiulina und A. Kaasik:* »Energetic and Dynamic: How Mitochondria Meet Neuronal Energy Demands.« PLoS Biol 11(12) (2013) S. e1001755. doi: 10.1371/journal.pbio.1001755

8 *R. L. Frederick und J. M. Shaw:* »Moving Mitochondria: Establishing Distribution of an Essential Organelle.« Traffic 8(12) (2007) S. 1668-1675. doi: 10.1111/j.1600 0854.2007.00644.x

9 *R. Rizzuto, P. Bernardi und T. Pozzan:* »Mitochondria as All-Round Players of the Calcium Game.« J Physiol 529 Pt 1(Pt 1) (2000) S. 37-47. doi: 10.1111/j.1469-7793.2000.00037.x

10 *Z. Gong, E. Tas und R. Muzumdar:* »Humanin and Age-Related Diseases: A New Link?« Front Endocrinol (Lausanne) 5 (2014) S. 210. doi: 10.3389/fendo.2014.00210

11 *S. Kim, J. Xiao, J. Wan, P. Cohen und K. Yen:* »Mitochondrially Derived Peptides as Novel Regulators of Metabolism.« J Physiol 595 (2017) S. 6613-6621. doi: 10.1113/JP274472

12 *L. Guo, J. Tian und H. Du:* »Mitochondrial Dysfunction and Synaptic Transmission Failure in Alzheimer's Disease.« J Alzheimers Dis 57(4) (2017) S. 1071-1086. doi: 10.3233/JAD-160702

13 *Sergej L. Mironov und Natalya Symonchuk:* »ER Vesicles and Mitochondria Move and Communicate at Synapses.« Journal of Cell Science 119(23) (2006) S. 4926. doi: 10.1242/jcs.03254

14 *Sanford L. Palay:* »Synapses in the Central Nervous System.« J Biophys and Biochem Cytol 2(4) (1956) S. 193. doi: 10.1083/jcb.2.4.193.

15 *Alexandros K. Kanellopoulos, Vittoria Mariano, Marco Spinazzi, Young Jae Woo, Colin McLean, Ulrike Pech, Ka Wan Li et al.:* »Aralar Sequesters GABA into Hyperactive Mitochondria, Causing Social Behavior Deficits.« Cell 180(6) (2020) S. 1178-1197.e20. doi: 10.1016/j.cell.2020.02.044

16 *A. West, G. Shadel und S. Ghosh:* »Mitochondria in Innate Immune Responses.« Nat Rev Immunol 11(6) (2011) S. 389-402. doi: 10.1038/nri2975

17 *A. Meyer, G. Laverny, L. Bernardi et al.:* »Mitochondria: An Organelle of Bacterial Origin Controlling Inflammation.« Front Immunol 9 (2018) S. 536. doi: 10.3389/fimmu.2018.00536

18 *Sebastian Willenborg, David E. Sanin, Alexander Jais, Xiaolei Ding, Thomas Ulas, Julian Nüchel, Milica Popović et al.:* »Mitochondrial Metabolism Coordinates Stage-Specific Repair Processes in Macrophages During Wound Healing.« Cell Metab 33(12) (2021) S. 2398-2414. doi: 10.1016/j.cmet.2021.10.004

19 *L. Galluzzi, T. Yamazaki und G. Kroemer:* »Linking Cellular Stress Responses to Systemic Homeostasis.« Nat Rev Mol Cell Biol 19(11) (2018) S. 731-745. doi: 10.1038/s41580-018-0068-0

20 *M. Picard, M. J. McManus, J. D. Gray et al.:* »Mitochondrial Functions Modulate Neuroendocrine, Metabolic, Inflammatory, and Transcriptional Responses to Acute Psychological Stress.« Proc Natl Acad Sci USA 112(48) (2015) S. E6614-E6623. doi: 10.1073/pnas.1515733112.

21 *M. P. Murphy:* »How Mitochondria Produce Reactive Oxygen Species.« Biochem J 417(1) (2009) S. 1-13. doi: 10.1042/BJ20081386

22 *Edward T. Chouchani, Lawrence Kazak, Mark P. Jedrychowski, Gina Z. Lu, Brian K. Erickson, John Szpyt, Kerry A. Pierce et al.:* »Mitochondrial ROS Regulate Thermogenic Energy Expenditure and Sulfenylation of UCP1.« Nature 532(7597) (2016) S. 112. doi: 10.1038/nature17399.

23 *S. Reuter, S. C. Gupta, M. M. Chaturvedi und B. B. Aggarwal:* »Oxidative Stress, Inflammation, and Cancer: How Are They Linked?« Free Radic Biol Med 49(11) (2010) S. 1603-1616. doi: 10.1016/j. freeradbiomed.2010.09.006

24 *A. Y. Andreyev, Y. E. Kushnareva und A. A. Starkov:* »Mitochondrial Metabolism of Reactive Oxygen Species.« Biochemistry (Mosc.) 70(2) (2005) S. 200-214. doi: 10.1007/s10541-005-0102-7

25 *M. Schneeberger, M. O. Dietrich, D. Sebastián et al.:* »Mitofusin 2 in POMC Neurons Connects ER Stress with Leptin Resistance and Energy Imbalance.« Cell 155(1) (2013) S. 172-187. doi: 10.1016/j. cell.2013.09.003; *M. O. Dietrich, Z. W. Liu und T. L. Horvath:* »Mitochondrial Dynamics Controlled by Mitofusins Regulate Agrp Neuronal Activity and Diet-Induced Obesity.« Cell 155(1) (2013) S. 188-199 doi: 10.1016/j.cell.2013.09.004

26 *Petras P. Dzeja, Ryan Bortolon, Carmen Perez-Terzic, Ekshon L. Holmuhamedov und Andre Terzic:* »Energetic Communication Between Mitochondria and Nucleus Directed by Catalyzed Phosphotransfer.« Proc Natl Acad Sci USA 99(15) (2002) S. 10156. doi: 10.1073/pnas.152259999

27 *E. A. Schroeder, N. Raimundo und G. S. Shadel:* »Epigenetic Silencing Mediates Mitochondria Stress-Induced Longevity.« Cell Metab 17(6) (2013) S. 954-964. doi: 10.1016/j.cmet.2013.04.003

28 *M. D. Cardamone, B. Tanasa, C. T. Cederquist et al.:* »Mitochondrial Retrograde Signaling in Mammals Is Mediated by the Transcriptional Cofactor GPS2 via Direct Mitochondria-to-Nucleus Translocation.« Mol Cell 69(5) (2018) S. 757-772.e7. doi: 10.1016/j.molcel.2018.01.037

29 *K. H. Kim, J. M. Son, B. A. Benayoun und C. Lee:* »The Mitochondrial-Encoded Peptide MOTS-c Translocates to the Nucleus to Regulate Nuclear Gene Expression in Response to Metabolic Stress.« Cell Metab 28(3) (2018) S. 516-524.e7. doi: 10.1016/j.cmet.2018.06.008

30 *M. Picard, J. Zhang, S. Hancock et al.:* »Progressive Increase in mtDNA 3243A>G Heteroplasmy Causes Abrupt Transcriptional Reprogramming.« Proc Natl Acad Sci USA 111(38) (2014) S. E4033-E4042. doi: 10.1073/pnas.1414028111

31 *A. Kasahara und L. Scorrano:* »Mitochondria: From Cell Death Executioners to Regulators of Cell Differentiation.« Trends Cell Biol 24(12) (2014) S. 761-770. doi: 10.1016/j.tcb.2014.08.005

32 *A. Kasahara, S. Cipolat, Y. Chen, G. W. Dorn und L. Scorrano:* »Mitochondrial Fusion Directs Cardiomyocyte Differentiation via Calcineurin and Notch Signaling.« Science 342(6159) (2013) S. 734-737. doi:10.1126/science.1241359

33 *Nikolaos Charmpilas und Nektarios Tavernarakis:* »Mitochondrial Maturation Drives Germline Stem Cell Differentiation in Caenorhabditis elegans.« Cell Death Differ 27(2) (2019). doi: 10.1038/s41418-019-0375-9

34 *Ryohei Iwata und Pierre Vanderhaeghen:* »Regulatory Roles of Mitochondria and Metabolism in Neurogenesis.« Curr Opin Neurobiol 69 (2021) S. 231-240. doi: 10.1016/j.conb.2021.05.003

35 *A. S. Rambold und J. Lippincott-Schwartz:* »Mechanisms of Mitochondria and Autophagy Crosstalk.« Cell Cycle 10(23) (2011) S. 4032-4038. doi: 10.4161/cc.10.23.18384

36 *Lane:* »Power, Sex, Suicide.«

37 *Jerry Edward Chipuk, Jarvier N. Mohammed, Jesse D. Gelles und Yiyang Chen:* »Mechanistic Connections Between Mitochondrial Biology and Regulated Cell Death.« Dev Cell 56(9) (2021). doi: 10.1016/j. devcel.2021.03.033

38 *Lane:* »Power, Sex, Suicide.«

8 Ein Ungleichgewicht in der Energie des Gehirns

1 *O. Lingjaerde:* »Lactate-Induced Panic Attacks: Possible Involvement of Serotonin Reuptake Stimulation.« Acta Psychiatr Scand 72(2) (985) S. 206-208. doi: 10.1111/j.1600 0447.1985.tb02596.x. PMID: 4050513

2 *M. B. First, W. C. Drevets, C. Carter et al.:* »Clinical Applications of Neuroimaging in Psychiatric Disorders.« Am J Psychiatry 175(9) (2018) S. 915-916. doi: 10.1176/appi.ajp.2018.1750701

3 *D. C. Wallace:* »A Mitochondrial Etiology of Neuropsychiatric Disorders.« JAMA Psychiatry 74(9) (2017) S. 863-864. doi: 10.1001/jamapsychiatry.2017.0397

4 *T. Kozicz, A. Schene und E. Morava:* »Mitochondrial Etiology of Psychiatric Disorders: Is This the Full Story?« JAMA Psychiatry 75(5) (2018) S. 527. doi: 10.1001/jamapsychiatry.2018.0018

5 *M. D. Brand und D. G. Nicholls:* »Assessing Mitochondrial Dysfunction in Cells« [published correction appears in Biochem J 437(3) (August 1, 2011) S. 575]. Biochem J 435(2) (2011) S. 297-312. doi: 10.1042/BJ20110162

6 *I. R. Lanza und K. S. Nair:* »Mitochondrial Metabolic Function Assessed In Vivo and In Vitro.« Curr Opin Clin Nutr Metab Care 13(5) (2010) S. 511-517. doi: 10.1097/MCO.0b013e32833cc93d.

7 *A. H. De Mello, A. B. Costa, J. D. G. Engel und G. T. Rezin:* »Mitochondrial Dysfunction in Obesity.« Life Sci 192 (2018) S. 26-32. doi: 10.1016/j.lfs.2017.11.019

8 *P. H. Reddy und M. F. Beal:* »Amyloid Beta, Mitochondrial Dysfunction and Synaptic Damage: Implications for Cognitive Decline in Aging and Alzheimer's Disease.« Trends Mol Med 14(2) (2008) S. 45-53. doi: 10.1016/j.molmed.2007.12.002

9 *Estela Area-Gomez, Ad de Groof, Eduardo Bonilla, Jorge Montesinos, Kurenai Tanji, Istvan Boldogh, Liza Pon und Eric A. Schon:* »A Key Role for MAM in Mediating Mitochondrial Dysfunction in Alzheimer Disease.« Cell Death Dis 9(3) (2018) S. 335. doi: 10.1038/s41419-017-0215-0;
R. H. Swerdlow: »Mitochondria and Mitochondrial Cascades in Alzheimer's Disease.« J Alzheimers Dis 62(3) (2018) S. 1403-1416. doi: 10.3233/JAD-170585

10 *Fei Du, Xiao-Hong Zhu, Yi Zhang, Michael Friedman, Nanyin Zhang, Kâmil Uğurbil und Wei Chen:* »Tightly Coupled Brain Activity and Cerebral ATP Metabolic Rate.« Proc Natl Acad Sci USA 105(17) (2008) S. 6409. doi: 10.1073/pnas.0710766105

11 *K. Todkar, H. S. Ilamathi, M. Germain:* »Mitochondria and Lysosomes: Discovering Bonds.« Front Cell Dev Biol 5 (2017) S. 106. doi: 10.3389/fcell.2017.00106

12 *Q. Chu, T. F. Martinez, S. W. Novak et al.:* »Regulation of the ER Stress Response by a MITOCHONDRIAL MICROPROTEIN.« Nat Commun 10 (2019) S. 4883. doi: 10.1038/s41467-019-12816-z

13 *B. Kalman, F. D. Lublin und H. Alder:* »Impairment of Central and Peripheral Myelin in Mitochondrial Diseases.« Mult Scler 2(6) (1997) S. 267-278. doi: 10.1177/135245859700200602; *E. M. R. Lake, E. A. Steffler, C. D. Rowley et al.:* »Altered Intracortical Myelin Staining in the Dorsolateral Prefrontal Cortex in Severe Mental Illness.« Eur Arch Psychiatry Clin Neurosci 267 (2017) S. 369-376. doi: 10.1007/s00406-016-0730-5; *J. Rice and C. Gu:* »Function and Mechanism of Myelin Regulation in Alcohol Abuse and Alcoholism.« Bioessays 41(7) (2019) S. e1800255. doi: 10.1002/bies.201800255. Epub 16. Mai 2019; *Gerhard S. Drenthen, Walter H. Backes, Albert P. Aldenkamp, R. Jeroen Vermeulen, Sylvia Klinkenberg und Jacobus F. A. Jansen:* »On the Merits of Non-Invasive Myelin Imaging in Epilepsy, a Literature Review.« J Neurosci Methods 338 (2020) S. 108687. doi: 10.1016/j.jneumeth.2020.108687;

E. Papuć und K. Rejdak: »The Role of Myelin Damage in Alzheimer's Disease Pathology.« Arch Med Sci 16(2) (2018) S. 345-351. doi: 10.5114/aoms.2018.76863; G. *Cermenati, F. Abbiati, S. Cermenati et al.:* »Diabetes-Induced Myelin Abnormalities Are Associated with an Altered Lipid Pattern: Protective Effects of LXR Activation.« J Lipid Res 53(2) (2012) S. 300-310. doi: 10.1194/jlr.M021188; *M. Bouhrara, N. Khattar, P. Elango et al.:* »Evidence of Association Between Obesity and Lower Cerebral Myelin Content in Cognitively Unimpaired Adults.« Int J Obes (Lond) 45(4) (2021) S. 850-859. doi: 10.1038/s41366-021-00749-x

14 *A. Ebneth, R. Godemann, K. Stamer, S. Illenberger, B. Trinczek und E. Mandelkow:* »Overexpression of Tau Protein Inhibits Kinesin-Dependent Trafficking of Vesicles, Mitochondria, and Endoplasmic Reticulum: Implications for Alzheimer's Disease.« J Cell Biol 143(3) (1998) S. 777-794. doi: 10.1083/jcb.143.3.777

15 *A. Cheng, J. Wang, N. Ghena, Q. Zhao, I. Perone, T. M. King, R. L. Veech, M. Gorospe, R. Wanm und M. P. Mattson:* »SIRT3 Haploinsufficiency Aggravates Loss of GABAergic Interneurons and Neuronal Network Hyperexcitability in an Alzheimer's Disease Model.« J Neurosci 40(3) (2020) S. 694-709. doi: 10.1523/JNEUROSCI.1446-19.2019

16 *J. Mertens et al.:* »Differential Responses to Lithium in Hyperexcitable Neurons from Patients with Bipolar Disorder.« Nature 527(7576) (2015) S. 95–99. doi: 10.1038/nature15526

17 *J. A. Rosenkranz, E. R. Venheim und M. Padival:* »Chronic Stress Causes Amygdala Hyperexcitability in Rodents.« Biol Psychiatry 67(12) (2010) S. 1128-1136. doi: 10.1016/j.biopsych.2010.02.008

18 *Marco Morsch, Rowan Radford, Albert Lee, Emily Don, Andrew Badrock, Thomas Hall, Nicholas Cole und Roger Chung:* »In Vivo Characterization of Microglial Engulfment of Dying Neurons in the Zebrafish Spinal Cord.« Front Cell Neurosci 9 (2015) S. 321. doi: 10.3389/fncel.2015.00321

19 *D. Alnæs, T. Kaufmann, D. van der Meer et al.:* »Brain Heterogeneity in Schizophrenia and Its Association with Polygenic Risk.« JAMA Psychiatry 76(7) (published online April 10, 2019) S. 739-748. doi: 10.1001/jamapsychiatry.2019.0257

20 *J. Allen, R. Romay-Tallon, K. J. Brymer, H. J. Caruncho und L. E. Kalynchuk:* »Mitochondria and Mood: Mitochondrial Dysfunction as a Key Player in the Manifestation of Depression.« Front Neurosci 12 (6. Juni 2018) S. 386. doi: 10.3389/fnins.2018.00386

21 *D. Ben-Shachar und R. Karry:* »Neuroanatomical Pattern of Mitochondrial Complex I Pathology Varies Between Schizophrenia, Bipolar Disorder and Major Depression.« PLoS One 3(11) (2008) S. e3676. doi: 10.1371/journal.pone.0003676

22 *J. Pu, Y. Liu, H. Zhang et al.:* »An Integrated Meta-Analysis of Peripheral Blood Metabolites and Biological Functions in Major Depressive Disorder.« Mol Psychiatry 26 (2020) S. 4265-4276. doi: 10.1038/s41380-020-0645-4

23 *C. Nasca, B. Bigio, F. S. Lee et al.:* »Acetyl-L-Carnitine Deficiency in Patients with Major Depressive Disorder.« Proc Natl Acad Sci USA 115(34) (2018) S. 8627-8632. doi: 10.1073/pnas.1801609115

24 *Ait Tayeb, Abd El Kader, Romain Colle, Khalil El-Asmar, Kenneth Chappell, Cécile Acquaviva-Bourdain, Denis J. David, Séverine Trabado et al.:* »Plasma Acetyl-L-Carnitine and L-Carnitine in Major Depressive Episodes: A Case-Control Study Before and After Treatment.« Psychol Med (2021) S. 1-10. doi: 10.1017/S003329172100413X

25 *E. Gebara, O. Zanoletti, S. Ghosal, J. Grosse, B. L. Schneider, G. Knott, S. Astori und C. Sandi:* »Mitofusin-2 in the Nucleus Accumbens Regulates Anxiety and Depression-like Behaviors Through Mitochondrial and Neuronal Actions.« Biol Psychiatry 89(11) (2021) S. 1033-1044. doi: 10.1016/j.biopsych.2020.12.003

26 *M. D. Altschule, D. H. Henneman, P. Holliday und R. M. Goncz:* »Carbohydrate Metabolism in Brain Disease. VI. Lactate Metabolism After Infusion of Sodium d-Lactate in Manic Depressive and Schizophrenic Psychoses.« AMA Arch Intern Med 98 (1956) S. 35-38. doi: 10.1001/archinte.1956.00250250041006

27 *Gerwyn Morris, Ken Walder, Sean L. McGee, Olivia M. Dean, Susannah J. Tye, Michael Maes und Michael Berk:* »A Model of the Mitochondrial Basis of Bipolar Disorder.« Neurosci Biobehav Rev 74 (2017) S. 1–20. doi: 10.1016/j.neubiorev.2017.01.014

28 *Anna Giménez-Palomo, Seetal Dodd, Gerard Anmella, Andre F. Carvalho, Giselli Scaini, Joao Quevedo, Isabella Pacchiarotti, Eduard Vieta und Michael Berk:* »The Role of Mitochondria in Mood Disorders: From Physiology to Pathophysiology and to Treatment.« Front Psychiatry 12 (2021) S. 977. doi: 10.3389/fpsyt.2021.546801

29 *D. Wang, Z. Li, W. Liu et al.:* »Differential Mitochondrial DNA Copy Number in Three Mood States of Bipolar Disorder.« BMC Psychiatry 18 (2018) S. 149. doi: 10.1186/s12888-018-1717-8

30 *G. Preston, F. Kirdar und T. Kozicz.* »The Role of Suboptimal Mitochondrial Function in Vulnerability to Post-traumatic Stress Disorder.« J Inherit Metab Dis 41(4) (2018) S. 585-596. doi: 10.1007/s10545-018-0168-1

31 *S. Ali, M. Patel, S. Jabeen, R. K. Bailey, T. Patel, M. Shahid, W. J. Riley und A. Arain:* »Insight into Delirium.« Innov Clin Neurosci 8(10) (2011) S. 25-34. PMID: 22132368

32 *A. J. Slooter, D. Van, R. R. Leur und I. J. Zaal:* »Delirium in Critically Ill Patients.« Handb Clin Neurol 141 (2017) S. 449-466. doi: 10.1016/B978-0-444-63599-0.00025-9

33 *G. L. Engel und J. Romano:* »Delirium, a Syndrome of Cerebral Insufficiency.« J Chronic Dis. 9(3) (1959) S. 260-277. doi: 10.1016/0021-9681(59)90165-1

34 *J. E. Wilson, M. F. Mart, C. Cunningham et al.:* »Delirium.« Nat Rev Dis Primers 6 (2020) S. 90. doi: 10.1038/s41572-020-00223-4

35 *L. R. Haggstrom, J. A. Nelson, E. A. Wegner und G. A. Caplan:* »2-(18)F-fluoro-2-deoxyglucose Positron Emission Tomography in Delirium.« J. Cereb. Blood Flow Metab 37(11) (2017) S. 3556-3567. doi: 10.1177/0271678X17701764

36 *A. J. Slooter, D. Van, R. R. Leur und I. J. Zaal.* »Delirium in Critically Ill Patients.« Handb Clin Neurol 141 (2017) S. 449-466. doi: 10.1016/B978-0-444-63599-0.00025-9; *T. E. Goldberg, C. Chen, Y. Wang et al.:* »Association of Delirium with Long-Term Cognitive Decline: A Meta-analysis.« JAMA Neurol. Published online 13. Juli 2020. doi: 10.1001/jamaneurol.2020.2273

37 *G. Naeije, I. Bachir, N. Gaspard, B. Legros und T. Pepersack:* »Epileptic Activities and Older People Delirium.« Geriatr Gerontol Int 14(2) (2014) S. 447-451. doi: 10.1111/ggi.12128

38 *Jorge I. F. Salluh, Han Wang, Eric B. Schneider, Neeraja Nagaraja, Gayane Yenokyan, Abdulla Damluji, Rodrigo B. Serafim und Robert D. Stevens:* »Outcome of Delirium in Critically Ill Patients: Systematic Review and Meta-Analysis.« BMJ 350 (2015). doi: 10.1136/bmj.h2538

39 *Sharon K. Inouye:* »Delirium in Older Persons.« N Engl J Med 354(11) (2006) S. 1157-65. doi: 10.1056/NEJMra052321

40 *Robert Hatch, Duncan Young, Vicki Barber, John Griffiths, David A. Harrison und Peter Watkinson:* »Anxiety, Depression and Post Traumatic Stress Disorder after Critical Illness: A UK-Wide Prospective Cohort Study.« Crit Care 22(1) (2018) S. 310. doi: 10.1186/s13054-018-2223-6

41 *O. Plana-Ripoll, C. B. Pedersen, Y. Holtz et al.:* »Exploring Comorbidity Within Mental Disorders Among a Danish National Population.« JAMA Psychiatry (published online 16. Januar 2019). doi: 10.1001/jamapsychiatry.2018.3658ArticleGoogle Scholar

10 Mitursache: Genetik und Epigenetik

1 *S. Umesh und S. H. Nizamie:* »Genetics in Psychiatry.« Indian J Hum Genet 20(2) (2014) S. 120-128. doi: 10.4103/0971-6866.142845

2 *Richard Border, Emma C. Johnson, Luke M. Evans, Andrew Smolen, Noah Berley, Patrick F. Sullivan und Matthew C. Keller:* »No Support for Historical Candidate Gene or Candidate Gene-by-Interaction Hypotheses for Major Depression Across Multiple Large Samples.« Am J Psychiatry 176(5) (2019) S. 376-387. doi: 10.1176/appi.ajp.2018.18070881

3 *G. Scaini, G. T. Rezin, A. F. Carvalho, E. L. Streck, M. Berk und J. Quevedo:* »Mitochondrial Dysfunction in Bipolar Disorder: Evidence, Pathophysiology and Translational Implications.« Neurosci Biobehav 68 (Rev. September 2016) S. 694-713. doi:10.1016/j.neubiorev.2016.06.040

4 *S. Michels, G. K. Ganjam, H. Martins et al.:* »Downregulation of the Psychiatric Susceptibility Gene Cacna1c Promotes Mitochondrial Resilience to Oxidative Stress in Neuronal Cells.« Cell Death Dis 4(54) (2018) S. 54. doi: 10.1038/s41420-018-0061-6

5 *Lixia Qin, Zhu Xiongwei und Robert P. Friedland:* »ApoE and Mitochondrial Dysfunction.« Neurology 94(23) (2020) S. 1009. doi: 10.1212/WNL.0000000000009569

6 *Y. Yamazaki, N. Zhao, T. R. Caulfield, C. C. Liu und G. Bu:* »Apolipoprotein E and Alzheimer Disease: Pathobiology and Targeting Strategies.« Nat Rev Neurol 15(9) (2019) S. 501-518. doi: 10.1038/s41582-019-0228-7

7 *J. Yin, E. M. Reiman, T. G. Beach et al.:* »Effect of ApoE Isoforms on Mitochondria in Alzheimer Disease.« Neurology 94(23) (2020) S. e2404–e2411. doi: 10.1212/WNL.0000000000009582

8 *E. Schmukler, S. Solomon, S. Simonovitch et al.:* »Altered Mitochondrial Dynamics and Function in APOE4-Expressing Astrocytes.« Cell Death Dis 11(7) (2020) S. 578. doi: 10.1038/s41419-020-02776-4

9 *A. L. Lumsden, A. Mulugeta, A. Zhou und E. Hyppönen:* »Apolipoprotein E (APOE) Genotype-Associated Disease Risks: A Phenome-Wide, Registry-Based, Case-Control Study Utilising the UK Biobank.« EBioMedicine 59 (2020):102954. doi: 10.1016/j.ebiom.2020.102954

10 *M. S. Sharpley, C. Marciniak, K. Eckel-Mahan, M. McManus, M. Crimi, K. Waymire, C. S. Lin, S. Masubuchi, N. Friend, M. Koike, D. Chalkia, G. MacGregor, P. Sassone-Corsi und D. C. Wallace:* »Heteroplasmy of Mouse mtDNA Is Genetically Unstable and Results in Altered Behavior and Cognition.« Cell 151(2) (2012) S. 333-343. doi: 10.1016/j.cell.2012.09.004. PMID: 23063123; PMCID: PMC4175720

11 *Centers for Disease Control and Prevention:* »What Is Epigenetics?« CDC, US Department of Health and Human Services. https://www.cdc.gov/genomics/disease/epigenetics.htm. Retrieved 10/30/21

12 *T. J. Roseboom:* »Epidemiological Evidence for the Developmental Origins of Health and Disease: Effects of Prenatal Undernutrition in Humans.« J Endocrinol 242(1) (July 1, 2019) S. T135-T144. doi: 10.1530/JOE-18-0683

13 *J. P. Etchegaray und R. Mostoslavsky:* »Interplay Between Metabolism and Epigenetics: A Nuclear Adaptation to Environmental Changes.« Mol Cell 62(5) (2016) S. 695-711. doi: 10.1016/j.molcel.2016.05.029

14 *P. H. Ear, A. Chadda, S. B. Gumusoglu, M. S. Schmidt, S. Vogeler, J. Malicoat, J. Kadel, M. M. Moore, M. E. Migaud, H. E. Stevens und C. Brenner:* »Maternal Nicotinamide Riboside Enhances Postpartum Weight Loss, Juvenile Offspring Development, and Neurogenesis of Adult Offspring.« Cell Rep 26(4) (2019) S. 969-983.e4. doi: 10.1016/j.celrep.2019.01.007

15 *R. Yehuda und A. Lehrner:* »Intergenerational Transmission of Trauma Effects: Putative Role of Epigenetic Mechanisms.« World Psychiatry 17(3) (2018) S. 243-257. doi: 10.1002/wps.20568

16 *D. A. Dickson, J. K. Paulus, V. Mensah et al.:* »Reduced Levels of miRNAs 449 and 34 in Sperm of Mice and Men Exposed to Early Life Stress.« Transl Psychiatry 8 (2018) S. 101. doi: 10.1038/s41398-018-0146-2

17 *S. Lupien, B. McEwen, M. Gunnar et al.:* »Effects of Stress Throughout the Lifespan on the Brain, Behaviour and Cognition.« Nat Rev Neurosci 10 (2009) S. 434-445. doi: 10.1038/nrn2639

11 Mitursache: Chemische Ungleichgewichte, Neurotransmitter und Medikamente

1 *Julian M. Yabut, Justin D. Crane, Alexander E. Green, Damien J. Keating, Waliul I. Khan und Gregory R. Steinberg:* »Emerging Roles for Serotonin in Regulating Metabolism: New Implications for an Ancient Molecule.« Endocr Rev 40(4) (2019) S. 1092–1107. doi: 10.1210/er.2018-00283

2 *Sashaina E. Fanibunda, Deb Sukrita, Babukrishna Maniyadath, Praachi Tiwari, Utkarsha Ghai, Samir Gupta, Dwight Figueiredo et al.:* »Serotonin Regulates Mitochondrial Biogenesis and Function in Rodent Cortical Neurons via the 5-HT2A Receptor and SIRT1–PGC-1α Axis.« Proc Natl Acad Sci USA 116(22) (2019) S. 11028. doi: 10.1073/pnas.1821332116

3 *M. Accardi, B. Daniels, P. Brown et al.:* »Mitochondrial Reactive Oxygen Species Regulate the Strength of Inhibitory GABA-Mediated Synaptic Transmission.« Nat Commun 5 (2014) S. 3168. doi: 10.1038/ncomms4168

4 *A. K. Kanellopoulos, V. Mariano, M. Spinazzi, Y. J. Woo, C. McLean, U. Pech, K. W. Li, J. D. Armstrong, A. Giangrande, P. Callaerts, A. B. Smit, B. S. Abrahams, A. Fiala, T. Achsel und C. Bagni:* »Aralar Sequesters GABA into Hyperactive Mitochondria, Causing Social Behavior Deficits.« Cell 180(6) (March 19, 2020) S. 1178-1197.e20. doi: 10.1016/j.cell.2020.02.044

5 *Ryutaro Ikegami, Ippei Shimizu, Takeshi Sato, Yohko Yoshida, Yuka Hayashi, Masayoshi Suda, Goro Katsuumi et al.:* »Gamma-Aminobutyric Acid Signaling in Brown Adipose Tissue Promotes Systemic Metabolic Derangement in Obesity.« Cell Rep 24(11) (2018) S. 2827-2837.e5. doi: 10.1016/j.celrep.2018.08.024

6 *S. M. Graves, Z. Xie, K. A. Stout et al.:* »Dopamine Metabolism by a Monoamine Oxidase Mitochondrial Shuttle Activates the Electron Transport Chain.« Nat Neurosci 23 (2020) S. 15-20

7 *D. Aslanoglou, S. Bertera, M. Sánchez-Soto et al.:* »Dopamine Regulates Pancreatic Glucagon and Insulin Secretion via Adrenergic and Dopaminergic Receptors.« Transl Psychiatry 11(1) (2021): S. 59. doi: 10.1038/s41398-020-01171-z

8 *M. van der Kooij, F. Hollis, L. Lozano et al.:* »Diazepam Actions in the VTA Enhance Social Dominance and Mitochondrial Function in the Nucleus Accumbens by Activation of Dopamine D1 Receptors.« Mol Psychiatry 23(3) (2018) S. 569-578. doi: 10.1038/mp.2017.135

9 *M. van der Kooij et al.:* »Diazepam Actions in the VTA Enhance Social Dominance and Mitochondrial Function in the Nucleus Accumbens by Activation of Dopamine D1 Receptors.«

10 *T. L. Emmerzaal, G. Nijkamp, M. Veldic, S. Rahman, A. C. Andreazza, E. Morava, R. J. Rodenburg und T. Kozicz:* »Effect of Neuropsychiatric Medications on Mitochondrial Function: For Better or for Worse.« Neurosci Biobehav 127 (Rev. August 2021) S. 555-571. doi: 10.1016/j.neubiorev.2021.05.001

11 *Martin Lundberg, Vincent Millischer, Lena Backlund, Lina Martinsson, Peter Stenvinkel, Carl M. Sellgren, Catharina Lavebratt und Martin Schalling:* »Lithium and the Interplay Between Telomeres and Mitochondria in Bipolar Disorder.« Front Psychiatry 11 (2020) S. 997. doi: 10.3389/fpsyt.2020.586083

12 *M. Hu, R. Wang, X. Chen, M. Zheng, P. Zheng, Z. Boz, R. Tang, K. Zheng, Y. Yu und X. F. Huang:* »Resveratrol Prevents Haloperidol-Induced Mitochondria Dysfunction Through the Induction of Autophagy in SH-SY5Y Cells.« Neurotoxicology 87 (2021) S. 231-242. doi: 10.1016/j.neuro.2021.10.007

13 *D. C. Goff, G. Tsai, M. F. Beal und J. T. Coyle:* »Tardive Dyskinesia and Substrates of Energy Metabolism in CSF.« Am J Psychiatry 152(12) (1995) S. 1730-6. doi: 10.1176/ajp.152.12.1730. PMID: 8526238

14 *M. Salsaa, B.Pereira, J. Liu et al.:* »Valproate Inhibits Mitochondrial Bioenergetics and Increases Glycolysis in Saccharomyces cerevisiae.« Sci Rep 10(1) (2020) S. 11785. doi: 10.1038/s41598-020-68725-5

15 *J. F. Hayes, A. Lundin, S. Wicks, G. Lewis, I. C. K. Wong, D. P. J. Osborn und C. Dalman:* »Association of Hydroxylmethyl Glutaryl Coenzyme A Reductase Inhibitors, L-Type Calcium Channel Antagonists, and Biguanides with Rates of Psychiatric Hospitalization and Self-Harm in Individuals with Serious Mental Illness.« JAMA Psychiatry 76(4) (2019) S. 382-390. doi: 10.1001/jamapsychiatry.2018.3907

16 *S. Martín-Rodríguez, P. de Pablos-Velasco und J. A. L. Calbet:* »Mitochondrial Complex I Inhibition by Metformin: Drug-Exercise Interactions.« Trends Endocrinol Metab 31(4) (April 2020) S. 269-271. doi: 10.1016/j.tem.2020.02.003

12 Mitursache: Hormone und Stoffwechselregulatoren

1 *P. Maechler:* »Mitochondrial Function and Insulin Secretion.« Mol Cell Endocrinol 379(1–2) (2013) S. 12-18. doi: 10.1016/j.mce.2013.06.019

2 *W. I. Sivitz und M. A. Yorek:* »Mitochondrial Dysfunction in Diabetes: From Molecular Mechanisms to Functional Significance and Therapeutic Opportunities.« Antioxid Redox Signal 12(4) (2010) S. 537–577. doi: 10.1089/ars.2009.2531

3 *C. S. Stump, K. R. Short, M. L. Bigelow, J. M. Schimke und K. S. Nair:* »Effect of Insulin on Human Skeletal Muscle Mitochondrial ATP Production, Protein Synthesis, and mRNA Transcripts.« Proc Natl Acad Sci USA 100(13) (2003) S. 7996-8001. doi: 10.1073/pnas.1332551100

4 *A. Kleinridders, H. A. Ferris, W. Cai und C. R. Kahn:* »Insulin Action in Brain Regulates Systemic Metabolism and Brain Function.« Diabetes 63(7) (2014) S. 2232-2243. doi: 10.2337/db14-0568

5 *E. Blázquez, E. Velázquez, V. Hurtado-Carneiro und J. M. Ruiz-Albusac:* »Insulin in the Brain: Its Pathophysiological Implications for States Related with Central Insulin Resistance, Type 2 Diabetes and Alzheimer's Disease.« Front Endocrinol (Lausanne) 5 (2014) S. 161. doi: 10.3389/fendo.2014.00161

6 *Z. Jin, Y. Jin, S. Kumar-Mendu, E. Degerman, L. Groop und B. Birnir:* »Insulin Reduces Neuronal Excitability by Turning on GABA(A) Channels That Generate Tonic Current.« PLoS One 6(1) (2011) S. e16188. doi: 10.1371/journal.pone.0016188

7 *Ismael González-García, Tim Gruber und Cristina García-Cáceres:* »Insulin Action on Astrocytes: From Energy Homeostasis to Behaviour.« J Neuroendocrinol 33(4) (2021) S. e12953. doi: 10.1111/jne.12953

8 *A. Kleinridders, W. Cai, L. Cappellucci, A. Ghazarian, W. R. Collins, S. G. Vienberg, E. N. Pothos und C. R. Kahn:* »Insulin Resistance in Brain Alters Dopamine Turnover and Causes Behavioral Disorders.« Proc Natl Acad Sci USA 112(11) (2015) S. 3463-3468. doi: 10.1073/pnas.1500877112

9 *Virginie-Anne Chouinard, David C. Henderson, Chiara Dalla Man, Linda Valeri, Brianna E. Gray, Kyle P. Ryan, Aaron M. Cypess, Claudio Cobelli, Bruce M. Cohen und Dost Öngür:* »Impaired Insulin Signaling in Unaffected Siblings and Patients with First-Episode Psychosis.« Mol Psychiatry 24 (2018). doi: 10.1038/s41380-018-0045-1

10 *B. I. Perry, J. Stochl, R. Upthegrove et al.:* »Longitudinal Trends in Childhood Insulin Levels and Body Mass Index and Associations with Risks of Psychosis and Depression in Young Adults.« JAMA Psychiatry 78(4)(2021) S. 416-425. doi: 10.1001/jamapsychiatry.2020.4180

11 *B. J. Neth und S. Craft:* »Insulin Resistance and Alzheimer's Disease: Bioenergetic Linkages.« *Front Aging Neurosci* 9 (2017) S. 345. doi: 10.3389/fnagi.2017.00345; *Y. An, V. R. Varma, S. Varma, R. Casanova, E. Dammer, O. Pletnikova, C. W. Chia, J. M. Egan, L. Ferrucci, J. Troncoso, A. I. Levey, J. Lah, N. T. Seyfried, C. Legido-Quigley, R. O'Brien und M. Thambisetty:* »Evidence for Brain Glucose Dysregulation in Alzheimer's Disease.« Alzheimers Dement 14(3) (2018) S. 318-329. doi: 10.1016/j.jalz.2017.09.011

12 *S. Craft, L. D. Baker, T. J. Montine et al.:* »Intranasal Insulin Therapy for Alzheimer Disease and Amnestic Mild Cognitive Impairment: A Pilot Clinical Trial.« Arch Neurol 69(1) (2012) S. 29-38. doi: 10.1001/archneurol.2011.233

13 *S. Craft, R. Raman, T. W. Chow et al.:* »Safety, Efficacy, and Feasibility of Intranasal Insulin for the Treatment of Mild Cognitive Impairment and Alzheimer Disease Dementia: A Randomized Clinical Trial.« JAMA Neurol 77(9) (2020) S. 1099-1109. doi: 10.1001/jamaneurol.2020.1840

14 *R. S. McIntyre, J. K. Soczynska, H. O. Woldeyohannes, A. Miranda, A. Vaccarino, G. Macqueen, G. F. Lewis und S. H. Kennedy:* »A Randomized, Double-Blind, Controlled Trial Evaluating the Effect of Intranasal Insulin on Neurocognitive Function in Euthymic Patients with Bipolar Disorder.« Bipolar Disord 14(7) (2012) S. 697-706. doi: 10.1111/bdi.12006

15 *Jamaica R. Rettberg, Jia Yao und Roberta Diaz Brinton:* »Estrogen: A Master Regulator of Bioenergetic Systems in the Brain and Body.« Front Neuroendocrinol 35(1) (2014) S. 8-30. doi: 10.1016/j.yfrne.2013.08.001.

16 *L. Mosconi, V. Berti, C. Quinn, P. McHugh, G. Petrongolo, R. S. Osorio, C. Connaughty, A. Pupi, S. Vallabhajosula, R. S. Isaacson, M. J. de Leon, R. H. Swerdlow und R. D. Brinton:* »Perimenopause and Emergence of an Alzheimer's Bioenergetic Phenotype in Brain and Periphery.« PLoS One 12(10) (2017) S. e0185926. doi: 10.1371/journal.pone.0185926

17 *Y. Hara, F. Yuk, R. Puri, W. G. Janssen, P. R. Rapp und J. H. Morrison:* »Presynaptic Mitochondrial Morphology in Monkey Prefrontal Cortex Correlates with Working Memory and Is Improved with Estrogen Treatment.« Proc Natl Acad Sci USA 111(1) (2014) S. 486-491. doi: 10.1073/pnas.1311310110

18 *Charlotte Wessel Skovlund, Lina Steinrud Mørch, Lars Vedel Kessing und Øjvind Lidegaard:* »Association of Hormonal Contraception with Depression.« JAMA Psychiatry 73(11) (2016) S. 1154-1162. doi: 10.1001/jamapsychiatry.2016.2387

19 *C. W. Skovlund, L. S. Mørch, L. V. Kessing, T. Lange und Ø. Lidegaard:* »Association of Hormonal Contraception with Suicide Attempts and Suicides.« Am J Psychiatry 175(4) (2018) S. 336-342. doi: 10.1176/appi.ajp.2017.17060616

20 *Federica Cioffi, Rosalba Senese, Antonia Lanni und Fernando Goglia:* »Thyroid Hormones and Mitochondria: With a Brief Look at Derivatives and Analogues.« Mol Cell Endocrinol 379(1) (2013) S. 51-61. doi: 10.1016/j.mce.2013.06.006

21 *Rohit A. Sinha, Brijesh K. Singh, Jin Zhou, Yajun Wu, Benjamin L. Farah, Kenji Ohba, Ronny Lesmana, Jessica Gooding, Boon-Huat Bay und Paul M. Yen:* »Thyroid Hormone Induction of Mitochondrial Activity Is Coupled to Mitophagy via ROS-AMPK-ULK1 Signaling.« Autophagy 11(8) (2015) S. 1341-1357. doi: 10.1080/15548627.2015.1061849

22 *S. Chakrabarti:* »Thyroid Functions and Bipolar Affective Disorder.« J Thyroid Res 2011 (2011) S. 306367. doi: 10.4061/2011/306367; *N. C. Santos, P. Costa, D. Ruano et al.:* »Revisiting Thyroid Hormones in Schizophrenia.« J Thyroid Res 2012 (2012) S. 569147. doi: 10.1155/2012/569147

13 Mitursache: Entzündungen

1 *Steven W. Cole, John P. Capitanio, Katie Chun, Jesusa M. G. Arevalo, Jeffrey Ma und John T. Cacioppo:* »Myeloid Differentiation Architecture of Leukocyte Transcriptome Dynamics in Perceived Social Isolation.« Proc Natl Acad Sci USA 112(49) (2015) S. 15142-15147. doi: 10.1073/pnas.1514249112

2 *Y. Luo, L. C. Hawkley, L. J. Waite und J. T. Cacioppo:* »Loneliness, Health, and Mortality in Old Age: A National Longitudinal Study.« Soc Sci Med 74(6) (2012) S. 907–914. doi: 10.1016/j.socscimed.2011.11.028

3 *J. Wang, D. Xiao, H. Chen et al.:* »Cumulative Evidence for Association of Rhinitis and Depression.« Allergy Asthma Clin Immunol 17(1) (2021) S. 111. doi: 10.1186/s13223-021-00615-5

4 *O. Köhler-Forsberg, L. Petersen, C. Gasse et al.:* »A Nationwide Study in Denmark of the Association Between Treated Infections and the Subsequent Risk of Treated Mental Disorders in Children and Adolescents.« JAMA Psychiatry 76(3) (2019) S. 271-279. doi: 10.1001/jamapsychiatry.2018.3428

5 *A. West, G. Shadel und Ghosh:* »Mitochondria in Innate Immune Responses.« Nat Rev Immunol 11 (2011) S. 389-402. doi: 10.1038/nri2975

6 *Z. Liu und T. S. Xiao:* »Partners with a Killer: Metabolic Signaling Promotes Inflammatory Cell Death.« Cell 184(17) (2021) S. 4374-4376. doi: 10.1016/j.cell.2021.07.036

7 *D. N. Doll, S. L. Rellick, T. L. Barr, X. Ren und J. W. Simpkins:* »Rapid Mitochondrial Dysfunction Mediates TNF-Alpha-Induced Neurotoxicity.« J Neurochem 132(4) (2015) S. 443-451. doi: 10.1111/jnc.13008

8 *B. Shan, E. Vazquez und J. A. Lewis:* »Interferon Selectively Inhibits the Expression of Mitochondrial Genes: A Novel Pathway for Interferon-Mediated Responses.« EMBO J 9(13) (1990) S. 4307–4314. doi: 10.1002/j.1460-2075.1990.tb07879.x

9 *S. B. Minchenberg und P. T. Massa:* »The Control of Oligodendrocyte Bioenergetics by Interferon-Gamma (IFN-γ) and Src Homology Region 2 Domain-Containing Phosphatase-1 (SHP-1).« J Neuroimmunol 331 (2019) S. 46-57. doi: 10.1016/j.jneuroim.2017.10.015

10 *H. G. Coman, D. C. Herţa und B. Nemeş:* »Psychiatric Adverse Effects Of Interferon Therapy.« Clujul Med 86(4) (2013) S. 318-320

11 *B. J. S. Al-Haddad, B. Jacobsson, S. Chabra, D. Modzelewska, E. M. Olson, R. Bernier, D. A. Enquobahrie, H. Hagberg, S. Östling, L. Rajagopal, K. M. Adams Waldorf und V. Sengpiel:* »Long-Term Risk of Neuropsychiatric Disease After Exposure to Infection In Utero.« JAMA Psychiatry 76(6) (2019) S. 594-602. doi: 10.1001/jamapsychiatry.2019.0029. PMID: 30840048; PMCID: PMC6551852

12 *A. H. Miller und C. L. Raison:* »Are Anti-inflammatory Therapies Viable Treatments for Psychiatric Disorders? Where the Rubber Meets the Road.« JAMA Psychiatry 72(6) (2015) S. 527-528. doi:10.1001/jamapsychiatry.2015.22

14 Mitursache: Schlaf, Licht und der zirkadiane Rhythmus

1 *Jaqueline B. Schuch, Julia P. Genro, Clarissa R. Bastos, Gabriele Ghisleni und Luciana Tovo-Rodrigues:* »The Role of CLOCK Gene in Psychiatric Disorders: Evidence from Human and Animal Research.« Am J Med Genet Part B 177(2) (2018) S. 181-198. doi: 10.1002/ajmg.b.32599.

2 *Karen Schmitt, Amandine Grimm, Robert Dallmann, Bjoern Oettinghaus, Lisa Michelle Restelli, Melissa Witzig, Naotada Ishihara et al.:* »Circadian Control of DRP1 Activity Regulates Mitochondrial Dynamics and Bioenergetics.« Cell Metab 27(3) (2018) S. 657-666.e5. doi: 10.1016/j.cmet.2018.01.011

3 *Ana C. Andreazza, Monica L. Andersen, Tathiana A. Alvarenga, Marcos R. de-Oliveira, Fernanda Armani, Francieli S. Ruiz, Larriany Giglio, Jos. C. F. Moreira, Flávio Kapczinski und Sergio Tufik:* »Impairment of the Mitochondrial Electron Transport Chain Due to Sleep Deprivation in Mice.« J Psychiatr Res 44(12) (2010) S. 775–780. doi: 10.1016/j.jpsychires.2010.01.015

4 *Martin Picard, Bruce S. McEwen, Elissa S. Epel und Carmen Sandi:* »An Energetic View of Stress: Focus on Mitochondria.« Front Neuroendocrinol 49 (2018) S. 72-85. doi: 10.1016/j.yfrne.2018.01.001

5 *Chongyang Chen, Chao Yang, Jing Wang, Xi Huang, Haitao Yu, Shangming Li, Shupeng Li et al.:* »Melatonin Ameliorates Cognitive Deficits Through Improving Mitophagy in a Mouse Model of Alzheimer's Disease.« J Pineal Res 71(4) (2021) S. e12774. doi: 10.1111/jpi.12774

6 *H. Zhao, H. Wu, J. He et al.:* »Frontal Cortical Mitochondrial Dysfunction and Mitochondria-Related β-Amyloid Accumulation by Chronic Sleep Restriction in Mice.« Neuroreport 27(12) (2016)S. 916-922. doi: 10.1097/WNR.0000000000000631

7 *C. B. Peek, A. H. Affinati, K. M. Ramsey, H. Y. Kuo, W. Yu, L. A. Sena, O. Ilkayeva, B. Marcheva, Y. Kobayashi, C. Omura, D. C. Levine, D. J. Bacsik, D. Gius, C. B. Newgard, E. Goetzman, N. S. Chandel, J. M. Denu, M. Mrksich und J. Bass:* »Circadian Clock NAD+ Cycle Drives Mitochondrial Oxidative Metabolism in Mice.« Science 342(6158) (2013) S. 1243417. doi: 10.1126/science.1243417

8 *A. Kempf, S. M. Song, C. B. Talbot et al.:* »A Potassium Channel β-subunit Couples Mitochondrial Electron Transport to Sleep.« Nature 568(7751) (2019) S. 230–234. doi: 10.1038/s41586-019-1034-5

9 *Keri J. Fogle, Catherina L. Mobini, Abygail S. Paseos und Michael J. Palladino:* »Sleep and Circadian Defects in a Drosophila Model of Mitochondrial Encephalomyopathy.« Neurobiol Sleep Circadian Rhythm 6 (2019) S. 44-52. doi: 10.1016/j.nbscr.2019.01.003

10 *Guido Primiano, Valerio Brunetti, Catello Vollono, Anna Losurdo, Rossana Moroni, Giacomo Della Marca und Serenella Servidei:* »Sleep-Disordered Breathing in Adult Patients with Mitochondrial Diseases.« Neurology 96(2) (2021) S. e241. doi: 10.1212/WNL.0000000000011005

11 *N. N. Osborne, C. Núñez-Álvarez, S. Del Olmo-Aguado und J. Merrayo-Lloves:* »Visual Light Effects on Mitochondria: The Potential Implications in Relation to Glaucoma.« Mitochondrion 36 (2017) S. 29-35. doi: 10.1016/j.mito.2016.11.009. Epub 2016 Nov 24. PMID: 27890822

12 *A. Sreedhar, L. Aguilera-Aguirre und K. K. Singh:* »Mitochondria in Skin Health, Aging, and Disease.« Cell Death Dis 11(6) (2020) S. 444. doi: 10.1038/s41419-020-2649-z

13 *H. Zhu, N. Wang, L. Yao, Q. Chen, R. Zhang, J. Qian, Y. Hou, W. Guo, S. Fan, S. Liu, Q. Zhao, F. Du, X. Zuo, Y. Guo, Y. Xu, J. Li, T. Xue, K. Zhong, X. Song, G. Huang und W. Xiong:* »Moderate UV Exposure Enhances Learning and Memory by Promoting a Novel Glutamate Biosynthetic Pathway in the Brain.« Cell 173(7) (2018) S. 1716-1727.e17. doi: 10.1016/j.cell.2018.04.014

14 *F. Salehpour, J. Mahmoudi, F. Kamari, S. Sadigh-Eteghad, S. H. Rasta und M. R. Hamblin:* »Brain Photobiomodulation Therapy: A Narrative Review.« Mol Neurobiol 55(8) (2018) S. 6601-6636. doi: 10.1007/s12035-017-0852-4

15 *P. D. Campbell, A. M. Miller und M. E. Woesner:* »Bright Light Therapy: Seasonal Affective Disorder and Beyond.« Einstein J Biol Med 32 (2017) S. E13-E25. PMID: 31528147; PMCID: PMC6746555

16 *R. Noordam et al.:* »Bright Sunlight Exposure May Decrease the Risk for Diabetes and CVD.« J Clin Endocrinol Metab 104(7) (2019) s. 2903-2910. doi: 10.1210/jc.2018-02532

17 *J. F. Gottlieb, F. Benedetti, P. A. Geoffroy, T. E. G. Henriksen, R. W. Lam, G. Murray, J. Phelps, D. Sit, H. A. Swartz, M. Crowe, B. Etain, E. Frank, N. Goel, B. C. M. Haarman, M. Inder, H. Kallestad, S. Jae Kim, K. Martiny, Y. Meesters, R. Porter, R. F. Riemersma-van der Lek, P. S. Ritter, P. F. J. Schulte, J. Scott, J. C. Wu, X. Yu und S. Chen:* »The Chronotherapeutic Treatment of Bipolar Disorders: A Systematic Review and Practice Recommendations from the ISBD Task Force on Chronotherapy and Chronobiology.« Bipolar Disord 21(8) (2019) S. 741-773. doi: 10.1111/bdi.12847

15 Mitursache: Ernährung, Fasten und Ihr Darm

1 *N. D. Volkow, R. A. Wise und R. Baler:* »The Dopamine Motive System: Implications for Drug and Food Addiction.« Nat Rev Neurosci 18(12) (2017) S. 741-752. doi: 10.1038/nrn.2017.130

2 *W. Li, Z. Wang, S. Syed et al.:* »Chronic Social Isolation Signals Starvation and Reduces Sleep in Drosophila.« Nature 597(7875) (2021) S. 239-244. doi: 10.1038/s41586-021-03837-0

3 *G. Xia, Y. Han, F. Meng et al.:* »Reciprocal Control of Obesity and Anxiety–Depressive Disorder via a GABA and Serotonin Neural Circuit.« Mol Psychiatry 26(7) (2021) s. 2837-2853. doi: 10.1038/s41380-021-01053-w

4 *E. Ginter und V. Simko:* »New Data on Harmful Effects of Trans-Fatty Acids.« Bratisl Lek Listy 117(5)(2016) S. 251-253. doi: 10.4149/bll_2016_048

5 *C. S. Pase, V. G. Metz, K. Roversi, K. Roversi, L. T. Vey, V. T. Dias, C. F. Schons, C. T. de David Antoniazzi, T. Duarte, M. Duarte und M. E. Burger:* »Trans Fat Intake During Pregnancy or Lactation Increases Anxiety-like Behavior and Alters Proinflammatory Cytokines and Glucocorticoid Receptor Levels in the Hippocampus of Adult Offspring.« Brain Res Bull 166 (2021) s. 110-117. doi: 10.1016/j.brainresbull.2020.11.016

6 *Theodora Psaltopoulou, Theodoros N. Sergentanis, Demosthenes B. Panagiotakos, Ioannis N. Sergentanis, Rena Kosti und Nikolaos Scarmeas:* »Mediterranean Diet, Stroke, Cognitive Impairment, and Depression: A Meta-analysis.« Ann Neurol 74(4) (2013) S. 580-91. doi: 10.1002/ana.23944

7 *M. P. Mollica, G. Mattace Raso, G. Cavaliere et al.:* »Butyrate Regulates Liver Mitochondrial Function, Efficiency, and Dynamics in Insulin-Resistant Obese Mice.« Diabetes 66(5) (2017) S. 1405-1418. doi: 10.2337/db16-0924

8 *É. Szentirmai, N. S. Millican, A. R. Massie et al.:* »Butyrate, a Metabolite of Intestinal Bacteria, Enhances Sleep.« Sci Rep 9(1) (2019) S. 7035. doi: 10.1038/s41598-019-43502-1

9 *S. M. Matt, J. M. Allen, M. A. Lawson, L. J. Mailing, J. A. Woods und R. W. Johnson:* »Butyrate and Dietary Soluble Fiber Improve Neuroinflammation Associated with Aging in Mice.« Front Immunol 9 (2018) S. 1832. doi: 10.3389/fimmu.2018.01832

10 *R. Mastrocola, F. Restivo, I. Vercellinatto, O. Danni, E. Brignardello, M. Aragno und G. Boccuzzi:* »Oxidative and Nitrosative Stress in Brain Mitochondria of Diabetic Rats.« J Endocrinol 187(1) (2005) S. 37-44. doi: 10.1677/joe.1.06269

11 *A. Czajka und A. N. Malik:* »Hyperglycemia Induced Damage to Mitochondrial Respiration in Renal Mesangial and Tubular Cells: Implications for Diabetic Nephropathy.« Redox Biol 10 (2016) s. 100-107. doi: 10.1016/j.redox.2016.09.007

12 *A. J. Sommerfield, I. J. Deary und B. M. Frier:* »Acute Hyperglycemia Alters Mood State and Impairs Cognitive Performance in People with Type 2 Diabetes.« Diabetes Care 27(10) (2004) S. 2335-2340. doi: 10.2337/diacare.27.10.2335

13 *M. Kirvalidze, A. Hodkinson, D. Storman, T. J. Fairchild, M. M. Bała, G. Beridze, A. Zuriaga, N. I. Brudasca und S. Brini:* »The Role of Glucose in Cognition, Risk of Dementia, and Related Biomarkers in Individuals Without Type 2 Diabetes Mellitus or the Metabolic Syndrome: A Systematic Review of Observational Studies.« Neurosci Biobehav 135 (Rev. April 2022) S. 104551. doi: 10.1016/j.neubiorev.2022.104551

14 *C. Toda, J. D. Kim, D. Impellizzeri, S. Cuzzocrea, Z. W. Liu und S. Diano:* »UCP2 Regulates Mitochondrial Fission and Ventromedial Nucleus Control of Glucose Responsiveness.« Cell 164(5) (2016) S. 872-883. doi: 10.1016/j.cell.2016.02.010

15 *A. Fagiolini, D. J. Kupfer, P. R. Houck, D. M. Novick und E. Frank:* »Obesity as a Correlate of Outcome in Patients with Bipolar I Disorder.« Am J Psychiatry 160(1) (2003) S. 112-117. doi: 10.1176/appi.ajp.160.1.112

16 *Noppamas Pipatpiboon, Wasana Pratchayasakul, Nipon Chattipakorn und Siriporn C. Chattipakorn:* »PPARγ Agonist Improves Neuronal Insulin Receptor Function in Hippocampus and Brain Mitochondria Function in Rats with Insulin Resistance Induced by Long Term High-Fat Diets.« Endocrinology 153(1) (2012) S. 329-338. doi: 10.1210/en.2011-1502

17 *H. Y. Liu, E. Yehuda-Shnaidman, T. Hong et al.:* »Prolonged Exposure to Insulin Suppresses Mitochondrial Production in Primary Hepatocytes.« J Biol Chem 284(21) (2009) S. 14087-14095. doi: 10.1074/jbc. M807992200

18 *K. Wardelmann, S. Blümel, M. Rath, E. Alfine, C. Chudoba, M. Schell, W. Cai, R. Hauffe, K. Warnke, T. Flore, K. Ritter, J. Weiß, C. R. Kahn und A. Kleinridders:* »Insulin Action in the Brain Regulates Mitochondrial Stress Responses and Reduces Diet-Induced Weight Gain.« Mol Metab 21(2019) S. 68-81. doi: 10.1016/j.molmet.2019.01.001

19 *J. D. Kim, N. A. Yoon, S. Jin und S. Diano:* »Microglial UCP2 Mediates Inflammation and Obesity Induced by High-Fat Feeding.« Cell Metab 30(5) (2019) S. 952-962. e5. doi: 10.1016/j.cmet.2019.08.010

20 *M. O. Dietrich, Z. W. Liu und T. L. Horvath:* »Mitochondrial Dynamics Controlled by Mitofusins Regulate Agrp Neuronal Activity and Diet-Induced Obesity.« Cell 155(1) (2013) S. 188-199. doi: 10.1016/j. cell.2013.09.004; *M. Schneeberger, M. O. Dietrich, D. Sebastián et al.:* »Mitofusin 2 in POMC Neurons Connects ER Stress with Leptin Resistance and Energy Imbalance.« Cell 155(1) (2013): 172–187. doi: 10.1016/j.cell.2013.09.003

21 *A. S. Rambold, B. Kostelecky, N. Elia und J. Lippincott-Schwartz:* »Tubular Network Formation Protects Mitochondria from Autophagosomal Degradation During Nutrient Starvation.« Proc Natl Acad Sci USA 108(25) (2011) S. 10190-10195. doi: 10.1073/pnas.1107402108

22 *A. Keys, J. Brozek, A. Henshel, O. Mickelson und H. L. Taylor:* »The Biology of Human Starvation«, vols. 1-2 (Minneapolis: University of Minnesota Press, 1950)

23 *C. Lindfors, I. A. Nilsson, P. M. Garcia-Roves, A. R. Zuberi, M. Karimi, L. R. Donahue, D. C. Roopenian, J. Mulder, M. Uhlén, T. J. Ekström, M. T. Davisson, T. G. Hökfelt, M. Schalling und J. E. Johansen:* »Hypothalamic Mitochondrial Dysfunction Associated with Anorexia in the Anx/Anx Mouse.« Proc Natl Acad Sci USA 108(44) (2011) S. 18108-18113. doi: 10.1073/pnas.1114863108

24 *V. M. Victor, S. Rovira-Llopis, V. Saiz-Alarcon et al.:* »Altered Mitochondrial Function and Oxidative Stress in Leukocytes of Anorexia Nervosa Patients.« PLoS One 9(9) (2014) S. e 106463. doi: 10.1371/journal. pone.0106463

25 *P. Turnbaugh, R. Ley, M. Mahowald et al.:* »An Obesity-Associated Gut Microbiome with Increased Capacity for Energy Harvest.« Nature 444(7122) (2006) S. 1027-1031. doi: 10.1038/nature05414

26 *D. N. Jackson und A. L. Theiss:* »Gut Bacteria Signaling to Mitochondria in Intestinal Inflammation and Cancer.« Gut Microbes 11(3) (2020) S. 285-304. doi: 10.1080/19490976.2019.1592421

27 *C. M. Palmer:* »Diets and Disorders: Can Foods or Fasting Be Considered Psychopharmacologic Therapies?« J Clin Psychiatry 81(1) (2019): 19ac12727. doi: 10.4088/JCP.19ac12727. PMID: 31294934

28 *C. T. Hoepner, R. S. McIntyre und G. I. Papakosta:* »Impact of Supplementation and Nutritional Interventions on Pathogenic Processes of Mood Disorders: A Review of the Evidence« *Nutrients* 13(3) (2021) S. 767. doi: 10.3390/nu13030767; National Institutes of Health, Office of Dietary Supplements. 3 Juni 2020: »Dietary Supplements for Primary Mitochondrial Disorders.« NIH, https://ods.od.nih.gov/factsheets/ PrimaryMitochondrialDisorders-HealthProfessional/.Retrieved 7/24/21

29 *M. Berk, A. Turner, G. S. Malhi et al.:* »A Randomised Controlled Trial of a Mitochondrial Therapeutic Target for Bipolar Depression: Mitochondrial Agents, N-acetylcysteine, and Placebo.« BMC Med 17(1) (2019) S. 18. [Published correction appears in BMC Med 17(1) (2019): 35.] doi:10.1186/s12916-019-1257-1

30 *F. N. Jacka, A. O'Neil, R. Opie et al.:* »A Randomised Controlled Trial of Dietary Improvement for Adults with Major Depression (the 'SMILES' Trial).« BMC Med 15(1) (2017) S. 23. doi: 10.1186/s12916-017-0791-y

31 *K. A. Amick, G. Mahapatra, J. Bergstrom, Z. Gao, S. Craft, T. C. Register, C. A. Shively und A. J. A. Molina:* »Brain Region-Specific Disruption of Mitochondrial Bioenergetics in Cynomolgus Macaques Fed a Western Versus a Mediterranean Diet.« Am J Physiol Endocrinol Metab 321(5) (2021) S. E652–E664. doi: 10.1152/ajpendo.00165.2021

32 *Y. Liu, A. Cheng, Y. J. Li, Y. Yang, Y. Kishimoto, S. Zhang, Y. Wang, R. Wan, S. M. Raefsky, D. Lu, T. Saito, T. Saido, J. Zhu, L. J. Wu und M. P. Mattson:* »SIRT3 Mediates Hippocampal Synaptic Adaptations to Intermittent Fasting and Ameliorates Deficits in APP Mutant Mice.« Nat Commun 10(1) (2019) S. 1886. doi: 10.1038/s41467-019-09897-1

33 *M. Mattson, K. Moehl, N. Ghena et al.:* »Intermittent Metabolic Switching, Neuroplasticity and Brain Health.« Nat Rev Neurosci 19(2) (2018) S. 81-94. doi: 10.1038/nrn.2017.156

34 *K. J. Martin-McGill, R. Bresnahan, R. G. Levy und P. N. Cooper:* »Ketogenic Diets for Drug-Resistant Epilepsy.« Cochrane Database Syst Rev 6(6) (2020): CD001903. doi: 10.1002/14651858.CD001903.pub5

35 *K. J. Bough, J. Wetherington, B. Hassel, J. F. Pare, J. W. Gawryluk, J. G. Greene, R. Shaw, Y. Smith, J. D. Geiger und R. J. Dingledine:* »Mitochondrial Biogenesis in the Anticonvulsant Mechanism of the Ketogenic Diet.« Ann Neurol 60(2) (2006) S. 223-235. doi: 10.1002/ana.20899; *J. M. Rho:* »How Does the Ketogenic Diet Induce Anti-Seizure Effects?« Neurosci Lett 637 (2017) S. 4-10. doi: 10.1016/j.neulet.2015.07.034

36 *C. M. Palmer, J. Gilbert-Jaramillo und E. C. Westman:* »The Ketogenic Diet and Remission of Psychotic Symptoms in Schizophrenia: Two Case Studies.« Schizophr Res 208 (2019) S. 439-440. doi: 10.1016/j. schres.2019.03.019. Epub 6. April 2019. PMID: 30962118

37 *M. C. L. Phillips, L. M. Deprez, G. M. N. Mortimer et al.:* »Randomized Crossover Trial of a Modified Ketogenic Diet in Alzheimer's Disease.« Alzheimer's Res Ther 13(1) (2021) S. 51. doi: 10.1186/s13195-021-00783-x

16 Mitursache: Drogen und Alkohol

1 *H. K. Seitz, R. Bataller, H. Cortez-Pinto, B. Gao, A. Gual, C. Lackner, P. Mathurin, S. Mueller, G. Szabo und H. Tsukamoto:* »Alcoholic Liver Disease.« Nat Rev Dis Primers 4(1) (2018) S. 16. doi: 10.1038/s41572-018-0014-7. Erratum, in: Nat Rev Dis Primers 4(1) (2018) S. 18. PMID: 30115921.

2 *C. Tapia-Rojas, A. K. Torres und R. A. Quintanilla:* »Adolescence Binge Alcohol Consumption Induces Hippocampal Mitochondrial Impairment That Persists During the Adulthood.« Neuroscience 406 (2019) S. 356-368. doi: 10.1016/j. neuroscience.2019.03.018

3 *Nora D. Volkow, Sung Won Kim, Gene-Jack Wang, David Alexoff, Jean Logan, Lisa Muench, Colleen Shea et al.:* »Acute Alcohol Intoxication Decreases Glucose Metabolism but Increases Acetate Uptake in the Human Brain.« NeuroImage 64 (2013) S. 277–283. doi: 10.1016/j.neuroimage.2012.08.057

4 *N. D. Volkow, G. J. Wang, E. Shokri Kojori, J. S. Fowler, H. Benveniste und D. Tomasi:* »Alcohol Decreases Baseline Brain Glucose Metabolism More in Heavy Drinkers Than Controls but Has No Effect on Stimulation-Induced Metabolic Increases.« J Neurosci 35(7) (2015) S. 3248-3255. doi:10.1523/JNEUROSCI.4877-14.2015

5 *C. E. Wiers, L. F. Vendruscolo, J. W. van der Veen et al.:* »Ketogenic Diet Reduces Alcohol Withdrawal Symptoms in Humans and Alcohol Intake in Rodents.« Sci Adv 7(15) (2021): eabf6780. doi: 10.1126/sciadv.abf6780

6 *N. D. Volkow, J. M. Swanson, A. E. Evins, L. E. DeLisi, M. H. Meier, R. Gonzalez, M. A. Bloomfield, H. V. Curran und R. Baler:* »Effects of Cannabis Use on Human Behavior, Including Cognition, Motivation, and Psychosis: A Review.« JAMA Psychiatry 73(3) (2016) S. 292-297. doi: 10.1001/jamapsychiatry.2015.3278

7 *T. Harkany und T. L. Horvath:* »(S)Pot on Mitochondria: Cannabinoids Disrupt Cellular Respiration to Limit Neuronal Activity.« Cell Metab 25(1) (2017) S. 8-10. doi: 10.1016/j.cmet.2016.12.020

8 *M. D. Albaugh, J. Ottino-Gonzalez, A. Sidwell et al.:* »Association of Cannabis Use During Adolescence with Neurodevelopment.« JAMA Psychiatry 78(9) (2021) S. 1031-1040. doi: 10.1001/jamapsychiatry.2021.1258

9 *D. Jimenez-Blasco, A. Busquets-Garcia et al.:* »Glucose Metabolism Links Astroglial Mitochondria to Cannabinoid Effects.« *Nature* 583(7817) (2020) S. 603-608. doi: 10.1038/s41586-020-2470-y

10 *E. Hebert-Chatelain, T. Desprez, R. Serrat et al.:* »A Cannabinoid Link Between Mitochondria and Memory.« *Nature* 539(7630) (24. November 2016) S. 555-559. doi: 10.1038/nature20127

17 Mitursache: Körperliche Aktivität

1 *S. R. Chekroud, R. Gueorguieva, A. B. Zheutlin, M. Paulus, H. M. Krumholz, J. H. Krystal und A. M. Chekroud:* »Association Between Physical Exercise and Mental Health in 1.2 Million Individuals in the USA Between 2011 and 2015: A Cross-Sectional Study.« *Lancet Psychiatry* 5(9) (2018) S. 739–746. doi: 10.1016/S2215-0366(18)30227-X

2 *G. A. Greendale, W. Han, M. Huang et al.:* »Longitudinal Assessment of Physical Activity and Cognitive Outcomes Among Women at Midlife.« JAMA Netw Open 4(3) (2021): e213227. doi: 10.1001/jamanetworkopen.2021.3227

3 *J. Krogh, C. Hjorth.j, H. Speyer, C. Gluud und M. Nordentoft:* »Exercise for Patients with Major Depression: A Systematic Review with Meta-Analysis and Trial Sequential Analysis.« BMJ Open 7(9) (2017): e014820. doi: 10.1136/bmjopen-2016-014820

4 *World Health Organization:* »Motion for Your Mind: Physical Activity for Mental Health Promotion, Protection, and Care.« Copenhagen: WHO Regional Office for Europe, 2019. https://www.euro.who.int/en/health-topics/disease-prevention/physical activity/publications/2019/motion-for-your-mind-physical-activity-for-mental-health-promotion,-protection-and-care-2019

5 *K. Contrepois, S. Wu, K. J. Moneghetti, D. Hornburg et al.:* »Molecular Choreography of Acute Exercise.« Cell 181(5) (2020) S. 1112-1130.e16. doi: 10.1016/j.cell.2020.04.043

6 *A. R. Konopka, J. L. Laurin, H. M. Schoenberg, J. J. Reid, W. M. Castor, C. A. Wolff, R. V. Musci, O. D. Safairad, M. A. Linden, L. M. Biela, S. M. Bailey, K. L. Hamilton und B. F. Miller:* »Metformin Inhibits Mitochondrial Adaptations to Aerobic Exercise Training in Older Adults.« Aging Cell 18(1) (2019): e12880. doi: 10.1111/acel.12880

7 *Kathrin Steib, Iris Schäffner, Ravi Jagasia, Birgit Ebert und D. Chichung Lie:* »Mitochondria Modify Exercise-Induced Development of Stem Cell-Derived Neurons in the Adult Brain.« J Neurosci 34(19) (2014) S. 6624. doi: 10.1523/JNEUROSCI.4972-13.2014

18 Mitursache: Liebe, Ungemach und Lebenssinn

1 *H. T. Chugani, M. E. Behen, O. Muzik, C. Juhász, F. Nagy und D. C. Chugani:* »Local Brain Functional Activity Following Early Deprivation: A Study of Postinstitutionalized Romanian Orphans.« Neuroimage 14(6) (2001) S. 1290-1301. doi: 10.1006/nimg.2001.0917

2 *M. Picard, A. A. Prather, E. Puterman, A. Cuillerier, M. Coccia, K. Aschbacher, Y. Burelle und E. S. Epel:* »A Mitochondrial Health Index Sensitive to Mood and Caregiving Stress.« Biol Psychiatry 84(1) (2018) S. 9-17. doi: 10.1016/j.biopsych.2018.01.012

3 *Frankl, V. E.:* »Man's Search for Meaning: An Introduction to Logotherapy« (New York: Simon & Schuster, 1984)

4 *A. Alimujiang, A. Wiensch, J. Boss et al.:* »Association Between Life Purpose and Mortality Among US Adults Older Than 50 Years.« JAMA Netw Open 2(5) (2019): e194270. doi: 10.1001/jamanetworkopen.2019.4270

5 *R. Cohen, C. Bavishi und A. Rozanski:* »Purpose in Life and Its Relationship to All-Cause Mortality and Cardiovascular Events: A Meta-Analysis.« Psychosom Med 78(2) (2016) S. 122-133. doi: 10.1097/PSY.0000000000000274

6 *L. Miller, R. Bansal, P. Wickramaratne et al.:* »Neuroanatomical Correlates of Religiosity and Spirituality: A Study in Adults at High and Low Familial Risk for Depression.« JAMA Psychiatry 71(2) (2014) S. 128135. doi: 10.1001/jamapsychiatry.2013.3067

7 *T. J. VanderWeele, S. Li, A. C. Tsai und I. Kawachi:* »Association Between Religious Service Attendance and Lower Suicide Rates Among US Women.« JAMA Psychiatry 73(8) (2016) S. 845-851. doi: 10.1001/jamapsychiatry.2016.1243

8 *H. G. Koenig:* »Religion, Spirituality and Health: The Research and Clinical Implications.« ISRN Psychiatry 2012 (2012) S. 278730. doi: 10.5402/2012/278730

9 *C. Timmermann, H. Kettner, C. Letheby et al.:* »Psychedelics Alter Metaphysical Beliefs.« Sci Rep 11(1) (2021) S. 22166. doi: 10.1038/s41598-021-01209-2

10 *J. A. Dusek, H. H. Otu, A. L. Wohlhueter, M. Bhasin, L. F. Zerbini, M. G. Joseph, H. Benson und T. A. Libermann:* »Genomic Counter-Stress Changes Induced by the Relaxation Response.« PLoS One 3(7) (2008): e2576. doi: 10.1371/journal.pone.0002576

11 *M. K. Bhasin, J. A. Dusek, B. H. Chang, M. G. Joseph, J. W. Denninger, G. L. Fricchione, H. Benson und T. A. Libermann:* »Relaxation Response Induces Temporal Transcriptome Changes in Energy Metabolism, Insulin Secretion and Inflammatory Pathways.« PLoS One 8(5) (2013): e62817. doi: 10.1371/journal. pone.0062817

19 Warum funktionieren aktuelle Behandlungsweisen?

1 *M. Búrigo, C. A. Roza, C. Bassani, D. A. Fagundes, G. T. Rezin, G. Feier, F. Dal-Pizzol, J. Quevedo und E. L. Streck:* »Effect of Electroconvulsive Shock on Mitochondrial Respiratory Chain in Rat Brain.« Neurochem Res 31(11) (2006) S. 1375-1379. doi: 10.1007/s11064-006-9185-9

2 *F. Chen, J. Danladi, G. Wegener, T. M. Madsen und J. R. Nyengaard:* »Sustained Ultrastructural Changes in Rat Hippocampal Formation After Repeated Electroconvulsive Seizures.« Int J Neuropsychopharmacol 23(7) (2020) S. 446–458. doi: 10.1093/ijnp/pyaa021

3 *F. J. Medina und I. Túnez:* »Mechanisms and Pathways Underlying the Therapeutic Effect of Transcranial Magnetic Stimulation.« Rev Neurosci 24(5) (2013) S. 507–525. doi: 10.1515/revneuro-2013-0024

4 *H. L. Feng, L. Yan und L. Y. Cui:* »Effects of Repetitive Transcranial Magnetic Stimulation on Adenosine Triphosphate Content and Microtubule Associated Protein-2 Expression After Cerebral Ischemia-Reperfusion Injury in Rat Brain.« Chin Med J (Engl) 121(14) (2008) S. 1307-1312. PMID: 18713553

5 *X. Zong, Y. Dong, Y. Li, L. Yang, Y. Li, B. Yang, L. Tucker, N. Zhao, D. W. Brann, X. Yan, S. Hu und Q. Zhang:* »Beneficial Effects of Theta-Burst Transcranial Magnetic Stimulation on Stroke Injury via Improving Neuronal Microenvironment and Mitochondrial Integrity.« Transl Stroke Res 11(3) (2020)S. 450-467. doi: 10.1007/s12975-019-00731-w

6 *C. L. Cimpianu, W. Strube, P. Falkai, U. Palm und A. Hasan:* »Vagus Nerve Stimulation in Psychiatry: A Systematic Review of the Available Evidence.« J Neural Transm (Vienna) 124(1) (2017) S. 145-158. doi: 10.1007/s00702-016-1642-2

Glossar

Adenosintriphosphat
Adenosintriphosphat (ATP) ist ein Nukleotid. Die wichtige Molekülverbindung dient in den Zellen als Energielieferant. Es speichert und transportiert Energie, die für lebenswichtige Zellprozesse benötigt wird. ATP ist sozusagen der »Energielieferant« für das Funktionieren des gesamten Organismus auf zellulärer Ebene.

Allel
Allel ist ein Begriff aus der Genetik und bezieht sich auf verschiedene Versionen eines Gens, das an einem bestimmten Ort auf einem Chromosom liegt. Jedes Lebewesen erhält ein Allel von jedem Elternteil für ein bestimmtes Gen. Wenn die Allele an einem bestimmten Genort gleich sind, spricht man von homozygot, wenn sie sich unterscheiden, von heterozygot.

Anxiolytika
Anxiolytika (wörtlich Angstauflöser) sind Medikamente, die zur Behandlung von Angststörungen eingesetzt werden und die die Angstsymptome reduzieren. Anxiolytika beeinflussen die Aktivität bestimmter Botenstoffe im Gehirn und helfen dadurch, die Angst zu verringern.

Apoptose
Apoptose ist ein natürlicher Prozess, bei dem Zellen in einem Organismus gezielt und kontrolliert sterben. Es handelt sich um einen wichtigen Mechanismus, den der Körper nutzt, um beschädigte, alternde oder unnötige Zellen zu beseitigen. Dieser Prozess ist entscheidend für die Regulation der Zellzahl im Körper und die Entwicklung von Geweben und Organen.

Atrophie
Atrophie bezeichnet den schrittweisen oder teilweisen Rückgang von Gewebe oder Organen im Körper, was zu einer Verringerung ihrer Größe, Funktion und Masse führt. Atrophie kann zu einer Einschränkung der Funktionalität des betroffenen Gewebes oder Organs führen.

Autophagie
Autophagie ist ein natürlicher zellulärer Prozess, bei dem Zellen alte oder beschädigte Bestandteile wie Proteine oder Organellen abbauen und »recyceln«, um Energie zu erzeugen und ihre Funktionalität zu erhalten. Autophagie wird oft als eine Art »Müllentsorgung« der Zelle bezeichnet.

Axon
Das Axon ist ein langer Fortsatz einer Nervenzelle, der elektrische Signale vom Zellkörper weg zu anderen Zellen wie Muskelzellen oder anderen Nervenzellen überträgt. Es dient als eine Art Kommunikationsleitung im Nervensystem und ermöglicht die Weiterleitung von Informationen an → Synapsen, wo die Signale auf andere Zellen übertragen werden.

Biguanide
Biguanide sind eine Gruppe von Medikamenten, die zur Behandlung von Typ-2-Diabetes eingesetzt werden. Sie verringern die Glukoseproduktion der Leber und erhöhen die Empfindlichkeit der Körperzellen gegenüber Insulin, wodurch der Blutzuckerspiegel gesenkt wird.

BMI
Der Body-Mass-Index (BMI) ist eine einfache Messgröße, die das Verhältnis zwischen Gewicht und Körpergröße einer Person berechnet. Er wird verwendet, um einen groben Indikator für das Körpergewicht in Bezug auf die Körpergröße zu liefern.

BOLD
BOLD (**B**lood **O**xygenation **L**evel **D**ependent) bezieht sich auf eine Messmethode in der funktionellen Magnetresonanztomographie (fMRT), die Veränderungen im Sauerstoffgehalt des Blutes verwendet, um Aktivitätsänderungen im Gehirn während bestimmter Aufgaben oder in Ruhe zu visualisieren. Durch die Messung von BOLD-Signalen kann fMRT helfen, Gehirnregionen zu identifizieren, die während spezifischer mentaler Prozesse aktiv sind.

Dendriten
Dendriten (von griech. **Δε̂υδρου**: Baum) sind winzige, verzweigte Fortsätze an Neuronen, die wie winzige Äste aus dem Zellkörper herausragen. Dendriten spielen eine entscheidende Rolle bei der Integration eingehender Signale und ermöglichen so die Kommunikation zwischen den Nervenzellen im Gehirn und im gesamten Nervensystem.

Elektrokonvulsionstherapie
Die Elektrokonvulsionstherapie (EKT) [von lat. convellere: *erschüttern*] ist ein medizinisches Verfahren zur Behandlung schwerer psychiatrischer Erkrankungen wie schwere Depressionen oder bestimmte Formen von Schizophrenie.

Filamente
Filamente (von lat. filamentum: Fadenwerk) sind lange, fadenförmige Strukturen, die in verschiedenen biologischen Kontexten vorkommen, wie z.B. in Zellen

oder im Muskelgewebe. In biologischen Zellen bilden Filamente das → Zytoskelett und unterstützen die Zellstruktur sowie Bewegungen.

Gliazellen
Gliazellen sind eine vielfältige Gruppe von Zellen im Nervensystem, die neben den Neuronen eine wichtige Rolle spielen. Sie unterstützen die Neuronen, indem sie sie ernähren, isolieren, vor Schäden schützen und den Stoffwechsel im Gehirn regulieren und so wesentlich zur Funktion und Gesundheit des Nervensystems beitragen.

Hyperexzitativ
Hyperexzitativ bezieht sich auf einen Zustand, bei dem ein biologisches System oder eine bestimmte Zellpopulation eine gesteigerte Aktivität oder Erregbarkeit aufweist. Diese erhöhte Erregbarkeit kann zu verschiedenen neurologischen Störungen oder Symptomen wie erhöhter neuronaler Aktivität, Krampfanfällen oder chronischen Schmerzen führen.

Hypoglykämie
Hypoglykämie tritt auf, wenn der Blutzuckerspiegel im Körper zu niedrig wird. Dies geschieht normalerweise, wenn zu viel Insulin vorhanden ist oder wenn zu wenig Nahrung aufgenommen wurde.

Hypomanie
Hypomanie ist ein Zustand erhöhter Energie, Aktivität und Stimmung, der weniger intensiv ist als eine manische Episode. Menschen in einem hypomanischen Zustand können produktiver, impulsiver und euphorischer sein als gewöhnlich. Dieser Zustand kann Teil einer bipolaren Störung sein.

Interleukine
Interleukine sind Proteine, die von Immunzellen produziert werden, um die Kommunikation zwischen verschiedenen Zellen des Immunsystems zu ermöglichen. Sie dienen als Botenstoffe und regulieren die Reaktionen des Immunsystems, indem sie Entzündungen steuern und die Aktivität von weißen Blutzellen beeinflussen.

Komorbidität
Komorbidität bezeichnet das gleichzeitige Auftreten von zwei oder mehr Krankheiten oder Gesundheitszuständen bei einer Person. Komorbiditäten können die Behandlung erschweren und die Prognose für den Patienten beeinflussen, da die Wechselwirkungen zwischen den verschiedenen Krankheiten berücksichtigt werden müssen.

Kortikosteroide
Kortikosteroide sind eine Gruppe von Hormonen, die von der äußeren Schicht der Nebennierenrinde produziert werden. Sie spielen eine wichtige Rolle bei der Regulation verschiedener Körperfunktionen wie Stoffwechsel, Immunantwort, Entzündungen und Stressreaktionen.

Kretinismus
Kretinismus ist eine schwerwiegende Entwicklungsstörung, die aufgrund eines Mangels an Schilddrüsenhormonen während der frühen Kindheit entsteht. Dieser Mangel kann durch eine unzureichende Funktion oder Abwesenheit der Schilddrüse verursacht werden.

Lipide
Lipide sind eine vielfältige Gruppe von organischen Molekülen, die in lebenden Organismen vorkommen und meist hydrophob sind, d.h. dass sie sich nicht gut in Wasser lösen. Sie spielen eine entscheidende Rolle als Bausteine von Zellmembranen, dienen als langfristige Energiespeicher und wirken als wichtige Signalmoleküle im Körper.

Lysosomen
Lysosomen sind winzige Organellen innerhalb von Zellen, die als »Recycling-Zentren« fungieren. Sie enthalten Enzyme, die organische Materialien wie beschädigte Zellteile, Proteine oder Fremdstoffe abbauen und recyceln.

Mikroglia
Mikroglia sind winzige Zellen im Gehirn und Rückenmark, die zur Gruppe der Immunzellen gehören und dort als Teil des Immunsystems agieren. Sie spielen eine wichtige Rolle bei der Überwachung und dem Schutz des Nervengewebes, indem sie Schäden reparieren, Krankheitserreger bekämpfen und Entzündungen regulieren.

Mikrotubuli
Mikrotubuli sind winzige röhrenförmige Strukturen in Zellen, die Teil des Zellskeletts sind. Sie dienen als Straßen oder Bahngleise für den Transport von Molekülen innerhalb der Zelle und sind auch an Prozessen wie Zellteilung und Zellformgebung beteiligt.

Mitochondrien
Mitochondrien sind winzige Strukturen in Zellen, die oft als »Kraftwerke« der Zellen bezeichnet werden. Sie produzieren die Energie, die für viele zelluläre Prozesse benötigt wird.

Mitophagie
Mitophagie (von griech. **μίτος**: Faden und **φαγεῖνist**: fressen) ist ein lebenswichtiger Prozess in

Zellen, der darauf abzielt, beschädigte oder alternde Mitochondrien zu beseitigen. Dieser Mechanismus funktioniert ähnlich wie eine Reinigungsfunktion: Er hilft dabei, defekte Mitochondrien zu erkennen, sie abzubauen und zu recyceln.

Neurofibrilläre Bündel
Neurofibrilläre Bündel sind Ansammlungen von abnormen Proteinstrukturen, die in den Nervenzellen des Gehirns auftreten können. Sie bestehen hauptsächlich aus dem Tau-Protein und werden oft mit neurodegenerativen Erkrankungen wie Alzheimer in Verbindung gebracht.

Neuroleptika
Neuroleptika sind Medikamente, die zur Behandlung von psychotischen Erkrankungen wie Schizophrenie oder bipolaren Störungen eingesetzt werden. Sie wirken auf das zentrale Nervensystem und beeinflussen die Wirkung von Neurotransmittern wie Dopamin.

Neurotransmitter
Neurotransmitter sind chemische Botenstoffe im Gehirn und im Nervensystem, die die Kommunikation zwischen Nervenzellen ermöglichen. Sie übertragen Signale von einer Nervenzelle zur nächsten und beeinflussen so verschiedene Funktionen des Körpers, wie z.B. Stimmung, Gedächtnis, Bewegung und Empfindungen.

Noradrenalin
Noradrenalin wird im Mark der Nebenniere sowie im Nervensystem gebildet. Noradrenalin ist ein wichtiger Neurotransmitter im menschlichen Körper, der für die Regulation von Stimmung, Aufmerksamkeit und Stressreaktionen verantwortlich ist.

Nucleus suprachiasmaticus
Der Nucleus suprachiasmaticus ist eine winzige Gruppe von Zellen im Gehirn, die als »biologische Uhr« des Körpers fungieren. Er kontrolliert unsere Schlaf-Wach-Zyklen, Hormonausschüttung und andere körperliche Prozesse, die sich über circa 24 Stunden erstrecken.

Prävalenzrate
Die Prävalenzrate bezieht sich auf die Anzahl der bestehenden Fälle einer bestimmten Krankheit oder eines Gesundheitszustands in einer definierten Bevölkerung zu einem bestimmten Zeitpunkt. Sie wird oft als Prozentsatz dargestellt und gibt an, wie viele Menschen innerhalb einer Gruppe zu einem bestimmten Zeitpunkt von einer Krankheit betroffen sind.

Retikulum, endoplasmatisches
Das endoplasmatische Retikulum (ER) ist ein wichtiges Organell

in Zellen, das aus einem Netzwerk von Membranen besteht und zwei Typen umfasst: das raue endoplasmatische Retikulum (RER) und das glatte endoplasmatische Retikulum (SER). Das RER ist mit → Ribosomen bedeckt und spielt eine Schlüsselrolle bei der Proteinsynthese, während das SER an verschiedenen Stoffwechselprozessen beteiligt ist, wie der Herstellung von → Lipiden, der Entgiftung von Zellen und der Speicherung von Kalzium.

Ribosomen
Ribosomen sind die »Proteinfabriken« der Zellen. Es handelt sich dabei um winzige Zellorganellen, die eine wichtige Rolle bei der Proteinsynthese spielen. Sie bestehen aus RNA und Proteinen und können im Zellplasma oder am rauen → endoplasmatischen Retikulum gefunden werden.

Rickettsia prowazekii
Rickettsia prowazekii ist eine Bakterienart, die unter anderem Typhusfieber beim Menschen verursacht. Diese Bakterien werden normalerweise durch Kleiderläuse übertragen und können schwerwiegende Symptome wie Fieber, Kopfschmerzen, Hautausschläge und in schweren Fällen lebensbedrohliche Komplikationen hervorrufen.

Synapse
Eine Synapse ist eine Verbindung zwischen Nervenzellen, die es ihnen ermöglicht, miteinander zu kommunizieren. Durch chemische Botenstoffe, auch Neurotransmitter genannt, werden Signale von einer Nervenzelle zur nächsten an der Synapse übertragen.

Tardive Dyskinesien
Tardive Dyskinesien sind ungewollte Bewegungsstörungen wie Zucken oder Grimassieren, die als Nebenwirkung bestimmter Medikamente auftreten können, insbesondere von langfristig eingenommenen Neuroleptika, die zur Behandlung von psychischen Erkrankungen wie Schizophrenie oder bipolaren Störungen verwendet werden.

Tau-Proteine
Tau-Proteine sind Eiweißstoffe, die im Gehirn vorkommen und eine wichtige Rolle bei der Stabilisierung und Unterstützung der → Mikrotubuli spielen, die für den Transport von Nährstoffen und anderen Substanzen in Nervenzellen wichtig sind. Die Anhäufung fehlgefalteter Tau-Proteine ist ein charakteristisches Merkmal verschiedener neurodegenerativer Erkrankungen.

Telomere
Telomere sind wiederkehrende DNA-Sequenzen an den Enden

der Chromosomen, die eine schützende Kappe bilden, ähnlich den Plastikkappen an den Enden von Schnürsenkeln. Sie spielen eine entscheidende Rolle beim Schutz der genetischen Informationen während des Zellteilungsprozesses.

Transiente ischämische Attacke (TIA)
Eine transiente ischämische Attacke (TIA) ist ein vorübergehender Anfall, der auftritt, wenn die Blutversorgung eines Teils des Gehirns vorübergehend unterbrochen wird, meist durch ein vorübergehendes Blutgerinnsel. Die Symptome ähneln einem Schlaganfall, sie sind oft innerhalb weniger Minuten bis zu 24 Stunden vollständig reversibel.

Tumor-Nekrose-Faktor (TNF)
Der Tumor-Nekrose-Faktor (TNF) ist ein Protein, das eine wichtige Rolle im Immunsystem spielt, indem es Entzündungen reguliert und bei der Bekämpfung von Infektionen hilft.

Tourette-Syndrom
Das Gilles-de-la-Tourette-Syndrom ist eine neurologische Störung, die durch wiederkehrende, unwillkürliche Bewegungen und vokale Tics gekennzeichnet ist. Diese Tics können sich als unkontrollierbares Zucken, Räuspern, Grunzen oder ungewöhnliche Lautäußerungen manifestieren.

Transkranielle Magnetstimulation (TMS)
Die transkranielle Magnetstimulation (TMS) ist eine nicht-invasive Behandlungsmethode, bei der Magnetfelder verwendet werden, um gezielt Bereiche des Gehirns zu stimulieren. Dies geschieht durch das Platzieren einer Magnetspule auf der Kopfhaut, die pulsierende Magnetfelder erzeugt und so die neuronale Aktivität beeinflusst.

Zirkadianer Rhythmus
Ein zirkadianer Rhythmus ist ein natürlicher, etwa 24-stündiger Zyklus, der viele biologische Prozesse im Körper beeinflusst. Dieser Rhythmus regelt den Schlaf-Wach-Zyklus, die Körpertemperatur, den Blutdruck, die Hormonproduktion und andere wichtige Funktionen. Er wird durch Umweltfaktoren wie Licht und Dunkelheit beeinflusst, aber auch durch interne biologische Mechanismen.

Zirkuläre Logik
Zirkuläre Logik beschreibt eine Art des Argumentierens oder Denkens, bei der eine Aussage oder Idee auf sich selbst zurückverweist, um ihre Gültigkeit zu bestätigen. Dabei wird die Schlussfolgerung oft auf Basis ihrer eigenen Prämisse wiederholt oder zirkulär begründet, was zu einer Wiederholung derselben

Idee in verschiedenen Formulierungen führt.

Zytokine
Zytokine sind Proteine oder kleine Moleküle, die von Zellen des Immunsystems produziert werden und als Botenstoffe fungieren, um die Immunantwort zu regulieren. Sie spielen eine entscheidende Rolle bei der Kommunikation zwischen Immunzellen. Zytokine können sowohl entzündungsfördernd als auch entzündungshemmend sein.

Zytoskelett
Das Zytoskelett ist ein Netzwerk aus Proteinen innerhalb einer Zelle, das ihr Struktur, Form und Beweglichkeit verleiht. Es fungiert als eine Art Gerüst, das die Zellmembran stützt und Zellorganellen an ihrem Platz hält. Darüber hinaus spielt das Zytoskelett eine wichtige Rolle bei zellulären Prozessen wie Zellteilung, Transport von Molekülen und Bewegung der Zelle selbst.

Vgl. Werner Buselmaier, Joana Haussig: Biologie für Mediziner; Greg Stuart, Nelson Spruston, Michael Hausser: Dendrites. Oxford University Press; Herder Lexikon der Biologie; Katharina Munk, Konstanze Abröll, Thomas Kurth, Thomas Langer, Regina Nethe-Jaenchen, Harald Schlatter, Beate Schultze, Klaus Wolf: Biochemie. Zellbiologie. Thieme; Pschyrembel. Klinisches Wörterbuch; Thomas Junker: Geschichte der Biologie. C.H. Beck Verlag; Wikipedia

Stichwortverzeichnis

A

B

O

P

R

S

T

Danksagung

Als ich dieses Buch zu schreiben begann, empfahlen mir manche Menschen, ein simples Selbsthilfebuch statt ein eher streng wissenschaftliches Buch daraus zu machen, da einfache Botschaften besser ankommen und viele Verleger an wissenschaftlichen Büchern kein Interesse haben. Ich möchte meinem Verlag BenBella und insbesondere Leah Wilson sowie Alexa Stevenson dafür danken, dass sie an mich und an dieses Buch geglaubt und erkannt haben, dass die Menschen tatsächlich an der Wissenschaft und der Vielschichtigkeit des Themas interessiert sind, insbesondere, wenn sie das Potenzial haben, einen Bereich zu verändern und das Leben von Menschen zu verbessern.

Mein Dank geht an meine Herausgeberin Alexa Stevenson, für deine tiefen Einblicke, deine ehrlichen Rückmeldungen und dafür, dass du mich zu mehr Wissenschaft, nicht zu weniger ermutigt hast. Deine anfängliche »gesunde Skepsis« gegenüber der Theorie der Gehirnenergie war Ansporn für mich, das Buch sehr viel besser zu schreiben.

Ich danke meiner Literaturagentin Linda Konner für ihr leidenschaftliches Eintreten für diese Arbeit. Ich wusste schon, als ich dich kennenlernte, dass du hartnäckig bist, aber dich in Aktion zu erleben, war noch einmal eine ganz »andere Nummer«.

Ich danke dem ganzen Team von BenBella, für eure Kreativität, eure Detailgenauigkeit, die Einhaltung von Zeitplänen und für alles, was dazu beiträgt, ein tolles Buch herzustellen.

Ich danke meinen frühen Testlesern – Karen Weintraub, Anne Rauch, Julianne Torence, Amy Yuhasz und meinem Bruder Davod Palmer. Euer Engagement und die kritischen Anmerkungen zu den anfänglichen Entwürfen gaben mir die Energie und das Vertrauen, um weiterzuschreiben.

Schließlich danke ich allen Patientinnen und Patienten, mit denen ich in den letzten einunddreißig Jahren gearbeitet habe (ich schließe hier die medizinische Fakultät in diesen Jahren mit ein), jeder Einzelne, jede Einzelne von Ihnen hat mir geholfen, dieses Buch zu schreiben, denn ich habe von jedem von Ihnen etwas über die psychische Krankheit und das Menschsein gelernt. Ich danke Ihnen für die Ehre und das Privileg, dass ich Ihr Psychiater sein durfte. Ich danke den Menschen, die meine »Stoffwechselbehandlungen«

ausprobieren wollten und ganz besonders denjenigen, die bereit waren, ihre Geschichte in diesem Buch zu erzählen oder mit mir öffentlich bei Präsentationen im Fernsehen und im landesweiten Rundfunk aufzutreten. Bei den Menschen, denen es durch meine Behandlung nie besser ging, obwohl sie eine Behandlung nach der anderen ausprobierten, möchte ich mich und im Namen meines Berufsstands entschuldigen. Sie waren es, die mich gelehrt haben, meine eigene Arbeit und das Gebiet der psychischen Gesundheit in Frage zu stellen und Zweifel daran zu haben sowie das inakzeptable Paradigma nicht hinzunehmen. Sie haben mich dazu inspiriert, endlos über die Neurowissenschaft, die Physiologie und menschliche Existenz nachzudenken. Sie haben mich dazu gezwungen, bessere Antworten zu finden. Meine größte Hoffnung ist es, dass dieses Buch für den Anfang dieser Antworten steht.

Über den Autor

Dr. med. Christopher M. Palmer ist Psychiater in Harvard und forscht an der Schnittstelle zwischen Stoffwechsel und psychischer Gesundheit. Er ist Direktor der Abteilung für die postgraduierte und ständige Weiterbildung am McLean-Hospital sowie Assistenzprofessor für Psychiatrie an der medizinischen Fakultät der Harvard University. Seit mehr als zwanzig Jahren ist er führend in der psychiatrischen Ausbildung am McLean-Krankenhaus in Harvard und landesweit tätig. Er betrieb mehr als fünfzehn Jahre neurowissenschaftliche Forschungen im Bereich Drogenkonsum und Schlafstörungen. Zusätzlich zu diesen akademischen Aktivitäten behandelte er als Psychiater weiterhin Menschen mit therapieresistenten Störungen und arbeitete mit zahlreichen Standardtherapien. Er setzte als Erster die medizinische ketogene Diät in der Behandlung psychiatrischer Störungen ein, forschte auf diesem Gebiet, behandelte Patientinnen und Patienten, veröffentlichte wissenschaftliche Artikel und hielt weltweit Vorträge über dieses Thema. Zuletzt entwickelte er die erste umfassende Theorie über die Ursachen psychischer Krankheiten und verknüpfte die biologische, psychologische und soziale Forschung zu einer einheitlichen Theorie – der Theorie der Gehirnenergie psychischer Krankheiten.

Stimmen zum Buch

Dieses Buch ist ein dramatischer Durchbruch im Bezug auf das Verständnis psychischer Krankheiten von einem führenden Psychiater in Harvard, der einen revolutionären Wegweiser für Menschen bietet, die an Depressionen, Angststörungen, einer bipolaren Störung, genau genommen fast jeder beliebigen Gehirnstörung leiden. Die Entdeckungen der Gehirnforschung haben uns dazu gezwungen, die psychische Gesundheit neu zu denken und Hoffnung in einem Bereich zu bieten, der für viele Menschen keine wesentliche Linderung ihres Leidens gebracht hat. Wenn Sie Probleme mit Ihrer psychischen Gesundheit haben (und wer hat die nicht), könnte dieses Buch einfach Ihr Leben verändern.

DR. MED. MARK HYMAN
Leitender Berater am Cleveland Center für Funktionelle Medizin
und 14-facher New-York-Times-Bestsellerautor

»Psychische Erkrankungen neu verstehen« bietet einen lange erwarteten einheitlichen Mechanismus, der einem breiten Spektrum psychischer Krankheitszustände zugrunde liegt. Und dieses neue Paradigma wird zweifellos wirksame therapeutische Interventionen für weit verbreitete psychiatrische Krankheiten einleiten, bei denen sich die pharmazeutischen Standardansätze als minimal wirksam erwiesen. Christopher Palmers Arbeit stärkt Patienten, Patientinnen und ihre Ärzteschaft gleichermaßen.

DR. MED. DAVID PERLMUTTER
Bestsellerautor Nummer 1 der New York Times,
Autor von »Dumm wie Brot«

Dr. Palmer wirft einen provokativen und aufschlussreichen Blick auf die Ursprünge psychischer Störungen, die tiefgreifende Auswirkungen darauf haben, wie wir die Krankheit behandeln … und auf unsere Ernährung.

DR. MED. JASON FUNG
Facharzt für Nierenerkrankungen
und Autor dreier Gesundheitsbestseller

Die Psychiatrie wird nie mehr dieselbe sein. Die Ärzteschaft muss sich mit den Grundlagen der Biochemie befassen, wenn sie psychische Krankheiten heilen will und – wenn sie schon dabei ist – auch gleichzeitig Stoffwechselkrankheiten. Christopher Palmer stellt die Hypothese auf, untermauert sie mit Daten und macht meiner bescheidenen Meinung nach bei der Behandlung Nägel mit Köpfen: Gebt dem Gehirn, was es braucht.

DR. MED. ROBERT H. LUSTIG
MSL (fungiert als Schnittstelle zwischen Ärzten, Entscheidern oder Arzneimittelkommissionen und den Pharmaunternehmen), emeritierter Professor für Pädiatrie der Uniklinik von San Francisco und Autor von »Metabolical« (nur in englischer Sprache)

Seit mehr als zwei Jahrzehnten sorgt Dr. Palmer dafür, dass weltweit führende Psychiater die Ärzteschaft schulen, wenn es Innovationen gibt. Er fordert den Status quo mit seiner mutigen neuen Idee in seinem Buch »Psychische Erkrankungen neu verstehen« heraus, das uns anleitet, nach einfachen Lösungen für menschliche Probleme zu suchen statt chemischen, die nur die Biologie, aber nicht die gelebte Erfahrung verändern können. Dieses Buch sollten alle psychiatrischen Fachleute als nützliche Kritik an den wichtigsten Defiziten unseres Fachgebiets lesen. Es ist ein Buch, das alle Menschen lesen sollten, um zu verstehen, wie viel sie für ihre psychische Gesundheit tun können (und nicht tun). Die Grundgesundheit ist etwas Selbstverständliches, doch es erfordert Mut, sich seinem Körper und infolgedessen seinem Gehirn gegenüber zu höchster Sorgfalt zu verpflichten.

DR. MED. LOIS W. CHOI-KAIN
Direktor des Gunderson Instituts für Persönlichkeitsstörungen und Assistenzprofessor für Psychiatrie an der medizinischen Fakultät der Havard University

Nach einer bipolaren Episode im Alter von 19 Jahren war unser Sohn bei mehr als 40 Ärzten bzw. Ärztinnen für psychische Gesundheit/Psychiatry, und es wurden ihm 29 verschiedene Medikamente verschrieben. Doch erst als er unter der Leitung von Dr. Chris Palmer mit einer ketogenen Stoffwechseltherapie begann, war er wieder in jeder Beziehung der Alte. Dr. Palmers metabolischer Ansatz hat das Potenzial, sich radikal auf die weltweit verbreiteten Probleme hinsichtlich der psychischen Gesundheit auszuwirken. Das Buch »Psychische Erkrankungen neu verstehen« ist eine Pflichtlektüre.

DAVID BASZUCKI
Gründer und Vorsitzender von Roblox sowie Mitbegründer der Baszucki-Gruppe und Jan Ellison Baszucki, Autor von »A Small Indiscretion« (nur in englischer Sprache. Zu Deutsch: Eine kleine Indiskretion) und Mitbegründer der Baszucki-Gruppe

Dr. Christopher Palmer hat ein lesenswertes Erstlingswerk für alle geschrieben, die die psychische Gesundheit verstehen und behandeln möchten. Dieses Buch bringt Ihnen nahe, warum der Stoffwechsel und die Mitochondrien so grundlegend wichtig für die Gesunderhaltung Ihres Gehirns sind … ein Aufruf, die Behandlung in diesem Bereich zu verändern. Lesen Sie dieses Buch – und lernen Sie von einem der Besten.

DR. PHIL. ANA C. ANDREAZZA
Professorin für Pharmakologie und Psychiatrie an der Universitiy of Toronto sowie Gründerin und wissenschaftliche Direktorin der Initiative Mitochondriale

Wenn Sie jemals unzufrieden waren mit den schwer zu widerlegenden Erklärungen über die psychische Gesundheit, dann ist dieses bahnbrechende Buch etwas für Sie. Palmer, praktizierender Psychiater, der sich durch die gängige fachliche Meinung nicht einschränken lässt, geht kühn viel weiter als die meisten. Er bringt ein starkes Argument dafür vor, dass wir alles verwerfen sollten, was man uns über Ursachen, Diagnose und Behandlung von psychiatrischen Störungen gelehrt hat. Stattdessen stellt er die winzigen Mitochondrien, die einmal nur Bakterien waren, in den Mittelpunkt und nimmt Sie auf eine aufregende intellektuelle Reise mit, um die neuen Anfänge der Psychiatrie zu enthüllen.

DR. MED. DR. PHIL. ZOLTÁN SARNYAI
Professor und Chef des Labors für psychiatrische Neurowissenschaft an der James Cook University, Australien

Dr. Palmer verblüfft durch das Zusammenfügen vorhandener Literatur und die Vorlage einer vorausschauenden These über die pathoätiologische und potenziell therapeutische Rolle des Stoffwechsels bei neuropsychiatrischen Krankheiten. Die These und der Rahmen, die von Dr. Palmer geboten werden, bedeuten für viele Menschen Vorbeugung und therapeutische Chancen in der Psychiatrie und bringen uns den Möglichkeiten, Krankheiten zu verändern, einen Schritt näher.

DR. MED. ROGER S. MCINTYRE
FRCPC (Mitglied des königlichen kanadischen Ärzte- und Chirurgen-Kollegs)

Das Buch »Psychische Erkrankungen neu verstehen« von Dr. Chris Palmer bietet die dringend benötigte Perspektive für die psychische Gesundheit und könnte die Art und Weise revolutionieren, wie wir über die Forschung und Behandlung psychischer Krankheiten denken. Es ist ein garantierter Bestseller, ein Buch, das Sie nicht weglegen wollen, und eines, das Ihr Leben oder das eines geliebten Menschen verändern könnte. Die Nuancierung, die Klarheit und das Feingefühl, mit denen sich Dr. Palmer den komplexen Problemen der psychischen Krankheit widmet, ist einfach nur unglaublich. Er bringt seine Fähigkeiten als in Harvard ausgebildeter klinischer Psychiater in seinem Buch zum Tragen, sieht die nächste Leserfrage schon voraus und flicht sie dann zu einem Narrativ, das die perfekte Mischung aus wissenschaftlicher Lehrstunde und Geschichtenbuch ist. Voller brillanter

Analogien, Statistiken, bei denen einem der Mund offen stehen bleibt, faszinierenden wissenschaftlichen Einzelheiten und bewegenden Patientengeschichten, ist dieses Buch eine absolute Pflichtlektüre. Und da ich als Doktorand und Medizinstudent in Harvard sprechen kann, wünsche ich mir, dass dieses Buch Pflichtlektüre für die nächste Generation von Ärztinnen und Ärzten sein könnte. Wäre es das, würde ich vermuten, dass die Zahlen der Stoffwechselkrankheiten, auch der psychischen Erkrankungen innerhalb einer Generation sinken würden. Dieses Buch verändert das Leben vieler Menschen.

NICHOLAS NORWITZ
Doktorand im Fach Neurometabolismus (University of Oxford)
und Medizinstudent in Harvard

Es gibt so vieles, was wir über den Zusammenhang zwischen Stoffwechsel, Gesundheit und Krankheit nicht wissen. Dankenswerterweise konzentriert sich Dr. Palmer auf das Wesentliche und packt die psychischen Störungen an, indem er sich auf die wichtigsten Grundsätze konzentriert: Der Stoffwechsel ist die Grundlage der Gehirngesundheit, und die Gehirngesundheit ist die Grundlage für die beste Zukunft, die wir haben können. Das Buch »Psychische Erkrankungen neu verstehen« ist ein Buch, das man nicht schnell genug lesen und in die Politik integrieren kann: Psychische Störungen sind eine sich beschleunigende Krise, insbesondere unter Kindern. Das ist keine Hexerei, es ist Neurowissenschaft.

DR. PHIL. SUSAN A. MASINO
Professorin für angewandte Wissenschaft
und Neurowissenschaftlerin am Trinity College

Ich hatte das Gefühl, Dr. Palmers Buch »Psychische Erkrankungen neu verstehen« nahm mich bei der Hand und machte mit mir ganz behutsam die komplizierteste aller medizinischen Reisen – die mir äußerst faszinierende und doch unglaubliche Schlussfolgerungen bescherte. Obwohl ich kein Wissenschaftler bin, konnte ich dem Buch folgen, und tatsächlich fesselte mich jeder Schritt auf dieser Reise. Seine seltene Fähigkeit, anspruchsvolle wissenschaftliche und medizinische Konzepte in einer für Laien verständlichen Sprache zu erklären, macht das Buch einem sehr breiten Publikum zugänglich. Er hat es sorgfältig und gründlich aufgebaut. Die Verbindungen sind immer hergestellt. Seine zahlreichen Anekdoten und

Beispiele sind auch hilfreich. Sich den Stoffwechsel durch einen Vergleich mit dem Autoverkehr vorzustellen, ist irgendwie brillant. Etwas so Wichtiges wie das Verstehen der menschlichen Gesundheit von den genetischen bis zu den metabolischen Grundlagen ist keine einfache Sache, doch das Buch »Psychische Erkrankungen neu verstehen« scheint ein riesiger Schritt in die richtige Richtung zu sein.

JIM ABRAHAMS
Direktor der Charlie Stiftung für ketogene Therapien

Ein großes Lob an Dr. Chris Palmer für ein großartiges Buch, das zum Nachdenken über die gegenwärtig stattfindenden revolutionären Durchbrüche in der Psychiatrie anregt, einer medizinischen Disziplin, die viel zu lange unter zu viel Stigmatisierung gelitten hat. Es ist eine Pflichtlektüre für alle von uns, denn wir haben zweifellos ohne Ausnahme ein Familienmitglied oder einen lieben Menschen im Freundeskreis, der oder die mit einer herausfordernden psychischen Krankheit zu kämpfen hat. Hier gibt es schließlich Optimismus und ein Licht am Ende des dunklen Tunnels.

SANJIV CHOPRA
MBBS (Bachelor der Medizin und Bachelor der Chirurgie),
MACP (Master des amerikanischen Ärztekollegs),
FRCP (Mitglied des Königlichen Ärztekollegs),
Professor für Medizin an der Medizinischen Fakultät
der Harvard University und Bestsellerautor

Es ist mir aus der klinischen Praxis klar, dass sich das, was wir essen und trinken, auf die Gehirnfunktion und auf die psychische Gesundheit auswirkt, aber ich habe nie verstanden warum. Dr. Palmer schafft hier auf brillante Weise die Verbindungen, die das erklären. Eine Pionierarbeit!

DR. MED. ERIC C. WESTMAN
MHS (Militärisches Gesundheitssystem
des Verteidigungsministeriums),
Direktor der Duke Klinik für Keto-Medizin

Seit den grundlegenden psychodynamischen Theorien (Sigmund Freud) und dem Behaviorismus (John Watson) hat es keine kühne und potenziell transformative neue Aussage mehr gegeben, um die zunehmend weltweit und über das gesamte Altersspektrum hinweg um sich greifenden psychischen Krankheiten zu erklären. Dr. Chris Palmers bahnbrechende Theorie ist, dass Anomalien im Energiestoffwechsel des Gehirns wahrscheinlich die Grundursache von psychiatrischen Krankheiten sind und dass Ansätze bei der Ernährung und im Stoffwechsel zum Wohle von Patientinnen und Patienten sowie im Großen und Ganzen der gesamten Bevölkerung genutzt werden können. Das Buch »Psychische Erkrankungen neu verstehen« ist Pflichtlektüre für jeden, der sich für das Gehirn und die psychische Gesundheit interessiert.

DR. MED. JONG M. RHO
Professor für Neurowissenschaften und Pädiatrie
an der University of California in San Diego